全国中等卫生职业教育护理专业“双证书”人才培养“十二五”规划教材

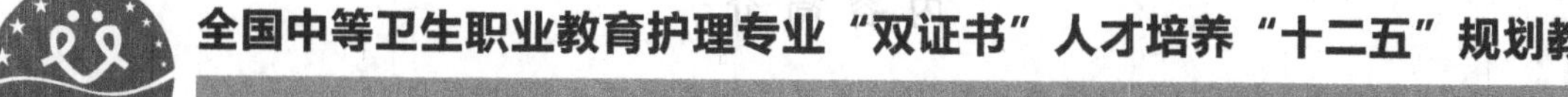

供护理、助产、涉外护理等专业使用

丛书顾问 文历阳 沈彬

护理学基础

主 编 辛瑞莲 毛红云 周香凤

副主编 沈 珣 徐玉梅 杨运霞

编 者 （以姓氏笔画为序）

丁春阳 江苏省镇江卫生学校
马 琦 湖州中等卫生专业学校
毛红云 贵州省人民医院护士学校
王书敏 甘肃省天水市卫生学校
王 波 辽宁省营口市卫生学校
付秀金 潍坊护理职业学院
任艳萍 甘肃省酒泉卫生学校
刘 萍 甘肃省天水市卫生学校
杨运霞 安康职业技术学院
沈 珣 贵州省人民医院护士学校
张莉莉 贵州省人民医院护士学校
吴雅飞 甘肃省天水市卫生学校
辛瑞莲 潍坊护理职业学院
郑玉萍 潍坊护理职业学院
周香凤 江西医学院上饶分院
洪勤尔 湖州中等卫生专业学校
徐玉梅 潍坊护理职业学院
唐 娅 广州医学院护理学院/广州卫生学校
赖 丹 江西护理职业技术学院

华中科技大学出版社
http://www.hustp.com
中国·武汉

内容简介

本书是全国中等卫生职业教育护理专业“双证书”人才培养“十二五”规划教材。

本书共二十一章，分别介绍护理学的基本概念、护理相关理论、护理程序、护理安全与防护、病区护理管理、医院与住院环境、病人入院和出院的护理、病人卧位与安全的护理技术、医院感染的预防与控制、病人清洁的护理技术、生命体征的评估及护理、饮食护理技术、排泄护理、药物治疗及过敏试验技术、静脉输液与输血技术、冷热疗法、标本采集、危重病人的护理及抢救技术、临终病人的护理技术、护理相关文件的记录等。

本书可供护理、助产、涉外护理等专业使用。

图书在版编目(CIP)数据

护理学基础/辛瑞莲　毛红云　周香凤　主编．—武汉：华中科技大学出版社，2013.2(2022.7 重印)
ISBN 978-7-5609-8376-9

Ⅰ.护…　Ⅱ.①辛…　②毛…　③周…　Ⅲ.护理学-中等专业学校-教材　Ⅳ.R47

中国版本图书馆 CIP 数据核字(2012)第 216328 号

护理学基础　　辛瑞莲　毛红云　周香凤　主编

策划编辑：荣　静
责任编辑：荣　静
封面设计：范翠璇
责任校对：刘　竣
责任监印：周治超
出版发行：华中科技大学出版社(中国·武汉)　电话：(027)81321913
武汉市东湖新技术开发区华工科技园　邮编：430223
录　　排：华中科技大学惠友文印中心
印　　刷：武汉邮科印务有限公司
开　　本：787mm×1092mm　1/16
印　　张：25.5　插页：1
字　　数：616 千字
版　　次：2022 年 7 月第 1 版第 4 次印刷
定　　价：49.80 元

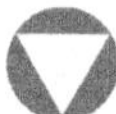

全国中等卫生职业教育护理专业“双证书”人才培养“十二五”规划教材编委会

总序

随着我国经济的持续发展和教育体系、结构的重大调整，职业教育办学思想、培养目标随之发生了重大变化，人们对职业教育的认识也发生了本质性的转变。我国已将发展职业教育作为重要的国家战略之一。《中共中央国务院关于深化教育改革，全面推进素质教育的决定》中提出，在全社会实行学业证书和执业资格证书并重的制度。《国家中长期教育改革和发展规划纲要(2010—2020年)》中也强调，积极推进学历证书和执业资格证书“双证书”制度，推进职业学校专业课程和执业标准相衔接，完善就业准入制度。护理专业被教育部、卫生部等六部委列入国家紧缺人才专业，予以重点扶持。根据卫生部的统计，到2015年我国的护士数量将增加到232.3万人，平均年净增加11.5万人，这为护理专业的毕业生提供了广阔的就业空间，也对卫生职业教育如何进行高素质技能型护理人才的培养提出了新的要求。护理专业的人才培养应以职业技能的培养为根本，与护士执业资格考试紧密结合，力求满足学科、教学和社会三方面的需求，突出职业教育特色。

为了顺应中等卫生职业教育教学改革的新形势和新要求，在认真、细致调研的基础上，在教育部高职高专医学类及相关医学类教学指导委员会文历阳教授、沈彬教授等专家的指导下，我们组织了全国30多所卫生职业院校的200多位老师编写了这套秉承“学业证书和执业资格证书并重”理念的全国中等卫生职业教育护理专业“双证书”人才培养“十二五”规划教材。

本套教材编写过程中，力求充分体现以服务为宗旨，以就业为导向，以培养技能型、服务型高素质劳动者为目标，以临床实际应用和技能提高为主线的基本思想，结合护士执业资格考试的“考点”，突出职业教育应用能力培养的特点，充分考虑中等卫生职业学校的学生特点、就业岗位和职业考试的要求，坚持“五性”(思想性、科学性、先进性、启发性、适用性)，强调“三基”(基本理论、基本知识、基本技能)，以“必需、够用”为度，融入学科的新知识、新进展和新技术，力求符合中职学生的认知水平和心理特点，符合社会对护理等相关卫生人才的需求特点，适应岗位对护理专业人才知识、能力和素质的需求。在充分研究、分析已有教材的优缺点的基础上，取其精华，并进行创新，力求建设一套实用性强、适用性广、老师好教学生好学的精品教材。本套教材的编写原则和主要特点如下。

(1) 紧扣教育部制定的新专业目录、新教学计划和新教学大纲的要求编写，随章节配套习题，全面覆盖知识点与考点，有效提高护士执业资格考试通过率。教材内容的深度和广度严格控制在中等卫生职业教育教学要求的范围内，具有鲜明的中等卫生职业教育特色。

(2) 紧跟教改，接轨“双证书”制度。紧跟教育部教学改革步伐，注重学业证书和执业资格证书相结合，提升学生的就业竞争力。

(3) 体现“工学结合”的人才培养模式和“基于工作过程”的课程模式。

(4) 以“必需、够用”为原则，简化基础理论，侧重临床实践与应用。多数理论课程都设有实验或者实训内容，以帮助学生理论联系实践，培养其实践能力，增强其就业能力。

(5) 基础课程注重联系后续课程的相关内容，专业课程注重满足执业资格标准和相关工作岗位需求，以利于学生就业，突出卫生职业教育的要求。

本套教材编写理念新颖，内容实用，符合教学实际，注重整体，重点突出，编排新颖，适合于中等卫生职业教育护理、助产、涉外护理等专业的学生使用。这套规划教材得到了各院校的大力支持和高度关注，它将为新时期中等卫生职业教育的发展作出贡献。我们衷心希望这套教材能在相关课程的教学中发挥积极的作用，并得到读者的喜爱。我们也相信这套教材在使用过程中，通过教学实践的检验和实际问题的解决，能不断得到改进、完善。

全国中等卫生职业教育护理专业“双证书”人才培养“十二五”规划教材
编写委员会

前 言

护理学基础是护理专业的主干课程之一。全书分二十一章，第一至六章主要介绍了护理学的基本理论，七至二十一章为护理基本技术操作内容。本书内容广泛，层次循序渐进，符合学生的知识发展水平和护理教学规律，适合中等卫生职业学校护理专业学生选用。

《护理学基础》的编写是在充分审视中等卫生职业教育护理专业学生年龄特点和文化结构的基础上进行的，注重了护理专业的特点，突出了以下特色。第一，本教材在坚持“三基”(基本理论、基本知识、基本技能)和“五性”(思想性、科学性、先进性、启发性和适用性)的前提下，以就业为导向，着眼于中等卫生职业教育护理专业学生岗位需求，围绕“必需、够用”的原则进行编写，内容简明扼要、重点突出。第二，与护士执业考试新大纲相衔接，随章节配套模拟试题，全面覆盖知识点与考点，利于学生课后练习，可以有效提高护士执业资格考试通过率，利于学生就业。第三，编写体例创新，形式多样。每章正文前有“学习目标”，便于学生掌握重点；正文中插入“知识链接”，体现护理专业领域的新知识和新技能，拓展知识面，培养学生发散性思维能力；正文后有小结，将本章重要知识点进行归纳和总结。第四，本书层次分明、条理清楚、可读性强、图表丰富，增强了学生学习的兴趣。

《护理学基础》编写过程中，承蒙各参编院校领导的大力支持，以及参编教师的积极努力和通力合作，在此谨致以诚挚的感谢。

由于编者水平有限，加之编写时间紧迫，本书难免会有疏漏之处，敬请广大读者和护理界同仁不吝指正。

辛瑞莲

目录

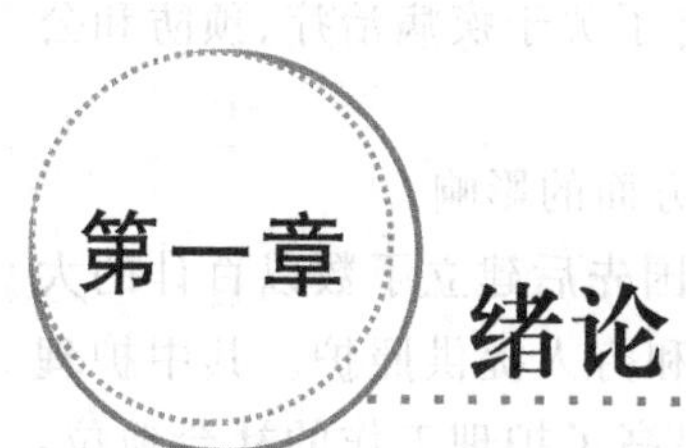

第一章 绪论

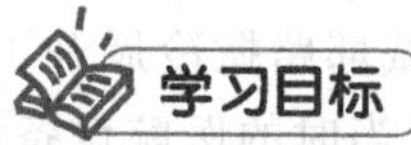

学习目标

掌握：中国护理学的发展历程，护理学的任务，护理工作方式。

熟悉：中国护理的发展趋势和护理学的范畴。

了解：护理学的形成与发展。

护理学是一门以自然科学和社会科学为理论基础，研究有关预防保健、治疗疾病、恢复健康过程中的护理理论、护理知识、护理技术及其发展规律的综合性的应用学科。护理学的研究内容、范畴和任务涉及影响人类健康的生物、心理、社会等各个方面的因素，其应用科学的思维方法对护理学现象进行整体的研究，揭示护理的本质及发展规律。

第一节 护理学的发展史

一、护理学的形成和发展

护理学的形成和发展与人类的文明和科学的进步息息相关。在人类发展的历史进程中，始终伴随着护理活动。人类健康水平的不断提高和社会需求的不断变化深刻影响并推动着护理学的发展。

1. 人类早期的护理 人类为了生存，在和自然界的斗争中，积累了许多生产和生活经验，逐步形成了"自我保护"式的医疗照顾。如用溪水清洗伤口以防止其恶化；火的发明使人们认识到吃熟食可以减少胃肠道疾病；当腹部不适时，用手抚摸可减轻疼痛等。

早期人类为抵御恶劣的生活环境，人们逐渐按照血缘关系聚居，形成了以家族为中心的母系氏族社会，妇女担负起照顾家中伤病者的责任，形成了原始社会"家庭式"的医护合一的照顾方式。

在原始社会，医疗照顾长期与宗教和迷信活动联系在一起。由于人类对疾病缺乏科学的认识，常把疾病看成灾难，认为是神灵主宰或魔鬼作祟，因而出现了巫师。他们用祷告、念咒、捶打、冷热水浇浸等方法祈求神灵的帮助或驱除鬼怪以治疗疾病，减轻痛苦，形成了早期的"宗教护理"。

后来，人们在征服伤病的过程中，经过长期的实践和思考，有些人开始摒弃巫术而采用

原始的医术，使医巫逐渐分开。在一些文明古国（如中国、印度、埃及、希腊、罗马等）开始运用止血、包扎、伤口缝合、催眠术等方法处理伤痛和疾病，从而有了关于疾病治疗、预防和公共卫生等医护活动的记载。

2. 中世纪的护理 中世纪护理的发展受到宗教和战争两方面的影响。

(1) 宗教：中世纪的欧洲，由于政治、经济、宗教的发展，各国先后建立了数以百计的大大小小的医院，作为特定的慈善机构为孤儿、寡妇、老人、病者和穷人提供照护。其中护理工作主要由修女承担，她们以丰富的经验和良好的道德品质提高了护理工作的社会地位，推动了护理事业的发展。在这一时期，形成了一些为病人提供初步护理的宗教性、军队性、民俗性护理社团，使护理逐渐由"家庭式"服务转向了"社会化和组织化"的服务。

(2) 战争：12—13 世纪欧洲基督教徒和穆斯林教徒为争夺圣城耶路撒冷展开了长达 200 年的宗教战争。连年战乱使得伤病者增多，传染病大肆流行。当时的医院设备简陋，床位不足，管理混乱，护理人员数量严重不足，护理人员缺乏护理知识，病人死亡率很高。此外，很多医院在神职人员的控制下，令病人靠祷告和斋戒来拯救自己的灵魂，而不是致力于提高医疗和护理的水平。因此，当时的护理工作大多局限于简单的生活照料。

3. 文艺复兴时期的护理 文艺复兴时期，西方国家又称之为科学新发现时代，在这期间建立了很多图书馆和医学院校。这一时期的医学科学得到了迅猛发展，涌现出了大批著名的医学先驱。1543 年，比利时医生安德烈·维萨里出版了第一部《人体的构造》，被认为是解剖学的初创。1628 年，英国医生哈维发表了著名的《心血运动论》，对血液循环中心脏和血管的关系进行了科学的描述。但是，这一时期护理的发展与医学的进步极不相称，护理工作停滞不前，被称为护理发展史上的黑暗时代。主要原因有：①当时的社会重男轻女，妇女得不到良好的教育；②工业革命带来经济繁荣的同时改变了人们的价值观，很少有人愿意参与济贫扶弱的社会福利事业；③教会腐败，战争频发，很多教会和修道院被毁，医院停办，男女修士离开医院，致使病人无人照护。

二、南丁格尔与近代护理

19 世纪，随着科学的发展和医学的进步，社会对护理的需求增加，护士的地位有所提高，护理职业被社会认同，在欧洲相继开设了许多护士训练班。1836 年，德国牧师西奥多·弗里德尔在德国的凯赛威尔斯城建立了女执事训练所，招收年满 18 岁，身体健康、品德优良的妇女，给予专门的护理训练。弗洛伦斯·南丁格尔（图1-1）就曾在此接受过短期的护士训练。

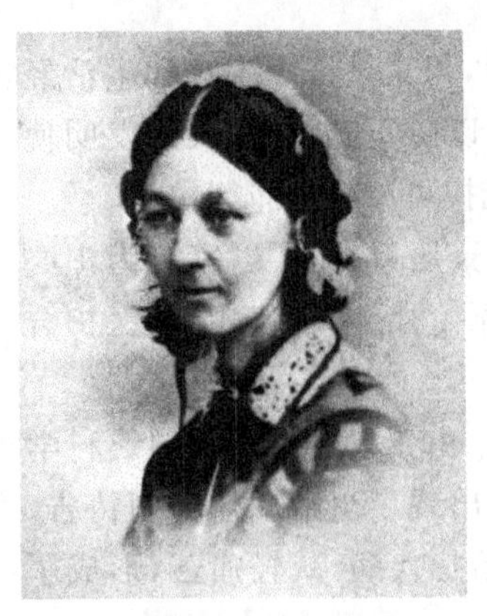

图 1-1 南丁格尔

19 世纪中叶，南丁格尔首创了科学的护理专业，使护理学逐步走上了科学的发展轨道，这是护理学发展的一个重要的转折点，也是护理走向专业化的开始。

（一）南丁格尔生平

弗洛伦斯·南丁格尔，英国人，1820 年 5 月 12 日出生于父母的旅行地——意大利的佛罗伦萨城，5 岁时随父母返回英国定居。她在这个富有的、有教养的家庭里接受了良好的教育，精通英国、德国、意大利、希腊等国语言及拉丁语，并擅长数学、哲学、历史与音乐等。少女时代的南丁格尔受母亲慈爱秉性的影响，表现出深厚的爱心，对护理工作产生了浓厚的兴趣，立志要成为一个为病人带来幸福的人，1837 年她在自己的日记中写道："我听到了上帝在召唤我为人类服务。"

1850 年，她不顾家人的强烈反对和当时社会的鄙视，毅然前往德国的凯赛威尔斯城的女执事训练所接受了为期三个月的护士训练，开始了她的护理职业生涯。她深入调查了英、法、德等国护理的现状和存在的问题，收集了大量的资料。回国后她被任命为英国伦敦妇女医院的院长。她强调病房必须空气新鲜、条件舒适、环境清洁，以利于病人安静休养等。在她的领导下，医院护理的状况有了很大改进，她在护理、行政、组织等方面的天资与智慧得到展现。

1854 年 3 月，英、法等国与俄国爆发了克里米亚战争，当时报纸报道在前线浴血奋战的英国士兵，由于得不到合理的救护，伤员死亡率高达 50%。消息引起英国政府和国民的极大震惊和不满。南丁格尔获悉后立即写信给当时的英国陆军大臣，要求率护士赶赴前线救护。1854 年 10 月，她被任命为"驻土耳其英国总医院妇女护士团团长"，11 月，获准带领经过精心挑选的 38 名护士，抵达战地医院。她组织护士清理垃圾，改善医院环境；设法调整膳食，加强伤兵营养；为伤兵清洁伤口，消毒物品；建立阅览室，丰富伤兵的精神生活；帮助伤兵书写家信，解决他们思念亲人的心理需求。她经常手执油灯巡视各个病房，安慰受伤的士兵，被前线士兵誉为"提灯女神"、"克里米亚的天使"。由于南丁格尔她们夜以继日的辛勤工作，使战地医院的状况迅速改观。半年后，英国伤兵的死亡率降到了 2.2%。南丁格尔卓有成效的工作业绩，震惊了整个英国，使英国朝野改变了对护士的评价。

1856 年战争结束，南丁格尔回到英国。为表彰和支持她的工作，英国国民募捐建立了南丁格尔基金。南丁格尔毕生献身于护理事业，终生未嫁。1907 年，英国国王授予她最高国民荣誉勋章，这是英国妇女中第一位受此殊荣者。1910 年 8 月 13 日南丁格尔逝世，享年 90 岁。为纪念这位护理专业的奠基人，英国伦敦和意大利佛罗伦萨都铸造了她的铜像。1912 年国际护士会确定将南丁格尔的诞辰日作为国际护士节，同年，国际红十字会在伦敦召开的第九次大会上，正式确定设立南丁格尔奖，作为各国护士的最高荣誉奖，每两年颁发一次。至 2011 年，已经颁发了 43 次，全世界有 1376 名护士获此殊荣，其中有 63 位是我国的优秀护理工作者。

（二）南丁格尔对护理学的主要贡献

1. 创建了世界上第一所护士学校 克里米亚战争的护理实践使南丁格尔深信护理是科学事业，再度确认了护士必须接受严格的科学训练，必须具有专门的知识和良好的品行。1860 年，南丁格尔在英国的圣托马斯医院创办了世界上第一所正规的护士学校，为现代护理教育奠定了基础。1860—1890 年，该校共培养了 1005 名学生，她们活跃在欧美各国，弘扬南丁格尔精神，使南丁格尔式的护士学校如雨后春笋般纷纷建立，形成了具有专门知识、受过专业训练的护士队伍，推动了护理事业的发展，国际上称这个时期为"南丁格尔时代"。

2. 著书立说指导护理工作 南丁格尔一生撰写了大量的笔记、报告和论著，其中报告《影响英军健康、效率与医院管理问题摘要》被公认为是当时医院管理最有价值的文献。1858—1859 年，她撰写了《医院札记》和《护理札记》。在《医院札记》中，她阐述了自己对改革医院管理及建筑方面的构思、意见及建议。而《护理札记》被认为是护士必读的经典之作,被译成多种文字,她在书中精辟地指出了环境、个人卫生、饮食对服务对象的影响,直至今日,她的理念和思想对护理实践仍具有指导意义。南丁格尔的论著奠定了近代护理专业的理论基础。

3. 首创了科学的护理专业 南丁格尔对于护理事业的杰出贡献,还在于她使护理走向了科学的专业化轨道,使护理从医护合一的状态中成功地分离出来。她认为"护理是一门艺术,需要以组织性、实务性和科学性为基础"。她确定了护理学的概念和护士的任务,提出了公共卫生的护理思想,重视服务对象的生理护理及心理护理,并发展了自己独特的护理环境学说。她对护理专业及其理论的概括和精辟的论述,形成了护理学知识体系的雏形,奠定了近代护理理论基础,确立了护理专业的社会地位和科学地位,推动了护理学成为一门独立的学科。

4. 创立了护理制度 南丁格尔首先提出了护理要采用系统化的管理方式,使护士担负起护理病人的责任;并授予护士适当的权力,以充分发挥护士的潜能;同时主张"护理人员应当由护理人员来管理",要求每个医院必须设立护理部,护理部主任负责医院护理管理工作;南丁格尔还制定了关于医院设备及环境方面的管理要求,以促进护理工作质量和效率的提高。

三、现代护理学的发展

(一)以疾病为中心的护理阶段

20世纪前半叶,随着社会的进步和发展,医学科学逐渐摆脱了宗教和神学的影响,各种科学学说纷纷建立,生物医学模式形成,揭示了健康和疾病的关系,认为疾病是由于细菌与外伤引起的机体结构改变和功能异常,从而形成了"以疾病为中心"的医学指导思想,一切医疗活动都围绕着疾病开展,并且局限在医院内进行,以消除病灶为基本目标。

这一阶段护理的特点:护理已经成为专门的职业,护士从业前须经过专业的培训;护理从属于医疗,护士被看做是医生的助手;护理工作的主要内容是执行医嘱和完成各项护理技术操作;护理尚未形成独立的理论体系,因此护理教育类同于医学教育,其课程内容涵盖的护理内容较少。

(二)以病人为中心的护理阶段

20世纪中叶,社会科学以及系统科学的发展,促使人们重新认识人类健康与生理、心理、环境的关系。1948年,世界卫生组织(WHO)提出了新的健康的定义,进一步扩展了健康研究与实践的领域。1955年,美国护理学者莉迪亚·海尔首次提出了"护理程序"一词,使护理有了科学的工作方法。1977年,美国医学家恩格尔提出了新的医学模式,即生物-心理-社会医学模式,在这一新观念的指导下,护理发生了根本性的变革,由"以疾病为中心"转向了"以病人为中心"的发展阶段。

这一阶段护理的特点:强调护理是一门专业,逐步建立了护理的专业理论基础;护士与医生是合作伙伴的关系;护理工作内容不再是单纯地被动地执行医嘱和完成护理技术操作,而是对病人实施生理、心理、社会等方面的整体护理,以满足病人的健康需求;护理学逐渐形成了独立的学科理论体系,脱离了类同于医学教育的课程设置,建立了以病人为中心的护理教育模式和临床实践模式。

（三）以人的健康为中心的护理阶段

社会经济的快速发展使人民的生活水平不断提高，医学技术的日新月异，使过去威胁人类健康的传染性疾病得到了有效地控制，而与人的行为生活方式密切相关的疾病如脑血管疾病、肿瘤、糖尿病等逐渐成为威胁人类健康的主要问题。疾病谱的变化促使人们的健康观念发生改变，重新审视健康和疾病的关系，主动寻求健康的行为成为人们的共识。1977 年，WHO 提出“2000 年人人享有卫生保健”的目标，也对护理工作起到了巨大推动作用，护理进入“以人的健康为中心”的阶段。

这一阶段护理的特点：护理学成为现代科学体系中一门独立的、综合自然科学与社会科学的、为人类健康服务的应用科学；护士角色多元化，护士不仅是医生的合作伙伴，还是护理计划的制订者，是病人的照顾者、教育者、管理者、咨询者及代言人等；护理工作的场所由医院扩展到家庭和社区；护理工作的范畴从对病人的护理扩展到对人的生命全过程的护理，护理对象由个体扩展到群体；有完善的护理教育体制，有丰富的护理理论基础，有良好的科研体系，并有专业的自主性。

四、我国护理事业的发展

（一）古代护理

我国古代护理是伴随着祖国医学的发展而产生的。当时医学的特点是医、药、护不分，护理寓于医药之中，强调“三分治，七分养”，其中的“养”即为护理。祖国医学有着悠久的历史，有许多经典的医学著作都有护理内容的记载，展现出鲜明的护理思想与内涵。如《黄帝内经》中记载的“肾病勿食盐”、“怒伤肝，喜伤心，思伤脾，忧伤肺，恐伤肾”等，阐明了疾病与饮食调节和精神因素的关系。东汉末年的名医张仲景发明了灌肠术、人工呼吸和舌下给药法。三国时期的名医华佗编创“五禽戏”，提倡强身健体。唐代杰出医药学家孙思邈所著的《备急千金要方》中提出的“凡衣服、巾、栉、枕、镜不宜与人同之”，强调了隔离预防的知识。宋代名医陈自明的《妇人十全良方》中对孕妇产前、产后的护理提供了许多宝贵的资料，对口腔护理的重要性也有记载，如“早漱口，不若将卧而漱，去齿间所积，牙亦坚固”等。明、清时期的胡正心提出用蒸汽消毒法处理传染病人的衣物，当时还流行用燃烧艾叶、喷洒雄黄酒消毒空气和环境。《本草纲目》的作者李时珍是我国明代著名的医药学家，他在看病的同时，兼给病人煎药、送药和喂药等。

祖国医学是中国几千年文化的灿烂瑰宝，孕育其中的中医护理虽然没有形成独立的学科，但却为我国护理学的产生与发展奠定了丰富的理论与技术基础。

（二）近代护理

中国近代护理的形成和发展，在很大程度上是受西方护理的影响。鸦片战争前后，护理随着各国军队、宗教和西方医学的传入而逐渐在我国兴起。

1835 年，英国传教士巴克尔在广州开设了第一所西方医院，两年后，医院以短训班的形式培训护理人员。

1884 年，美国妇女联合会派到中国的第一位护士麦克奇尼在上海妇孺医院推行“南丁格尔护理制度”。

1888 年，美籍约翰逊女士在福建省福州市开办了我国第一所护士学校。

1900年，随着中国各大城市教会医院的纷纷成立，各地相继开设护士训练班或护士学校，形成了最早的护理专业队伍。

1909年，“中华护士会”在江西牯岭正式成立(1937年改为中华护士学会，1964年改为中华护理学会)。学会的主要任务是制定和统一护士学校的教程，编译教材，办理学校注册，组织毕业生会考和颁发护士执照。

1914年，时任中华护士会副会长的钟茂芳认为从事护理工作的人应具备必要的科学知识，故首次将英文“nurse”译为“护士”，沿用至今。

1920年，《护士季报》创刊，这是我国第一份护理专业期刊。

1921年，北京协和医院联合燕京、金陵、东吴、岭南大学创办高等护理教育，招收高中毕业生，学制4～5年，培养了一批水平较高的护理师资和护理管理人员。

1922年，国际护士会正式接纳中华护士会，中国成为第11个会员国。

1931年，在江西汀州开办了“中央红色护士学校”。

1934年，中央护士教育委员会成立，是中国护士教育的最高行政领导机构。

1941年，延安成立了“中华护士学会延安分会”。毛泽东同志曾经于1941年和1942年两度题词：护士工作有很大的政治重要性；尊重护士，爱护护士。

1949年，全国共建立护士学校183所，约有护士32000人。

（三）现代护理

1. 护理教育

(1) 中等护理教育：1950年在北京召开了第一届全国卫生工作会议，对护理专业教育进行了统一规划，将中等专业教育确定为培养护士的唯一途径。制订了全国统一的护理专业教学计划，统一编写出版了护理专业教材，使护理教育步入国家正规教育体系，为国家培养了大批合格的护理人才。

(2) 高等护理教育：1983年天津医学院率先在国内开设5年全日制护理专业本科教育，毕业授予学士学位。中断了近二十年的高等护理教育得以恢复，极大地促进了我国护理学科的发展。此后，其他医学院校也纷纷开设了四年或五年全日制本科护理专业，截至2003年年底，我国全日制护理本科教育院校133所，全日制护理专科教育院校255所。截至2009年年底，中国内地的注册护士已超过200万，护士总数比2004年增加70万，是历史上发展最快的时期。

(3) 硕士、博士教育：1992年经国务院学位委员会审定，批准北京医科大学(现北京大学医学部)护理系开始招收护理硕士生。1994年在美国中华医学基金会的资助下，国内多所大学与泰国清迈大学联合举办了护理研究生班，为我国培养硕士毕业的护理人才123名。据不完全统计，全国目前已有40多个护理学硕士学位授予点。2004年协和医科大学及第二军医大学分别被批准设立护理学博士学位授予点。据不完全统计，全国目前已有20多个护理学博士学位授予点。目前，我国已形成了多层次、多渠道的护理学历教育体系。

(4) 继续护理教育：1987年国家发布了《关于开展大学后继续教育的暂行规定》。之后又颁发了相应的文件，对继续教育作了规定。1997年卫生部继续教育委员会护理学组成立，标志着我国的护理学继续教育正式纳入国家规范化的管理。1997年中华护理学会制定了护理继续教育的规章制度及学分授予办法，使护理继续教育更加制度化、规范化和标准化。

2. 护理实践 自1950年以来，我国临床护理工作一直是以疾病为中心，护理技术操作常规多围绕完成医疗任务而制定，医护分工明确，护士为医生的助手，护理工作处于被动状态。随着改革开放政策的实施，国内外学术交流越来越频繁，国外新的护理理念、护理理论的引入，以及生物-心理-社会医学模式的形成，使得我国临床护理开始探讨以病人为中心的整体护理模式并付诸实践，为病人提供积极主动的整体护理服务。同时，护理工作的内容和范围不断扩展，新的护理技术的应用得到普及，器官移植、显微外科、重症监护、介入治疗、基因治疗等专科护理正在迅速发展。此外，由于健康观念的更新，使得护理工作的范围扩展到社区和家庭。健康教育的普及、家庭护理、社区护理的广泛开展，推动了护理实践的创新和发展。

3. 护理管理

(1) 建立健全护理管理系统：为了加强对护理工作的领导，完善护理管理体制，卫生部医政司于1982年设立了护理处，负责全国的护理管理，制定了相关的政策和法规。各省、市、自治区、直辖市卫生厅(局)在医政处下设专职护理干部，负责管辖范围的护理管理。300张床位以上的医院设护理部，实行三级护理管理体制，300张床位以下的医院由总护士长负责，实行二级护理管理体制。护理部负责护士的培训、调动、任免、考核、晋升及奖励等，充分发挥护理部在医院管理中的作用，保障了医院的护理质量。

(2) 建立晋升考核制度：1979年国务院批准颁布了《卫生技术人员职称及晋升条例(试行)》，明确规定了护理专业人员的技术职称：高级技术职称为主任护师和副主任护师，中级技术职称为主管护师，初级技术职称为护师、护士。各省、市、自治区、直辖市制定了护师晋升考核的具体内容和方法，使护理人员有了完善的晋升考核制度。

(3) 建立护士执业考试与注册制度：1993年卫生部颁布了新中国成立以来第一个关于护士执业和注册的部长令及《中华人民共和国护士管理办法》。1995年6月全国举行了首次护士执业资格考试，凡在我国从事护士工作的人员，都必须通过国家护士执业资格考试，合格者方可取得护士执业资格证书，申请注册。

4. 护理科研 随着护理教育的发展，大批接受高等护理教育的护士走上临床护理、护理教育和护理管理岗位，极大地推动了护理科研的发展。护理科研在选题的先进性、方法的科学性、结果的准确性、讨论的逻辑性等方面均有了较大的发展。护理科研水平的提高，使护士撰写论文的数量和质量也显著提升，推动了护理期刊的快速发展，使得护理期刊种类增加、栏目多样、内容丰富、质量得以提高。1993年中华护理学会第21届理事会设立了护理科技进步奖，每两年评选一次，这标志着我国护理科研正迈向快速发展的科学轨道。

5. 学术交流 1980年以后，随着我国改革开放政策的实施，中华护理学会逐步开展了与国际护理界的学术交流，并与多国建立了良好的护理学术联系，采取互访交流、互派讲学、培训师资、联合培训等方式与国际护理界进行频繁的沟通。1985年全国护理中心在北京成立，进一步取得了世界卫生组织(WHO)对我国护理学科发展的支持。2000年11月，第三届亚洲护理学术大会在我国深圳召开，通过国际学术交流，活跃了学术氛围，带给中国护理事业新的发展契机。

（四）发展趋势

1. 护理教育的高层次化 随着人们健康需求的日益增加，护理服务需求也越来越迫切。激烈的市场竞争，使得社会对护理人力资源的水平和教育层次也提出了更高的标准。护理人员必须不断学习新的知识和技能来提高自己的能力和水平，护理教育也需依据市场对人才规格的需求，逐步调整其层次和结构。根据注册护士信息库数据，截至2009年底，中国大专以上学历层次的护士达到51%。今后我国护理人员的基本学历将从以中专为主逐步转向以大专为主，护理学学士、护理学硕士、护理学博士人数将逐步增多。在培养目标上，将以提高护理人员素质作为主导目标，在培养护士良好护理理论知识和技能的基础上，注重心理素质和人文素质的培养，使护士在竞争中具有较强的社会适应能力。

2. 护理实践社会化

(1) 社区护理：我国老龄人口的增多、疾病谱的改变，极大地增加了老年护理和慢性病护理的需求，与此同时，占人口2/3左右的妇女、儿童的特殊健康需求也在不断增加。社区护理成为解决这些社会矛盾的重要途径。近年来，美国已有超过35%的护士从事社区、家庭、学校、老人院等场所的护理工作，而我国目前仍有超过95%的护士局限在医院从事护理工作，社区护理发展现状与人们的需求存在较大的差距。目前我国已将发展社区医疗和护理列为国家医疗卫生体制改革与发展的重点内容。随着社区卫生保健网络的建立和加强，将会有越来越多的护士走出医院，深入到社区、家庭中，对人们进行预防保健工作，对老年人和慢性病病人进行家庭护理，充分发挥护理人员在预防疾病、促进健康、恢复健康中的作用，提高全社会人口的健康水平。

(2) 专科护理：我国社区卫生保健网络逐步健全，部分病情较轻的病人或常见病病人选择在社区内完成治疗。“小病在社区，疑难病进专科医院”将成为未来的发展趋势。医院主要接收疾病危险程度大和复杂程度高的病人，因此，要求护士对专科进行深入学习，在某一专科领域具备较高的水平，掌握先进仪器和设备的使用方法，掌握护理急、危、重症病人的知识和技能，能独立解决该专科护理工作中的疑难问题，并可指导其他护士工作。在美国，很多有专长的专科护士自己开业，成为独立进行护理工作的开业护士。

3. 护理工作法制化 随着我国法制化建设的推进，国务院和卫生部相继颁布了《护士管理办法》和《医疗事故处理条例》等一系列相关的法律法规。这些法律法规的颁布，保护了病人和医疗机构的合法权益，同时也保障了医务人员的合法权益，维护了医疗秩序，保障了医疗安全，促进了医学科学的发展。2008年，国务院颁布了《护士条例》，以立法的形式，明确了各级卫生行政部门、医疗机构在护理工作管理方面的责任，保障了护士的合法权益，完善了护士执业准入制度，保证了护士队伍的素质，规范了护士执业行为，以保障人民群众的健康和生命安全。

4. 护理工作国际化 护理工作国际化主要是指护理专业目标国际化、专业标准国际化、职能范围国际化、教育国际化、管理国际化、人才流动国际化。随着全球经济一体化进程的加快，护理领域的国际化交流与合作日益扩大，跨国护理援助和护理合作增多，知识和人才的交流日趋频繁。世界性的护理人力资源匮乏，使中国的护士有机会迈出国门，进入国际市场就业。面对这种国际化的发展趋势，21世纪的护理人才应该是具有国际意识、国际交往能力、国际竞争能力和相应知识技能的高素质人才。

第二节 护理学的任务、范畴及工作方式

一、护理学的任务

随着护理学科的发展，护理对象的群体构成发生了极大转变，护理工作的范围也超越了对疾病的护理，扩展到对生命的全过程的护理，这一切促使护理学的任务发生了深刻的变化。1978年，WHO指出：护士作为护理的专业工作者，其唯一的任务就是帮助病人恢复健康，帮助健康人促进健康。护理学的目标是在尊重人的需要和权力的基础上，提高人的生命质量。通过护理工作，保护全人类的健康，提高整个人类社会的健康水平。

（一）促进健康

促进健康是指帮助个体、家庭和社区获取在维持或增进健康时所需要的知识及资源。这一类护理实践活动包括教育人们对自己的健康负责、建立健康的生活方式、提供有关合理营养和平衡膳食方面的咨询、解释加强锻炼的意义、告知吸烟对人体的危害、指导安全有效的用药、预防意外伤害和提供健康信息，以帮助人们利用健康资源等。促进健康的目标是帮助护理对象维持最佳健康水平或健康状态。

（二）预防疾病

预防疾病是指人们采取行动积极地控制不良行为和健康危险因素，以预防和对抗疾病的过程。预防疾病的护理实践活动包括：开展妇幼保健的健康教育、增强免疫力、预防各种传染病、提供疾病自我监测的技术等。预防疾病的目标是通过预防措施帮助护理对象减少或消除不利于健康的因素，避免或延迟疾病的发生，阻止疾病的恶化，限制残疾，促进康复，使护理对象达到最佳的健康状态。

（三）恢复健康

恢复健康是指帮助护理对象在患病或有影响健康的问题后，改善其健康状况，提高健康水平。这一类护理实践活动包括：为病人提供直接护理，如执行药物治疗、提供生活护理；进行护理评估，如测量生命体征等；和其他卫生保健专业人员共同协助残障者参与他们力所能及的活动，将残障损害降到最低限度，指导病人进行康复训练活动，使其从活动中得到锻炼，获得自信，以利于恢复健康。恢复健康的目标是运用护理学的知识和技能帮助已经出现健康问题的护理对象解决健康问题，改善其健康状况。

（四）减轻痛苦

减轻痛苦是指护士掌握并运用护理知识和技能，在临床护理实践中，帮助处于疾病状态的个体，解除身心痛苦，战胜疾病。这方面的护理实践活动包括：帮助病人尽可能舒适的带病生活；提供必要的支持以帮助人们应对功能减退或丧失；对临终病人提供安慰和关怀照护，使其在生命的最后阶段能获得舒适，从而平静、安详、有尊严地走完人生旅程。

二、护理学的范畴

护理学是生命科学领域中一门应用性学科，其重要的特征是随着现代科学的高度分化和广泛综合，护理学与自然科学、社会科学、人文科学等学科交叉渗透，形成独立的学科体系。

（一）护理学的理论范畴

1. 护理学研究的目标、对象、任务　护理学研究的目标、对象、任务是护理学的基础，并随着护理学的发展而不断变化。护理学的主要研究目标是人类健康，研究的对象不仅包括病人，也包括健康人。护理学研究的主要任务是应用护理学的理论、知识、技能进行促进健康、预防疾病、恢复健康、减轻痛苦的护理实践活动，从而为护理对象提供个体性、整体性及连续性的服务。

2. 护理学理论体系　护理学理论体系是指导护理专业实践的基础，它是对护理现象系统的、整体的看法，以描述、解释、预测和控制护理现象。20 世纪中叶，护理先驱者们开始摸索并发展了一些护理概念框架和理论模式，如奥瑞姆的自理理论、罗伊的适应理论、纽曼的保健系统模式等。这些理论用科学的方法描述和解释护理现象，从科学的角度诠释了护理工作的性质，阐述了护理知识的范围和体系，确立了护理理念和价值观，指导了护理专业的发展方向。随着护理实践新领域的开辟，将会建立和发展更多的护理理论内容，使护理学理论体系日益丰富和完善。

3. 护理学与社会发展的关系

护理学与社会发展的关系主要是研究护理学在社会中的作用、地位和价值，以及社会对护理学发展的促进因素和制约因素。

（二）护理学的实践范畴

1. 临床护理　临床护理的服务对象是病人，其内容包括基础护理和专科护理。

（1）基础护理：应用护理学的基本理论、基本知识和基本技能来满足病人的基本生活、心理、治疗、康复的需求，如膳食护理、排泄护理、病情观察、临终关怀等。基础护理是各专科护理的基础。

（2）专科护理：以护理学和相关理论为基础，结合各专科病人的特点及诊疗要求，为病人提供护理。如各专科病人的护理、急救护理等。

2. 社区护理　以临床护理的理论和技能为基础，根据社区的特点，对社区范围内的居民及社会群体开展疾病预防，如妇女保健、家庭护理、预防接种、卫生宣教、健康教育及防疫灭菌等工作。以帮助人们建立良好的生活方式，促进全民健康水平的提高。

3. 护理教育　以护理学和教育学理论为基础，适应现代医学模式的转变和护理学发展的需要，以满足现代护理工作的需求为目标，培养德、智、体、美全面发展的护理人才。护理教育一般划分为基础护理学教育、毕业后护理学教育和继续护理学教育三大类。基础护理学教育分为中专、大专和本科教育；毕业后护理学教育包括岗位培训教育和研究生教育；继续护理学教育是对从事护理实践的人员提供以学习新理论、新知识、新技术和新方法为目标的终身性在职教育。

4. 护理管理　运用现代管理学的理论和方法，对护理工作的诸要素（人、财、物、时间、信息等）进行科学的计划、组织、人员管理、指导与控制。系统化的管理可以确保护理工作的正确、及时、安全、有效的开展，从而为护理对象提供完善、优质的服务，提高护理工作的效率，提高护理工作质量。

5. 护理科研　运用观察、科学实验、调查分析等方法揭示护理学的内在规律，促进护理理论、知识、技能、管理模式的更新和发展。护理人员有责任通过科学研究的方法推动护理学的发展。

三、护理工作方式

1. 个案护理 临床上由一名护士护理一位病人，即由专人负责实施个体化护理的方式，称为个案护理。这种护理方式适用于危重病人护理或某些特殊病人和临床教学需要。工作特点：护士负责完成一位病人的全部护理活动，责任明确；能全面掌握病人情况，及时满足病人的各种护理需要；工作中可以使护士的才能得到充分的发挥，体现个人才能，满足其成就感，能建立良好的护患关系。但这种工作方法耗费大量人力，且护士只能在班负责，不能实施连续性护理。

2. 功能制护理 以完成医嘱和执行各项常规的基础护理为主要工作内容，依据工作性质机械性地将护理工作分配给护理人员。护士被分为“办公室护士”、“治疗护士”、“巡回护士”等。功能制护理是一种流水作业的工作方法，适用于护理人力资源缺乏、工作任务繁重的科室病人的护理。工作特点：护士分工明确，任务单一，易于组织管理，节省人力。但这种工作方法缺少与病人的交流沟通，工作机械重复，易导致护士疲劳厌烦，知识面狭窄，忽视病人身心整体护理，护士不能获得积极认同与尊重，护士工作满意度下降。

3. 小组制护理 以分组的形式对病人进行整体护理。小组成员由不同级别的护理人员组成，组长负责制订护理计划和措施，安排小组成员完成工作任务，共同实现护理目标。一般每个小组由 7～8 名护士组成，每组分管 10～15 名病人。工作特点：充分调动护理人力资源的潜能，发挥团队合作精神，共同分享护理工作成果，维系良好的工作氛围，为病人提供综合性护理服务，护士工作满意度及地位得到提高。但这种护理方式使护士个人责任感相对较弱，小组成员之间需要相当的时间磨合与沟通。

4. 责任制护理 由责任护士和辅助护士按护理程序对病人进行全面、系统的整体护理。方法是以病人为中心，每位病人由一名责任护士负责，对病人实行 8 h 在岗、24 h 负责制的护理。由责任护士全面评估病人情况，确定护理诊断，制订护理计划，实施护理措施，并追踪评价护理效果。责任护士不在岗时，由辅助护士和其他护士按责任护士制订的计划实施护理。工作特点：护士责任明确，自主性增强，能全面了解病人情况，为病人提供连续、整体、个性化护理。但此种护理方式对责任护士能力水平要求较高，对护理人力资源需求量较大，护士工作心理压力和风险明显增强，而且要求 24 h 对病人全面负责难以实现。

5. 系统化整体护理 系统化整体护理是在责任制护理基础上对护理方式的进一步丰富和完善，是一种以护理对象为中心，视护理对象为生物、心理、社会多因素构成的开放性有机整体，根据护理对象的需求和特点，为护理对象提供生理、心理、社会等全面的帮助和照护，以解决护理对象现存或潜在的健康问题，达到恢复和增进健康的目标的护理观和护理实践活动。工作特点：从本质上摒弃了医嘱加常规的被动局面，使护理人员的主动性、积极性和潜能得到充分发挥；护士运用评判性思维、创造性思维，科学的确认问题和解决问题，护士不再是被动的执行医嘱和盲目的完成护理操作，代之以全面评估、科学决策、系统实施、和谐沟通、客观评价的主动调控过程，为病人提供优质的护理服务，充分显示了护理专业的独立性和护士的自身价值。然而此种工作方式需要较多的护士，并且对护士的知识结构有着较高的要求。

小 结

护理学的形成和发展与人类文明、科学进步息息相关。通过古代的自我护理、家庭护理到中世纪的宗教护理、职业护理而形成近代护理学。近代护理学的发展也经历了三个阶段:以疾病为中心的护理阶段,以病人为中心的护理阶段,以人的健康为中心的护理阶段。

南丁格尔是近代护理的创始人,她开创了科学的护理专业,毕生奉献于护理事业,被尊为现代护理的鼻祖。她对护理事业的主要贡献:创建了世界上第一所护士学校;著书立说,奠定了近代护理专业的理论基础;确立了护理专业的社会地位和科学地位,推动护理学成为一门独立的学科。

我国护理事业的发展与传统医学、西方文化的影响和卫生工作方针有关。古代护理寓于医学之中,传统医学理论中的"三分治和七分养"就是对医学和护理关系的高度概括;近代护理学的形成和发展主要受西方护理的影响,鸦片战争前后,随着各国军队、宗教和西医的进入,我国的护理事业开始起步和发展;现代护理的发展在新中国成立后,随着卫生事业的发展,护理教育、护理实践、护理管理、护理科研工作进入了一个崭新时期。随着我国改革开放政策的实施,国际学术交流的开展,给我国的护理事业带来了新的发展契机。

护理学的任务是促进健康、预防疾病、恢复健康、减轻痛苦。护理学的理论范畴包括:①研究的目标、对象、任务;②理论体系;③与社会发展的关系。护理学的实践范畴包括临床护理、社区护理、护理教育、护理管理和护理科研。护理学的工作方式有个案护理、功能制护理、小组制护理、责任制护理和系统化整体护理等。

能力检测

【A1 型题】

1. 世界上第一所护士学校创建于(　　)。

A. 1860 年,英国　　B. 1888 年,伦敦　　C. 1809 年,英国
D. 1860 年,德国　　E. 1890 年,圣托马斯医院

2. 护理专业化开始于(　　)。

A. 医院护理　B. 自我护理　C. 近代护理　D. 家庭护理　E. 现代护理

3. 我国第一所护士学校建立于(　　)。

A. 1887 年,上海　　B. 1921 年,北京　　C. 1912 年,江西
D. 1888 年,福州　　E. 1838 年,广东

4. 南丁格尔对护理学的贡献不包括(　　)。

A. 创立了世界上第一所护士学校　　B. 首创了科学的护理事业
C. 撰写了科学的护理论著　　D. 提出了功能制护理的方法
E. 提出了培养护士的要求

5. 以人的健康为中心的护理阶段特点不包括(　　)。

A. 护理对象从个体扩展到群体　　B. 护理教育方面有完善的教育制度
C. 护理角色呈现多元化发展　　D. 工作场所从医院扩展到社区和家庭
E. 护理从属于医疗,护士是医生的助手

6. 针对促进健康的护理措施是(　　)。

A. 减轻术前病人的焦虑　　B. 为尿潴留病人导尿　　C. 帮助病人采取舒适卧位

D. 为昏迷病人吸痰　　E. 告知吸烟对人体的危害

7. 以病人为中心，由责任护士对病人实行 8 h 在岗，24 h 负责制的护理工作方式为(　　)。

A. 责任制护理　　B. 小组制护理　　C. 功能制护理

D. 个案护理　　E. 系统化整体护理

【A3 型题】

(8～10 题共用题干)

张先生，65 岁，因冠心病入院，虽病情稳定但仍需每天进行静脉输液。护士潘某，作为病区的"治疗护士"，负责该病人的静脉输液工作。

8. 请问此种工作方式属于哪种护理工作方式？(　　)

A. 功能制护理　　B. 个案护理　　C. 小组制护理

D. 责任制护理　　E. 系统化整体护理

9. 此种护理工作方式的优点是(　　)。

A. 能发挥各级护士的作用　　B. 能调动护士积极性　　C. 便于与病人交流

D. 全面了解病人病情　　E. 节省人力，易于组织管理

10. 此种护理工作方式的缺点是(　　)。

A. 护士分工明确　　B. 忽视病人身心整体护理

C. 护士压力增加　　D. 对护士知识结构有较高要求

E. 文字记录任务较多

【B 型题】

(11～14 题共用备选答案)

A. 促进健康的目标　　B. 预防疾病的目标　　C. 恢复健康的目标

D. 减轻痛苦的职责　　E. 延长生命的目标

11. 帮助护理对象维持最佳健康水平：(　　)。

12. 帮助护理对象避免或延迟疾病的发生：(　　)。

13. 帮助已出现健康问题的护理对象解决健康问题：(　　)。

14. 帮助护理对象解除身心痛苦，战胜疾病：(　　)。

【X 型题】

15. 南丁格尔的著作有(　　)。

A.《护理》　　B.《护理札记》　　C.《医院札记》

D.《护理研究》　　E.《护士进修》

16. 现代护理经历了哪几个重要发展阶段？(　　)

A. 以疾病为中心的阶段　　B. 以病人为中心的阶段

C. 以人的健康为中心的阶段　　D. 以社区护理为中心的阶段

E. 以病人健康为中心的阶段

17. 以病人为中心的护理发展阶段的特点是(　　)。

A. 强调护理是一门专业　　B. 医生和护士成为合作伙伴

C. 对病人进行身心护理　　D. 逐渐形成学科的知识体系

E. 以消除病灶为基础目标

18. 以人的健康为中心的护理阶段，护士角色包括(　　)。

A. 护理照顾者　　B. 护理管理者　　C. 护理教育者

D. 病人代言人　　E. 护理计划者

19. 护理学实践范畴包括(　　)。

A. 临床护理　　B. 社区护理　　C. 护理教育

D. 护理管理　　E. 护理科研

（辛瑞莲）

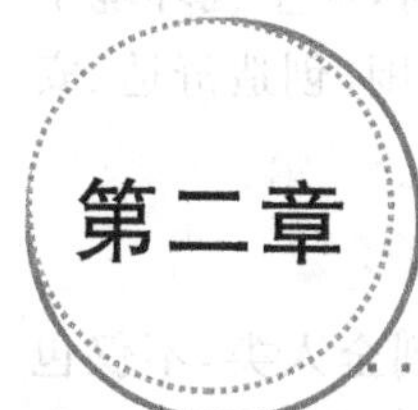

第二章 护理学的基本概念

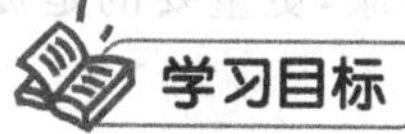

掌握：成长、发展、健康、护理的概念。

熟悉：健康与疾病的关系、健康与环境的关系、护理与健康的关系。健康与疾病轴。护理的内涵。

任何一门学科都建立在一定的理论基础上，现代护理学的理论框架是由人、健康、环境、护理4个基本概念组成的，4个基本概念的核心是人，从人引申出其他3个概念。这4个概念密切相关，缺少其中任何一个概念，护理不能成为独立的学科，且不能成为专业。

第一节 关于人的概念

人是护理学研究和服务的对象，对人的认识是护理理论、护理实践的核心和基础，它影响着整个护理学概念的发展，并决定了护理工作的任务和性质。现代护理学认为，人的概念具有以下特点。

一、人是统一的整体

人是由生理、心理、社会等综合因素组成的有机整体，任何一个方面的失衡都会在一定程度上导致机体功能的破坏。把人视为整体是现代护理理论体系的核心。

（一）人具有双重属性

人是一个生物有机体，与其他动物一样，受自然的生物学规律所制约；同时，人又不同于动物，人在社会的发展中担当一定的角色，有思维活动、有情感，能从事创造性劳动。由此可见，人具有生物和社会双重属性。人的这两种属性密切联系，相互制约，相互影响，形成了一个完整的统一体。作为护理人员，我们在护理工作中不仅要关注护理对象各系统或各器官功能的协调平衡，还要重视心理、社会因素对机体的影响，掌握人的整体观，这样才能使人的整体功能得到更好的发挥。

（二）人是一个开放系统

人不是孤立存在的，是一个开放系统。不仅人体内部各个系统之间不断地进行着各种物质、能量和信息的交换，同时，人作为一个整体，又不断地同周围自然环境和社会环境进行着物质、能量和信息的交换。人的健康有赖于机体内部各子系统间的平衡与协调，以及机体与环境间的和谐与适应。护士在帮助护理对象维持内环境平衡的同时，应重视环境中的其他因素（人、家庭、社区等）对机体的影响，努力营造良好的社会文化氛围，创造舒适、安全的优质环境，促进护理对象身心健康。

（三）人是护理的服务对象

随着护理学科的发展，护理服务对象在不断扩展，从单纯的病人扩大到全人类，不仅包括病人，还包括健康的人群；既指个体，又指家庭、社区、社会的群体。护士不仅应注重病人的康复，而且应注重维护人的健康。护士开始走出医院，走进家庭和社区，关心每个人和人群的健康状况。护理的最终目标不仅是维持和促进个体高水平的健康，更重要的是提高整个人类社会的健康水平。

二、人有基本需要

人的基本需要是指个体为了维持身心平衡并求得生存、发展，在生理上和心理上最低限度的需求。人为了生存和发展，必须满足其基本需要。若人的基本需要得不到满足，就会因内外环境的失衡而导致疾病发生。

人在不同发展阶段有不同层次的基本需要，美国的人本主义心理学家马斯洛（A. H. Maslow）将人的需要由低级到高级划分为五个不同的层次，即生理的需要、安全的需要、爱与归属的需要、尊重的需要及自我实现的需要。护士在提供护理服务时，一方面要根据护理对象不同层次的需要，运用不同方法不断满足其基本需求，使护理对象处于最佳身心状态；另一方面要加强对护理对象的健康教育，激发其依靠自身力量满足健康需要的信心，充分发挥其主观能动性，使其积极参与护理活动。

三、人的成长与发展

护士面对的是处于不同年龄阶段的人，他们有各自不同的身心特征。因此，护士需了解人类成长与发展各个阶段的身心特征和基本需要，提供个性化的护理服务。

（一）成长与发展的概念

个体在生命过程中生理方面的量性增长称为成长，它是可测量、可观察的，常用的指标有体重、身高、头围、胸围、骨密度和牙齿结构的变化等。

个体随年龄增长及与环境间的互动而产生的身心变化的过程称为发展，它遵循一定的顺序，可被预测。发展贯穿人的一生，不但包括生理上的发展，还包括心理及社会方面的发展，表现为组织器官功能的成熟和机体能力的增强，如行为改变、技能提高等，是质的变化，往往不易被测量。

（二）成长与发展的特征

成长与发展主要有顺序性、阶段性、不均衡性、差异性等方面的特征。

顺序性是指个体的成长与发展遵循由上到下、由近到远、由粗到细、由简单到复杂、由低级到高级的顺序；阶段性是指个体都要经过相同的生长发育阶段，如1周岁内为第一个生长高峰，周岁后稳步成长，青春期出现第二个生长高峰，成年后相对稳定；不均衡性表现在个体同一方面在不同年龄阶段发展的速度不同，如身体生长发育的高峰期，也表现在个体不同方面的发展速度不均衡，如生殖系统的发育晚于神经系统的发育；差异性是指同一年龄阶段的个体可以有不同的发展水平和个性特征。

（三）影响成长与发展的因素

遗传是影响成长与发展的基本因素；环境是影响成长与发展的重要因素，包括家庭环境、学校环境、社会环境等；个体的营养及健康状况等也会影响其成长与发展。

第二节 关于健康的概念

一、健康的概念

在传统的生物医学模式下，健康仅局限于躯体有无疾病，而人所处的社会环境和心理状态对健康的影响往往被忽视。随着社会的发展，人类疾病谱的变化，人们对卫生服务需求的提高，新型的现代“生物-心理-社会”医学模式逐步建立，人们对健康的认识也发生了变化。

1948 年，世界卫生组织（WHO）把健康定义为：健康，不仅是没有疾病和身体缺陷，还要有完整的生理、心理状态和良好的社会适应能力。这一定义从人的整体出发，把健康与人类的生活联系起来，不但重视有机体的生物特征，还强调了人的心理状态和社会适应能力。1990 年，世界卫生组织（WHO）又提出了健康的新概念，即“健康不仅是没有疾病，而且包括躯体健康、心理健康、社会适应良好和道德健康”。新的健康概念告诉我们，人的健康包括了身体、心理、社会和道德等各方面，这是一个整体的、积极向上的健康观。

二、疾病的概念

现代疾病观对疾病的认识，不仅局限于身体器官的功能与组织结构的损害，还包括人体各器官、各系统之间的联系，人的心理因素与躯体因素的联系，以及人体与外界环境之间的联系。

现代疾病观认为，疾病是机体在一定内外因素作用下而引起的某部分的结构形态、代谢和功能的变化，表现为损伤与抗损伤的整体病理过程，是机体内外环境动态平衡的破坏或机体偏离正常状态的过程。

疾病是与健康相对应的生命现象，是身心因素相互作用和影响的过程。在疾病状态下，机体内部各系统之间和机体与外界环境之间的协调发生障碍，使生命活动偏离正常。疾病还常常会引发行为和情绪的改变，表现为愤怒、恐惧、焦虑、失望、无助感等。

三、健康与疾病的关系

1. 健康与疾病之间没有明显的分界线 健康与疾病是生命中的一个连续的过程，其间没有明显的分界线。如将人的健康比作一根轴，轴的一端是最佳健康状态，另一端是死亡，人的大多数时间处于这根轴的中间部分，一个人在健康与疾病轴上的位置，随时都在变化，不是静止不动的。在任何时候，一个人的健康总是相对的，没有绝对的健康，存在着“亚健康”状态，见健康与疾病轴示意图（图 2-1）。护理的工作范围包括健康的全过程，即从维护最佳健康状态到帮助濒临死亡的人平静、安宁、有尊严地死去。

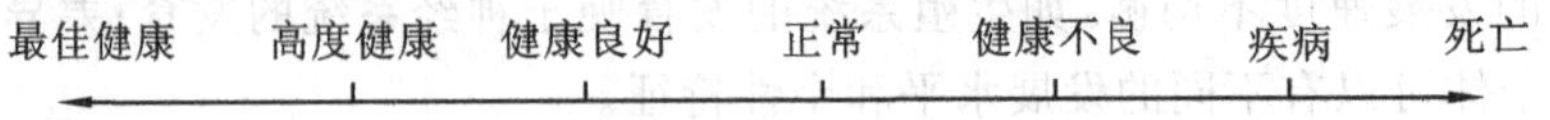

图 2-1 健康与疾病轴示意图

2. 健康与疾病在一定条件下可以相互转化 健康是相对的，一个人的健康状况时刻都处于动态变化中，并且在一定条件下相互转化。如慢性病病人在病情稳定后可以参加社会活动，逐渐恢复健康；残疾人充分发挥其尚存的功能，成为残而不废的有用之人，仍能达到他们最高的健康水平。

第三节 关于环境的概念

环境是人类赖以生存的周围一切事物，它包括内环境和外环境。人的内环境和外环境持续进行着物质、能量的交换和相互作用，并保持着动态的平衡，内、外环境往往不能截然分开。

一、人的内环境

内环境是影响生命和成长的机体内部因素，包括生理环境和心理环境。生理环境包括呼吸系统、循环系统、泌尿系统、神经系统等，各系统之间通过神经、体液的调节维持生理平衡状态。当一个系统出现问题时，其他系统也会随之发生变化，从而引起机体整体功能变化。心理环境是人的心理状态。当生活中出现突发事件或意外挫折时，便会引起强烈的心理反应，如果不能经过心理调节产生新的适应，心理长期处于紧张状态，可使机体免疫功能发生变化，导致心身疾病的发生。

二、人的外环境

外环境是可影响机体生命和生长的全部外界因素的总和，由自然环境和社会文化环境组成。

自然环境是存在于人类周围的各种自然因素的总和，包括空气、阳光、水、植物、动物等。社会文化环境包括风俗习惯、经济条件、政治法律、生活方式、人际关系、宗教信仰、文化教育、健康保健条件等。

三、健康与环境的关系

人与环境相互作用、相互依存，人的生存和发展无法脱离环境。

环境对人类健康产生着重要影响。良好的环境能够促进人的健康，不良的环境则给人的健康造成危害。目前在人类所患疾病中，因环境因素所导致的疾病呈逐年上升的趋势。环境中影响健康的因素主要有大气污染、水污染、土壤污染、噪声污染、吸烟污染、辐射、废料、室内空气污染等。

人类能有意识地改造生存的环境。人类依靠自身的智慧和努力，不断地改造着环境，创造出既适应人类生存发展，又与环境和谐统一的空间。

护理人员应掌握有关环境与健康的知识，并运用自身的知识，开展健康教育，协助人们识别环境中的不利或有害因素，努力为服务对象创造良好的生活、休养环境。

第四节 关于护理的概念

一、护理的概念

护理(nursing)一词来源于拉丁语,原意是养育、保护、照顾等。护理的概念随着医学模式的变化和护理专业的发展而不断变化。1980 年美国护士学会(ANA)提出护理的定义:护理是诊断和处理人类对现存的或潜在的健康问题的反应。

这一定义指出以下几点:①护理的服务对象不仅是单纯的疾病,而且是整体的人,既包括病人,也包括健康人,以及由人组成的家庭、社区和社会,护理的最终目标是提高整个人类的健康水平;②护理研究的是人对健康问题的反应,即人在生理、心理和社会各方面的健康反应;③护理是一个过程,其方法是护理程序。护士通过评估、诊断、计划、实施和评价,完成对护理对象健康问题反应的诊断和处理。这一定义揭示了护理学所具有的科学性和独立性,护理是为人的健康服务的,护理研究的对象是人,护理工作的基本任务即护士的职责是促进健康、预防疾病、恢复健康和减轻痛苦。目前,此定义得到了大多数国家护理界的认同和采用。

二、护理的内涵

护理成为一门独立的专业以后,护理事业得到了迅猛的发展,但其基本内涵,即护理的核心始终未变,主要包括以下几点。

1. 照顾 照顾是护理永恒的主题。在护理发展史上,照顾护理对象永远是护理的核心。

2. 人道 护理工作体现了人道主义精神,护士是人道主义的忠实执行者。护理工作中的人道主义要求护士尊重每一位护理对象,一视同仁、救死扶伤。

3. 帮助 护理是助人的活动,是护士利用自己的专业知识、技能和技巧帮助护理对象获得最大限度健康的一种活动。护士要很好地完成这项活动,必须具有高度的责任心、丰富的知识、敏锐的观察能力和解决问题的技巧。

三、护理与健康的关系

护理贯穿于人的生命全过程,通过护理活动,为护理对象创造良好环境,帮助护理对象提高应对和适应能力,以满足多方面需要,促进机体的健康状况向最佳健康方面转化,实现“帮助病人恢复健康,帮助健康人促进健康”的目标。

(一) 护理与健康促进的关系

健康促进是指在人与环境相互作用过程中,采取行动提高生活质量的过程。护士在健康促进中担当着重要的角色。如开展健康教育、对健康危险因子的评估、帮助护理对象矫正不良的生活方式和行为、倡导建立促进健康的社区环境。

(二) 护理与健康保护的关系

健康保护是指人们采取行动预防和对抗疾病的过程,其目的是积极控制不良行为和健康危险因素,避免疾病,早期发现疾病并控制疾病,减少残疾,保持功能。护士在健康保护中担当着重要的角色,如控制传染病、开展健康普查、维持病人正常的功能形态、预防并发症、参与执行环境安全措施等。

小 结

人、健康、环境和护理是护理学的四个基本概念，其核心是人。人是护理的服务对象，是由生理、心理、社会等综合因素组成的有机整体，有基本需要，在不同的成长与发展阶段有其影响因素和特征。健康包括躯体健康、心理健康、社会适应良好和道德健康。人类生存于环境中，并与环境相互影响。环境的质量直接影响着人的健康。护理的任务是创造良好的环境，帮助护理对象调整其内环境来适应外环境的变化，以达到最佳的健康状态。

能力检测

【A1 型题】

1. 护理理论 4 个基本概念的核心是（　　）。

A. 环境　B. 护理　C. 疾病　D. 健康　E. 人

2. 现代护理理论中关于人的概念，下列叙述哪项不正确？（　　）

A. 人具有生物属性和社会属性　B. 人具有多层次需要

C. 人是一个封闭的系统　D. 人包括个体也包括群体

E. 人是由生理、心理、社会等综合因素组成的有机整体

3. 护理的对象是（　　）。

A. 所有的人　B. 健康的人　C. 患病的人

D. 有残疾的人　E. 有心理缺陷的人

4. 关于人的成长与发展特征描述正确的是（　　）。

A. 成长与发展均是量性的增长，是可测量的

B. 成长是量性的增长，可测量；发展是质的变化，不易测量

C. 成长与发展均是质的变化，是不易测量的

D. 成长是质的变化，是不易测量的；发展是量性的增长，可测量

E. 成长与发展过程中均存在量性增长与质的改变

5. 人的成长与发展的顺序性表现在（　　）。

A. 由上到下、由远到近、由细到粗、由简单到复杂、由低级到高级

B. 由下到上、由近到远、由细到粗、由简单到复杂、由低级到高级

C. 由上到下、由近到远、由粗到细、由简单到复杂、由低级到高级

D. 由下到上、由远到近、由粗到细、由复杂到简单、由低级到高级

E. 由上到下、由近到远、由细到粗、由简单到复杂、由高级到低级

6. 下列有关“健康”的概念的描述中正确的是（　　）。

A. 健康就是没有疾病或不适　B. 健康和疾病具有清晰的界限

C. 健康是一个动态的、连续的过程　D. 健康只受个人生理因素影响

E. 健康主要是指机体内部各系统的协调和稳定

7. 人的社会环境不包括（　　）。

A. 风俗习惯　B. 宗教信仰　C. 人际关系　D. 森林土壤　E. 政治法律

8. 我国建立“三北”防护林带，说明（　　）。

A. 环境对人类健康的影响　B. 人类与环境相互影响

C. 人能有意识地改造生存环境　　D. 人类向环境索取自然资源
E. 自然环境可以任意改造

【A2 型题】

9. 李某，女，35 岁，近日感觉心慌气短、头痛头晕，到医院进行全面检查，无实质性疾病，病人目前健康状况属于(　　)。

A. 最佳健康　B. 健康不良　C. 健康良好　D. 疾病状态　E. 正常状态

10. 有“当代保尔”之称的张海迪，面对生理残障的命运挑战，没有沮丧和沉沦，对人生充满了信心，乐观、开朗，充分发挥其尚存的功能。其事例充分说明了(　　)。

A. 健康是绝对的　B. 健康是相对的　C. 健康有统一的标准
D. 健康是静止的　E. 健康是明确的

【B 型题】

(11～12 题共用备选答案)

A. 开放系统　B. 闭合系统　C. 生理系统　D. 生物属性　E. 社会属性

11. 人不断地同周围环境进行能量、物质、信息的交换，体现了人是(　　)。

12. 人受生物学规律制约，体现了人具有(　　)。

(13～14 题共用备选答案)

A. 植物　B. 心理　C. 经济　D. 空气　E. 土壤

13. 属于内环境的是(　　)。

14. 属于社会环境的是(　　)。

【X 型题】

15. 下列有关人的概念正确的描述是(　　)。

A. 人是护理服务的对象　B. 人只有生物属性
C. 人只有生理和心理的需要　D. 人包括病人和健康人
E. 对人的认识是护理理论和实践的核心

16. 人的成长与发展具有以下特征(　　)。

A. 顺序性　B. 等速性　C. 差异性　D. 失望性　E. 不均衡性

17. 世界卫生组织对健康的定义包括(　　)。

A. 心理方面　B. 艺术方面　C. 道德方面
D. 生理方面　E. 社会适应方面

18. 疾病通常会引发行为和情绪的改变，表现为(　　)。

A. 愤怒　B. 恐惧　C. 焦虑　D. 失望　E. 无助感

19. 护士的职责是(　　)。

A. 减轻痛苦　B. 预防疾病　C. 治疗疾病　D. 促进健康　E. 恢复健康

20. 护理的基本内涵是(　　)。

A. 保健　B. 照顾　C. 治疗　D. 帮助　E. 人道

(郑玉萍)

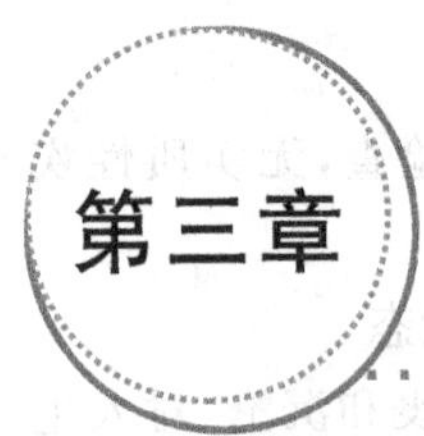

第三章 护理相关理论

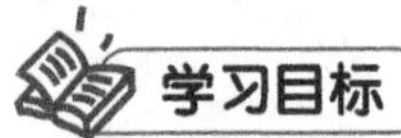

掌握：基本需要层次理论及其在护理中的应用，压力、压力源、压力反应、适应的概念，压力适应的特点。

熟悉：系统的概念及分类、系统理论在护理工作中的应用、适应的四个层面，压力与适应理论在护理中的应用。

了解：系统的基本属性，压力的意义。

护理学作为一门独立的学科，拥有自己独特的理论知识体系。护理理论是在护理实践中产生并经过护理实践的检验和证明的理性认识体系，是护理实践的基础和指导。护理基础理论的研究对护理专业的发展起着重要作用。在其发展过程中引用了许多其他学科的理论，如系统理论、人的基本需要理论、压力与适应理论、信息交流理论等。自20世纪50年代起，护理学独特的理论与模式得以形成和发展。这些理论用科学的方法解释护理现象，从不同的角度说明护理工作的性质，阐明护理学的范围和体系，确立以理论为基础的护理理念和价值观，指导护理专业的发展方向。

第一节 系统理论

系统作为一种思想，早在古代就已经萌芽，作为一种科学概念和理论，则是20世纪20年代由美籍奥地利理论生物学家贝塔朗菲(L. V. Bertalanffy)提出的。1937年，他又进一步提出了一般系统理论。20世纪60年代以后，系统理论得到了广泛的发展，其理论和方法已渗透到许多自然科学领域和社会科学领域。

一、系统的概念与分类

(一) 系统的概念

系统是指由若干相互联系、相互作用的要素所组成的具有一定结构和功能的整体。系统的各个要素之间是相互联系、相互制约的，每一个要素都具有自己独特的结构与功能，但系统的功能不是各要素功能的简单相加，构成系统的各要素之间必须相互作用、有机融合才能构成系统整体，从而具有孤立要素所不具备的新功能，所以系统整体的功能大于各要素功能之和。

系统广泛存在于自然界、人类社会和人类思维中。每一个系统的组成千差万别，但系统的目标都是维持内部诸要素的稳定与平衡，同时持续不断地与环境相互作用，并适应环境。

（二）系统的分类

自然界和人类社会存在着多种多样、千差万别的系统。人们从不同的角度对系统分类。常见的分类方法有以下几种。

1. 按组成系统的要素性质分类 系统可分为自然系统和人为系统。自然系统是自然形成、客观存在的系统，如人体系统、生态系统等。人为系统是为达到某种特定目的而人为建立的系统，如护理质量管理系统等。现实生活中，大多数系统是自然系统和人为系统的综合，称为复合系统，如教育系统、医疗系统等。

2. 按系统与环境的关系分类 系统可分为封闭系统与开放系统。封闭系统是指与环境联系不密切，即很少或几乎没有与环境发生物质、能量和信息交流的系统。由于事物之间总是存在着千丝万缕的联系，因此绝对的封闭系统是不存在的。开放系统是指与环境有较多的物质、能量和信息交流的系统。开放系统与环境的联系是通过输入、转换、输出与反馈来完成的(图 3-1)。

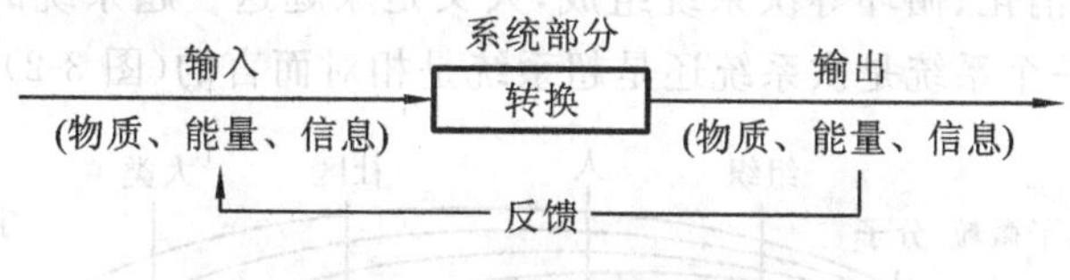

图 3-1 系统功能示意图

(1) 输入：进入系统的物质、能量或信息等。

(2) 转换：输入的物质、能量或信息等的改变。

(3) 输出：输入的物质、能量或信息等改变后的产物。

(4) 反馈：系统调节部分，将输出部分与系统目标作比较后，反馈给输入部分，进行调节和控制，从而修正以后的输出结果，最终达到目标。

3. 按组成系统的内容分类 系统可分为物质系统和概念系统。物质系统是指以物质实体构成的系统，如生物、仪器。概念系统则是由非物质实体构成的系统，如科学理论系统。多数情况下，物质系统和概念系统相互联系，密不可分，以整合的形式出现。物质系统是概念系统的基础，概念系统为物质系统提供指导服务。

4. 按系统的运动状态分类 系统可分为动态系统和静态系统。动态系统即系统的状态会随时间的变化而变化，如生态系统。静态系统不随时间的变化而改变，具有相对稳定性，如建筑系统。绝对的静态系统是不存在的。

二、系统的基本属性

系统尽管形式多样、类型各异，但都具有相同的基本属性，包括整体性、相关性、动态性、目的性和层次性。

1. 整体性 整体性是指系统的整体功能大于构成系统各要素功能之和。虽然各要素都有自己独特的结构和功能，但是系统功能不是各要素功能的简单相加。当系统将各要素以一定的方式组织构成一个整体后，就产生了孤立的要素所不具备的特定功能。

2. 相关性 相关性是指系统各要素之间是相互联系、相互制约的，其中任何要素的性质和行为发生改变，都会对其他要素甚至整体造成影响。如一个人的心理压力过大时，就可能引起消化系统和内分泌系统的功能紊乱。

3. 动态性 动态性是指系统随时间的变化而变化。系统要运动和发展，必须通过内部各要素的相互作用，物质、能量、信息的转换，内部结构的调整等达到最佳功能状态。同时，系统总是存在于一定的环境中，不断与环境进行物质、能量、信息的交换以适应环境，维持自身的生存与发展。

4. 目的性 每个系统的存在都有其特定的目的。系统结构不是盲目形成的，而是根据系统的功能和需要设立的。系统的最终目的在于维持系统内部的平衡与稳定，求得生存和发展。如学校系统的目的是教书育人、培养人才，医院系统的目的是防病治病、救死扶伤。

5. 层次性 系统是按复杂程度依次排列组织的。较简单、低层次的系统称为次系统，较复杂、高层次的系统称为超系统。对于某一个系统而言，既可以分为许多较简单的、相互联系、相互作用的次系统，同时，每一个系统又是其上一层系统即超系统的一部分。如人作为一个系统由呼吸、消化、循环等次系统组成，人又是家庭这一超系统的次系统，而家庭又是社区的次系统。一个系统是次系统还是超系统是相对而言的(图 3-2)。

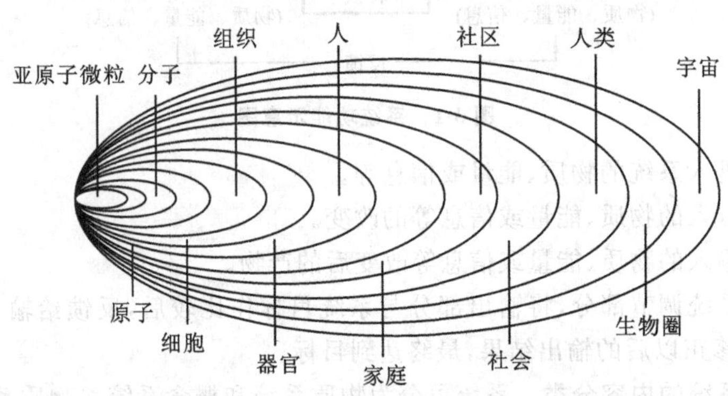

图 3-2　一般系统理论示意图

三、系统理论与护理

(一) 系统理论对人的认识

护理的对象是人，人作为一个由多要素组成的系统，具有以下基本特点。

1. 人是一个自然系统 人的生命活动与健康的基本条件是人体与内外环境保持协调与平衡。这种协调与平衡依赖于机体自身对环境变化的适应性调整，以及机体内部各要素结构和功能的正常与协调。

2. 人是一个开放、动态的系统 人与外界环境及机体内部，每时每刻都在进行着物质、能量和信息的交换及转换活动。人总是处于健康与疾病这一线性连续体上的任何一点，人的健康状态总处于动态变化之中。

3. 人是具有主观能动性的系统 人对自身的功能状态具有意识和监控能力，对自己的活动具有选择和调节能力。

（二）系统理论在护理中的应用

1. 系统理论是护理程序的基本框架 护理程序是一种建立在开放系统中的科学的工作方法，包括评估、诊断、计划、实施和评价五个步骤。护理程序可以看成是一个开放系统。其输入部分为护理对象原来的健康状况、护士的知识水平与技能、医疗设施条件等，经评估、诊断、计划、实施后，输出的是经护理后护理对象的健康状况，最后评价护理效果，以决定护理活动终止或修订后继续执行（图 3-3）。

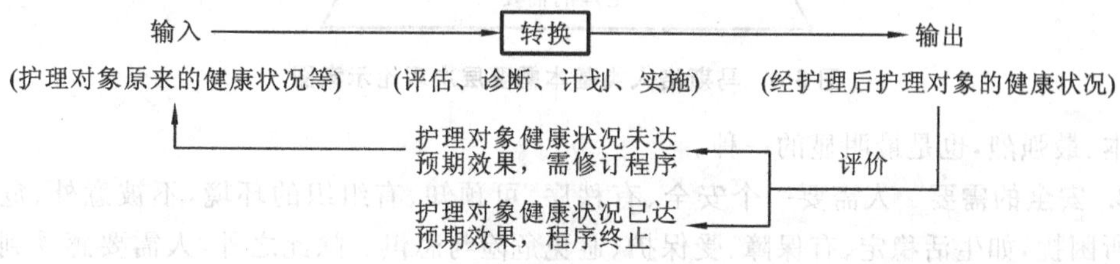

图 3-3 护理过程系统模式示意图

2. 护理系统是一个动态、开放的系统 护理系统包括临床护理、护理管理、护理教育、护理科研等一系列相互关联、相互作用的次系统。护理要发展，必须使其内部诸要素之间互相协调；同时，护理系统又与社会政治、经济、文化、科技，特别是医疗等系统相互作用、相互制约，所以还要注意与其他系统的协调与平衡，以促进护理专业不断向前发展。

3. 系统理论促进整体护理理念的形成 根据系统理论的观点，护理的对象是人，人是一个由生理、心理、社会、文化等组成的统一体，是一个整体，也是一个系统。人的生理、心理、社会等方面相互依存、相互作用。人不断地与外界进行着物质、能量和信息的交换。当机体的某一组织和器官发生病变时，仅仅提供疾病护理是不够的，还应提供心理、社会等要素的全方位的护理。因此，系统理论促进了整体护理理念的形成。

第二节 基本需要层次理论

人是一个生物个体，为了生存、生长和发展，必须满足一些基本的需要，如食物、休息、睡眠、情爱、交往等。当人的基本需要得到满足时，就处于一种相对平衡的健康状态，反之则可能陷入紧张、焦虑、愤怒等负性情绪中，从而影响个体的生理功能或导致疾病。每个人都有基本的需要，包括生理的、心理的和社会的。人的基本需要具有共性，美国著名心理学家马斯洛(A. H. Maslow)认为人的基本需要可归纳为五个层次，即人类基本需要层次理论（图 3-4）。

一、人类基本需要层次理论

1. 生理的需要 人类最原始、最基本的需要，如食物、空气、水、适宜的温度、清洁、休息、睡眠、排泄、避免疼痛等，如果这些需求发生了变化，需要的反应会直接发生在生理上。生理的需要在所有需要之前，因为缺乏这些，人类便无法生存。减轻疼痛也很重要，如果疼痛厉害，一个人便无法休息、睡眠，无法再思考其他事情。所以，在各种需要中，生理需要是

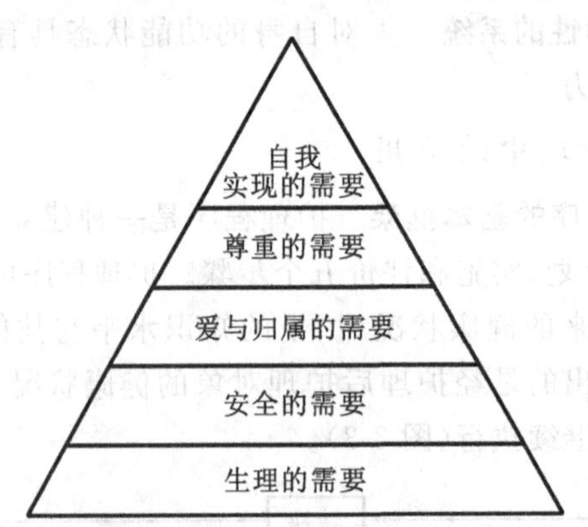

图 3-4　马斯洛人类基本需要层次理论示意图

最基本、最强烈，也是最明显的一种。

2. 安全的需要　人需要一个安全、有秩序、可预知、有组织的环境，不被意外、危险的事情所困扰，如生活稳定、有保障、受保护、避免危险与恐惧。除此之外，人需要感受到自己是安全的、不受伤害等。

3. 爱与归属的需要　爱与归属的需要是指需要爱、亲密感、情感、归属感和有意义的人际关系。对人类而言，它们是相当基本的需要，是不容置疑的。希望和周围人们友好相处，成为群体的一员，希望得到他人的信任和友爱，包括爱他人、被爱和有所归属，免受孤独、空虚、被遗弃等痛苦。没有爱的接触或情绪的联结，即使在生理与安全上的需要均已满足，婴儿仍不会有良好的成长；成人也需要亲密的人际关系，来分享快乐、悲伤、焦虑及困扰。尤其是老年人和儿童，由于缺乏爱与归属感而使病情恢复缓慢或死亡，足见此项需要的重要性。

4. 尊重的需要　个人对尊严和价值的追求，包括自尊、被尊重和尊重他人。尊重需要的满足使人感到有价值、有力量，使人自信，否则会使人感到自卑、软弱、无能等。

5. 自我实现的需要　个人的能力和潜能得到充分发挥，实现自己的理想与抱负，是人类最高层次的需要。

各层次需要从低到高，一个层次的需要相对地满足了，就将向高一层次发展，愈到上层，满足的百分比愈少，但程序不是完全固定的。在同一时期内几种需要同时存在，各层次的需要相互依赖与重叠。高层次的需要发展后，低层次的需要依然存在，只是对行为影响的比重降低而已，每一时期内总有一种需要是占支配地位的。

二、影响需要满足的因素

人的基本需要满足的程度与健康状况密切相关，当人的基本需要不能得到满足时，就会直接或间接影响其生理功能，甚至造成疾病。所以，了解阻碍人的基本需要满足的因素非常必要。

1. 生理和病理因素　疾病、疲劳、疼痛、损伤、活动受限等可导致若干需要不能满足。如脑出血的病人常出现头痛、恶心、呕吐、偏瘫、失语等，影响了氧气、营养、休息、安全、活动、沟通等基本需要的满足，长期治疗又会进一步影响其自尊和自我实现需要的满足。

2. 心理因素　人处于焦虑、恐惧、愤怒、兴奋或抑郁等状态时会影响基本需要的满足。

如过度的焦虑会引起食欲下降、失眠、注意力不集中，继续发展就会影响其营养的摄入、工作学习效率等，使其基本需要无法得到充分满足。

3. 认知障碍和知识缺乏 缺乏知识和信息会影响人们正确地认识和识别自我需要，以及选择满足需要的途径和手段，个人的认知水平较低时会影响有关信息的接受、理解和应用；同时，如果卫生保健工作者未能提供充足、有效的信息和知识，也会使护理对象处于知识缺乏的状态，从而影响其基本需要的满足。如一个营养知识缺乏的人无法正确选择有利于自身健康的食品。

4. 个人因素 人的习惯、文化背景、信仰、价值观和生活经历使其在寻求需要满足时各有不同。如安于现状、不思进取会影响人的自我实现的需要得到满足。

5. 环境因素 环境陌生、光线和温度不适宜、通风不良、噪音等都会影响需要的满足。如住在重症监护室的病人，会由于不适应病房的通宵照明、各种仪器的声音、治疗和操作的干扰等而无法很好地休息及睡眠。

6. 社会因素 缺乏有效的沟通技巧、社交能力差、人际关系紧张等影响需要的满足。

7. 文化因素 信仰、价值观、风俗习惯、教育等也影响需要的满足。

三、需要理论与护理

护理的功能是满足病人的需要，所以基本需要理论已被护理工作者广泛地应用于护理工作的各个领域。一方面，它可以界定护理的范围和任务；另一方面，为护士识别病人和其他服务对象的需要提供了一个框架，指导护士评估病人未被满足的需要，更好的实施对病人的护理。

（一）帮助护士识别病人未被满足的需要

在健康状态下，人能够由自己满足各类需要，而当健康出现问题时，有些基本需要就无法通过自己的能力来满足。护士应能判断服务对象有哪些需要未被满足，并了解对其造成的影响，以制定和实施相应的护理措施来帮助服务对象满足需要，恢复服务对象机体的平衡与稳定。患病时可能出现的未被满足的需要如下。

1. 生理的需要

（1）氧气：缺氧、呼吸道感染、呼吸道阻塞。

（2）水：脱水、水肿、电解质紊乱、酸碱平衡失调。

（3）营养：肥胖、消瘦、各种营养缺乏、不同疾病的特殊饮食要求。

（4）体温：发热、体温过低、体温失调。

（5）排泄：便秘、腹泻、大小便失禁、胃肠手术后的调整。

（6）休息和睡眠：疲劳、各种睡眠型态紊乱。

（7）避免疼痛：各种急、慢性疼痛。

2. 刺激的需要 病人在患病的急性期，对刺激的需要往往不明显，在急性期过后逐渐明显起来。例如，卧床病人需要翻身、适当的肢体活动，以减轻或防止皮肤受损和肌肉萎缩等。

长期单调的生活不但会引起情绪低落和体力衰退，智力也会受影响。所以护士应注意满足病人刺激的需要，美化病区环境、及时做好健康教育，鼓励病人和周围的人保持沟通，安排适当的娱乐。

3. 安全的需要 人在患病时安全感会降低，感到健康没有保障，孤独无助，担心得不到良好的治疗和护理，对各种治疗和检查有疑虑，对医护人员不信任，担心经济问题等。病人安全的需要包括以下几点。

(1) 避免身体损伤：应防止发生各种意外。如避免由于地板过滑、床位过高没有床档而导致摔伤；保持室内安静以避免噪音；严格无菌操作以防止交叉感染；预防各种并发症等。

(2) 避免心理威胁：做好入院介绍和健康教育，讲解疾病的发展、康复和预防措施、预后等，增强病人的信心和安全感，取得病人信任。

4. 爱与归属的需要 人在患病后常常会产生孤独感，因此，爱与归属的需要也就变得更加强烈。病人希望得到亲人、朋友、周围人的关心、理解和支持。所以，应建立良好的护患关系，允许家属探视并鼓励其参与病人的护理，帮助病人之间沟通和建立友谊。病人只有在获得安全感和归属感后，才能真正接受护理。

5. 自尊与被尊重的需要 人在爱与归属的需要得到满足后，也会感到受重视和尊敬，这两种需要是相关的。患病会影响自尊需要的满足，病人会因某些方面的能力下降而影响对自身价值的判断，担心失去价值或成为别人的负担。护士应帮助病人，让其感到自己是重要的、被别人接受的。护士在与病人的交往中要主动介绍自己、礼貌地称呼病人并重视病人的意见，让病人做力所能及的事情，使病人感到自身价值的存在。

尊重病人的隐私，为病人保密；进行检查或操作时应遮盖病人身体的隐私部位；尊重病人的习惯、价值观、信仰等。

6. 自我实现的需要 自我实现需要的产生和满足程度是因人而异的。护理的功能是切实保证低层次需要的满足，为自我实现需要的满足创造条件。护士应鼓励病人表达自己的个性和追求，帮助病人认识自己的能力和条件，战胜疾病，为达到自我实现而努力。

在护理实践中，护士应把护理对象看作一个整体，在满足低层次需要的同时应考虑更高层次的需要，不能把各层次的需要割裂开来，同时，尽管每个人都有共同的基本需要，但满足的方式因人而异，并且同一个人在不同的生命阶段对需要的满足也有不同的要求，因而护士应把满足个体独特的需要作为护理的重点。

（二）依据基本需要层次理论确定护理计划的优先顺序

基本需要层次理论是按照其对人的生存和发展的重要程度排列的，护士可以据此识别问题的轻、重、缓、急，以便在制订护理计划时准确排列护理诊断的先后顺序，一般地讲，越是排在前面的需要越重要，越需及早给予满足。

护士应首先满足病人生理的需要，如保持呼吸道通畅、止血、维持有效的循环血量等；病情稳定后，应为病人采取适当的体位、给予止痛剂，满足其舒适的需要，减轻疼痛，严格无菌技术，防止感染，避免并发症，以满足病人安全的需要；鼓励病人家属和朋友探视，介绍病人与其他病友相识，应用沟通技巧和病人建立积极的护患关系，满足病人爱与归属的需要；同时，护士进行各种操作时应尊重病人隐私，某些情况下让病人作出自己的选择，满足病人自尊与被尊重的需要。引导病人正确看待疾病，帮助其尽快恢复健康，为自我实现需要的满足创造条件。

（三）帮助护理对象满足基本需要的途径

1. 直接满足病人的需要 对于完全无法自行满足基本需要的人，护士应采取措施满足其生理和心理的需要。如昏迷者、瘫痪者、新生儿等，需要护士提供全面的帮助。

2. 协助病人满足需要 对于只能部分自行满足基本需要的人，护士应鼓励病人完成力所能及的自理活动，帮助其发挥最大潜能，达到最佳独立状态。如协助卧床病人翻身、进食、指导术后病人进行功能锻炼等。

3. 进行健康教育 对于基本能满足需要，但还存在某些因素影响需要得到满足的人们，应通过卫生宣教、科普讲座、健康咨询等多种形式，为护理对象提供卫生保健知识，消除影响需要得到满足的因素，避免健康问题的发生和恶化。如对孕产妇进行保健和育儿指导，协助糖尿病病人制订饮食计划，帮助吸烟人群实施戒烟计划等。

无论护士通过哪种方式满足护理对象的需要，其最终目的都是希望他们能独立地满足其自我需要。

第三节 压力与适应理论

压力是一种跨越人格、文化和时间的全人类体验，这种过程贯穿于人的一生。它可使人产生一系列生理上或心理上的反应，导致人体内环境不平衡或内环境与外环境之间的关系被破坏，从而引起疾病的发生。某些心身疾病，如溃疡病和高血压等与压力密切相关。因此，护士应运用压力和适应理论，观察和预测病人的心理及生理反应，并采取各种护理措施避免和减轻压力对病人的影响，提高病人的适应能力，协助病人维持身心平衡。

一、压力

（一）压力的概念

压力(stress)又称为应激或紧张，在不同的时期和不同的学科中有不同的含义。20世纪“压力之父”汉斯·席尔(Hans Selye)认为压力是个体对任何需求作出非特异性反应的一个过程。目前普遍认为，压力是指个体对作用于自身的内外环境刺激作出认知评价后，引起的一系列非特异性的生理及心理紧张性反应状态的过程。

人的生活中随时会受到各种压力的影响，压力可降低个体的抵抗力、判断力和决策力，长期处于压力状态下会引起心身疾病。但压力的挑战不总是有害的，这取决于个体的特质、处境、压力的强度及个体的能力，如为了适应工作需要而努力学习，这种压力将促进个人的成长。

（二）压力源

压力源是指产生压力（应激、紧张）的来源。压力源存在于生活的各个方面，既可以来自个体的内部，也可以来自于外部；既可以是躯体的，也可以是心理和社会的。常见的压力源可分为以下三类。

1. 一般性的压力源

(1) 物理性的压力源：温度、光、声、电、气体、放射线、外力等。

(2) 化学性的压力源：酸、碱、化学药品等。

(3) 生物性的压力源：各种细菌、病毒、寄生虫等。

2. 生理病理性的压力源

(1) 正常生理功能变化：如青春期、妊娠期、更年期改变等，或基本需要未满足，如饥渴、活动等。

(2) 病理性改变：如缺氧、脱水、电解质紊乱、疼痛或手术、外伤等。

3. 心理社会性的压力源

(1) 一般性社会因素：如丧失亲人、搬迁、旅行、人际关系紧张或角色改变(结婚、生育和毕业)等。

(2) 灾难性社会事件：如地震、水灾、战争、社会动荡等。

(3) 心理、社会因素：如参加考试、竞赛，理想自我与现实自我的冲突等。

压力源可引起人的生理反应和心理反应，但并非所有的压力源对人体均产生同样程度的反应。压力源的大小取决于同一时期内压力源的数量、强度、持续时间、个体的感知和以往的经历等。压力源的挑战在某些情况下是有利的，缺少压力源的刺激会导致个体成长发育的停滞。

(三) 压力反应

压力反应是指个体对所受压力而产生的反应。一般分为两类。

1. 生理反应 表现为心跳加快、血压升高、呼吸加快、血糖增加、胃肠蠕动减慢、肌张力增加、敏感性增强等。

2. 心理反应 常见焦虑、忧郁、否认、怀疑、依赖、自卑、孤独、恐惧、愤怒等。

一般来说，生理反应和心理反应经常是同时发生的，因为身心是持续相互作用的。根据不同情况下对压力源和压力反应的研究得出以下结论：①多种压力源可以引起同一种压力反应，如大多数疾病虽各有特征，但都会出现疲乏、失眠、食欲不振、体重下降等共同表现；②人们对同一压力源的反应可以是各种各样的；③大多数人都能设法避免外伤、疼痛、过高或过低的温度等一般性的压力源；④对极端的压力源，如灾难性事件，大部分人的反应方式是类似的；⑤压力反应的强度和持续时间取决于既往的经历、社会交往、该情境对个体的意义等。

二、适应

(一) 适应的概念

适应(adaptation)是生物体促使自己更能适合生存的一个过程，是应对行为的最终目标，是所有生物的特征。事实上，适应是一种长期的应对行为。因为人们无论遇到何种压力源，都会企图去适应它，如适应成功，身心就可以维持或恢复平衡；如适应有误，就会引起疾病。而疾病作为压力源，又会促使人们采取一系列应对行为去适应。主动适应是人的最卓越的特性，是个体维持内外环境平衡和对抗压力的基础。

(二) 压力的适应

1. 生理适应

(1) 代偿性适应：当外界对人体的需求增加或改变时，在人体内所发生的反应。例如一个人进行长跑锻炼时，最初会感到心跳加快、呼吸急促、肌肉酸痛，可长期坚持下去，人体的肌肉、心、肺等逐渐适应运动的需要，就不再感到很疲劳。

(2) 感觉适应：人体对某种固定情况的连续刺激而引起的感觉强度的减弱。如持续嗅某一种气味，感觉强度逐渐降低，人们很快就习惯了这种气味而适应。例如护生刚进病房时，觉得消毒水气味刺激呼吸道，久而久之，也就适应了。

2. 心理适应 心理适应是指人们感到有心理压力时，调整自己的态度去认识压力源，摆脱或消除压力，恢复心理平衡的过程。一般可通过学习新的行为或运用心理防卫机制来适应。

人们进行心理适应的目的是为了保护自己，但采用的方法不一定是恰当的、健康的，错误的适应本身又具有应激性。

3. 社会文化适应

(1) 社会适应：调整个人的行为举止，以符合社会规范、习惯、信仰，应对各种团体与家庭的压力。如刚参加工作的护士除了应学习专业知识、掌握有关技能外，还必须尽快熟悉医院的环境，遵守医院的规章制度。

(2) 文化适应：调整个体的行为以符合文化的观念、传统、理想和各项规定。如护理不同国籍、不同民族的病人时，应注意尊重其本国文化和民族习俗。

4. 技术适应 技术适应是指通过一定的技术，改造自然环境，以控制压力源。如酷暑让人们感到难受，采用空调等措施改变室温，让人们舒适，能够工作和学习。又如在长期干旱地区采用的人工降雨，也是技术适应。

(三) 适应的特点

(1) 适应是包括生理、心理、社会文化、技术等多层次的、全身性的反应。如护生进入临床实习时，首先，要有充沛的体力以适应临床紧张的工作，并且心理上能承受工作中的各种问题；其次，要遵守医院和病区的规章制度，能与医生、护士、病人等有效地沟通和保持良好的人际关系；最后，还应掌握专业知识和过硬的操作技术，才能逐步适应临床工作。

(2) 适应是有限度的。一般来讲，生理阶段的适应范围较窄，如体温、血糖浓度等的适应范围都较局限，而心理阶段的适应范围较广，个人使用的应对方法和适应水平也不同。

(3) 适应与个人的应对资源、时间等有关。每个人的生理和心理状况、个性、经历不同，适应能力也就有所不同；同时，时间充足有利于人调动更多的资源对抗压力源，适应也就较容易。如慢性失血时，虽然血红蛋白含量降低，但并未引起休克。

(4) 适应反应通常是对人们有利的，但有时是不足的、过度的或不适当的，适应本身也可能是有压力的。

三、对压力的防卫

压力源所造成的影响大小取决于人的个性、对压力的感知及应对压力的能力和条件。人们为了对抗压力源常采用以下防卫机制，主动应对压力，避免严重压力反应。

(一) 第一线防卫——生理与心理防卫

1. 生理防卫 生理防卫是指遗传因素、身体的一般状况、营养状况及免疫功能等，如完好的皮肤和健全的免疫系统可抵抗病毒、细菌等压力源的进攻，而营养不良者即使轻伤也很容易引发感染。

2. 心理防卫 心理防卫是指心理上对压力作出适当反应的能力。它与个体应对压力

源的既往经验、智力、教育水平、生活方式、支持系统、经济状况、出现焦虑的倾向等有关。此外，坚强度也是对抗压力源、保护个体的一种人格特征。坚强的人相信人生是有意义的，人可以改变环境，变化是一种挑战。这种人在任何困境中都能积极地面对压力并很快适应。同时，人们掌握的这种应对压力的防卫机制又可以作为对抗压力源的坚强的第一线防卫，并有助于人的心理上的成长与发展。

（二）第二线防卫——自力救助

当一个人面对的压力源较强大而防卫机制较弱时，会出现一系列的身心两方面的压力反应。若反应严重，必须采用自我救助的方法来对抗和控制压力反应，以减少发展成急、慢性疾病的可能。

1. 正确对待问题 首先进行自我评估，识别压力的来源，并针对发现的问题及时处理。如当一个人工作繁忙、家务负担太重时，可安排家庭成员共同分担，以减轻压力，而不要否认问题的存在，这对个体维持身心健康是非常重要的。

2. 正确对待情感 人们遭受压力时常产生焦虑、沮丧、生气等情绪。对付这些情感的方法是首先确定和承认正在经历的情感，然后进行合理的分析、排解，并采用恰当的方法处理好自己的情绪，如与朋友交谈或运用心理防卫机制。

3. 利用可能得到的支持力量 家庭和社会的支持对缓解压力的不良影响起着重要的作用。护士要了解病人生活中重要的支持网络，鼓励病人信任自己的亲人，参与力所能及的社会活动。此外，获得有关的信息也能减轻焦虑，如介绍肿瘤病人参加抗癌俱乐部，介绍有心理障碍的人到心理健康中心去咨询等，都有助于帮助病人渡过困境。

4. 减少压力的生理影响 良好的身体状况是免受压力源侵犯的基础。因此，应提高人的保健意识，如改善营养状况，控制烟、酒等，以加强第一线防卫；锻炼不仅可使身体强壮，还能解除压力，如传统的气功、太极拳等；此外，阅读、散步、听音乐等也能减少和消散压力。

应注意的是，运用以上自助性机制必须适度，不恰当或过度地应用则是有害的。

（三）第三线防卫——专业辅助

当强烈的压力源导致心身疾病时，就必须寻求医护人员的帮助，由医护人员帮助病人掌握各种应对技巧，如提供必要的健康咨询和教育，给予针对性的药物治疗、物理治疗或心理治疗等，以利于疾病痊愈。

第三线防卫是非常重要的，若专业辅助不及时或不恰当，则会使病情加重或演变成慢性疾病，如高血压、溃疡性结肠炎、忧郁症、精神分裂症等。这些疾病又可以成为新的压力源，加重病人的负担，并进一步影响其身心健康。当压力源突破第三道防卫线时，可能会导致身心疾病，甚至死亡。专业帮助，即医疗和护理，是阻止压力突破第三道防线的重要措施。因此，一个人一旦患了重病，就必须寻求医护人员的帮助并学习各种应对压力的技巧。

四、压力与适应理论在护理中的应用

疾病作为一种压力在人的生命过程中是很难避免的，病人可能因此面临更多的压力源，适应不良时会加重病情。因此，护士应帮助病人处理因疾病和住院造成的压力，提高其适应能力，以恢复和维持身心平衡。

（一）住院病人常见的压力源

1. 环境陌生 住院病人对病室环境不熟悉，对负责自己的医生和护士不了解，对医院的饮食不习惯，对医院的作息制度不适应等。

2. 疾病威胁 病人知道自己可能患上了难治之症，或即将进行的手术可能致残或影响身体的功能、形象，或突然生病住院，没有心理准备等。

3. 缺少信息 病人对自己所患疾病的诊断、治疗及即将采取的护理措施等不清楚，对手术和药物疗效存在疑虑，对医护人员所说的术语不明白，或者是病人所提的问题没能得到满意的答复等。

4. 丧失自尊 病人因患病而失去自我照顾的能力，由他人帮助进食、如厕、洗澡、穿衣或必须卧床休息，而不能按照自己的意志行事的时候，会感到难以忍受。

5. 不被重视 医护人员没有能及时地协助病人满足基本需要，忽视了与病人及其家属的沟通等。

（二）病人适应压力的对策

1. 协助病人适应医院环境 护士应为病人创造一个整洁、安静、舒适、安全的病室环境，主动热情地接待病人，介绍医院的环境，有关规章制度及负责的医生、护士，使病人消除由于陌生和孤独带来的心理压力。

2. 协助病人适应病人角色 护士对病人要表示接纳、尊重、关心和爱护。护士应主动了解不同病情、不同生活背景的病人的心理、生理感受，给予恰当的心理疏导；让病人参与制订护理计划，以减轻顾虑，主动配合；对恢复期病人，要避免病人角色行为强化，启发其对生活和工作的兴趣，逐渐适应自理的需要。

3. 协助病人保持良好的自我形象 住院后，病人的穿着、饮食、活动都受到医院的限制，常常会感到失去了原来的自我；同时由于疾病所致自理能力的降低，又会使病人感到自卑。护士应尊重病人，协助病人保持整洁的外表，改善病人的自我形象，适当照顾病人原来的生活习惯和爱好，使病人获得自尊和自信。

4. 协助病人建立良好的人际关系 护士应鼓励病人与医护人员、同室病友融洽相处，并动员家庭及社会支持系统的关心和帮助，使病人感受到周围人对他的关怀和爱护，促进其身心健康的恢复。

（三）护士常见的压力源

护士的压力源主要有护理专业及工作方面的问题、工作量及时间分配方面的问题、环境及资源方面的问题、护理病人方面的问题、管理及人际关系方面的问题等。概括如下。

1. 工作环境复杂 医院是一个集社会学、医学、生物学、心理学的复杂体系。同时也是一个充满焦虑、变化和沟通障碍的场所。另外，许多有害因素如细菌、病毒、核放射线等，都是护士要应对的环境因素。

2. 工作任务急迫 护士工作常要面对诸多的复杂和紧迫的情形，如急危重症病人抢救、生离死别、新技术的开展和复杂的病情等。护士必须灵活应对，迅速作出反应，同时还要及时满足病人的各种需要，这些都会使护士产生工作压力。

3. 工作负荷过重 人们对医疗卫生服务的需求越来越高，而护士数量却普遍不足。脑力及体力的工作压力，频繁的倒班，对护士的生理、心理、家庭生活和社交活动都有不同程度的影响。

4. 人际沟通复杂 护患沟通和医护沟通是医院主要的人际沟通。医院是一个人际沟通复杂的环境，护士要面对饱受疾病折磨、心理状态不同的病人和家属；护士还必须应对病人的悲伤、恐惧、愤怒等情绪变化。由于职业角色的要求，护士必须全身心的投入，进行有效地沟通，以维持良好的护患关系，这必将增加护士的心理压力。

5. 工作性质风险 医院环境中有许多职业损伤因素，如细菌和病毒的侵袭、辐射损害、长期接触化学药物和锐器伤等，使护士在客观上面临感染的危险和其他职业性损伤。此外，担心差错事故也是护士的工作压力之一，这些风险给护士带来很大的心理压力。

6. 自我价值下降 护士的分级职责界定不十分清晰，工作价值认同感偏低，也是产生压力的原因之一。长期紧张的工作使护士产生工作疲乏感，工作热情和责任感受挫，不但会影响个人的身心健康和生活，还会影响护理工作的质量。

（四）护士适应压力的对策

护士应提高自我调节和自我防护的能力，增强对外界需求的适应性，缓解或消除压力反应，以维护身心健康，创造良好的护理服务质量。

(1) 树立正确的职业价值观，建立现实的期望和目标。

(2) 积极参加继续教育，不断提高专业知识和技能水平，提高自我调节、解决问题的能力。

(3) 注意培养广泛的个人兴趣和爱好，积极参加各类有益身心健康的活动。

(4) 养成健康的生活方式，保证适量的运动、均衡的营养和充足的睡眠，有利于对抗压力源的挑战。

(5) 定期用压力源量表进行自我测量，面对压力时采用适宜的自我调节方法，如听音乐、散步、阅读等，为不良情绪寻求适当的缓冲途径。

(6) 建立支持系统。在面对压力时可向亲属、朋友、同事倾诉，以寻求帮助。同时善于运用领导和上级主管部门给予的支持，如给护士提供更多的深造学习的机会，提高护士待遇，加强技能培训，合理调配人员，减少护士非专业性工作，避免工作负荷过大等。

小　结

系统理论为护理学对人的全面认识并指导护理实践提供了理论依据。基本需要层次理论为护理人员解决病人不同层次的需要及优先实施护理计划提供了理论依据。压力对健康的影响是双向的，它即可以有害健康，又可以有利健康。其关键在于压力源的种类、性质、强度、频度、持续的时间，个体的先天素质、经历、知识、能力以及社会环境。在护理工作中存在着大量的压力源，护士应运用压力和适应理论，观察和预测病人的心理反应及生理反应，采取各种护理措施避免和减轻压力对病人的影响。

能力检测

【A1 型题】

1. 下列对系统概念的描述不正确的是(　　)。

A. 系统是由若干相互联系、相互作用的要素组成的

B. 系统是具有一定结构和功能的整体
C. 系统的各个要素有着相同的目的和功能
D. 系统的各个要素有着独特的结构和功能
E. 系统整体功能大于各要素功能之和
2. 按系统与环境的关系分类可划分为（　　）。
A. 自然系统与人造系统　　B. 封闭系统与开放系统
C. 动态系统与静态系统　　D. 物质系统与概念系统
E. 输入系统与输出系统
3. 按组成系统的要素性质分类可划分为（　　）。
A. 自然系统与人造系统　　B. 封闭系统与开放系统
C. 动态系统与静态系统　　D. 物质系统与概念系统
E. 输入系统与输出系统
4. 构成护理程序框架的理论基础是（　　）。
A. 系统理论　　B. 基本需要层次理论　　C. 压力与适应理论
D. 信息交流论　　E. 解决问题论
5. 系统理论的最基本思想是重视系统的（　　）。
A. 关联性　B. 整体性　C. 层次性　D. 确定性　E. 目的性
6. 提出系统理论的学者是（　　）。
A. 贝塔朗菲　B. 南丁格尔　C. 奥瑞姆　D. 罗伊　E. 凯利希
7. 为危重病人进行口腔护理是满足病人的（　　）。
A. 生理的需要　　B. 心理的需要　　C. 安全的需要
D. 自尊的需要　　E. 社交的需要
8. 需要的特征不包括（　　）。
A. 对象性　B. 发展性　C. 无限性　D. 独特性　E. 统一性
9. 依据马斯洛的“人类基本需要理论”，当生理需要满足后，则应满足（　　）。
A. 自尊的需要　　B. 社交的需要　　C. 爱与归属的需要
D. 安全的需要　　E. 自我实现的需要
10. “希望能与他人友好相处”属于人的（　　）。
A. 生理需要　　B. 安全的需要　　C. 爱与归属的需要
D. 自尊的需要　　E. 自我实现的需要
11. 基本需要层次理论对护理实践的意义中，下列哪项不妥？（　　）
A. 帮助护士识别病人未被满足的需要　B. 帮助护士诊断病人的生理疾病
C. 帮助护士确定护理计划的优先顺序　D. 指导护士满足病人需要的方式
E. 帮助护士有目的地对病人进行健康教育
12. 人类最卓越的特征是（　　）。
A. 生理代偿　B. 应激反应　C. 主动适应　D. 被动适应　E. 感受刺激
13. 当个体经受某种压力时，调整自己的态度去认识压力源，属于（　　）。
A. 生理适应　B. 心理适应　C. 文化适应　D. 社会适应　E. 技术适应
14. 当机体承受压力源刺激而引起感知变化时，应属于（　　）。

A. 生理反应　B. 认知反应　C. 情绪反应　D. 行为反应　E. 自然反应

15. 对压力的防卫下列选项不妥的是(　　)。

A. 及时寻求专业帮助　B. 通过运动减轻压力反应　C. 正确认识、评价压力

D. 通过抽烟、酗酒减压　E. 与朋友交谈倾诉

16. 患有不治之症的病人所承受的压力源主要是(　　)。

A. 环境陌生　B. 疾病威胁　C. 缺少信息　D. 丧失自尊　E. 不被重视

17. 适应层次不包括(　　)。

A. 生理适应　B. 心理适应　C. 社会文化适应

D. 技术适应　E. 运动适应

18. 由压力源刺激而产生的生理反应表现为(　　)。

A. 心率加快　B. 思维迟钝　C. 焦虑恐惧　D. 行为失控　E. 判断失误

【A2 型题】

19. 病人刘某，退休工人，因患慢性肾炎住院，入院后要求护士将同病室的病人介绍给他认识，这是属于满足其(　　)。

A. 生理需要　B. 安全需要　C. 尊重需要

D. 爱与归属的需要　E. 自我实现的需要

20. 护士小刘，刚参加工作，她尽快熟悉病区规章制度，协调与其他医务人员的关系，她的行为属于(　　)。

A. 生理适应　B. 社会适应　C. 文化适应　D. 技术适应　E. 感觉适应

21. 张先生，40 岁，被诊断为Ⅱ型糖尿病，他努力调整自己的心态去接受患病的事实，此种适应属于(　　)。

A. 心理适应　B. 生理适应　C. 文化适应　D. 社会适应　E. 技术适应

【A3 型题】

(22～24 题共用题干)

病人陈某，6 岁，因支气管肺炎并发哮喘入院。护理体检：神志清醒、口唇轻度发绀，T 39 ℃，P104 次/分，R 24 次/分，听诊双肺有湿啰音及哮鸣音。

22. 下列哪种因素影响了病人基本需要的满足？(　　)

A. 病理因素　B. 心理因素　C. 社会因素　D. 环境因素　E. 文化因素

23. 病情稳定后，陈某闷闷不乐，并不停地说“妈妈还不来”，此时病人哪种需要尚未满足？(　　)

A. 生理需要　B. 安全需要　C. 自尊需要

D. 自我实现需要　E. 爱与归属的需要

24. 经过护士耐心的安慰并给病儿讲故事等，陈某心情好转，这属于(　　)。

A. 生理适应　B. 心理适应　C. 社会文化适应

D. 技术适应　E. 感觉适应

【B 型题】

(25～27 题共用备选答案)

A. 空气、水、食物　B. 生活和工作稳定　C. 希望被别人尊重

D. 个人能力得到充分发挥　E. 渴望加入某个群体

25. 属于生理需要的内容是(　　)。
26. 属于自我实现需要的内容是(　　)。
27. 属于爱和归属需要的是(　　)。
(28～29 题共用备选答案)
A. 系统理论　　B. 基本需要层次理论　　C. 压力与适应理论
D. 自理模式　　E. 适应模式
28. 美国著名心理学家马斯洛提出的理论是(　　)。
29. 美籍奥地利理论生物学家贝塔朗菲提出的理论是(　　)。

【X 型题】

30. 需要的特征有(　　)。
A. 对象性　B. 发展性　C. 无限性　D. 局限性　E. 独特性
31. 影响需要满足的外在因素(　　)。
A. 认知因素　B. 环境因素　C. 文化因素　D. 情绪因素　E. 社会因素
32. 住院病人常见的压力源有(　　)。
A. 不被重视　B. 缺少信息　C. 疾病威胁　D. 丧失自尊　E. 环境陌生
33. 下列属于心理社会方面的压力源是(　　)。
A. 转学　　B. 妊娠　　C. 战争
D. 结婚　　E. 人际关系紧张

(徐玉梅)

第四章 护理程序

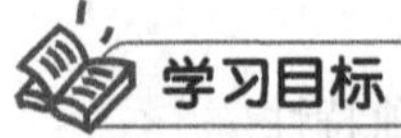

掌握:护理程序的概念与步骤,护理程序各步骤实施的方法及注意事项。

熟悉:护理程序的特点。

了解:护理程序的发展史。

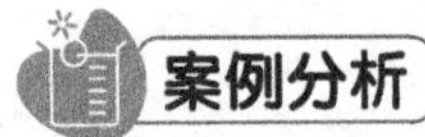

病人,男,65岁。脑血栓致右侧肢体瘫痪卧床2年,因骶尾部皮肤破损入院,入院后检查:破损处组织发黑,有脓性分泌物与臭味,面积为5 cm×6 cm。请按照护理程序为其制定合理的护理方案。

护理程序是一种科学、系统的认识问题、解决问题的护理工作方法,是一个连续的护理工作过程。它从收集护理对象的资料入手,评估健康状况,提出护理问题,制订护理计划,付诸实施,最后进行护理评价,为护理对象提供科学、系统、专业的整体护理。护理程序在临床护理工作中的应用标志着现代护理理论的逐步成熟与完善。

第一节 概 述

一、护理程序的概念

护理程序是以促进和恢复护理对象的健康为目标所进行的一系列有目的、有计划的护理活动,是一个综合的、动态的、具有决策和反馈功能的过程,对护理对象进行主动、全面的整体护理,使其达到最佳的健康状态。

护理程序是现代护理在吸收许多学科理论成果的基础上发展构建而来的。如一般系统论、基本需要层次理论、沟通理论等相关护理理论为护理程序提供了支持和解释,其中一般系统论是护理程序的结构框架。护理程序的推广应用,使得护理工作更加的科学化、专业化,为提高工作效率、完善护理人员的专业形象、推动学科发展起到了积极的作用。

护理程序适用于所有的护理对象，包括病人、健康人、家庭和社区，它既是护理人员为病人提供高质量护理的保证，又是科学防病、治病，促进人类健康的先进的工作方法。

二、护理程序的发展史

1955 年，美国的护理学者 Lydia Hall 首次提出护理工作是"按程序进行工作"。

1961 年，orlando IJ 撰写了《护士与病人的关系》一书，首次使用了"护理程序"一词，并提出了三个步骤：病人的行为，护士的反应，护理行为有效计划。

1967 年，Yura 和 Walsh 完成了第一本权威性的《护理程序》教科书，确定护理程序的四个步骤：评估，计划，实施和评价。

1975 年，Roy SC 等护理专家提出护理诊断这一概念，从而将护理程序发展为五个步骤：评估、诊断、计划、实施和评价。

1977 年，美国护理学会正式发表声明，护理程序包括评估、诊断、计划、实施和评价五个步骤，并将其列为护理实践的标准，从而使护理程序走向合法化。

20 世纪 80 年代初，美籍华裔学者李式鸾博士将"护理程序"这一概念引入我国。1994 年，经美籍华裔学者袁剑云博士介绍，我国部分医院开始试点建设以护理程序为核心的整体护理"模拟病房"。1997 年，卫生部下发文件，要求各医院积极推行整体护理。2001 年，袁剑云博士又在我国介绍以护理程序为基本框架的临床路径，促进了护理程序在我国护理工作中的应用。

第二节　护理程序的步骤

护理程序由评估、诊断、计划、实施和评价五个步骤组成(图 4-1)。各个步骤相互关联，持续循环，交叉运用。

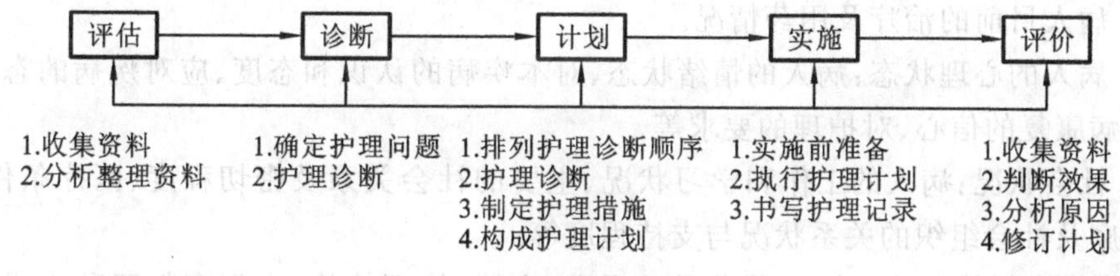

图 4-1　护理程序的步骤

一、评估

评估是有目的、有计划、有组织、系统的收集资料，是护理程序的第一个步骤。尽管评估是护理程序的第一步，但是随着病人病情的不断变化，护士要随时进行评估，因此评估贯穿在整个护理过程中。

（一）收集资料

1. 收集资料的目的

（1）为确立护理活动的方向提供依据。

（2）为确立正确的护理诊断和制订护理计划提供依据。

(3) 收集病人健康的动态资料,指导护理计划的修订和补充。

(4) 为护理教学和科研积累资料。

2. 资料的类型

(1) 主观资料:护理对象的主诉,是护理对象对其所经历的主观感觉的描述,包括所看到、听到、想到或担心的关于健康状况的感觉。如“我的头很疼”、“我感觉呼吸不畅”、“我怕自己这个病治不好了”等。

(2) 客观资料:需要通过护士专业的观察、体格检查、实验室检查或借助医疗仪器设备检查所得到的资料。如面色苍白、脉搏 80 次/分、血小板减少等。

3. 资料的来源 病人本人是护理工作者收集资料的主要来源,也是最可靠、最重要的来源。当从病人处无法获得直接资料时,可以从病人的家属、陪同人员或其他相关医务人员,如主治医师、营养师、实验室检验人员、心理咨询师等处收集资料。病人的病历、各项检查报告以及医疗、护理的相关文献记录也可以成为资料收集的来源。

4. 资料收集的内容 护理工作人员收集的资料应涉及病人的健康状况和一切与护理活动有关的内容,包含病人的生理、心理、社会关系、文化及经济状况等方面。

(1) 一般资料:病人的姓名、性别、年龄、民族、职业、文化程度、家庭住址、工作状况、婚姻状况、宗教信仰等。

(2) 现在的健康状况:病人本次发病的过程、状况及主要病情;本次入院的方式、目的和入院时的医疗诊断以及病人各项日常生活型态。

(3) 既往的健康状况:病人的既往病史、手术史、用药史、过敏史、传染病史、既往日常生活型态等。对女病人还应了解月经史和婚育史。

(4) 家族史:家族其他成员中有无与病人类似疾病者或有无其他家族遗传病史。

(5) 护理体检结果:生命体征、意识状态、各系统的阳性体征等。

(6) 实验室及其他检查结果。

(7) 病人目前的治疗及用药情况。

(8) 病人的心理状态:病人的情绪状态、对本疾病的认识和态度、应对疾病的态度和能力、对疾病康复的信心、对护理的要求等。

(9) 社会状况:病人的工作和学习状况、主要的社会关系及密切程度、医疗条件、经济状况、家庭及社会组织的关系状况与支持程度等。

5. 收集资料的方法 护士通常通过观察、交谈、护理体检、查阅资料四种方式来进行收集资料。

(1) 观察:护士运用视、触、嗅、听等感觉器官或借助简单的诊疗器具科学、系统地收集病人健康资料的方法。

(2) 交谈:要获知病人的资料,最常使用的方法就是与之交谈。如果病人的情况不适于交谈,护士可以与其家属、陪同人员或其他医务人员交谈以收集病人的健康资料。临床交谈过程中护士应注意合理安排交谈时间、环境和话题。有目的的引导病人抓住交谈主题,提高护士的工作效率。在病人叙述的过程中,护士应充分的尊重病人,注意倾听,不随意打断病人或提出新的话题,在适当的时刻表达自己的理解与支持以获得病人的信任。交谈过程中,护士应尽量使用通俗易懂的语言,避免使用病人难懂的专业术语。

(3) 护理体检:护士使用视、触、叩、听等体格检查方法对病人进行身体各系统的检查,以收集病人身体状态的客观资料。

(4) 查阅资料:病人本次的病历资料、既往的病史资料及检查结果、各种有关的医疗或护理文献记录。

(二) 分析整理资料

分析整理资料是护士在收集了病人的健康资料之后,按照科学的理论和方法(马斯洛的基本需要层次理论、Gordon 的健康型态、北美护理诊断学会 NANDA 的人类反应型态分类法Ⅱ等)将资料进行分类、核实、筛选,并进行专业分析的过程。通过筛选、分析资料发现病人的健康问题,为提出护理诊断提供依据。

(三) 记录

收集到的病人健康资料要及时、客观、准确地记录。记录应简洁、字迹清晰,并要求使用统一的医学专业术语。临床上,很多医疗机构选择使用"入院评估表"或"住院评估表"等表格形式进行资料的记录。这样的表格既方便了护士快速的记录病人资料,又能指导护士科学、系统的收集资料,避免资料的遗漏。此类表格多为临床医疗机构结合自身特点而设计,目前尚无统一格式。

二、诊断

北美护理诊断协会(NANDA)对护理诊断作出的定义:护理诊断是个人、家庭或社区对现存的或潜在的健康问题或生命过程的一种临床判断,是护士为达到预期目标选择护理措施的基础,而预期目标是通过护理措施能够达到的。

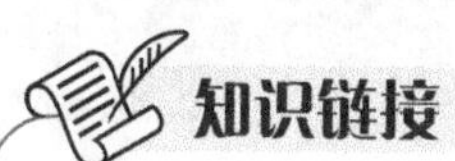

护理诊断的分类

北美护理诊断协会在 2000 年第 14 次会议上提出并讨论通过了护理诊断新的分类系统——分类法Ⅱ,包含 13 个范畴:①促进健康;②营养;③排泄;④活动/休息;⑤感知/认知;⑥自我感知;⑦角色关系;⑧性;⑨应对/应激耐受性;;⑩生活准则;⑪安全/防御;⑫舒适;⑬成长/发展。

(一) 护理诊断的组成

护理诊断由四部分组成,即名称、定义、诊断依据及相关因素。

1. 名称 对病人的健康问题进行的概括性描述,包括现存的、潜在的、可能的和健康的四种类型。如:"心输出量减少"为现存的健康问题;"有体液不足的危险"为潜在的健康问题;"母乳喂养有效"为健康的护理诊断。

2. 定义 对护理诊断名称清晰、正确地描述。通过定义的方式,确定了每一个护理诊断都有其特性,并与其他诊断相鉴别。如"压迫性尿失禁"的定义是"个体腹压增加时,有不自主的少量(<50 mL)排尿的状态"。

3. 诊断依据 诊断依据是作出护理诊断的临床标准,常是相关的症状、体征、危险因素、检查结果和有关病史资料。护理诊断依据分为主要依据和次要依据。

(1) 主要依据:护理诊断成立的必要条件,是作出一个特定护理诊断必须具有的症状、体征和有关病史。

(2) 次要依据:护理诊断成立的辅助条件,是作出一个特定护理诊断可能出现的症状、体征和有关病史。它对护理诊断的确立起支持的作用。

如:"便秘"的主要诊断依据是排便次数每周少于 3 次,排出的粪便干结、质硬;而"便秘"的次要依据是病人主诉直肠有胀感,排便费力、困难并伴疼痛感等。

4. 相关因素 相关因素是致使护理对象健康状况出现问题的直接因素、促发因素、危险因素或情境。一个护理诊断对应的相关因素可以是多方面的,如"腹泻"的相关因素可以是环境的改变,也可以是胃肠功能的减退,还可以是药物的副作用。常见的相关因素有:①病理生理因素;②治疗因素;③情境因素;④年龄因素;⑤心理因素。

(二) 护理诊断的陈述

护理诊断的陈述包括三个结构要素,护理诊断的名称即健康问题(problem,P)、症状和体征(sings and symptoms,S)和相关因素(etiology,E),简称 PSE 公式。临床使用时常用三种方式。

1. PSE 公式 具有 P、S、E 三个部分,多用于现存的护理诊断的陈述。如:

低效性呼吸型态:发绀、呼吸短促,与胸部疼痛有关。

P　　　　S　　　　E

2. PE 公式 只有 P、E 两个部分,而没有 S,多用于潜在的护理诊断的陈述。如:

疼痛(胸痛):与心肌缺血、缺氧有关。

P　　　　E

3. P 公式 只有 P 一个部分,多用于健康的护理诊断。如:

执行治疗方案有效。

P

(三) 护理诊断与医疗诊断的区别

护理诊断与医疗诊断的区别见表 4-1。

表 4-1 护理诊断与医疗诊断的区别

区别内容	护理诊断	医疗诊断
对象	对个人、家庭、社区健康问题及生命过程的一种临床判断	对个体病理、生理变化的一种临床判断
决策者	护理人员	医疗人员
数量	可以同时存在多个	一种疾病对应一个医疗诊断
问题状态	现存的或潜在的问题	多数为现存的问题
稳定性	随病人反应的变化而变化	疾病过程中一旦确诊就不会改变
职责范围	护理职责范围	医疗职责范围
陈述方式	PSE/PE/P 公式	特定的疾病名称或专有名词

由于医疗诊断的历史较长,在使用护理诊断时往往容易与之混淆。应抓住其区别点,认真甄别后正确使用。

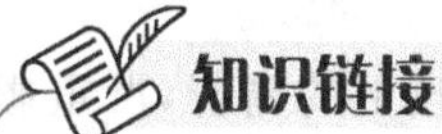

知识链接

病人，女，5 岁，不洁食物引起呕吐及腹痛，本次发病及持续的时间大约为 10 min。目前一般情况：一吃东西就吐。病史：无。

这名病人因食物不洁导致腹痛入院，医疗上重在找出引起腹痛的原因，对原发疾病作出医疗诊断并处理，而护理上则注重腹痛本身引起的病人的不适，针对“疼痛(腹痛)：与肠道感染有关”这一护理诊断在护理职责范围内制定护理措施以尽量减少疼痛为病人带来的痛苦。

（四）书写护理诊断的注意事项

(1) 应使用 NANDA 统一、规范的护理诊断名称，提出的相关因素应准确、具体。

(2) 一项护理诊断对应一个健康问题。

(3) 提出的护理诊断应是用护理措施即可解决的问题。

(4) 应贯彻整体护理理念，对病人生理、心理、社会各方面健康问题作出整体而全面的诊断。

(5) 护理诊断应避免与医疗诊断、护理目标、护理措施相混淆。

(6) 护理诊断中应避免使用可能引起法律纠纷的语句。

（五）医护合作性问题——潜在并发症

医护合作性问题是指在临床护理实践中遇到的一些不属于护理诊断范围内的问题，而这些问题又确实需要护理提供干预，并与其他医务人员共同合作解决，多指由各种原因引发或可能引发的潜在并发症。对于医护合作性问题——潜在并发症，护理的重点在于监测问题的发生和发展，护理措施不能阻止其发生，但需要加强监护，采取措施，及时与医生共同合作解决问题。

医护合作性问题有固定的陈述方式：“潜在并发症：×××。”潜在并发症(potential complication)简称 PC，所以也可以陈述为：“PC：×××。”例如，“潜在并发症：心律失常”或“PC：心律失常”。

三、计划

护理计划是在护理评估的基础上，针对护理诊断制定具体护理措施，是护士进行护理行为的指南。

（一）护理诊断排序

1. 排序原则

(1) 优先解决危及病人生命的问题。

(2) 以马斯洛的基本需要层次理论为依据进行排序，优先解决低层次需要问题。

(3) 在不违反治疗、护理原则的情况下，可优先解决病人主观上迫切需要解决的问题。

(4) 优先解决现存的问题，但不忽视潜在的问题，根据其性质决定潜在问题的排序。

2. 排列顺序

(1) 首优问题：直接威胁病人生命的问题。此种问题需要立即解决，如“有窒息的危险”、“心输出量减少”等。

（2）中优问题：不直接威胁病人的生命，但可带来病人生理上或心理上的痛苦，严重影响其健康的问题。如“有皮肤完整性受损的危险”、“口腔黏膜受损”等。

（3）次优问题：人们在应对发展和生活变化时所产生的问题。这些问题并不是不重要，只是与此次发病关系不大，可以稍后再考虑。如慢性肺气肿的病人伴有“活动无耐力”的健康问题，护士可以将其放在疾病恢复期再进行处理。

护理诊断的排序在护理过程中并不是不可变更的，根据病情和治疗的变化可进行适当调整，当危及生命的问题得以解决后，中优或次优的问题也可根据病人变化的情况而调整为首优问题。

（二）设立护理预期目标

护理预期目标是病人在接受护理措施后期望能够达到的健康状态，是评价护理效果的标准。护士与病人讨论，共同制定适合、可行的护理目标，并协助其达成，这是护理计划中重要的工作之一。此举可以充分调动病人主动参与治疗的积极性，增加其对抗疾病的信心，同时又能成为判断护理措施是否有效的标准。

1. 目标的种类 根据实现目标可能需要的时间长短将护理预期目标分为两类，即短期目标和长期目标。

（1）短期目标：在相对较短的时间内可以达到的目标，一般在一周内可以达到。

（2）长期目标：需要相对较长的时间才能实现的目标，一般需要一周以上的时间。

2. 目标的陈述方式 目标的陈述内容包括：主语、谓语、行为标准、条件状语和时间状语。

（1）主语：是护理对象而不是护士，陈述中有时可以省略；也可以是护理对象身体的一部分或生理功能（如皮肤、体重等）。

（2）谓语：护理对象将要完成的行为动作，而此行为动作是能被观察到的。

（3）行为标准：护理对象完成此行为动作所要达到的程度。

（4）条件状语：护理对象完成此行为动作时必须具备的条件状况。此项根据具体目标情况选择性存在。

（5）时间状语：护理对象完成此行为动作所需要的时间。如：

3天内	病人的体温	下降	至正常体温范围
时间状语	主语	谓语	行为标准

2周内	病人	学会佩戴义肢	行走	100米
时间状语	主语	条件状语	谓语	行为标准

3. 注意事项

（1）目标的制定应以病人为中心，与其健康问题相符。

（2）制定目标时应让病人参与讨论，共同商榷。

（3）目标陈述的主语是病人，而不是护士。

（4）制定的目标应切实可行，能观察，能测量，可评价。

（5）制定的目标要有时间的限制。

（6）制定的目标要与医嘱保持一致，并有明确的针对性，一个目标针对一个护理诊断。

（三）制定护理措施

护理措施是护士为协助病人实现预期护理目标而具体实施的护理行为、方法、手段。护士在评估了病人的健康状况作出护理诊断之后，依据护理诊断的相关因素，运用专业的知识，制定出具体的工作方式、步骤、内容以解决病人的健康问题。

1. 护理措施的类型

（1）依赖性护理措施：护士按照医嘱进行的护理活动。例如，为解决病人“体液不足”的护理问题，护士根据医嘱为病人静脉输液等。

（2）独立性护理措施：在护理职责范围之内，护士能独立决策并实施的护理措施。例如，为“体温过高”的病人实施物理降温；为“活动无耐力”的病人实施生活护理等。

（3）合作性护理措施：护士与其他医务人员合作完成的护理活动。例如，与康复理疗师一起为病人制订肢体功能恢复锻炼的计划等。

2. 护理措施的内容　护理措施的内容包括护理级别、饮食护理、病情观察、基础护理、生活护理、心理护理、执行医嘱、对症护理、健康教育、检查及手术前后护理、功能锻炼等。

（1）现存的健康问题：护理措施制定时应重点放在对症护理、病情观察和健康教育，帮助病人尽快恢复健康状态并学会自我护理，以预防再次发病。

（2）潜在的健康问题：护理措施制定时应重点放在病情的观察、健康教育和去除、减少相关因素，以求避免或减少此健康问题带来的伤害和痛苦。

3. 制定护理措施的注意事项

（1）护理措施应与医疗工作协调一致，与其他医务人员相互配合。

（2）护理措施应针对护理诊断和预期目标而制定，为病人实施个性化护理。

（3）护理措施的制定要以科学理论为依据，并且要切实可行。

（4）护理措施的内容应明确、具体、完整、全面。

（5）护理措施应保障病人安全。

（6）护理措施的制定应鼓励病人参与，这有助于病人理解护理措施的意义和功能，从而调动病人的主动性，使之更好的接受并配合护理活动。

4. 护理计划书写成文　将确定的护理诊断、预期目标、护理措施等护理资料填入护理计划表中形成护理文件。护理计划表包含日期、护理诊断、预期目标、护理措施、评价等项目，是重要的护理记录文件。在临床工作中，护士借助护理计划表可以清晰的了解病人接受护理活动的效果，以便于随时进行调整，同时还可供同种疾病的病人借鉴，更可以为护理科研积累第一手资料。

四、实施

实施是将护理计划具体付诸行动。一般情况下，护士按照制订的护理计划有序的实施，但是在危重病人的抢救时，实施常在计划之前。

（一）常用的实施方法

（1）护士直接为病人进行护理服务。

（2）与其他医护人员合作，为病人实施服务。

（3）通过对病人及其家属的健康教育，使其掌握一定的护理保健知识，共同参与护理计划的实施。

（二）实施的步骤

1. 准备 通过对病人的再评估，随时审核、调整护理计划，分析实施时所需的护理知识与技术，预测可能发生的并发症并做好预防措施，合理安排准备物品、设备、人员和时间。

2. 执行 护士运用观察能力、沟通技巧、合作能力和应变能力，娴熟运用护理操作技术进行护理活动的过程。在执行的过程中，护士应随时对病人进行再评估，观察其接受护理活动后的反应，同时与其他医护人员合作，充分调动病人及其家属的积极性以共同执行。

3. 记录 护士应及时准确的记录执行护理措施的过程及其效果。通常采用PIO(problem intervention outcom)格式进行记录，即健康问题、护理措施和护理效果，其内容包括护理措施执行的时间、内容、病人的反应及效果。

五、评价

护理评价是对执行护理措施后病人的健康状况与预期目标进行比较，对护士执行护理活动的过程、质量、效果作出评判的过程。护理评价并不只是护理过程的结束步骤，而是贯穿于整个护理活动的全过程。

（一）评价的步骤

1. 收集资料 收集病人整个护理过程中有关生理、心理等各方面的资料。

2. 与预期目标进行对比、评判 整理收集的资料，与预期目标进行比较，判断目标是否实现、实现的程度及是否在目标时间内完成。按照实现的程度不同分为：目标完全实现、目标部分实现和目标未实现。

3. 分析原因以修订护理计划

(1) 对目标完全实现的健康问题，停止其相应的护理措施。

(2) 对目标部分实现或未实现的健康问题，分析其原因，有效的措施可继续执行，对不适当的护理措施进行修订，也可根据具体情况增加新的护理措施。

(3) 对于潜在的健康问题，若并未发生，危险因素又不再存在，根据情况予以取消。

(4) 对于新出现的健康问题对其进行护理诊断、设定预期目标和制定措施。

（二）评价的方式

(1) 护士在整个护理活动过程中进行主动评价。

(2) 护士长、护理专家在检查时进行评价。

(3) 通过护理查房进行评价。

(4) 医院质量控制委员会通过检查的方式进行评价。

小 结

护理程序是一种科学的确认问题和解决问题的工作方法和思想方法，由评估、诊断、计划、实施和评价五个步骤组成。护理评估是护士通过交谈、观察、护理体检等方法收集、分析、整理护理对象健康资料的过程；护理诊断是关于个人、家庭或社区现存的或潜在的健康问题或生命过程反应的一种临床判断；护理计划依据护理诊断制定护理措施，是具体决策的过程；护理实施是为达到护理目标而将计划中的各项护理措施付诸行动的过程；护理评价是将病人的健康状态与护理计划中的预期目标进行比较并作出评定和修正的过程。

能力检测

【A1 题型】

1. 下列属于主观资料的是(　　)。

A. 呼吸困难　B. 黄疸　C. 发绀　D. 心脏杂音　E. 乏力

2. 病人资料最主要的来源是(　　)。

A. 病人本人　B. 病人病历　C. 病人家属

D. 病人的营养师　E. 病人的主管医生

3. 记录病人资料时,错误的是(　　)。

A. 收集完毕及时记录　B. 客观资料应避免护士的主观判断

C. 主观资料的记录护士不能带自己的判断　D. 客观资料的记录尽量使用医学术语

E. 主观资料的记录只能用病人自己的语言

4. 实施护理措施时(　　)。

A. 对有利于疾病转归的措施无需征求病人及家属意见

B. 应该与医疗工作密切配合,保持协调一致

C. 应根据护士的时间安排病人的健康教育

D. 应教会病人掌握各项护理技术

E. 应重点观察病人的心理反应

【A2 题型】

5. 病人,女,70 岁。腹部手术后第 3 天,护士在观察病情时获得资料:病人的肠鸣音每分钟 4 次。护士收集资料的方法属于(　　)。

A. 视觉观察法　B. 触觉观察法　C. 听觉观察法

D. 嗅觉观察法　E. 味觉观察法

6. 病人,男,41 岁,目前处于昏迷状态。评估存在以下护理问题,应优先解决的是(　　)。

A. 便秘　B. 语言沟通障碍　C. 清理呼吸道无效

D. 皮肤完整性受损　E. 营养失调:低于机体需要量

7. 病人,男,48 岁。手术后第 2 天,护士通过评估认为目前存在以下问题,属于首优问题的是(　　)。

A. 尿潴留　B. 体温 39.0 ℃　C. 气体交换受损

D. 生活自理能力缺乏　E. 营养失调:低于机体需要量

8. 病人,男,25 岁,因“颅脑外伤”入院。护士对处于昏迷状态的病人评估后,确认病人存在以下健康问题,其中应优先解决的问题是(　　)。

A. 大便失禁　B. 沟通障碍　C. 活动无耐力

D. 皮肤完整性受损　E. 清理呼吸道无效

9. 病人,女,42 岁。因卵巢癌住院,常常哭泣,并且焦虑不安,对该病人首选的护理措施是(　　)。

A. 倾听其倾诉并给予安慰　B. 通知主管医生　C. 让家属探视

D.同意家属陪伴　　　　　E.给予镇静药

10. 病人,男,54岁。胆囊结石,明天即将做胆囊切除术,护士应首选下列哪个主题与病人交谈?(　　)

A.吸烟的危害　　　　　B.规律饮食的重要性　　　　　C.鼓励病人战胜疾病

D.术前健康指导　　　　E.止痛的方法

11. 病人,男,46岁。确诊为支气管肺癌后,病人表现为沉默、食欲下降、夜间入睡困难、易怒。护理工作中最应重视的问题是(　　)。

A.继续加强与病人的沟通交流　　　　B.鼓励病人自我表达,宣泄情绪

C.可利用治疗效果好的病人现身说法,正面宣教

D.防自杀、防伤人、防出走　　　　E.家属加强支持与安慰

【A3题型】

病人,男,74岁,因儿子打官司而担忧,渐出现夜眠差、情绪低落、悲观厌世,总担心打官司的事情,病人自觉很痛苦,生活缺乏主动性。

12. 该病人的主要护理问题(　　)。

A.不合作　　　　　B.睡眠障碍　　　　　C.自杀的危险

D.舒适的改变　　　E.有暴力行为的危险

13. 有效的护理措施(　　)。

A.保证病人的入量和营养　　　　B.督导病人进行放松调适

C.必要时要进行保护性约束　　　D.尽量避免给予病人过大压力

E.严密观察病情,识别伪装痊愈

附4-1

155项护理诊断一览表(2001—2002)
(按NANDA分类法Ⅱ排列)

一、健康促进(health promotion)

1. 执行治疗方案有效
2. 执行治疗方案无效
3. 家庭执行治疗方案无效
4. 社区执行治疗方案无效
5. 寻求健康行为(具体说明)
6. 保持健康无效
7. 持家能力障碍

二、营养(nutrition)

8. 无效性婴儿喂养型态
9. 吞咽障碍
10. 营养失调:低于机体需要量
11. 营养失调:高于机体需要量
12. 有营养失调的危险:高于机体需要量
13. 体液不足
14. 有体液不足的危险
15. 体液过多
16. 有体液失衡的危险

三、排泄(elimination)

17. 排尿障碍
18. 尿潴留
19. 完全性尿失禁
20. 功能性尿失禁
21. 压力性尿失禁
22. 急迫性尿失禁

23. 反射性尿失禁
24. 有急迫性尿失禁的危险
25. 排便失禁
26. 腹泻
27. 便秘
28. 有便秘的危险
29. 感知性便秘
30. 气体交换受损

四、活动/休息(activity/rest)

31. 睡眠型态紊乱
32. 睡眠剥夺
33. 有废用综合征的危险
34. 躯体活动障碍
35. 床上活动障碍
36. 借助轮椅活动障碍
37. 转移能力障碍
38. 行走障碍
39. 缺乏娱乐活动
40. 漫游状态
41. 穿着/修饰自理缺陷
42. 沐浴/卫生自理缺陷
43. 进食自理缺陷
44. 如厕自理缺陷
45. 术后康复延缓
46. 能量场紊乱
47. 疲乏
48. 心输出量减少
49. 自主呼吸受损
50. 低效性呼吸型态
51. 活动无耐力
52. 有活动无耐力的危险
53. 功能障碍性撤离呼吸机反应
54. 组织灌注无效(具体说明类型:肾脏、大脑、心、肺、胃肠道、外周)

五、感知/认识(perception/cognition)

55. 单侧性忽略
56. 认识环境障碍综合征
57. 感知紊乱(具体说明:视觉、听觉、运动觉、味觉、触觉、嗅觉)
58. 知识缺乏
59. 急性意识障碍
60. 慢性意识障碍
61. 记忆受损
62. 思维过程紊乱
63. 语言沟通障碍

六、自我感知(self-perception)

64. 自我认可紊乱
65. 无能为力感
66. 有无能为力感的危险
67. 无望感
68. 有孤独的危险
69. 长期自尊低下
70. 情境性自尊低下
71. 有情境性自尊低下的危险
72. 体像紊乱

七、角色关系(role relationship)

73. 照顾者角色紧张
74. 有照顾者角色紧张的危险
75. 父母不称职
76. 有父母不称职的危险
77. 家庭运作中断
78. 家庭运作功能不全(酗酒)
79. 有亲子依恋受损的危险
80. 母乳喂养有效
81. 母乳喂养无效
82. 母乳喂养中断
83. 无效性角色行为
84. 父母角色冲突
85. 社交障碍

八、性(sexuality)

86. 性功能障碍
87. 无效性性生活型态

九、应对/应激耐受性(coping/stress tolerance)

88. 迁居应激综合征
89. 有迁居应激综合征的危险
90. 强暴创伤综合征
91. 强暴创伤综合征:隐匿性反应
92. 强暴创伤综合征:复合性反应
93. 创伤后反应
94. 有创伤后反应的危险
95. 恐惧
96. 焦虑
97. 对死亡的焦虑
98. 长期悲伤
99. 无效性否认
100. 预感性悲哀
101. 功能障碍性悲哀
102. 调节障碍
103. 应对无效
104. 无能性家庭应对
105. 妥协性家庭应对
106. 防卫性应对
107. 社区应对无效
108. 有增强家庭应对趋势
109. 有增强社区应对趋势
110. 自主性反射失调
111. 有自主性反射失调的危险
112. 婴儿行为紊乱
113. 有婴儿行为紊乱的危险
114. 有增强调节婴儿行为的趋势
115. 颅内适应能力下降

十、生活准则(life principles)

116. 有增强精神健康的趋势
117. 精神困扰
118. 有精神困扰的危险
119. 抉择冲突
120. 不依从行为

十一、安全/防御(safety/protection)

121. 有感染的危险
122. 口腔黏膜受损
123. 有受伤的危险
124. 有围手术期体位性损伤的危险
125. 有摔倒的危险
126. 有外伤的危险
127. 皮肤完整性受损
128. 有皮肤完整性受损的危险
129. 组织完整性受损
130. 牙齿受损
131. 有窒息的危险
132. 有误吸的危险
133. 清理呼吸道无效
134. 有外周神经血管功能障碍的危险
135. 防护无效
136. 自伤
137. 有自伤的危险
138. 有对他人施行暴力的危险
139. 有对自己施行暴力的危险
140. 有自杀的危险
141. 有中毒的危险
142. 乳胶过敏反应
143. 有乳胶过敏反应的危险
144. 有体温失调的危险
145. 体温调节无效
146. 体温过低
147. 体温过高

十二、舒适(comfort)

148. 急性疼痛
149. 慢性疼痛
150. 恶心
151. 社交孤立

十三、成长/发展(growth/development)

152. 成长发展延缓
153. 成人身心衰竭
154. 有发展迟滞的危险
155. 有成长比例失调的危险

附 4-2

常见护理诊断内容举例

一、营养失调:低于机体需要量

【定义】

个体营养素的摄入量不能满足其代谢需要量的状态。

【诊断依据】

主要依据:

(1) 低于理想体重的20%以上;

(2) 营养素的摄入量低于膳食推荐量(RDA);

(3) 肱三头肌皮褶厚度、上臂中围均低于正常值。

次要依据:

(1) 有摄入量不足的因素存在;

(2) 典型营养不良的表现有皮肤干燥、弹性差,毛发枯落,肌肉无力,血管脆性增加,情绪不稳定等。

【相关因素】

(1) 病理生理因素:①代谢率增加性疾病、肿瘤、感染、甲状腺功能亢进症、外伤等;②消化吸收障碍性疾病;③吞咽、咀嚼困难,如口腔疾病、脑血管疾病等。

(2) 治疗因素:口腔手术、药物、放射线治疗的胃肠道不良反应等。

(3) 情境因素:①营养知识缺乏;②情绪高度紧张或抑郁引起神经性厌食和呕吐等;③因经济困难、运输障碍或意外导致食物缺乏;④民俗文化的饮食型态摄入量过少。

(4)年龄因素:①婴儿或儿童的父母缺乏喂养知识,婴儿或儿童生长发育迅速、需要量增加;②青年人有神经性厌食、节食过度;③老年人缺齿、味觉迟钝或缺乏食物等。

二、体液不足

【定义】

个体处于血管内、细胞内或细胞间体液缺失的状态。

【诊断依据】

主要依据:

(1) 经口或其他途径进液量不足;

(2) 经大便、小便、皮肤或其他途径排出体液量异常增多;

(3) 体重迅速减轻,皮肤黏膜干燥,尿量减少。

次要依据:

(1) 血液浓缩,血钠改变,血压下降;

(2) 口渴、恶心、食欲下降、体温升高、心率增快、意识改变、虚弱等;

(3) 静脉充盈度下降。

【相关因素】

(1) 病理生理因素:糖尿病、尿崩症等引起尿量增多,高热、呕吐、腹泻、大面积烧伤等引起体液丢失。

(2) 治疗因素:鼻饲高溶质液体,引流管引流量过多,大量应用泻药、利尿药、乙醇等。

(3) 情境因素：恶劣的环境致恶心、呕吐，口腔疼痛等致饮食困难，各种灾难时饮水供给不足，异常活动或天气炎热引起水分丢失过多，因减肥等采用不当的饮食方式。

(4) 年龄因素。

三、体温过高

【定义】

个体体温高于正常范围状态。

【诊断依据】

主要依据：体温在正常范围以上。

次要依据：

(1) 皮肤潮红、触摸发热；

(2) 心率、呼吸频率增快；

(3) 可有抽搐或惊厥发生。

【相关因素】

(1) 病理生理因素：各种感染性疾病及非感染性疾病。

(2) 治疗因素：药物或麻醉影响散热过程，体温升高。

(3) 情境因素：在高温环境中暴露过久；剧烈运动，衣着不当等。

(4) 年龄因素：未成熟儿。

四、便秘

【定义】

个体正常排便习惯改变，排便次数减少和(或)排出干、硬粪便的状态。

【诊断依据】

主要依据：

(1) 排便次数每周少于3次。

(2) 排干、硬、成形便。

次要依据：主诉直肠饱胀感；排便费力；左下腹可触及包块；肠鸣音减弱。

【相关因素】

(1) 病理生理因素：感觉、运动功能障碍，内分泌疾病，电解质紊乱，营养不良，肛门、会阴、腰背部疼痛性病灶，结肠发育不良等。

(2) 治疗因素：腹部手术等治疗性限制；麻醉药、钙剂、抗生素等药物的不良影响。

(3) 情境因素：活动量少；精神、工作压力大；环境陌生等干扰排便规律；饮食过细、过精、缺乏纤维素及饮水过少等。

(4) 年龄因素：儿童饮食过细、过精，没有接受定时排便训练。老年人肠蠕动减慢，活动量少。

五、腹泻

【定义】

个体排便次数增多，大便不成形或排出松散、水样便的状态。

【诊断依据】

主要依据：排便次数增多(＞3次/天，松散、水样便)。

次要依据：腹痛，肠鸣音亢进；大便量增多及颜色变化；有里急后重感。

【相关因素】

(1) 病理生理因素:胃肠道疾病、内分泌代谢性疾病、营养性疾病等。

(2) 治疗因素:药物不良反应、管饲饮食等。

(3) 情境因素:饮食改变;环境改变(水土不服等);焦虑及应激状态。

(4) 年龄因素:婴幼儿生理性腹泻,辅食添加不当;老年人胃肠道及括约肌功能减退。

六、进食自理缺陷

【定义】

个体因各种原因进食活动能力受损的状态。

【诊断依据】

个体不能将食物送入口腔。

【相关因素】

(1) 病理生理因素:神经、肌肉、骨骼疾病,视力障碍性疾病等。

(2) 治疗因素:进食活动受限的治疗措施。

(3) 情境因素:抑郁、焦虑等心理障碍,活动耐力下降。

(4) 年龄因素:婴幼儿缺乏独立能力,老年人感知、认知及运动功能障碍。

七、有误吸的危险

【定义】

个体处于有可能将分泌物或异物吸入气管、支气管的危险状态。

【诊断依据】

有导致个体误吸的危险因素存在。

【相关因素】

(1) 意识障碍或咳嗽反射、吞咽反射迟钝。

(2) 气管切开或气管插管等。

(3) 贲门括约肌失常,胃内容物反流。

(4) 面、口、颈部手术及外伤。

八、活动无耐力

【定义】

个体因生理能力降低而处于不能耐受日常必要活动的状态。

【诊断依据】

主要依据:

(1) 活动中出现头晕、呼吸困难;

(2) 活动后出现气短、不适,心率、血压异常;

(3) 自述疲乏、无力或虚弱。

次要依据:

(1) 面色苍白或发绀;

(2) 意识模糊、眩晕;

(3) 心电图改变。

【相关因素】

(1) 病理生理因素:①各种疾病造成的缺氧或氧供给相对不足;②饮食不足或营养不

良等所致能量供给不足。

(2) 治疗因素:手术、放疗、化疗所致代谢增加。

(3) 情境因素:长期卧床,久坐性或惰性生活方式,地理因素或气候因素造成氧供不足。

(4) 年龄因素:老年人。

九、功能性尿失禁

【定义】

个体不能预知的、不自主的排尿状态。

【诊断依据】

主要依据:急于排尿感,找到排尿场所前出现不自主的排尿。

【相关因素】

(1) 感知(视力)、认知障碍。

(2) 躯体移动障碍。

(3) 环境陌生,照顾不当,厕所太远或设施不合理等。

十、尿潴留

【定义】

个体处于膀胱不能完全排空的状态。

【诊断依据】

主要依据:

(1) 膀胱处于充盈状态;

(2) 无排尿或间歇性的少量排尿。

次要依据:

(1) 有膀胱充盈感;

(2) 排尿后膀胱有残尿;

(3) 排尿困难,尿滴沥。

【相关因素】

均与病理生理因素有关。

(1) 排尿反射弧受抑制,如盆腔手术、脊髓疾病等。

(2) 膀胱以下机械性梗阻。

(3) 膀胱功能障碍。

十一、气体交换受损

【定义】

个体肺泡与微血管之间的氧和二氧化碳气体交换减少的状态。

【诊断依据】

主要依据:

(1) 呼吸困难,烦躁不安,易激动,嗜睡。

(2) 低氧血症,高碳酸血症,血氧饱和度下降。

次要依据:慢性缺氧、二氧化碳滞留引起多脏器功能障碍。

(1) 精神错乱、焦虑。

(2) 呼吸急促，出现啰音。

(3) 右心室负荷加重及右心衰竭体征，心律失常。

(4) 胃区饱胀，食欲下降。

(5) 尿量减少、蛋白尿、氮质血症。

(6) 肌无力、肌萎缩、疲乏无力等。

(7) 血气分析：血 $PaO_2\downarrow$、$PaCO_2\uparrow$、血氧饱和度(SaO_2)$\downarrow$。

【相关因素】

(1) 病理生理因素：肺组织有效换气面积减少；呼吸道分泌物黏稠、增多；肺表面活性物质减少。

(2) 治疗因素：气管插管等引起呼吸道梗阻，吸氧浓度不适宜等。

(3) 情境因素：因创伤、手术或认知障碍致呼吸活动异常。

(4) 年龄因素：早产儿、新生儿吸入性肺炎，肺透明膜病；老年人肺顺应性下降，肺表面活性物质减少。

十二、清理呼吸道无效

【定义】

个体不能清理呼吸道分泌物或阻塞物，使呼吸道不能保持通畅的状态。

【诊断依据】

(1) 无效咳嗽或咳嗽无力。

(2) 无力排出呼吸道分泌物或阻塞物。

次要依据：呼吸型态异常(呼吸频率、节律、深度变化)；烦躁不安，口唇发绀；异常呼吸音。

【相关因素】

(1) 病理生理因素：呼吸系统感染；因疼痛而咳嗽无效；神经系统疾病使咳嗽反射受抑制或感知、认知障碍。

(2) 治疗因素：手术导致咳嗽无力或无效；麻醉药、镇静催眠药抑制咳嗽反射；医疗性限制卧床过久等。

(3) 情境因素：过度疲劳、焦虑、恐惧、张口呼吸使分泌物黏稠和缺乏咳嗽知识。

(4) 年龄因素：新生儿咳嗽反射低下。老年人活动少，反射迟钝，咳嗽无力。

十三、有受伤的危险

【定义】

个体适应、防御能力降低时，在与环境相互作用中容易受到损伤的危险状态。

【诊断依据】

有引起个体适应能力下降而受伤的危险因素存在。

【相关因素】

1. 个体内部因素

(1) 病理生理因素：神经调节(感觉、运动和感知)功能障碍；组织缺氧；营养不良；免疫功能降低；血象异常(血红蛋白降低，白细胞、红细胞减少，凝血因子、血小板减少等)；皮肤破损等。

(2) 心理因素。

(3) 年龄因素:各年龄组的生理、心理、社会适应力有差异,存在受伤的因素。

2. 外部环境因素

(1) 生物因素:病原体及人群免疫力。

(2) 化学因素:药品、毒素、污染物、防腐剂、美容染发剂及乙醇、咖啡因、尼古丁等。

(3) 物理因素:房屋结构与布局、室内设施是否合理。

(4) 交通、运输方式。

(5) 医护人员及社会支持系统状态,如人员素质、身心状态、医疗机构布局等。

十四、口腔黏膜改变

【定义】

个体口腔黏膜受到破坏的状态。

【诊断依据】

主要依据:口腔黏膜破溃、疼痛。

次要依据:口腔黏膜充血、水肿、口腔炎、口臭、牙龈炎、唾液缺乏、口腔黏膜白斑、龋齿等。

【相关因素】

(1) 病理生理因素:感染、脱水、营养不良等引起唾液减少性疾病。

(2) 治疗因素:口腔手术、插管、义齿不合适;禁食超过 24 h;免疫抑制药物等。

(3) 情境因素:酸性食物、有毒物质、酗酒、口腔不卫生、用口呼吸、缺乏口腔保健知识等。

十五、焦虑

【定义】

个体因非特异性的、不明确的因素引起的一种模糊不适感觉的状态。

【诊断依据】

1. 生理表现

(1) 主观表现:失眠、疲劳、虚弱感及口干、肌肉紧张、疼痛(尤以颈、背部明显)、眩晕、感觉异常等。

(2) 客观表现:主要是交感神经兴奋症状,如面色苍白、表情紧张、多动、声音颤抖及血压升高、心率加快、多汗、瞳孔散大、尿频等。

2. 心理表现

(1) 主观表现:忧郁、恐惧、神经质、控制力差、紧张、不易放松。

(2) 客观表现:易激动、哭泣、抱怨、退缩,缺乏耐性和主动性。

3. 认知障碍　注意力不集中,思维混乱,健忘,不能面对现实。

【相关因素】

(1) 病理生理因素:基本生理需要(空气、水、食物、休息、性、活动、排泄、避免疼痛)得不到满足的各种病理因素。

(2) 治疗因素:创伤性检查、治疗手段对躯体的威胁;住院、隔离等生活环境改变的威胁。

(3) 情境因素:自我概念、自尊受到威胁;死亡、离别威胁;搬家、退休、环境污染使安全受到威胁;角色功能和角色转换的威胁(晋升、失业、调换工作、降级)等。

(4) 年龄因素:儿童与父母离别、学习压力、与伙伴关系、残疾等;老年人躯体功能下降、退休、经济拮据等。

附 4-3

常见医护合作性问题

1. 潜在并发症:心/血管系统
1.1 局部缺血性溃疡
1.2 心排出量减少
1.3 心律失常
1.4 肺水肿
1.5 心源性休克
1.6 深静脉血栓形成
1.7 血容量减少性休克
1.8 外周血液灌注不足
1.9 高血压
1.10 先天性心脏病
1.11 心绞痛
1.12 心内膜炎
1.13 肺栓塞
1.14 脊髓休克
2. 潜在并发症:呼吸系统
2.1 低氧血症
2.2 肺不张/肺炎
2.3 支气管狭窄
2.4 胸腔积液
2.5 气管坏死
2.6 呼吸机依赖性呼吸
2.7 气胸
2.8 喉水肿
3. 潜在并发症:肾/泌尿系统
3.1 急性尿潴留
3.2 肾灌注不足
3.3 膀胱穿孔
3.4 肾结石
4. 潜在并发症:消化系统
4.1 肠麻痹性梗阻/小肠梗阻
4.2 肝功能异常
4.3 高胆红素血症
4.4 内脏切除术
4.5 肝(脾)大
4.6 柯林溃疡
4.7 腹水
4.8 胃肠出血
5. 潜在并发症:代谢/免疫/造血
5.1 低血糖/高血糖
5.2 负氮平衡
5.3 电解质紊乱
5.4 甲状腺功能障碍
5.5 体温过低(严重的)
5.6 体温过高(严重的)
5.7 败血症
5.8 酸中毒(代谢性、呼吸性)
5.9 碱中毒(代谢性、呼吸性)
5.10 甲状腺功能减退症/甲状腺功能亢进症
5.11 变态反应
5.12 供体组织排斥反应
5.13 肾上腺功能不全
5.14 贫血
5.15 血小板减少症
5.16 免疫缺陷
5.17 红细胞增多症
5.18 镰状细胞危象
5.19 弥散性血管内凝血
6. 潜在并发症:神经/感觉系统
6.1 颅内压增高
6.2 脑卒中
6.3 癫痫
6.4 脊髓压迫症
6.5 重度压迫症
6.6 脑膜炎

6.7 脑神经损伤(特定性)
6.8 瘫痪
6.9 外周神经损伤
6.10 眼压增高
6.11 角膜溃疡
6.12 神经系统疾病
7. 潜在并发症:肌肉/骨骼系统
7.1 骨质疏松
7.2 腔隙综合征
7.3 关节脱位
7.4 病理性骨折
8. 潜在并发症:生殖系统
8.1 胎儿窘迫
8.2 产后出血
8.3 妊娠高血压
8.4 月经过多
8.5 月经频繁
8.6 梅毒
8.7 产前出血
8.8 早产
9. 潜在并发症:药物治疗不良反应
9.1 肾上腺皮质激素治疗的不良反应
9.2 抗焦虑治疗的不良反应
9.3 抗心律失常治疗的不良反应
9.4 抗凝治疗的不良反应
9.5 抗惊厥治疗的不良反应
9.6 抗抑制治疗的不良反应
9.7 抗高血压治疗的不良反应
9.8 抗肿瘤治疗的不良反应
9.9 抗精神病治疗的不良反应

(赖　丹)

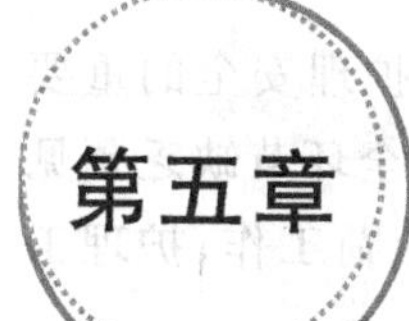

第五章 护理安全与防护

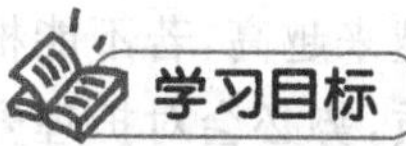

掌握：护理职业损伤的防护措施，护理安全的意义及护理安全的监控。

熟悉：影响护理安全的主要因素及护理职业损伤的危险因素。

了解：护理安全、护理事故、护理差错、护理职业防护、护理职业暴露的概念，普及型预防，标准预防。

在马斯洛的基本需要层次理论中，安全需要是仅次于生理需要的基本需要。医院的发展和技术的更新都离不开安全这个前提。因此，为病人及医务人员营造一个更安全、更能体现人文关怀的环境和氛围，做好护理安全与职业防护显得尤为重要。

第一节 护理安全

护理安全是护理质量的基础，是优质护理服务的前提。在护理工作中护理人员对影响护理安全的因素及时作出判断，制定有效的控制措施，为病人提供一个安全舒适的治疗环境，是医院管理水平与护理质量的保证。

一、概述

1. 护理安全(nursing safety) 护理安全是指在实施护理的全过程中，病人不发生法律和法定的规章制度允许范围以外的心理、机体结构或功能上的损害、障碍、缺陷或死亡。从现代护理管理的发展来看，护理安全还应包括护士的职业安全，即护士的执业过程中不受到不良因素的影响和损害。

2. 护理事故(nursing accident) 护理事故是指在护理工作中，由于护理人员的过失，直接造成病人死亡、残疾、组织器官损伤、导致功能障碍或造成病人明显人身损害。

3. 护理差错(nursing error) 护理差错是指在护理工作中，由于护理人员责任心不强、工作粗疏、不严格执行规章制度或违反技术操作规程等原因，给病人造成精神上及肉体上的痛苦，或影响医疗和护理工作的正常进行，但未造成严重后果和构成事故。

二、影响护理安全的主要因素

（一）管理因素

领导重视程度不够，致使护理管理制度不到位，造成管理失控是影响护理安全的重要因素。例如：忽视护理业务技术培训、法律意识淡薄；对工作中存在的不安全环节缺乏预见性，未采取相应的措施或采取措施不及时；护理人员排班不合理，护士超负荷工作；护理工作责任界定不清楚，缺乏团队协作的精神等。以上这些都会构成安全隐患。

（二）护士因素

护理人员人数配备不足和职业素质偏低，不能满足病人的基本需求而给病人造成安全隐患。目前，随着社会的发展，对护理专业人员素质和数量的要求越来越高，若不能根据护理专业发展的现状进行及时调整，有效提高护理队伍人员专业素质，势必会对护理安全带来影响。

（三）技术因素

护理人员技术水平低或不熟练、操作失误或操作错误、违反操作常规、临床经验不足、应急能力欠缺等对病人安全构成威胁。特别是随着新技术、新项目大量引进，护理工作中复杂程度高、技术要求高的内容日益增多，这不仅增加了护理工作的压力，而且导致护理工作中技术风险加大，从而影响护理安全。

（四）环境因素

1. 医院的基础设施 病区物品配置存在不安全因素。如药品及用品质量是否合格、有无失效、变质；一次性无菌物品生产是否规范，消毒灭菌是否严格达标；护理物品数量是否充足、质量有无瑕疵；设备性能是否完善、配套，是否达到规范标准，病区地面是否过滑；床旁有无床档等。

2. 环境污染 如消毒隔离不严密所致的院内交叉感染；有菌区和无菌区未按要求严格区分；昆虫叮咬，导致过敏性伤害，以及引发的感染性疾病。

3. 医用危险品管理和使用不当 如易燃易爆物品管理、各种电器、高压氧舱、放射性治疗等，都会导致病人受到伤害。

4. 病区管理制度不严 有治安事件的发生，给病人带来不安全感。

（五）病人因素

护理是一项护患双方共同参与的活动，要病人和家属密切配合及支持。病人和家属的心理素质、对疾病的认知程度及承受力、对护理工作的理解程度等，将影响到病人的情绪及行为，形成护理安全隐患。

三、护理安全的意义

1. 护理安全是衡量医院管理水平的重要指标 护理安全可以体现医院护理规章制度是否完善，护理技术措施落实是否到位，护理风险控制是否周密，护理安全措施是否落实等管理水平。

2. 护理安全能展示护理队伍的综合素质 护理安全能综合体现护士的法律意识、防护意识、职业道德、工作态度、责任心、技术水平、沟通能力等。

3. 护理安全可有效保障护理人员自身安全 护士不断强化安全意识，对职业行为中的有害因素采取科学有效的防护，可以减少职业暴露机会，并可避免职业伤害，保护自身的安全。

4. 护理安全关系到医院的社会价值 护理不安全因素造成的危害，不仅会使医院信誉与形象受到损坏，还影响到医院社会价值的体现。

四、护理安全的监控

1. 重视教育，提高认识 通过经常性的安全教育，牢固树立"安全第一"的思想，提高护理人员的风险意识，增强护理人员的责任感，养成良好的职业道德，严格执行规章制度是护理安全的重要保证。

2. 增强法制观念，提高法律意识 护理人员要加强法律知识的学习，增强法律意识、强化法制观念，自觉遵守法律、法规，以防范由于法制观念不强所造成的护理差错和事故，并学会运用法律手段维护自身的合法权益。

3. 加强专业理论与技能培训 对护理人员应进行规范、系统的专业培训，不断提高护理人员的专业技术水平，这样才能从根本上防范技术性护理差错、事故的发生，保障护理安全工作的落实。

4. 完善护理安全分级管理制度，建立安全监测体系 建立健全安全管理制度，落实各项安全管理措施。医院应实行"护理部—科护士长—病区护士长"三级目标管理责任制，对医院的各种医疗和护理物品、药品成立安全监督委员会，各司其职，各负其责，层层把关，对易出现问题的部门(如急诊科、手术室、供应室等)重点监控。

第二节 护理职业防护

医院是护士工作的主要场所，也是病原体聚集的地方，护士在为病人提供各项护理服务过程中，潜在性的职业危害将不可避免。病人需要一个良好的医疗和护理环境，同样医护人员也只有在一个安全的工作环境中，才能真正全身心投入到工作中去。因而，护士应具备对职业危害因素的认识、防护和处理的基本知识和能力，提高职业危害的防范意识。

一、概述

(一) 概念

1. 护理职业防护(nursing occupational protection) 护理职业防护是指在护理活动中，采取一切有效措施，保护护理人员免受职业暴露中的危险因素的侵袭，或将其所受伤害降到最低程度。

2. 护理职业暴露(nursing occupational exposures) 护理职业暴露是指护理人员在为病人提供护理服务过程中，由于身处特定环境，有受到各种生物、物理、化学及社会心理等因素侵袭的危险。

3. 普及型预防(universal precaution，UP) 普及型预防是指护理人员在为病人提供护理活动时，只要有可能接触到他人的深层体液或血液，不论是否有阳性指标，都应将其作为具有潜在的传染性加以预防。

4. 标准预防(standard precaution) 标准预防是指有潜在感染性的病人,在接触他们的血液、体液、分泌物、排泄物时必须采取防护措施。

(二)护理职业防护的意义

1. 促进护士身心健康 护理职业防护措施的有效实施,可以避免由机械性、物理性、化学性、心理性、工作环境等相关因素对护士造成的机体损害,减轻工作中的心理压力,增强社会适应能力,促进护士身心健康。

2. 科学规避职业风险 护理职业安全防护教育,可以提高护士的安全防护意识,自觉履行职业规范要求,科学规避护理职业风险,保障护理安全,减少护理职业损伤的发生,增强护理工作的安全感和成就感。

3. 提升职业认同感 安全和谐的工作环境,不仅可以提升护士的职业满意度,促进健康的人际交流,使之获得对职业选择的认同感;还可缓解工作压力,改善护理人员的精神面貌,激发工作热情,提高护士的职业能力。

二、护理职业损伤的危险因素

护理人员由于其工作性质会经常暴露在各种职业危害之中,对他们的安全和健康造成直接威胁,其主要危害因素包括生物性因素、化学性因素、物理性因素和心理、社会因素等。

(一)生物性因素

在护理活动中,接触病人具有传染性的血液、体液及污染的器械、敷料等,可使护士机体受到病源微生物侵袭的概率加大,从而造成职业危害。常见的有细菌、病毒。

1. 细菌 常见的致病菌有葡萄球菌、链球菌、肺炎球菌、大肠杆菌等,它们通过呼吸道、消化道、血液、皮肤等途径感染护理人员,导致疾病的发生。

2. 病毒 常见的病毒有乙型肝炎病毒(HBV)、丙型肝炎病毒(HCV)、艾滋病病毒(HIV)、流感病毒等,传播途径以呼吸道传播和血液传播较多。其中最危险、最常见的是艾滋病病毒、乙型肝炎病毒、丙型肝炎病毒。

(二)化学性因素

在日常护理工作中,护士可通过各种途径接触到多种化学消毒剂或化学药物,而使自身受到不同程度的危害。常用的消毒剂有甲醛、过氧乙酸、戊二醛、含氯消毒剂等。随着各种抗肿瘤药物的不断涌现,肿瘤化疗药物的广泛应用,使肿瘤治疗的效果有了很大的改善,然而多数抗癌药物在杀伤或抑制癌细胞的同时,正常组织细胞也受到损害。护士在为病人进行治疗时直接或间接接触此类药物也会带来一定的潜在危害。

1. 化学消毒剂 长期吸入混有较高浓度戊二醛的空气或直接接触戊二醛容易引起眼灼伤、头痛、皮肤过敏、胸闷气喘、咽喉炎及肺炎、流感样症状、荨麻疹和手部棕褐色色素沉着等症状。高浓度的甲醛可刺激黏膜引起职业性哮喘,急性大量接触更可致肺水肿,同时会致癌、致畸,这也是职业性皮炎最常见的原因。

2. 细胞毒性药物 其毒副作用反应主要有对骨髓的抑制、对生殖系统的影响及过敏反应。药物可通过汽化经皮肤、呼吸道吸收。护士孕前和孕期接触抗肿瘤药物会对胚胎及胎儿的生长发育产生影响,并使妊娠并发症(妊娠剧吐、妊娠贫血)及妊娠不良结局(自然流产、先天畸形)的危险性增加。

3. 麻醉废气 长期暴露于微量的麻醉废气的污染环境,可引起自发性流产、胎儿畸形和生育力降低,同时对听力、记忆力等也可产生影响。

(三)物理性因素

1. 机械性损伤 常见的机械性损伤有跌倒、扭伤、撞伤等。临床护理人员在日常工作中,由于劳动强度较大、用力不当等,容易扭伤腰部,引发腰椎间盘突出,造成负重伤。此外,超时静立、走动还可引起静脉曲张等。

2. 温度性损伤 常见的温度性损伤有:热水袋、冰袋所致的损伤;易燃易爆物品,如氧气、乙醇等所致的各种烧伤;各种仪器,如烤灯、高频电刀等所致的烧伤。

3. 放射性损伤 在为病人进行放射性诊断和治疗的过程中,如果护理人员自我保护不当,放射性核素所释放出的核射线,可造成机体损伤,如白细胞减少、不孕不育、放射病、致癌、致畸等。常规消毒病室所接触到的紫外线,也会造成不同程度的皮肤红斑、眼炎等不良反应。

4. 锐器伤 锐器伤是护理人员最常见且最主要的职业损伤。主要途径是通过被污染的医疗锐器如注射针、缝针、刀片、碎玻璃、安瓿等造成的意外伤害(统称锐器伤),从而导致血源性疾病传播。目前已证实,有二十多种病原体可经过锐器伤直接传播,其中最常见、危害性最大的是乙型肝炎病毒(HBV)、丙型肝炎病毒(HCV)和艾滋病病毒(HIV)。

5. 噪声 病区噪声主要来源于各种医疗仪器、病人的呻吟声、治疗操作、探视人员过多等。调查发现,目前医院白天的声音强度可达 72 dB,远远超过 WHO 规定的医院噪声标准,即白天病区中的噪声强度应控制在 35～40 dB。长期处于噪声环境中,会导致神经系统及心理上的损害。

(四)心理、社会因素

随着社会经济迅速发展,人们对卫生保健的需求有了新的标准,但受诸多因素影响,导致护理人员严重缺乏,出现供需失衡,由此所引发的护患关系、工作强度、职业风险等都给护士造成很大的心理、社会压力,也影响着社会群体对护士职业的选择。

(五)医务人员相关因素

医务人员的职业安全教育程度、个人防护意识、职业暴露的频率、防护措施、安全用具、预防接种等。

三、护理职业损伤的防护措施

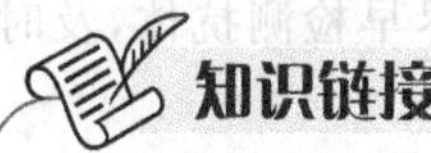

2000 年 11 月,美国正式实施世界上首部关于医务人员针刺伤职业暴露防护的国家级法案——《针刺安全预防法》。

(一)血液传播性疾病的职业防护

血液传播性疾病多是由于医护人员在工作中不慎被医疗利器刺伤所引发的疾病,如果加强重视与防范，是完全可以预防的。因此，采取有效地防护措施是十分重要的。

1. 职业防护措施

(1) 增强防护意识：护理人员牢固树立标准预防理念，增强自我保护意识，对可能接触的所有病人体液、血液、排泄物的治疗及操作均按标准进行预防处理，衣帽整齐，戴口罩、手套，必要时戴双层手套，戴护目镜，穿隔离衣；在接触每个病人前后都要洗手，包括脱手套后；掌握正确的洗手方法，定期进行手卫生监测，洗手是预防感染最经济、最有效的措施。

(2) 使用锐器时的防护：抽吸药液时必须使用无菌针头，抽吸后立即单手操作套上针帽；使用安瓿制剂时，先用砂轮划痕，再垫棉球或纱布掰安瓿，以防损伤皮肤；为躁动及不合作者进行护理操作时，须请他人协助配合，以免误伤。

(3) 纠正易导致损伤的危险行为：①禁止用手直接接触使用后的针头、刀片等锐器；②禁止用双手分离污染的针头和注射器；③禁止双手回套针头帽，一定要回套只能用单手法；④禁止用手弄直或折弯针头；⑤禁止直接传递锐器(手术中锐器用弯盘或托盘传递)；⑥禁止直接接触医疗垃圾。

(4) 严格管理医疗废物：严格执行医疗垃圾分类标准，使用过的针头应直接放入防刺、防渗漏的利器盒内集中处理，以防止刺伤；封好的锐器容器在离开病区时均应有明显的标识，以便于监督执行。

(5) 建立护士健康档案，定期为护士进行体检，并预防性接种乙型肝炎疫苗、乙型肝炎免疫球蛋白等；建立锐器损伤报告制度，统一医疗锐器损伤处理流程，做到正确评估、处理、治疗及跟踪观察。

(6) 使用安全合格产品：严格禁止使用"三无"产品，尽量使用新一代的安全产品，如安全自毁注射器等。

2. 紧急处理方法 锐器伤害后的紧急处理：戴手套者立即脱下手套，在伤口处由近心端向远心端不断挤出血液，切不可在伤口处来回挤压，以免产生虹吸现象，增加感染机会。

(1) 用肥皂水和流动净水彻底冲洗伤口 5 min。

(2) 用 0.5%碘伏，2%碘酊、75%乙醇消毒伤口 3 min，并尽快寻求帮助。

(3) 请专业人士评估损伤程度，根据暴露的级别和暴露源的病毒载量水平进行评估和确定，对发生职业暴露的医务人员实施预防性用药方案。

(4) 按照职业暴露上报流程上报并填写锐器伤登记表，包括：职业暴露发生的时间、地点及经过；暴露方式；暴露的具体部位及损伤程度；暴露源种类；处理方法及处理经过，是否实施预防性用药、首次用药时间、药物毒副作用及用药的依从性情况；定期检测及随访情况。

(5) 职业暴露于 HIV、HBV、HCV 时应立即寻求专业人士帮助，尽早检测抗体，及时采取有效措施进行对抗处理。

3. 职业性暴露 HIV、HBV、HCV 的处理

(1) HBV 暴露后应尽早检测抗体，并依据免疫状态及抗体水平采取相应的处理措施。

(2) HCV 暴露后 3～4 周进行抗体检测，6～9 个月复查以确定是否感染 HCV，如感染 HCV 要查肝功能，为尽早使用干扰素提供依据，以减少丙型肝炎的发生。

(3) HIV 感染后 2 周～3 个月内为窗口期(艾滋病病毒进入人体后，需要一定时间血液才能产生抗体，在此期间抗体检测为阴性，这段时间即为窗口期)，因此在暴露后 1～6 个月应进行连续检测，以确定是否受感染，在发生艾滋病病毒职业暴露后尽早开始治疗，最好在 4 h 内实施高效抗艾滋病病毒疗法、二联疗法，严重暴露用三联疗法，越快越好。最迟不得超过 24 h；即使超过 24 h，也应当实施预防性用药。

（二）化学性损伤的防护

在护理活动中，只要护士从思想上重视，规范操作，认真实施各项防护措施，化学因素对护士的危害是完全可以防范的。

1. 化学消毒剂损伤的职业防护措施

(1) 严格遵守使用原则：熟知常用化学消毒剂的性能、功效、操作规程；使用消毒剂时既保证浓度、剂量达到消毒目的，同时又确保安全。

(2) 做好安全防护措施：接触戊二醛时应戴橡胶手套，防止溅入眼内及吸入。化学消毒剂不慎溅到皮肤或眼睛时，应立即用清水反复冲洗，防止造成损伤。

(3) 防止空气污染：对易挥发的消毒剂，要阴凉通风、密封保存，防止挥发渗漏造成空气污染。如使用戊二醛消毒液时，应将戊二醛存放于有盖的容器内，且室内应有良好的通风设备，减少与有害气体的接触。

(4) 严格操作要求：消毒浸泡的物品使用前需用无菌生理盐水冲净；环氧乙烷消毒的物品气体散尽后方能使用；甲醛消毒灭菌，必须在无菌箱中进行，消毒后注意开窗通风，去除残留的甲醛气体。

2. 麻醉废气的职业防护措施

(1) 降低麻醉废气污染：麻醉废气排污设备改进，选用密闭性能好的麻醉机，改善手术室的通风条件，并定期进行检测，防止气源管道漏气。

(2) 加强护理人员的自身防护，尤其是孕期或哺乳期妇女。

3. 化疗药物损害的职业防护措施

(1) 制定严格的防护方案并提供安全的防护用品和设备。应在化疗配药间的专用层流柜内配药，并配有空气净化装置，以免造成空气污染。现在许多医院已设静脉药液配置中心。

(2) 严格遵守操作规程。配药前洗手，穿防护服、戴护目镜，戴聚乙烯手套后再戴一副乳胶手套；操作台面铺一次性防护垫；割安瓿前应轻弹其颈部，使附着的药物降至瓶底，打开安瓿时应垫无菌纱布，以防划破手套；溶解药物时，溶媒应沿瓶壁缓慢注入瓶底；瓶装药物稀释及抽取药物时，应插入双针头以排除瓶内压力，防止针栓脱出造成的污染。抽取药液后，在瓶内进行排气后再拔针，以免药液排于空气中。

(3) 执行时操作规范。注射及拔针前，均应先用生理盐水冲洗针头，确保注射针头在血管内再行推注药液，以免渗漏造成组织坏死。

(4) 药物外溅的处置。立即标明污染范围，避免其他人员接触；若药液溢到桌面或地上，应先用纱布吸附药液，再用肥皂水擦洗，配药后及时清理地面。若为药粉则用湿纱布轻轻擦抹，以防药物粉末飞扬，污染空气；如不慎将药溅到皮肤或眼睛里，应立即用肥皂温水或生理盐水彻底冲洗；在冲注化疗药物时，如小瓶内部压力高，不慎溅到工作服上，要立即更换、冲洗。

(5) 医疗垃圾的处理。凡与化疗药物接触过的医疗垃圾，必须收集在专用的有特别标记的密封的厚塑料袋或防漏容器中，防止蒸发污染空气，并及时送焚炉焚烧，处理完毕后应彻底消毒洗手。

(6) 化疗护士的要求。执行化疗的护士须经专业培训，掌握职业防护的知识与技能；应定期体检，每半年检查一次肝功能、血常规及免疫功能。妊娠期、哺乳期护士应避免接触化疗药物，以免发生流产、胎儿畸形。

知识链接

静脉药物配置中心可保证静脉输注液的无菌性，防止微粒的污染；降低院内获得性感染发生率和热源反应发生率；有利于解决不合理用药现象，减少药物的浪费，降低用药成本，将配药差错减小到最低，使护士集中精力护理病人。现已在国内普遍推广。

(三) 腰背损伤的职业防护

护士在护理活动中，经常因搬动病人或移动较重物品，使身体负重过度，而引起不同程度的腰背损伤。其中较为常见的损伤为腰椎间盘突出症。因此，做好负重损伤的预防，降低职业危害，也是每一位护士不可忽视的问题。

职业防护措施如下。

(1) 正确运用人体力学原理：在护理操作中，运用人体力学原理，做到节时省力，避免肌肉紧张疲劳，提高工作效率。

(2) 避免重复或静态的不良姿势：定期变换体位，以缓解肌肉、关节、骨骼疲劳，减轻脊柱负荷。避免长时间保持同一姿势，适当、轻微的活动，有助于促进下肢血液循环。

(3) 科学使用保护具：推广保护具的研发和使用，降低护士腰背及关节、骨骼、肌肉伤害的风险，护士在工作中可佩戴腰围等保护用具以加强腰部的稳定性，保护腰肌和椎间盘不受损伤。

(4) 合理膳食营养：增加蛋白质的摄入量，因其是形成肌肉、韧带等不可缺少的成分，富含蛋白质的食物有肉、鱼、蛋、豆制品等；多食富含钙、铁、锌的食物，如牛奶、菠菜、西红柿、骨头汤等。

(5) 加强运动：经常运动可增强身体的柔韧性、加大骨关节活动度、降低损伤概率。例如：健美操、瑜伽、广播操、太极拳、游泳等。

(四) 心理、社会性损伤的职业防护

护士每天面对紧张的工作环境、复杂的人际关系等多种压力源而引起的一种心理症候群，即职业疲惫感，主要表现为：缺乏工作热情、回避与他人交流、对事物多持否定态度、情感淡漠等。

职业防护措施如下。

(1) 提供学习深造和培训机会：拓展专业领域的视野，提高职业竞争力。

(2) 改善人力配备，实行人性化管理：科学合理排班，降低负面效应，减轻护士的职业紧张，劳逸结合，提高工作效率。

(3) 保护合法权益：如定期免费体检、职业保护用具的使用等。

(4) 营造安全健康的工作氛围：医院尽量创造舒适、安全的工作环境，培养团队合作精神。如组织文体娱乐活动及心理健康知识讲座。

(5) 提高自身综合素质:护理人员应正视社会发展职业需求,树立自信,用精湛的技术和优质的服务,赢得信任与尊重。

小 结

护理安全是护理质量的基础、优质护理服务的关键,直接影响到医疗质量、病人安全、医院声誉。在日常护理工作中,护理人员对影响护理安全的因素应能正确分析、判断,并能有效控制。同时自身树立防范职业危害的意识,具备对职业危害因素、职业防护措施的基本知识的掌握,以及紧急情况处理的能力,科学、有效地规避职业风险。

能力检测

【A1 型题】

1. 衡量医院管理水平高低的重要标志是(　　)。

A. 护理安全　B. 护理差错　C. 护理缺陷　D. 护理风险　E. 护理事故

2. 加强护理职业安全教育,应树立的观念是(　　)。

A. 安全第一　B. 教育第一　C. 医疗第一　D. 护理第一　E. 管理第一

3. 导致护理职业暴露最直接的原因是(　　)。

A. 病人家属的不理解　B. 直接接触感染病人　C. 护理培训的不到位

D. 技术水平的不专业　E. 病人对治疗的不配合

4. 造成护士执业损伤的化学性因素是(　　)。

A. 氧气　B. 保温箱　C. 烤灯　D. 药物　E. 手术刀

5. 护理人员由于劳动强度大、负重过度,容易导致(　　)。

A. 温度性损伤　B. 锐器伤　C. 腰背损伤

D. 放射性损伤　E. 化学性损伤

6. 病房中容易造成护士放射性损伤的因素有(　　)。

A. 烤灯　B. 高频电刀　C. 紫外线　D. 缝针　E. 高压氧舱

7. 导致血液性传播疾病的常见因素有(　　)。

A. 扭伤　B. 烧伤　C. 灼伤　D. 撞伤　E. 锐器伤

8. 下列传染病所造成的职业损伤中危害性最大的是(　　)。

A. 甲型肝炎　B. 肺结核　C. 流感　D. 痢疾　E. 艾滋病

9. WHO 规定医院病房的声音强度白天不超过(　　)。

A. 35 dB　B. 40 dB　C. 45 dB　D. 57 dB　E. 60 dB

10. 接触化疗药物的护士应定期检查身体,间隔时间为(　　)。

A. 2 个月　B. 3 个月　C. 4 个月　D. 半年　E. 一年

11. 下列操作错误的是(　　)。

A. 污染器械分类消毒后洗刷　B. 用过的针头放在利器盒内集中处理

C. 操作完毕用流水洗手　D. 双手回套针头帽　E. 用留置针取代钢针

12. 护士发生锐器伤时,伤口应用流水冲洗伤口的时间为(　　)。

A. 2 min　B. 3 min　C. 4 min　D. 5 min　E. 10 min

【A2 型题】

13. 护士小张为病人热疗时，手不慎被热水袋烫伤，小张的损伤属于(　　)。

A. 生物性损伤　　B. 化学性损伤　　C. 物理性损伤

D. 心理性损伤　　E. 社会性损伤

14. 病人王某因急性阑尾炎入院，手术治疗后三天，未经医护人员同意，擅自出院，结果造成伤口感染。造成王某伤口感染的不安全因素是(　　)。

A. 物质因素　B. 病人因素　C. 技术因素　D. 人员因素　E. 环境因素

【A3 型题】

(15～16 题共用题干)

护士小王在做治疗时，将 3 床病人的青霉素 80 万 U 给 2 床病人肌内注射，导致 2 床病人发生过敏性休克死亡。

15. 护士小王的行为是(　　)。

A. 护理安全　B. 护理差错　C. 护理事故　D. 护理风险　E. 护理预防

16. 护士小王在此项过程中出现过失的原因是(　　)。

A. 违反药物的配伍禁忌　　B. 违反交接班制度　　C. 执行医嘱不完全

D. 擅自使用护士权力　　E. 未严格执行查对制度

(付秀金)

第六章 病区护理管理

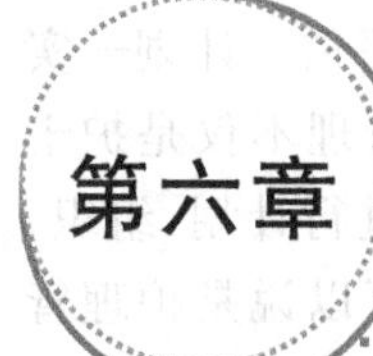

学习目标

掌握:病区护理管理的特点和内容,分级护理的对象和内容,病区环境管理的内容和要求。

熟悉:病人管理的内容,医疗事故的管理,护理工作的分配原则。

了解:护理的工作模式及其应用。

第一节 病区护理管理的特点和内容

护理管理是以提高护理质量和工作效率为主要目的的活动过程。世界卫生组织(WHO)给护理管理作了如下定义:护理管理是为了提高人们的健康水平,系统地利用护士的潜在能力和其他有关人员或设备、环境,以及社会活动的过程。美国护理管理专家Gillies指出,护理管理是使护理人员为病人提供照顾、关怀和舒适的工作过程。她认为护理管理的任务是通过计划、组织,以及对人力、物力、财力资源进行指导和控制,以达到为病人提供有效而经济的护理服务目的。

病区是住院病人接受诊疗、护理和休养的场所,也是医务人员全面开展医疗、教学、科研活动的重要基地。病区护理管理是以一定数量的医生、护士、卫生员和病人组成的病区,以全员参与、通力协作的方式开展有目标的医疗和护理活动,完成医疗、教学、科研三大任务的过程。病区护理管理应遵循管理学的理论,从护理行政管理与业务技术管理两方面着手,找出病区管理的特点,以病人为中心,以护理质量为核心,应用护理程序的工作方法实施科学管理,达到病区管理的最优化,让病人得到最优质的护理。病区护理管理质量的好坏,标志着一个医院管理工作的质量好坏和水平高低,搞好病区管理是提高护理工作质量和效率的关键,是每一位护士应尽的职责。

一、病区护理管理的特点

(一)护理工作的独立性和主动性

护理管理要与护理工作的独立性和主动性相适应。由于护理是"诊断和处理人类对现存的或潜在的健康问题的反应"的一门独立学科。因此,护理管理的特点首先表现在护理管理学的独立性上。护理人员在工作中要综合应用自然科学、社会科学、人文科学方面的知识，运用护理程序，科学地、全面地、主动地为人类健康服务。护理程序不但适用于临床护理工作，也适用于护理管理和护理教育。病区的护理管理也应遵循“评估—计划—实施—评价”这一套基本的工作程序，提高整体的护理质量水平。病区护理管理不仅是护士长、护理部主任的责任，每一位护士在为护理对象提供健康服务的过程中，进行计划、组织、指导、解决问题、工作评价，本身也是管理活动。因此，每一位护理人员都可以说是护理管理者。

（二）护理工作的科学性和技术性

护理管理要与护理工作的科学性和技术性要求相适应。护理学作为独立学科要综合运用各方面的知识，护士除了应熟悉本专业知识外，还应具备丰富的多学科知识。现代护理理论和护理实践的发展，新技术、新知识的引进，进一步加强了护理的科学性。临床上在为病人解决健康问题的过程中，需要进行各种基础护理及专科护理技能操作，具有较强的技术性。以病人为中心的整体护理，体现了护理工作的科学性和技术性。

（三）护理工作的艺术性和协调性

护理管理要与护理工作的艺术性和协调性相结合。护理既是一门学科，又是一门艺术。护理服务的对象是人，在帮助病人恢复机体功能的同时，还要帮助病人从心理上恢复健康。每个人有不同的需要，这就要求护理人员必须有精细的服务艺术，才能满足千差万别的病人生理和心理上的需要。病区是一个小社会，护士在护理工作中要与医生、医技人员、后勤人员、行政管理人员及病人、家属、单位等多方面发生联系。如与医生联系，讨论有关治疗和护理的方案；与营养师联系，讨论有关膳食的安排等。形成以病人为中心、以护理工作为主体的工作关系，护理人员要妥善协调各方面关系，运用沟通技巧，进行有效的交流，建立良好的人际关系，取得配合和支持。

（四）护理工作的时间性和连续性

护理管理要与护理工作的时间性和连续性相结合。护理工作的时间性强，对住院病人的日常护理要按时执行，对危重病人的抢救、治疗、护理要分秒必争，及时准确，同时要保证24 h连续地进行，因此，病区护理管理中要有较强的时间观念。

二、病区护理管理的内容

病区护理管理包括组织行政管理和业务技术管理两方面（图6-1）。

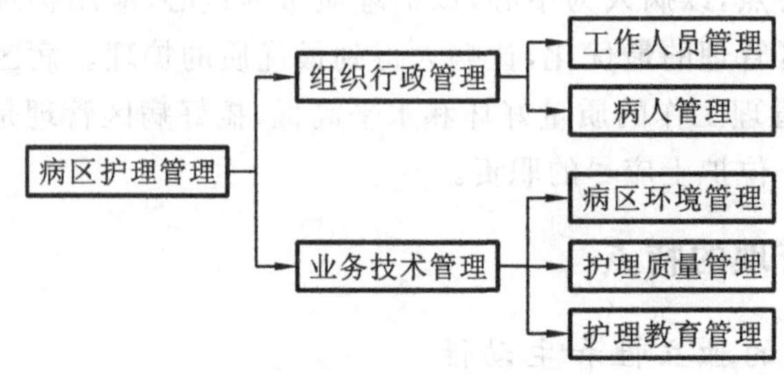

图6-1　病区护理管理内容

护理人员需在护士长的指导下，主动进行病人管理和病区环境管理，配合护理质量监控，自觉执行各项规章制度。在组织行政和业务技术上服从护士长的领导和安排，配合病区护理管理。

护理管理人员应在明确病区护理组织系统的权限和责任的前提下，建立完整的护理目标，充分发挥护理人员的知识水平和技术能力，落实各级护理人员的岗位责任制。建立健全各项工作制度，制定各项护理操作规程，为病人提供最佳的治疗和护理环境，保证护理活动能安全、顺利、连续不间断地进行，从而使病区护理系统包括人力、物力、设备都能得到良好的运转，提高护理工作的效率和效果，提高护理服务质量。要求做到管理目标化、工作制度化、操作规范化和设置规格化。

第二节 病区的组织行政管理

病区的组织行政管理是有关护理的组织形式、人员、物资、设备的合理分配与使用，国家卫生工作方针在病区的贯彻等，包括病区工作人员管理及病人管理，落实这两方面护理管理是提高病区护理质量的前提和保证。

一、病区工作人员的管理

病区工作人员由一定数量的医、护、工等人员组成。护士长在护理部和科护士长的领导下，在科主任的业务指导下，负责本病区的护理管理工作。护士长要管理好病区，一定要取得医、护、工三者的配合，协调好医生、医技、后勤部门的关系。在贯彻医院各项规章制度中，护士长对护士负指导和监督的责任。护士应遵守纪律，服从护士长的工作安排和领导。护士长是病区的主要管理者，要求具备一定的管理学知识，具有条理化的工作习惯和观察、分析、解决问题的能力，提高管理质量。在病区护理组织管理工作中需达到以下要求。

1. 确立管理目标 做到年有计划、总结，季有安排，月、周、日有重点，工作有计划地开展，工作效率高。

2. 健全规章制度 认真制定并执行各项规章制度、各科疾病护理常规、各项护理技术操作规程，做到有章可循。工作条理化，管理目标化。

3. 明确岗位职责 制定并执行各级各班护理人员岗位职责，保证护理工作的运行和实施组织管理工作。

4. 严格考核制度 建立护理人员的考核制度，对每位护士有德、能、勤、绩的动态考核记录，以此作为晋升、聘用、调动以及培养、奖惩的参考资料。

5. 加强信息管理 在护理工作中应详细、完整地记录各种信息数据，如工作量、表扬、批评、差错、各种护理质量达标率等。逐步实现医院院内计算机联网，应用计算机储存数据及信息。用科学数据来反映病区护理工作的数量及质量。

二、工作分配原则

（一）护理工作模式

1. 个案护理 由一名护士专门护理一个病人，实施专人负责的个体化护理。常用于危重病人、大手术后需要特殊护理的病人。这种护理方式，护士职责明确，但需要人力

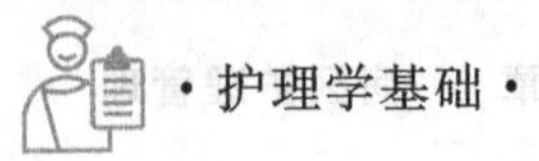

较多。

2. 功能制护理 以完成各项医疗和常规的基础护理为主要内容进行工作分配，如护士工作分工有“给药护士”、“治疗护士”、“巡回护士”等。这种护理方式，护士分工明确，便于组织管理，节省人力，但主要是按操作常规完成其所接受的工作任务，较少考虑病人的心理、社会因素，较难全面掌握病人的情况。

3. 小组护理 以小组的形式对病人进行整体护理。小组成员由高、中、初级护理人员组成。确定每个病人的护理计划，由组长安排，分工合作地完成 10～15 个病人的护理工作。这种护理方式能发挥各级护士的职能，但护士个人责任感相对减弱。

4. 责任制护理 由指定的责任护士和相应的辅助护士按护理程序对病人进行整体护理。其结构是以病人为中心，从病人入院到出院，责任护士对其所负责的几名病人实行 8 h 在班、24 h 负责制。这种护理方式护士责任感强，能全面了解病人情况，但要求 24 h 负责难以做到，人员配备需要较多。

5. 系统性整体护理 整体护理是以病人和人的健康为中心，以现代护理观为指导，以护理程序为核心，为病人提供心理、生理、社会、文化等全方位的最佳护理，并将护理临床业务和护理管理环节系统化的工作模式。

6. 临床路径 临床路径是指医疗机构里的一组成员，包括医生、护士、医技人员、辅助人员等，共同针对某一病种的诊断和手术，从入院到出院制订最佳的、有准确时间要求的、有严格工作顺序的整体诊疗照顾计划，并通过多个专业人员合作，使病人得到最恰当的诊疗和护理过程，以减少康复的延迟和资源的浪费，使服务对象得到最佳的医疗和护理服务质量。

(二) 护理工作分配原则

为了使护理人员发挥最大效能、为病人提供最佳的服务，护理管理者必须根据护理模式、护理工作任务、护理人员的数量和职称等合理安排人力，否则会导致病人需求与护理人员数量的不平衡。在安排工作时应遵循以下原则。

(1) 工作安排以病人需要为中心，密切衔接，不允许出现脱节现象，以保证护理工作的连续性、安全性。

(2) 根据护理人员的不同层次结构来排班，了解每一位护理人员的水平与能力，注意新老人员和能力强弱人员的搭配，使各班工作有条不紊。

(3) 保持各班的工作量基本均衡，以工作量安排人力，确保病人随时能得到安全、有效、准确无误的治疗和护理。

(4) 掌握工作规律的特点，分清主次、缓急。护理工作既要有周密的计划，又要处于调度运行状态，应常备机动人员，以供急需调度。

(5) 各班人员相对稳定，避免轮换过频，不随意更换排班的周转顺序，以保证工作需要为前提，节假日采取轮休制，为加强病区护理管理和业务领导，护士长一般不值夜班。

(6) 尽量避免护理人员长期、连续的工作，防止工作效率降低。

(7) 工作分配必须依据劳动法、医院及护理部的政策和规定实施。

三、病人管理

病人管理是组织行政管理的内容之一，护理人员要积极主动进行。

（一）病人入院和出院的护理管理

病人入院护理管理工作是指病人入院时，护理人员对其进行的一系列护理活动的管理，包括住院处的办理入院手续、卫生处置、护送病人入病区等的护理管理和病人入病区后安排病房与床单元、入院指导、进行身心评估、填写住院病历及有关护理表格等。出院护理管理是指病人出院时，护理人员对其进行的一系列护理活动的管理，包括出院前的护理评估与健康教育、办理出院手续、护送病人出院及有关医疗文件和床单元的处理。

（二）分级护理制度

分级护理是根据病人的病情轻重缓急，按护理程序的工作方法制定不同的护理措施，其级别规定为特别护理及一、二、三级护理（表 6-1）。

表 6-1　分级护理

护理级别	适用对象	护理内容
特别护理	病情危重，需随时观察病情变化，以便及时进行抢救的病人，如严重创伤、各种复杂疑难的大手术后，器官移植、大面积灼伤和“五衰”等病人	①设立专人 24 h 护理，严密观察病情及生命体征；②制订护理计划，严格执行各项诊疗及护理措施，及时、准确填写特别护理记录单；③备齐急救药品和器材，以便随时急用；④认真、细致做好各项基础护理，严防并发症，确保病人安全
一级护理	病情危重需绝对卧床休息的病人，如各种大手术后、休克、瘫痪、昏迷、高热、出血、肝肾功能衰竭病人和早产婴儿等	①每 1 h 巡视病人 1 次，观察病情及生命体征；②制订护理计划，严格执行各项诊疗及护理措施，及时准确填写护理记录单；③按需准备抢救药品和器材；④认真、细致做好各项基础护理，严防并发症，满足病人身、心两方面的需要
二级护理	病情较重，生活不能自理的病人，如大手术后病情稳定者，以及年老体弱、慢性病不宜多活动者和幼儿等	①每 2 h 巡视病人一次，观察病情；②按护理常规护理；③生活上给予必要的协助，了解病人病情动态及心态，满足其身、心两方面的需要
三级护理	病情较轻，生活基本能自理，如一般慢性病、疾病恢复期及手术前准备阶段病人等	①每 3 h 巡视病人一次，观察病情；②按护理常规护理；③给予卫生保健指导，督促病人遵守院规，了解病人的病情动态及心态，满足其身、心两方面的需要

（三）探视和陪护管理

加强对探视与陪护人员的指导与管理，可保持良好的病区秩序，稳定病人的情绪，加强与病人家属的联系。

（1）护士长根据病情需要签发陪护证，每证只限一人陪伴，陪护人员应遵守医院、病区的有关规章制度。

（2）在规定的探视时间内，每次不超过 2 人。

（3）一般情况下不宜带儿童来病区探视。

（4）重症监护病房（ICU）、婴儿室、隔离病区、无菌护理室谢绝探视。

（5）在探视时间，护士应巡回病区，向探视者进行有关宣教，维护病人的身心健康。

（四）召开座谈会

定时召开工作人员和病人座谈会，为病人与病人间，病人与工作人员间，搭建信息传递桥梁。通过病人之间的经验和感受的交流、征求病人意见、健康教育，使护患关系密切，让病人在住院期间得到更多的卫生保健知识。座谈会应做到有计划、有记录，还要有改进措施。

第三节　病区的业务技术管理

病区的业务技术管理包括病区环境管理、护理质量管理和护理教育管理等。

一、病区环境管理

医院是社会的特殊的组成部分，为了确保病人能获得安全、舒适的治疗性环境，必须创造良好的医院环境，即医院的社会环境、物理环境，并使之在调节和控制下都达到安全舒适的要求。病区环境的安排、布置和工作程序都要以服务对象（即病人）为中心，考虑病人的舒适与方便，尽量减轻其不适。详见第七章相关内容。

二、护理质量管理

护理质量管理是指按照护理质量形成的过程和规律，对构成护理质量的各要素进行计划、组织、协调和控制，以保证护理服务达到规定的标准、满足和超越服务对象需要的活动过程。护理质量管理是病区护理管理的核心，是衡量护理人员医德医风、技术水平和管理效益的主要标志。提高护理技术水平和护理管理水平，目的就是提高护理质量。控制质量的关键是要建立质量控制系统，制定护理质量评价指标及严格的规章制度。护理质量管理应达到规范化、标准化、科学化。

（一）护理质量的控制和监测

病区要有明确管理目标及质量指标。护理部、护士长要定期进行质量监测，做到达标有计划、有评价、有记录。质量评价指标可根据全国医院分级管理、护理质量指标来测量，以量化标准达标“率”来评价。

(1) 病人对护理工作和服务态度满意率。

(2) 护理人员“三基”合格率。

(3) 特别护理、一级护理合格率。

(4) 护理表格书写合格率。

(5) 基础护理合格率。

(6) 急救物品完好率。

(7) 消毒隔离、消毒灭菌合格率。

(8) 年事故发生次数。

(9) 陪护人员数。

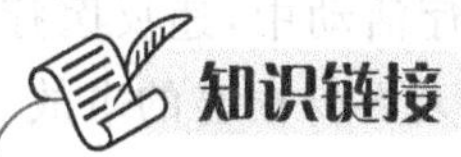

知识链接

护理质量管理的方法

护理质量管理常用的方法有PDCA循环(也称“戴明环”)、D×T×A模式、QUAC-ERS模式、以单位为基础的护理质量保证模式和质量管理圈活动等。其中PDCA循环是护理质量管理最基本的方法之一。

PDCA循环是按照计划(P)、实施(D)、检查(C)、处理(A)四个阶段来进行质量管理,并循环不止地进行下去的一种管理工作程序。与护理程序一样,都是科学解决问题的工作方法。PDCA管理循环四个阶段可分为8个步骤。

(1) 分析现状,找出存在的质量问题。

(2) 分析产生问题的各种影响因素。

(3) 找出主要因素。

(4) 针对影响质量的主要因素,制订工作计划和护理措施。

以上四个步骤都属于P阶段。

(5) 照制订的计划和护理措施认真执行,为D阶段。

(6) 根据计划的要求,检查实际执行的结果,看是否达到预期结果,这属于C阶段。

(7) 根据检查结果进行总结,把成功的经验和失败的教训形成一定的标准、制度或规定,指导今后的工作,为A阶段。

(8) 提出这一循环中存在的问题,让其转入下一循环去解决。此步骤介于两循环之间。

(二) 严格规章制度

规章制度是人们长期工作实践的经验总结,是评价各项工作的标准,是检查工作的依据和维护医院正常工作秩序的保证,也是提高护理质量、杜绝事故的重要措施。病区护理质量管理应重点落实以下制度。

1. 交接班制度 临床医疗和护理工作是日夜连续进行的,值班人员必须坚守岗位,履行职责,保证各项医疗和护理工作准确、及时、连续地进行。护理人员严肃认真地贯彻执行交接班制度,病区应建立日夜交接班记录本,按交接班记录本逐项认真交班,交班内容应全面、有条理、重点突出。对危、重、抢救病人和当天大手术病人必须做到口头、书面和床边交班。对毒、麻药品,急救物品及其他医疗器械、物品要查点交班。

2. 无菌操作及消毒隔离制度 无菌技术操作符合要求;消毒物品方法正确;浸泡器械的消毒液浓度、更换时间及液量达到标准;扫床套“一人一套”,小桌擦布“一人一巾”,用后浸泡消毒;餐具及便器用后消毒;治疗室、处置室、换药室定期消毒并做空气细菌培养;传染病病人按病种进行隔离;无菌物品注明灭菌日期,无过期物品;医疗垃圾使用黄塑料袋集中处理;建立预防院内感染的质检机构、制度及措施。护士必须树立无菌观念,严格遵守无菌操作和消毒隔离原则,切实执行无菌技术操作规程和预防交叉感染的措施,减少医源性疾病的发生。

3. 医疗事故管理制度 医疗事故是医疗机构及其医务人员在医疗活动中，违反医疗卫生管理法律、行政法规、部门规章和诊疗护理规范、常规，过失造成病人人身损害的事故。医疗机构及其医务人员在医疗活动中，必须严格遵守卫生管理法律、行政法规、部门规章和诊疗及护理规范、常规，恪守医疗服务职业道德。

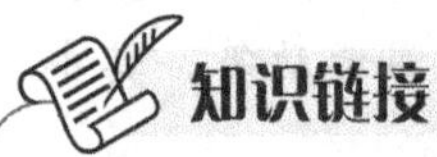

医疗事故等级分类

根据对病人人身造成的损害程度，医疗事故分为四级。

一级医疗事故：造成病人死亡、重度残疾的。

二级医疗事故：造成病人中度残疾、器官组织损伤导致严重功能障碍的。

三级医疗事故：造成病人轻度残疾、器官组织损伤导致一级功能障碍的。

四级医疗事故：造成病人明显人身损害的其他后果的。

医疗事故的管理如下。

(1) 发生事故，应立即向带教老师和护士长汇报，当事人不得隐瞒事实真相，以便及时采取有效的抢救措施，减少或消除病人的痛苦或不良后果。

(2) 封存造成医疗事故的现场(包括药品、器械、标本等)。

(3) 认真、及时登记事故发生者、发现者、原因、经过和后果等。

(4) 护士长要及时组织讨论，分析原因，吸取教训，并提出防范措施和处理意见。

4. 物资保管制度 保证有充足的物品处于备用状态。对医疗器械和仪器，各种抢救、贵重物品，毒、麻药品，被服，各种表格，均指定专人负责，要求保管的物品定量配置，定点安放，定期检查，定期维修，定时清点，账物相符，无积压，无浪费。

三、护理教育管理

护理教育管理是提高护理质量，培养护理人才的一个重要途径。当前护理工作正面临着新的挑战，探求与应用一系列的新理论与新技术是护理学的新课题，它可以引导护理工作走向现代化。在病区护理管理中应对在职护士、进修护士、实习学生分层次地进行有计划的培训和考核。建立各级护理人员继续教育制度，制订分级培养目标、培训计划，并实施。教育管理应在护理部统一领导下组织开展。

护理教育应结合医院护理人员的知识结构，以多渠道、多层次、多形式的方式，对护生和在职护士进行有计划的培养教育。内容如下。

1. 职业素质教育 护士的职业素质包括思想道德素质、专业素质、文化素质和身心素质四个方面。

护理道德的基本原则：防病治病，救死扶伤，实行社会主义人道主义，全心全意为人民身心健康服务。具体内容：热爱专业，立志献身；一视同仁、平等待人；刻苦钻研、履行职责；言语谨慎，端庄可信，互相尊重，待人宽容；廉洁奉公、为社会尽义务。护理人员要有丰富的护理专业知识，能出色完成本职工作，要有创新能力，既能动手，又会动脑。仅有护理专业知识和技能是不够的，还需要有护理伦理学、护理心理学、社会医学、护理人际关系学等多方面的综合知识，才能适应医学模式转变的需要。护理人员要有较高的身心健康水平，才能以愉快稳定的情绪，正确的态度和观点，饱满的精力和较好耐心去影响、帮助病人，达到改善病人心理、帮助病人恢复健康的目的。

2. 职业技术教育 护理人员应不断进行职业技术教育，才能提高业务技术水平，满足病人需要。如组织病区护士进行“三基”训练(基本理论、基本知识、基本技能)，积极参加各种技术操作的竞赛活动及抢救演习等；学习临床专科护理知识和专科技能，适应各专科拓展的新业务、新技术的需要；不断总结临床经验，撰写护理论文；开展护理查房及各种形式的护理病案讨论。要创造条件，让护士参加各种形式的继续教育，不断地充实、拓宽，更新护理知识与技能。

小 结

病区护理管理具有独立性、主动性、科学性、技术性、艺术性、协调性、时间性和连续性的特点。

病区护理管理包括组织行政管理和业务技术管理。组织行政管理主要是对人的管理，主要包括工作人员和病人。护士长应运用科学的管理方法，合理安排病区的各项工作，发挥每一个护理人员的能力，带领她们采取病人最需要的护理工作方式。业务技术管理包括病区环境管理、护理质量管理和护理教育管理。护理质量管理是护理管理的核心，控制质量的关键是建立质量控制系统，制定并严格执行各项规章制度。护理教育管理是提高护理质量，培养护理人才的关键，应有计划地对在职护士、进修护士、实习学生进行培训和考核，提高她们的职业素质和操作技能。

护理人员要积极主动地参与病区护理管理，服从护士长的组织行政管理，接受业务技术管理。护理人员在护士长的指导下，进行病人管理和病区环境管理，配合护理质量监控，严格执行各项规章制度。对病人应做好入院和出院的护理、住院期间的分级护理。对探视和陪护人员应加强指导和管理，定时召开工休座谈会，密切护患关系。为病人创造一个整洁、安静、舒适、安全的良好物理环境和一个温暖的心理、社会环境。

能力检测

【A1 型题】

1. 护理管理的目的之一是(　　)。

A. 提高工作效率　　B. 搞好人际关系　　C. 美化病区环境
D. 强化护理标准　　E. 实现个性化护理

2. 病区护理管理的核心是(　　)。

A. 护理质量管理　　B. 病区环境管理　　C. 住院病人管理
D. 病区物资管理　　E. 护理人员管理

3. 病区护理管理的特点不包括(　　)。

A. 护理工作的独立性和主动性　　B. 护理工作的教育性和可行性
C. 护理工作的科学性和技术性　　D. 护理工作的艺术性或协调性
E. 护理工作的时间性和连续性

4. 护理人员在工作中自觉应用自然科学、社会科学、人文科学等方面的知识，为病人的健康服务，属于护理工作的（　　）。

A. 主动性　B. 科学性　C. 协调性　D. 艺术性　E. 技术性

5. 最能体现护理工作科学性和技术性的是（　　）。

A. 个案护理　B. 功能制护理　C. 小组护理
D. 责任制护理　E. 整体护理

6. 护理工作的艺术性主要是指（　　）。

A. 护理方法　B. 沟通技巧　C. 护理技术　D. 住院环境　E. 护理质量

7. 护理工作的时间性是指（　　）。

A. 护理内容准确　B. 护理方法正确　C. 护理方法及时
D. 护理方法有效　E. 护理技术水平高

8. 病区护理管理内容要求不妥的是（　　）。

A. 管理目标化　B. 工作制度化　C. 操作规范化
D. 设置规格化　E. 护理方法程序化

9. 护士聘用、调动、培养、奖惩的依据是（　　）。

A. 严格的考核制度　B. 各班岗位职责　C. 排班方法
D. 护理工作分工原则　E. 病区的组织行政管理体系

10. 住院病人的管理内容不包括（　　）。

A. 病人入院管理　B. 病人出院管理　C. 探视制度管理
D. 陪护制度管理　E. 病区环境管理

11. 召开工休座谈会的目的是（　　）。

A. 稳定病人及家属的病情　B. 及时与医生汇报病情　C. 及时征求病人的意见
D. 征求其他医务人员的意见　E. 叮嘱家属为病人做护理工作

12. 护士调整病房的光线、温度、湿度，控制病房的声音属于（　　）。

A. 物理环境管理　B. 安全环境管理　C. 社会环境管理
D. 生活环境管理　E. 家庭环境管理

13. 病区良好的社会环境不包括（　　）。

A. 良好的护患关系　B. 同病室病友的相互帮助　C. 家属心情好
D. 合理的规章制度　E. 良好的群体氛围

14. 护理质量的控制检测评价标准是（　　）。

A. 量化标准达标"率"　B. "三基"合格率　C. 护理表格书写合格率
D. 急救物品完好率　E. 服务态度满意率

15. 对昏迷病人更注重（　　）。

A. 口头交班　B. 书面交班　C. 床旁交班
D. 小黑板留言交班　E. 无须交班

16. 分级护理的划分是根据病人的（　　）。

A. 年龄　B. 性别　C. 病情　D. 病种　E. 自理能力

17. 分级护理描述不妥的是（　　）。

A. 据病情轻重缓急制订不同的护理计划　B. 科学计算护理投入的时间和人力

C. 合理使用人力资源　　D. 分级护理的目的是效益好

E. 其级别为特、一、二、三级护理

18. 病情危重需卧床休息的病人应给予(　　)。

A. 监护　B. 一级护理　C. 二级护理　D. 三级护理　E. 特别护理

19. 造成病人轻度残疾、器官组织损伤导致一般功能障碍的是(　　)。

A. 一级医疗事故　B. 二级医疗事故　C. 三级医疗事故

D. 四级医疗事故　E. 差错

20. 在护理工作中发生事故时首先应(　　)。

A. 认真登记　B. 向病人道歉　C. 向护理部汇报

D. 向护士长汇报　E. 提出防范措施

21. 物资保管制度的要求不包括(　　)。

A. 定量配置　B. 定人使用　C. 定时清点　D. 定期维修　E. 定点安放

22. 培养护理人才的重要途径是(　　)。

A. 护士素质管理　B. 护理教育管理　C. 护理职业道德管理

D. 护士技能管理　E. 护士培训管理

【A2 型题】

23. 林先生因上消化道大出血急诊住院，对病人的护理措施不妥的是(　　)。

A. 备好抢救药物和器材　B. 生活上给予必要的协助

C. 每 15～30 min 巡视一次　D. 观察病人的病情和生命体征

E. 请家属在规定时间内探视

24. 吴先生，72 岁。因急性心肌梗死入院，根据病情需要应给予(　　)。

A. 特别护理　B. 一级护理　C. 二级护理　D. 三级护理　E. 家庭护理

25. 赵女士，30 岁。孕 38 周，因妊高征于 2 h 前行剖宫产，手术顺利，现平安返回病房休养。根据赵女士的情况，应给予(　　)。

A. 特级护理　B. 一级护理　C. 二级护理　D. 三级护理　E. 家庭护理

【X 型题】

26. 病区护理管理的责任人包括(　　)。

A. 护士　B. 护士长　C. 护理部主任

D. 医生　E. 医技人员

27. 病区管理内容包括(　　)。

A. 组织行政管理　B. 业务技术管理　C. 病人管理

D. 工作人员管理　E. 环境管理

28. 病区的业务技术管理的内容包括(　　)。

A. 病区环境的管理　B. 护理质量的管理　C. 护理教育的管理

D. 住院病人管理　E. 病区工作人员管理

29. 控制护理质量的关键是(　　)。

A. 制定护理质量评价指标　B. 严格的规章制度　C. 建立质量控制系统

D. 建立护理人员的管理方案　E. 建立以人为本的思想体系

30. 护理质量管理应达到(　　)。

A. 规范化　B. 标准化　C. 科学化　D. 程序化　E. 制度化

31. 在护理工作中如果不慎发生了事故，应注意(　　)。

A. 认真登记　B. 马上向病人道歉　C. 立即向护士长汇报

D. 及时清理差错现场　E. 认真分析和总结教训

（唐　娅）

第七章 医院与住院环境

学习目标

掌握：门诊、急诊的护理工作内容，病区的环境管理，备用床、暂空床、麻醉床的铺法。

熟悉：医院的性质和任务，医院的种类、组织结构。

了解：门诊、急诊和病区的设置与布局，病床单位及设备。

医院是社会服务系统中的一个有机组成部分，是对个体或社会特定人群进行防病治病，提供诊治和护理服务的医疗事业机构场所。医院的环境应满足服务对象的要求，以利于病人的治疗与康复。良好的住院环境对病人有积极的影响，护士必须掌握有关环境与健康的知识，为病人创造一个安全、舒适的住院环境。

第一节 医 院

医院是对群众或特定人群进行防病治病的场所，具备一定数量的病床设施、相应的医务人员和必要的设备，运用科学管理方法，通过医务人员的集体协作，对门诊、急诊或住院病人实施有效的治疗和护理。

一、医院的性质和任务

（一）医院的性质

卫生部颁发的《全国医院工作条例》中指出：医院是治病防病、保障人民健康的社会主义卫生事业单位，必须贯彻党和国家的卫生工作方针政策，遵守政府法令，为社会主义现代化建设服务。这是我国医院的基本性质。

1. 公益性 医院是卫生事业的重要组成部分，卫生事业的社会公益性规定了医院的公益性。总的来说，医院不能以赢利为主要目的。即便是营利性医院，也必须贯彻救死扶伤、实行人道主义的方针。

2. 生产性 医院不是单纯的消费性服务场所，它主要通过医疗、预防及康复服务，使病人恢复健康，增强体质，保障社会劳动力的健康。医学科学技术属于生产力的范畴，医务劳动以医学科学技术为手段来防病治病，并在这一过程中使科学技术不断得到发展、丰富和提高。

3. 经营性 医疗活动需要人力、物力、财力的投入，必须讲究投入与产出的关系。医疗服务活动中存在着社会供求的关系，医院是具有经济性质的经营单位，受商品经济价值规律的制约，存在着医疗服务市场的一些规律与特点。

（二）医院的任务

根据《全国医院工作条例》规定，医院的任务是“以医疗为中心，在提高医疗质量的基础上，保证教学和科研任务的完成，并不断提高教学质量和科研水平。同时做好扩大预防、指导基层和计划生育的技术工作”。

1. 医疗 医疗工作是医院的主要任务，它以诊疗和护理为主体，与医院医技部门密切配合，形成一个医疗整体为病人服务。

2. 教学 医院是进行医学和护理临床教育的重要场所。学生经过医学院校的教育后，必须进行临床实践教育，毕业后的在职人员也需不断接受继续教育以不断更新知识和技术，才能适应医学科技发展的需要。

3. 科研 医院是医疗实践的场所，也是发展医学科学和护理科学的主要阵地，许多临床上的问题是科学研究的课题。开展临床研究，才能促进医疗和护理发展，提高医疗和护理质量。

4. 社区服务 医院不仅要诊治病人，而且须进行预防保健工作，提供社区医疗和护理服务；既要扩大预防、指导基层、开展计划生育和社区家庭服务，还要进行健康教育、健康咨询及疾病普查等工作。

二、医院的种类

根据不同划分条件，可将医院划分为不同类型(表 7-1)。

表 7-1 医院分类

划分条件	类　型
1.按卫生部分级管理制度	一级医院（甲、乙、丙等）、二级医院（甲、乙、丙等）、三级医院（特、甲、乙、丙等）
2.按收治范围	综合医院、专科医院、职业病防治院、康复医院
3.按特定任务	军队医院、企业医院、医学院校附属医院
4.按所有制	全民所有制医院、集体所有制医院、个体所有制医院、中外合资医院
5.按地区	城市医院、农村医院
6.按经营目的	非营利性医院、营利性医院

注：有的医院兼有几种类型。

（一）按分级管理制度划分

根据卫生部提出的《医院分级管理标准》，医院按功能与任务的不同，以及技术质量水平和管理水平、设施条件的不同，可划分为一、二、三级。每级又分为甲、乙、丙等，三级医院增设特等，因此医院共分三级十等，各级医院之间应建立与完善双向转诊制度和逐级技术指导关系。

1. 一级医院 一级医院是直接为一定社区提供初级医疗、护理、预防保健、康复等综合服务的基层医院。一般是指农村乡镇卫生院、城市街道医院。目前也将城市的一级医院称为社区卫生服务中心。

2. 二级医院 二级医院是为多个社区提供全面、连续的医疗、护理、预防保健、康复等综合服务的卫生机构，是地区性医疗预防的技术中心，能与医疗相结合开展教学、科研工作及指导基层卫生机构开展工作。主要有市、县医院及直辖市的区级医院。

3. 三级医院 三级医院是直接跨省、地区、市以及向全国范围提供医疗卫生服务的医院，具有全面医疗、护理、教学、科研能力的医疗预防技术中心，指导一、二级医院业务工作并相互合作，一般是指国家、省、市直属的市级大医院及医学院校的附属医院。

（二）按收治范围划分

1. 综合性医院 综合性医院在各类医院中占有较大的比例，是指设一定数量的病床、各类临床专科（如内科、外科、妇产科、儿科、耳鼻喉科、眼科、皮肤科、中医科等）、医技部门（如药剂科、检验科、放射科等）以及相应工作人员和仪器设备的医院。

2. 专科医院 专科医院是为诊治各类专科疾病而设置的医院，如妇产科医院、儿童医院、传染病医院、结核病防治医院、肿瘤医院、口腔医院、职业病医院等。设立专科医院有利于集中人力、物力，发挥技术设备优势，专科医院与综合医院有互补作用。

（三）按特定任务（服务对象）划分

可分为军队医院、企业医院等，有其特定任务及服务对象。

（四）按所有制划分

可分为全民、集体、个体所有制医院，中外合资医院，股份制医院等。

（五）按地区划分

可分为城市医院、农村医院等。

（六）按经营目的划分

可分为非营利性医院和营利性医院。

1. 非营利性医院 非营利性医院是指为社会公众福利利益而设立和运营的医疗机构。不以营利为目的，由政府创办的非营利性医院，主要提供基本医疗服务和政府下达的其他任务。我国大部分医院仍属非营利性医疗机构。

2. 营利性医院 营利性医院是指医疗服务所得收益可用于投资者经济回报的医疗机构。医院经上报卫生行政部门核准后，根据市场需求，可自主确定医疗服务项目，依法自主经营。

三、医院的组织结构

目前医院的组织结构分三大部门：诊疗部门、辅助诊疗部门、行政后勤部门（图 7-1）。

1. 诊疗部门 诊疗部门是指内科、外科、妇产科、儿科等医疗科室，这些部门承担着门诊、急诊、住院和预防保健的工作。

2. 辅助诊疗部门 辅助诊疗部门主要包括药剂科、放射科、检验科、病理科、功能检查室、内镜室、麻醉科、手术室、供应室等，这些部门为诊疗部门提供技术和设备支持，也称医技科室。

3. 行政后勤部门 人事科、护理部、总务科、财务科等，是保障人、财、物管理的部门，这些部门与诊疗部门和辅助诊疗部门相协调，使医院成为一个整体。

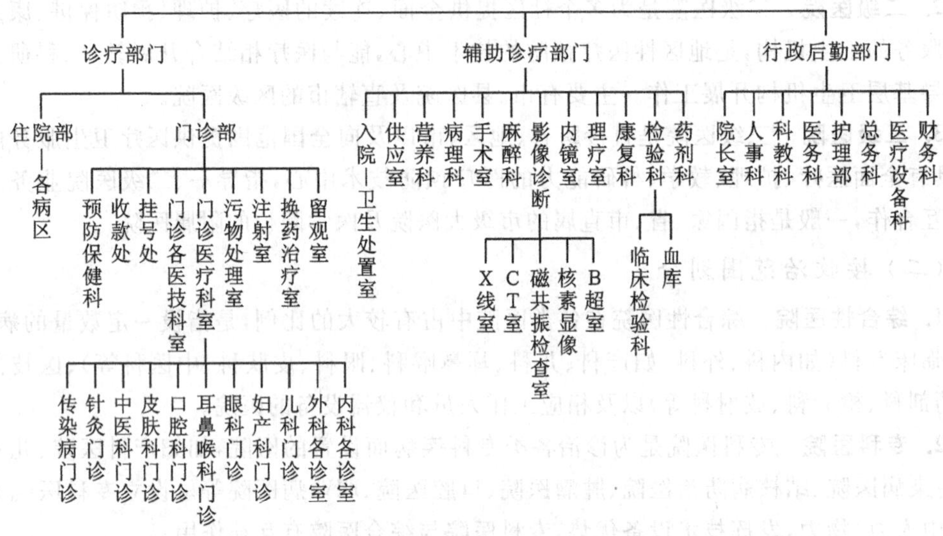

图 7-1 医院的组织结构

第二节 门 诊 部

一、门诊

门诊是医疗工作的第一线，是直接对人群进行诊断、治疗和预防保健的场所，医护人员要提供优质的服务，使病人及时得到诊断和治疗。

（一）门诊的设置和布局

门诊是医院接触病人时间最早、人数最多、范围最广的部门。医院门诊设有和住院部各科室相对应的诊室。门诊的候诊、就诊环境，以方便病人为目的，要求做到美观、整洁、安静、舒适，布局合理，备有醒目的标志和路牌，使病人感到亲切放松，对医院有信任感。

门诊设有挂号室、收费处、各科诊察室、化验室、药房、治疗室、输液室等。诊察室内备有诊察床、屏风、洗手池。桌面整洁，各种化验单、检查申请单、处方等放置有序。

（二）门诊的护理工作

1. 预检分诊 预检护士需由实践经验丰富的护士担任。应热情、主动接待来院就诊的病人，简明扼要询问病史、观察病情后作出初步判断，给予合理的分诊指导和传染病管理。做到先预检分诊，后挂号诊疗。

2. 安排候诊与就诊 病人挂号后，分别到各科候诊室依次就诊。护士应做好就诊病人的护理工作。

(1) 开诊前准备好各种检查器械和用物，检查诊疗环境和候诊环境。

(2) 按先后次序叫号就诊。随时观察候诊病人病情，对病情较重或年老体弱者，可适当调整就诊顺序；遇到高热、剧痛、呼吸困难、出血、休克等病人，应立即安排提前就诊或送急诊室处理。

(3) 必要时协助医生进行诊察工作。根据病情测量体温、脉搏、呼吸、血压等，并记录于门诊病案上。

(4) 分理初诊和复诊病案，收集整理化验单、检验报告等。

3. 健康教育 利用候诊时间开展健康教育，可采用口头、图片、黑板报、电视录像或赠送有关方面宣传的小册子等不同形式。对病人提出的询问应耐心、热情予以解答。

4. 治疗工作 需在门诊部进行的治疗，如注射、换药、导尿、灌肠、穿刺等，必须严格执行操作规程，确保治疗安全、有效。

5. 消毒隔离 门诊人群流量大，病人集中，易发生交叉感染，因此要认真做好消毒隔离工作。

(1) 传染病或疑似传染病病人，应分诊到隔离门诊，并做好疫情报告。

(2) 门诊的空间、地面、墙壁、桌椅、诊察床、推车、担架等，定期进行清洁、消毒处理。

6. 保健门诊 经过培训的护士可直接参与各类保健门诊的咨询或诊疗工作。

二、急诊

急诊科是医院诊治急症病人的场所，是抢救病人生命的第一线。对需要紧急诊治的危重病人和意外、灾害事件中的重症伤者，应立即组织人力、物力，按照急救程序进行抢救。急诊科护士要求责任心强，有良好的素质，具有各种急诊抢救知识和经验，技术娴熟，镇静敏捷。急诊科的组织管理和技术管理应最优化，达到标准化、程序化、制度化。

(一) 设置和布局

急诊科一般设有预检处、抢救室、诊疗室、治疗室、监护室、留观室、清创室、手术室等。此外，尚有急诊药房、化验室、X线室、心电图室、挂号室及收费处等，形成一个相对独立的单元。

急诊科环境应宽敞明亮，安静整洁，空气流通，并应有专用的通道和宽敞的出入口，标志和路标醒目，夜间有红色的急诊灯光显示，以最大限度地缩短就诊前的时间、方便急诊病人就诊为原则，争取抢救时机。另外，急诊科也是各种纠纷和暴力事件多发部门。当病人候诊时间过长，对自身疾病失去信心，或未及时得到医务人员对其病情的解释时，可能出现过激行为。因此，急诊科室应有完善的安全保障措施，护士应学会如何预防和控制暴力情境，并有很强的法律观念。

(二) 急诊的护理工作

1. 预检分诊 病人被送到急诊科，有专人负责出迎。预检护士要掌握急诊就诊标准，做到一问、二看、三检查、四分诊。遇有危重病人立即通知值班医生及抢救室护士；遇意外灾害事件应立即通知护士长和有关科室；遇有法律纠纷、刑事案件、交通事故等事件，应迅速向医院保卫部门报告或与公安部门取得联系，并请家属或陪送者留下。

2. 抢救工作

(1) 急救物品准备。①一般物品：血压计、听诊器、张口器、压舌板、舌钳、手电筒、止血带、输液架、氧气管、吸痰管、胃管等。②无菌物品及无菌急救包：各种注射器、各种型号针头、输液器、输血器、静脉切开包、气管插管包、气管切开包、开胸包、导尿包、各种穿刺包、无菌手套及各种无菌敷料等。③抢救器械：中心供氧系统、吸引器、除颤器、心脏起搏器、心电监护仪、呼吸机、洗胃机等，条件许可时备X线机、手术床、多功能抢救床。④抢救药品：各种中枢神经兴奋剂，镇静剂，镇痛药，抗休克、抗心力衰竭、抗心律失常、抗过敏药物及各种止血药；急救用激素、解毒药、止喘药；纠正水、电解质紊乱及酸碱平衡失调类药物以及各种输入液体；局部麻醉药及抗生素类药等。并备有简明扼要的说明卡片。⑤通信设备：设有自动传呼系统、电话、对讲机、紧急呼救系统等。

一切抢救物品做到"五定"，即定数量品种，定点安置、定人保管、定期消毒灭菌和定期检查维修。药物应在有效期内使用，物品功能完好。护士应熟悉所有抢救物品的性能和使用方法，并能排除一般性故障，使急救物品完好率达100%。

(2) 配合抢救。①严格按抢救程序、操作规程实施抢救措施，应做到分秒必争。医生未到抢救现场之前，护士应根据病情作出初步判断，并给予紧急处理，如测血压、吸痰、给氧、止血、配血、建立静脉通道、实施人工呼吸、胸外心脏按压等；医生到达后，立即报告处理情况及病情，正确执行医嘱，积极配合抢救，严密观察病情变化，为医生提供抢救资料。②做好抢救记录，严格查对制度。要求抢救记录字迹清晰、及时、准确；必须注明时间，包括病人和医生到达时间、抢救措施落实时间(如用药、吸氧、人工呼吸执行时间和停止时间)；记录执行医嘱的内容及病情的动态变化。③抢救中在执行口头医嘱时必须向医生复述一遍，双方确认无误后方可执行。抢救完毕后，请医生在抢救后6 h内及时补写医嘱和处方。抢救中使用的药品空瓶、空液体瓶、输血空袋等应集中放置，需经两人核对是否与医嘱相符后方可弃去。

3. 收留观察 留观室，又称急诊观察室，设有一定数量的观察床，收治已明确诊断或暂不能确诊以及病情危重但暂时住院困难的病人。留观时间一般是3～7天。留观室护理工作内容如下。

(1) 入室登记，建立病案，认真填写各项记录，书写病情报告。

(2) 主动巡视与观察病情，及时完成医嘱，加强生活护理及心理护理。

(3) 做好出入观察室病人及家属的管理工作。

第三节 病 区

病区是住院病人接受诊疗、护理及休养的场所，也是医护人员全面开展医疗、护理、预防、教学、科研活动的重要基地。因此，护士应努力创造一个安全、舒适、安静、整洁的医疗环境，以满足病人生理、心理及治疗的需要，促进病人的康复。

一、病区的设置和布局

普通病区设有病室、危重病室、抢救室、治疗室、护士办公室、医生办公室、配膳室、盥洗室、浴室、库房、洗涤间、厕所及医护休息室、示教室等。病区实行科主任、科护士长领导下的主治医生、护士长分工负责制。每个病区以设30～40张病床为宜，两床之间的距离不可少于1 m。

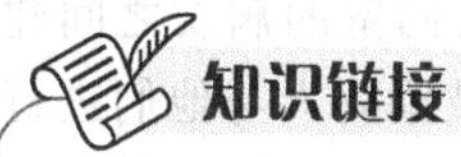

病区护理工作

病区护理工作主要有:①准确评估病人健康状况;②巡视病室,进行临床病情观察;③认真做好心理护理;④执行医嘱;⑤做好病人的生活护理;⑥做好病区消毒隔离工作;⑦开展健康教育;⑧严格按要求书写和保管各种护理文件;⑨做好入院、出院、转院及死亡病人的护理工作;⑩做好病区环境管理工作。

二、病区环境的管理

医院是社会的一个特殊的组成部分,为了确保病人能获得安全、舒适的治疗性环境,必须创造一个良好的医院环境,即医院的社会环境、物理环境在调节和控制下都达到安全舒适的要求。病区环境的安排、布置和工作程序都需要以服务对象即病人为中心,考虑病人舒适与方便,尽量减轻其不适。

(一) 社会环境

病人通常会伴有情绪及行为上的起伏变化,如感到恐惧、焦虑、烦躁不安、抑郁、沮丧、孤独、依赖、缺乏自尊等。因为疾病,病人常不能完成患病前的一些日常活动,从而产生挫折感、无力感、社交隔离等不良心理反应。护理人员应营造良好的医院社会环境,与病人建立融洽的护患关系,创造和谐的气氛,帮助病人解除不良心理反应,使病人尽快适应医院的社会环境。

1. 护患关系 护患关系是一种服务者与服务对象之间特殊的人际关系。护士在履行职责时,在具体的医疗和护理活动中,在解除病人的身心痛苦时,无论病人的年龄、性别、职业、职位的高低、信仰、文化背景、过去的经历如何,都应做到认真负责、一视同仁。一切从病人的利益出发,满足病人的身心需求,尊重病人的权利与人格。在护患关系中,护理人员始终处于主导地位。要建立良好的护患关系,护理人员应注意自己的语言、行为举止、工作态度和情绪等。

(1) 语言:护士在护理活动中应善于运用治疗性语言,发挥语言的积极作用,鼓励病人对治疗充满信心,让病人感到护士的热情、诚恳与友善,消除病人的陌生、孤独感,赢得病人的信任。

(2) 行为举止:不同病人的不同行为表现是护理人员认识疾病、进行诊疗和护理的重要依据。在护理活动中,护理人员的技术操作及其行为常受到病人的关注。因此,护理人员在行为举止上要端庄稳重,机敏果断,操作时应稳、准、轻、快,以增加病人的信赖感,带给病人心理安慰。

(3) 工作态度:严肃认真、一丝不苟的工作态度可使病人获得安全感。治疗和护理效果的好坏,与病人对医护人员的信任程度有很强的关系。所以,护理人员应注意通过自己的工作态度来取得病人的信任。

(4) 情绪:护理人员的工作情绪对病人有很强的感染力,护士应以自己乐观、开朗、饱满的情绪去感染病人,引起病人良好的心理反应。

2. 群体关系 除护患关系外，病人还需与病区内其他医务人员及同室的病友之间建立和睦的人际关系。护士应主动将其他医务人员和病友介绍给病人，鼓励病人与他们进行接触和沟通；提倡病友之间互相帮助、互相照顾，引导病室内的群体气氛向积极的方向发展，从而调动病人的乐观情绪，使之更好地配合医疗、护理工作的开展。另外，家属是病人的重要社会支持系统，家属对病人病情的理解及对病人的支持有助于病人的康复，因此护理人员也应注意调整病人与家属之间的关系，充分发挥支持系统的积极作用。

3. 医院规则 医院必须以健全的规章制度来保证医疗、护理工作的正常进行。有些医院规则虽然对病人是一种约束，但有利于为病人创造良好的休息、疗养环境，更利于医院感染的预防和控制，使病人的住院生活安全、充实，从而达到尽快康复的目的。然而医院规则的约束，难免会对病人有一定的影响，如病人须遵从医生和护士的指导，不能完全按自己的意愿进行活动，因而产生压抑感；与外界接触减少，信息闭塞，思念亲人而产生孤寂、焦虑感；需他人照顾的病人，由于缺少家属的陪伴，生活不便而加重心理负担等。护理人员应根据病人的不同情况和适应能力，主动热情地给予帮助和指导。如对新入院病人及时介绍医院规则，使其尽快熟悉环境，建立良好的人际关系；对活动不便的病人，多巡视询问，为其解决实际困难；对一般病人宣传医院规章制度的意义等。只有得到病人的理解和配合，才使病人尽快地适应有关规则而维持较好的身心状态。

（二）物理环境

人与环境是相互作用的统一整体。医院物理环境因素影响着病人的身心舒适和治疗效果。因此，护理人员应努力为病人创造一个安静、整洁、温度和湿度适宜、通风和光线良好、美观而安全的疗养环境。

1. 安静 病室内必须保持安静，避免噪音。凡与环境不协调的声音，病人不需要的并感到不愉快的声音都是噪音。长时间受噪音骚扰会影响病人情绪，易产生疲倦和不安，甚至出现眩晕、恶心、失眠以及脉搏、血压波动。WHO 规定的噪音标准，白天医院病区较理想的声音强度在 35～40 dB。50～60 dB 时则比较吵闹。为控制噪音，工作人员要做到"四轻"：说话轻、走路轻、操作轻、关门轻。病室的门、窗、椅脚应钉上橡皮垫，推车的轮轴应定期滴注润滑油，以减少噪音的发生；护士应向病人及家属宣传，共同保持病室安静。

2. 整洁 主要是指病区护理单元、病人及工作人员的整洁。具体应做到：

(1) 病室的陈设齐全，规格统一，物品摆放以根据需求及使用方便为原则；

(2) 病人的皮肤、头发、口腔要保持清洁，被服、衣裤要定期更换；

(3) 工作人员应仪表端庄、服装应整洁大方；

(4) 治疗后用物及时撤去，排泄物、污染敷料及时清除。

3. 舒适

(1) 空间：每一个人都需要一个适合其成长、发展和活动的空间。医院不同病区的设置应根据不同年龄层次设计不同风格、色彩。病人床单位的设置不能过密，保留适当的床间距，一般不得少于 1 m。幼儿需要一个类似游戏室的空间，成人需要休息室或会客室等场所。在为病人安排空间时，应考虑这些因素，尽可能满足病人的需要。

(2) 温度：病区适宜的温度可使病人感到舒适、安宁，并能减少体力的消耗，减轻肾脏的负担，有利于病人休息和治疗、护理工作的进行。室温过高会使神经系统受到抑制，干扰消化及呼吸功能，不利于散热，使人烦躁，影响体力的恢复。室温过低则因寒冷使人畏缩、肌肉紧张而产生不适，且可能在诊疗或护理时受凉。适宜的病室温度为 18～22 ℃，新生儿病室、老年病室以及在检查、治疗时室温应略高，以 22～24 ℃为宜。病室应有室温计，以便于观察和调节室温变化。寒冷的冬季，病室应采用取暖设备，酷热的夏季，可用电扇或空调。此外，根据需要及时为病人增减衣服及被褥。

(3) 湿度：湿度是空气中含水分的程度。病室湿度一般是指相对湿度，即在一定温度下，单位体积的空气中所含有水蒸气的量与其达到饱和时含量的百分比。适宜的病室湿度为 50%～60%，室内湿度过低，空气干燥，人体水分蒸发快，导致呼吸道黏膜干燥、咽痛、口渴，对急性喉炎、气管切开和呼吸道感染的病人十分不利。室内湿度过高，空气潮湿，有利于细菌繁殖，同时机体水分蒸发慢，出汗受抑制，病人感到闷热、不适，尿液排出量增加，加重肾脏负担，对心、肾疾病病人不利。病室应有湿度计，以便于观察和调节。湿度过低时，夏季可在地上洒水，也可使用加湿器，冬季可在暖气或火炉上放水壶等蒸发水蒸气，提高湿度；湿度过高时，可通风换气或使用去湿器。

(4) 通风：通风可以调节室内温、湿度，增加氧含量，降低二氧化碳及空气中微生物的密度，刺激皮肤血液循环，促进汗液蒸发及热的散发，增加病人的舒适感，并使人精神振奋。污浊的空气会使人出现烦躁、疲乏、头晕和食欲不振等，因此，病室应定时通风换气或安装空气调节器。有条件者可设立生物净化室(层流室)。每次通风时间在 30 min 左右，在冬季，通风时间可根据温差和风力适当掌握，开窗时应注意不使对流风直吹病人，以免病人着凉。

(5) 采光：病室采光有自然光源及人工光源。自然的光照给病人在视觉上带来舒适、欢快和明朗的感觉，对康复有利。适当的日光照射可以改善皮肤和组织的营养状况，使人食欲增加。尤其在冬季，照射部位血管扩张，血流增加，温度升高，使人感到舒适愉快。日光中紫外线可促进机体内部合成维生素 D，并有强大的杀菌作用。因此，病室应经常开启门窗，使日光直接射入，或协助病人到户外接受日光直接照射，以增进身心舒适感。人工光源主要用于夜间照明及保证特殊诊疗和护理操作的需要。护理人员应根据不同需要对光线进行调节，对先兆子痫、破伤风或畏光的病人，应采取避光措施，病室光线宜暗。夜间睡眠时，应采用壁灯或地灯，既可保证夜间巡视病情，又不至于影响病人睡眠。

(6) 装饰：医院中的装饰包括整体装饰和局部装饰。医院的绿化、建筑的结构与色彩、室内的装饰等都应从人与健康的和谐关系的角度进行人性化设计，以简洁美观为主。色彩对人的情绪、行为及健康均有一定影响，合理的色彩环境可使病人身心舒适，有利于恢复健康。绿色使人有安静、舒适感；浅蓝色使人心胸开阔；奶油色给人以柔和、悦目、宁静感；白色反光强、刺眼，使人感到疲劳。所以病室墙壁一般上方涂白色，下方涂浅绿色或浅蓝色，不宜全部涂白色。病室内和病区走廊上可适当摆设鲜花和种植绿色植物，令病室美观，增添生机。

4. 安全 医院是病人治疗疾病、恢复健康的场所，应采取各种措施，预防和消除不安全因素，确保病人安全。

(1) 物理性损伤：避免各种原因所造成的躯体损伤。防止坠床、撞伤或摔伤等，应按需使用床档、约束带等保护措施，医院走廊、卫生间应设置护栏或把杆，为年老体弱病人提供支持，地面、浴池应有防滑设施；使用冷热疗法时应注意防止烫伤和冻伤；应注意易燃、易爆物品，如氧气、乙醇等的安全使用和保管；病区内应设有消防设施及火警疏散措施；放射性诊断或治疗的病人应尽量减少身体不必要的暴露，严格掌握照射剂量和时间。

(2) 化学性损伤：护士应具备一定的药物学知识，掌握常用药物的保管原则和药疗原则，避免由于药物使用不当而引起化学性损伤。因此，护士要严格执行查对制度，药物宜现配现用，配制时应注意配伍禁忌，及时观察用药后反应。

(3) 生物性损伤：病区是各种病原微生物集中的场所，对病人构成了极大的威胁。医院应制定感染预防措施，有效控制医院内感染的发生，确保生物环境的安全。如采用严格的无菌技术和消毒隔离措施；建立健全的门诊、急诊预检、分诊和入院卫生处置制度；定期检测消毒和灭菌效果；有效的灭蚊、灭虱、灭蝇、灭鼠等，保证病人的安全。

(4) 医源性损伤：由于医务人员语言、行为不慎或操作不当而造成病人心理上和生理上的损害称为医源性损伤。如个别医务人员的言语和行为对病人不够尊重，缺乏耐心，会造成病人心理上的痛苦，或者由于个别医务人员责任心不强，为病人进行治疗、护理时无菌观念不强或动作粗暴，造成某些损伤等。医院应加强医务人员职业道德教育，防止医疗事故及差错的发生。

三、病床单位及设备

(一) 床单位

床单位是指医疗机构为住院病人提供的家具与设备，是病人住院时用以休息、睡眠、饮食、排泄、活动与治疗等最基本的生活单位。床单位的设备及管理要以病人的舒适、安全和有利于康复为前提。床单位的固定设备包括：床、床垫、床褥、枕芯、棉胎或毛毯、大单、被套、枕套、橡胶单和中单(需要时)、床旁桌、床旁椅及床上桌，墙壁上有照明灯、呼叫装置、供氧和负压吸引管道等设施。床单位设施(图 7-2)的名称、规格或用途见表 7-2。

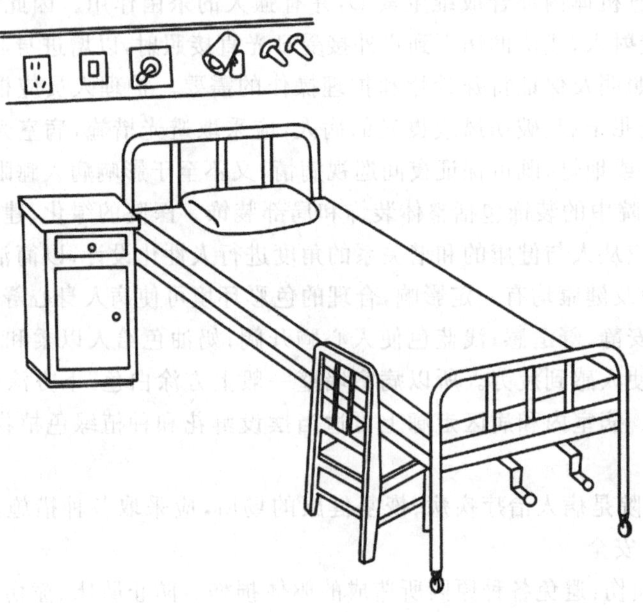

图 7-2　床单位的设施

表 7-2　床单位设施的名称、规格或用途

名称	规格或用途
病床	长 200 cm、宽 90 cm、高 60 cm
床垫	长、宽与床的规格相同，厚约 10 cm。用棕丝、棉花、海绵垫等作垫芯，垫面选用帆布料制成
床褥	长、宽与床垫相同，一般以棉花作褥芯。铺于床垫上，吸水性强，并可防止床单滑动
大单	长 250 cm，宽 180 cm，用棉布制作
被套	长 230 cm，宽 170 cm，用棉布制作，开口应在尾端并钉有布带
棉胎	长 210 cm，宽 160 cm，多用棉花胎，也可用人造棉或羽绒被
枕套	长 65 cm，宽 45 cm
枕芯	长 60 cm，宽 40 cm，内装海绵、蒲绒、羽绒或人造棉等
中单	长 170 cm，宽 85 cm，以用棉布制作为佳
橡胶单	长 85 cm，宽 65 cm，两端各加白布 40 cm
床旁桌	放在病人床旁，通常放置一些病人个人所属的物品或护理用具
床上桌	一个小桌面，由附着在地面的金属架支托，或直接架放在两侧床沿上
床旁椅或凳	供病人或探视者使用
照明灯	供病人照明用
呼叫铃	供病人呼叫医务人员服务时用
吸氧装置	供病人吸氧治疗时用
吸引装置	供病人吸引或吸痰时使用

（二）病床

病床是病室的主要设备，病床一定要符合实用、耐用、舒适、安全的原则。常用的病床可有如下功能：①床脚装有小轮便于移动，同时装有固定器；②床头和床尾可支起，方便病人调节体位；③能升降高度，满足病人和医护人员的不同需要；④有床档，防止病人坠床，保证病人安全。

四、铺床法

床单位要保持整洁，床上用物需定期更换，病床的铺法要求舒适、平整、美观、整齐、实用。临床上常用的铺床法有备用床、暂空床和麻醉床。

案例分析

李先生，20 岁，因发热、咳嗽、咳铁锈色痰、胸痛来院就诊，诊断为“肺炎球菌性肺炎”。经住院治疗后，病人痊愈出院。病区护士应如何整理床单位？

（一）备用床（被套式）

【目的】

保持病室整洁美观，准备迎接新病人入院（图 7-3）。

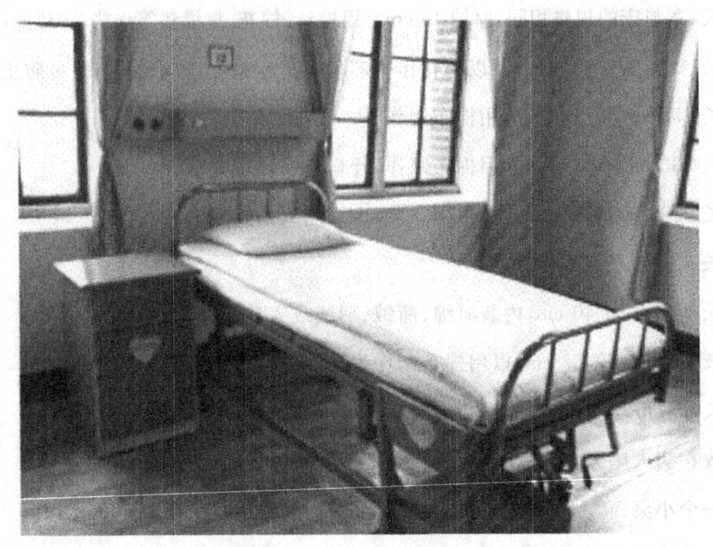

图 7-3　备用床（被套式）

【评估】

（1）检查床有无损坏，床上用物是否符合病床规格以及是否适应季节需要。

（2）床头设施是否完好，管道是否通畅。

（3）是否会影响病室内其他病人治疗或进餐。

【准备】

（1）护士准备：衣帽整洁、洗手、戴口罩。

（2）用物准备：床、床垫、床褥、大单、被套、棉胎或毛毯、枕套与枕芯。

（3）环境准备：周围无病人治疗或就餐。

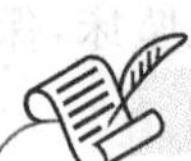

知识链接

介绍各种物品的折叠法

床单的叠法：床单正面向内，竖向对折两次，单边向内横向对折三次（站在床头者不动，床尾的人向上递两次横折）。

被套的折法：与床单相同。

棉褥的折法：横向对折两次。

棉胎的折法：将棉胎纵向对折两次，再"S"形横折两折。

【操作步骤】

铺备用床法操作步骤及操作要点见表 7-3。

表 7-3 铺备用床法

操作步骤	操作要点
备齐用物	按使用顺序一次备好用物携至床旁，以避免多次往返，可以提高效率和节力
移桌椅	移开床旁桌(距床约 20 cm)，移椅至床尾正中(距床约 15 cm)，留出空间便于操作。并将用物放于床旁椅上
翻床垫	根据床垫情况翻转床垫，避免床垫某个局部长期受压而变形，保持床垫松软，改变凹陷。床垫上缘紧靠床头。将床褥铺在床垫上
铺大单	(1)操作者站在靠床头端，将大单放在床褥上，大单正面向上，大单的中缝和床的中线对齐，分别散开(先散开床头，再散开床尾，图 7-4(a)) (2) 先铺床头再铺床尾。用手托起床垫，另一手伸过床头中线，将大单头端折入床垫(图 7-4(b)) (3) 再在距床头约 30 cm 处，向上提起大单边缘，使大单与床沿垂直，呈一等边三角形(图 7-4(c)) (4) 将等边三角形以床沿为界分为两半，上半三角暂时覆盖于床上(图 7-4(d)) (5) 将下半三角平整地折入床垫下。再将上半三角塞入床垫下(图 7-4(e)、图 7-4(f)) (6) 至床尾拉紧大单，同法铺好床尾角。沿床边拉紧大单中部边缘，将大单平塞于床垫下(图 7-4(g)) (7) 转至对侧，同法铺好对侧大单(图 7-4(h))
套被套	(1)“S”形套被套法。首先将棉胎或毛毯竖摺三折，再“S”形横摺三折备用。将被套正面向外平铺于床上，被套的中线与床的中线对齐放置，开口端向床尾。由被套尾端开口处拉被套上层至 1/3 处(便于放棉胎)，将折成“S”形的棉胎放入被套内，棉胎底边同被套开口边平齐。拉棉胎上缘至被套头端封口处。将竖折的棉胎先近侧后对侧铺开，与被套吻合平齐套好，对好两上角。整理被盖上缘，使之与床头平齐放置，至床尾逐层拉平被套和棉胎，系好系带。再将被盖边缘向内折叠与床沿平齐，铺成被筒，被盖尾端塞于床垫下。转至对侧，同法折叠另一侧被盖(图 7-5(a)) (2) 卷筒式套被套法。将被套正面向内平铺于床上，开口端向床尾。将棉胎或毛毯平铺在被套上，上缘与被套封口边齐，将棉胎同被套上层一起从床尾卷至床头或从床头卷至床尾，自开口处翻转，拉平，系带。按“S”形套被套法折成被筒(图 7-5(b))
套枕套	在床尾处将枕套套于枕芯上，四角充实，系带，轻拍枕头，先横放于床尾，再用两手平拖(或托)至床头。枕头的开口处背向门放置
整理床单位	将床旁桌、椅移回原处。保持床单位整洁、美观

(二) 暂空床(被套式)

【目的】

保持病室及床铺整洁、美观，供新入院或暂离床活动的病人使用(图 7-6)。

【评估】

(1) 明确护理目标，若为新入院病人，根据病情需要准备用物。

(2) 评估病人的病情是否可以暂时离床。

(3) 是否会影响病室内其他病人治疗或进餐。

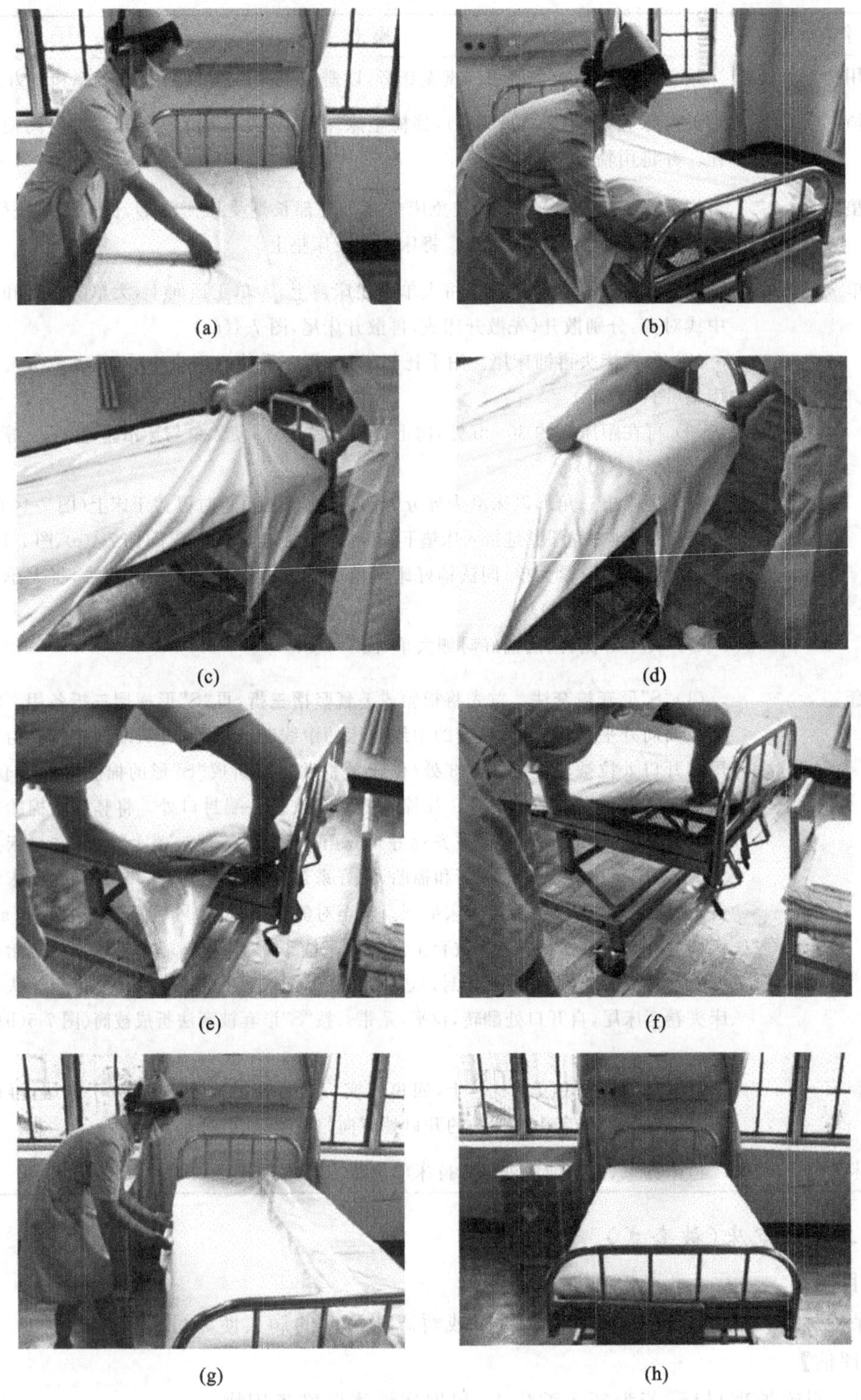

图 7-4 铺大单

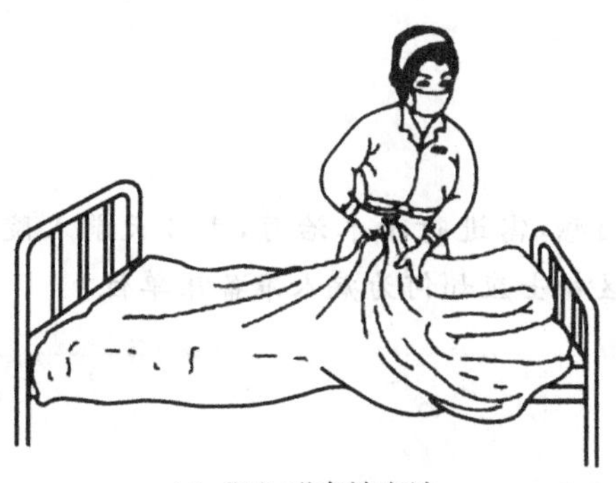
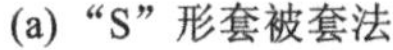
(a)"S"形套被套法

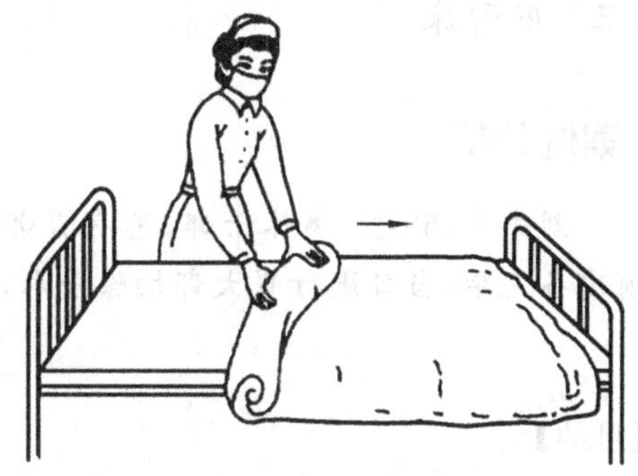
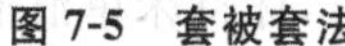
(b) 卷筒式套被套法

图 7-5 套被套法

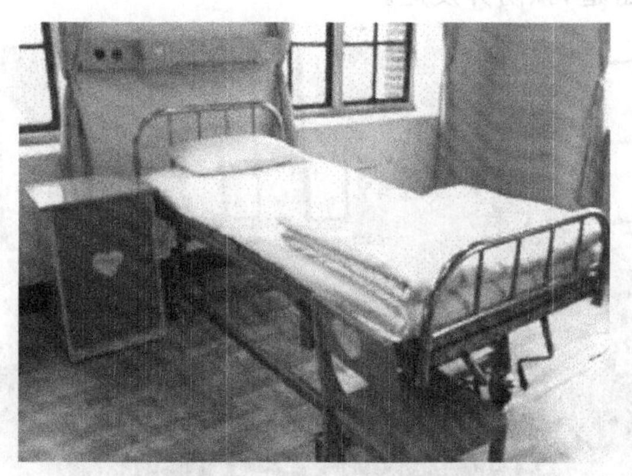

图 7-6 暂空床(被套式)

【准备】

(1) 护士准备:根据病人情况,准备符合病人需要的用物。

(2) 用物准备:同备用床,必要时备橡胶单和中单。

(3) 环境准备:周围无病人治疗或就餐。

【操作步骤】

铺暂空床法操作步骤及操作要点见表 7-4。

表 7-4 铺暂空床法

操作步骤	操作要点
备齐用物	洗手、戴好口罩,备齐物品携至病人床旁
整理盖被	按铺备用床法铺上大单,并铺上盖被,将被筒的上端扇形三折叠于床尾,使之平齐,以方便病人上床并保持病房整齐、美观
铺橡胶单、中单	铺橡胶单的位置应根据病人的病情而定。如选择床中部,则橡胶单的上缘应放置在距床头 45~50 cm 的部位,并注意橡胶单的中线与床中线对齐,再将两单边缘下垂部分一起平整地塞入床垫下。然后转至对侧,同法铺好另一侧橡胶单和中单

（三）麻醉床

刘先生，68岁，离休干部，患有胃部贲门癌，需进行手术治疗，于3天前入院。术前准备完毕，当日进行胃大部切除手术，病区护士应如何为病人准备床单位？

【目的】

（1）便于接受和护理麻醉手术后的病人（图7-7）。

（2）避免床铺被血液或呕吐物污染，保持床单清洁。

（3）使病人安全、舒适，预防并发症。

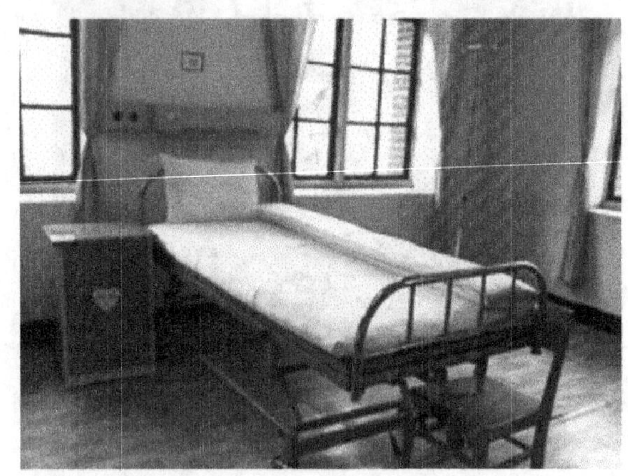

图7-7　麻醉床

【评估】

（1）病人病情、手术部位，麻醉种类、术后需要的抢救或治疗物品等。

（2）检查床旁设施（呼叫、氧气、吸引等装置）性能是否完好。

（3）是否会影响病室内其他病人治疗或进餐。

【准备】

1. 护士准备　护士应了解手术方式和麻醉种类，按需要准备用物。

2. 用物准备　所需用物除按备用床用物准备外，另加橡胶单、中单各2条及麻醉护理盘和输液架，必要时备吸痰器、胃肠减压器、氧气、热水袋、毛毯。

3. 麻醉护理盘用物准备

（1）无菌巾内放置：治疗碗、镊子、输氧导管、吸痰导管、压舌板、张口器、舌钳、牙垫、通气导管、棉签、纱布数块。

（2）无菌巾外放置：血压计、听诊器、弯盘、治疗巾、剪刀、电筒、胶布、别针、护理记录单、笔。

【操作步骤】

铺麻醉床法操作步骤及操作要点见表7-5。

表 7-5 铺麻醉床法

操作步骤	操作要点
准备工作	洗手、戴好口罩。将原有枕套、被套、大单等全部拆除，可降低手术后感染的危险性。将清洁被服折叠整齐，按铺床先后顺序置于护理车上携至床旁
移桌椅	同备用床
翻床垫	同备用床
铺大单、橡胶单、中单	(1)按铺备用床的方法铺好一侧大单 (2) 根据病人麻醉方式和手术部位，将橡胶单和中单铺在床铺相应的部位。①将一块橡胶单和中单铺于床的中部，中线分别对好床单的中线，橡胶单和中单的上缘距床头 45～50 cm；②根据病人病情和手术部位的需要，铺另一块橡胶单和中单并对齐中线，铺于床头或床尾。头颈、胸部手术者或全身麻醉手术病人可铺在床头，铺在床头时，使之上缘与床头平齐，下缘压在已经铺好的中部橡胶单和中单上，最后将橡胶单与中单的下垂边缘平整地一并塞入床垫下。下肢手术者，可将橡胶中单、中单铺于床尾，则其下端齐床尾，余同上 (3) 转至床的对侧，按同样的方法逐层铺好大单、橡胶单和中单
套被套	同备用床法套好被套后，被盖上端与床头平齐，两侧边缘向内折叠与床垫平齐，被盖尾端向内折叠与床尾平齐，再将被盖纵向扇形三折叠于一侧床边，开口处向门，便于将病人移至床上
套枕套	同备用床法将枕套套好，枕套开口背门，横立于床头，防止病人躁动时，头部碰撞床档而受伤
整理床单位	将床旁桌移回原处，椅子放于折叠被同侧。置麻醉护理盘于床旁桌上，输液架置于床尾，其他用物放于妥善的位置，以备需要或抢救时能及时取到用物

【注意事项】

(1) 病人进餐或做治疗时应暂停铺床。

(2) 铺床时应用节力原则，能升降的床，应将床升起，以免腰部过度弯曲；铺床时护士身体靠近床边，上身保持直立，两脚间距离与肩同宽，两膝稍屈，两脚根据活动情况前后、左右分开，有助于扩大支持面，降低重心，增加身体的稳定。操作时使用肘部力量，动作平稳协调，有节律，连续进行；避免多余无效的动作，减少走动次数。

(3) 铺麻醉床时应换上洁净的被单，以保证术后病人的舒适及预防感染。

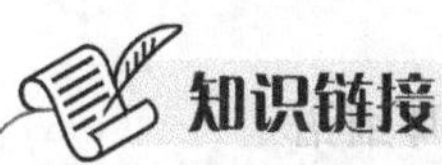

麻醉床与备用床的不同点

(1) 目的不同。

(2) 用物不同，多橡胶单、中单、护理盘、抢救器材。

(3) 被子折法不同，便于接待和护理病人。

(4) 枕头横立于床头，保护病人，防止病人躁动时撞伤头部。

小　结

医院是为人们提供卫生保健服务的机构，医院的主要任务有医疗、教学、科研、社区服务。门诊是直接对人群进行诊断、治疗和预防保健的场所；门诊护理工作主要有预检分诊、安排候诊与就诊、健康教育、治疗工作、消毒隔离、保健门诊。急诊是医院救治急诊病人的第一线，其护理工作主要包括预检分诊、急救物品准备、配合抢救、收留观察。病区是住院病人接受诊疗、护理及休养的场所，护理人员应努力为病人创造一个安静、整洁、温度和湿度适宜、通风和光线良好、美观而安全的疗养环境，促进病人的康复。病床的铺法要符合舒适、平整、美观、安全、实用的原则，临床上常用的有备用床、暂空床和麻醉床。

能力检测

【A_1/A_2型题】

1. 病室墙面的色调不宜选用（　　）。

A. 淡绿色　B. 淡黄色　C. 浅蓝色　D. 深棕色　E. 粉色

2. 下列不属于预检分诊内容的是（　　）。

A. 询问病史　B. 观察病情　C. 科普宣教　D. 初步判断　E. 分诊指导

3. 门诊发现传染病病员时应立即（　　）。

A. 开展候诊教育与卫生宣教　B. 安排病员提前就诊　C. 转急诊室处理
D. 将病员隔离诊治　E. 消毒候诊环境

4. 对前来门诊的病人，护士应首先进行（　　）。

A. 卫生指导　B. 健康教育　C. 心理安慰　D. 预检分诊　E. 查阅病案

5. 急救药品和各种抢救设备做到“五定”，不包括（　　）。

A. 定点安置　B. 定人保管　C. 定期消毒灭菌
D. 定期检查维修　E. 定期使用

6. 抢救时间的记录不包括（　　）。

A. 病人到达的时间　B. 医生到达的时间　C. 家属到达的时间
D. 抢救措施落实的时间　E. 病情变化的时间

7. 病室湿度过低，病人表现为（　　）。

A. 呼吸道黏膜干燥，咽喉痛　B. 闷热难受　C. 血压升高，头晕
D. 食欲不振，疲倦　E. 多汗，面色潮红

8. 保持病区环境安静，下列措施哪项不妥？（　　）

A. 推平车进门，先开门后推车　B. 医务人员讲话应附耳细语
C. 轮椅要定时注润滑油　D. 医务人员应穿软底鞋　E. 病室门应钉橡胶垫

9. 下列不属于护理单元设备范围的是（　　）。

A. 病床、床垫、枕芯、枕套　B. 棉胎、大单、被套　C. 茶杯、脸盆、热水瓶
D. 床旁桌、椅、信号灯　E. 橡胶中单和中单

10. 铺暂空床的目的是（　　）。

A. 保持病人的舒适　B. 方便病人的治疗
C. 供暂时离床活动的病人使用　D. 预防卧床并发症
E. 等待手术病人

11. 铺床时不节力的做法是(　　)。

A. 按顺序放置用物　　B. 身体靠近床边　　C. 上身保持直立

D. 两腿并拢稍屈膝　　E. 使用肘部力量

12. 铺备用床的操作方法中哪项是错误的?(　　)

A. 移开床旁桌,使之距病床 20 cm

B. 坐椅放在床尾,按顺序放上用物

C. 对齐中线铺大单,先铺床尾,再铺床头

D. 棉被套上被套,铺成被筒,两边与床沿平齐

E. 套上枕套,开口处背门放置

13. 麻醉护理盘内不需准备的物品是(　　)。

A. 张口器　B. 吸痰导管　C. 输氧导管　D. 牙垫　E. 导尿管

14. 王某,外伤,右下肢骨折,大量出血,急诊入院,急诊科护士在医生未到位前应立即(　　)。

A. 询问事故原因　　B. 向保卫部门报告　　C. 为病人注射止痛剂

D. 劝慰病人耐心等待医生　　E. 给病人止血、测血压,建立静脉输液通道

15. 陆女士,46 岁,脑外伤后呼吸道阻塞,行气管切开,病人的病室环境应特别注意(　　)。

A. 保持安静　　B. 调节温、湿度　　C. 加强通风

D. 合理采光　　E. 适当绿化

16. 某破伤风病人,神志清楚,全身肌肉阵发性痉挛、抽搐,所住病室环境下列哪项不符合病情要求?(　　)

A. 室温 18～20 ℃　　B. 相对湿度 50%～60%　　C. 门、椅脚钉橡皮垫

D. 保持病室光线充足　　E. 开门、关门动作轻

17. 魏先生因左上肢开放性骨折行急诊手术,外科病房护士为其准备麻醉床,下列不符合要求的是(　　)。

A. 可将原有备用床改铺为麻醉床　　B. 橡胶单及中单铺于床中部和床尾部

C. 盖被纵向三折叠于门对侧床边　　D. 枕头开口背门横立于床头

E. 备齐麻醉护理盘、输液架等

18. 陈太太,76 岁,在门诊候诊时,突然感到腹痛难忍,出冷汗,四肢冰冷,呼吸急促。门诊护士应(　　)。

A. 态度和蔼,劝其耐心等候　　B. 让病人平卧候诊　　C. 安排提前就诊

D. 给予镇痛剂　　E. 请医生加快诊疗

【B 型题】

(19～20 题共用备选答案)

A. 备用床　　B. 暂空床　　C. 备用床加橡皮中单、中单

D. 麻醉床　　E. 手术床

19. 胃大部切除术后需要准备(　　)。

20. 肺炎病人住院时需要准备(　　)。

(杨运霞)

第八章 病人入院和出院的护理

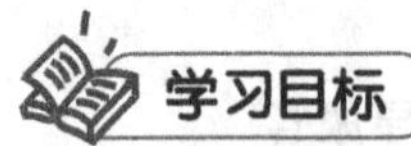

掌握：病人入院、出院的护理工作，轮椅、平车运送技术。

熟悉：病人入院程序。

了解：担架运送技术。

门诊或急诊病人，经医生初步诊察后因病情需要确定需要住院时，应先办理住院手续。护士应掌握入院的一般程序，按照整体护理的要求，对病人进行评估，了解病人的护理需求，给予针对性的护理措施，使病人尽快适应住院环境，配合治疗和护理。

通过治疗和护理，病人病情好转或痊愈，可以出院时，需办理出院手续。护士应掌握办理出院的一般程序，协助病人办理出院手续，同时做好出院指导，提高病人的自护能力，使其尽快恢复健康。

凡不能自如活动者在入院、出院、外出时，护士需酌情选用轮椅、平车或担架等工具运送。护士应掌握正确的使用方法，确保病人的安全。

第一节　病人入院护理

入院护理是指在病人入院时，护理人员对其进行的一系列护理工作。

一、入院程序

（一）办理住院手续

病人或家属持医生签发的住院证到住院处填写登记表格，办理入院手续。住院处接收病人后，立即通知病区值班护士准备接收新病人。如病区无空余的病床，可办理待床手续。需急诊手术的病人，应先进行手术，后办理入院手续。对急诊、危重病人，可先抢救，然后补办入院手续。

（二）实施卫生处置

住院处设卫生处置室，由护士管理，根据入院病人的病情对其进行卫生处置，如沐浴、更衣等。危重病人或即将分娩者，可酌情免浴；遇有虱虮者，先灭虱，再进行常规卫生处置。病人换下的衣服和不需要的物品（包括贵重钱物）交家属带回，或由住院处按相关手续存放。传染病病人或疑似传染病者，应送隔离室处置，用物按传染病要求处理。

(三) 护送病人入病区

住院处护士送病人入病区，根据病情可选用步行、轮椅或平车护送。护送时注意保暖，不中断必要的治疗(如输液、给氧)。根据病情安置合适卧位，保证病人安全。送入病区后与值班护士就病人病情、已采取或需继续的护理措施、个人卫生及物品进行交接，并按要求记录。

二、病人入病区后的初步护理

(一) 一般病人的护理

1. 准备床单位 接住院处通知后，病区值班护士应立即根据病情需要准备床单位，将备用床改为暂空床。传染病病人应安置在隔离病室。备齐病人所需用物。

2. 迎接新病人 护士应以热情的态度迎接新病人，将病人引领到指定的病室床位，以亲切的语言向病人进行自我介绍及介绍主管医生，做好入院指导。将新入院的病人介绍给同室的病友，并介绍医院的常规制度(如会客时间、用餐时间等)。最后引导病人及家属认识病房的环境，如厕所、浴室、护士站、治疗室、公共电话亭及有关人员，促使病人尽快地适应医院环境，以增强病人的安全感和对护士的信任，有宾至如归的感觉。

3. 观察及评估 观察和评估病人的有关健康问题，目前是否有严重的疼痛或不适的症状及体征，若有特殊不适症状，除就个人能力给予处理外，应立即请医生诊治；如无特殊不适，则先执行住院护理常规。

4. 填写有关表格

(1) 用蓝色钢笔逐页填写住院病案眉栏及有关表格。

(2) 住院病案按下列顺序排列：体温单、医嘱单、入院记录、病史及体格检查、病程记录(手术、分娩记录单等)、各种检验检查报告单、护理病案、住院病案首页、门诊病案。

(3) 用红色钢笔在体温单 40～42 ℃之间的相应时间栏内竖写入院时间。

(4) 填写病人入院登记本、诊断卡、床尾卡。

5. 监测生命体征 测量病人的体温、脉搏、呼吸、血压和体重，必要时测量身高，将测得数值记录于体温单上。

6. 通知主管医生，必要时协助体检 按医嘱处理有关事项，通知营养室准备病人膳食，按“分级护理”进行护理。

7. 了解病人身心需要 进行护理体检，并指导常规标本留取方法等，耐心听取并解答病人的咨询；填写病人入院护理评估单；拟订护理计划，作为日后执行护理活动的依据。

(二) 急诊、危重病人

1. 准备床单位 急诊、危重病人被送到病区后，值班护士酌情将病人安置在危重病室或抢救室，并加用橡胶单及中单；对老年人、意识不清或躁动不安的病人，须安置床档。

2. 通知医生 备好急救器械(如氧气装置、吸引器、输液器具、急救车等)和药品，通知有关医生做好抢救准备。

3. 配合抢救 密切观察病情变化，积极配合医生进行抢救，做好护理记录。

4. 询问病史 意识不清的病人或婴幼儿，需暂留陪送人员，以便询问病史。

第二节　病人出院护理

出院护理是指住院病人经过治疗和护理，病情好转、稳定、痊愈或放弃治疗需出院时，护士对病人进行的一系列护理工作。

一、出院前的护理

1. 通知病人和家属　医生根据病人健康情况，决定出院日期，护士按出院医嘱，提前通知病人及家属，做好出院准备。

2. 进行健康教育　护士根据病人病情进行恰当的健康教育，指导病人出院后在饮食、服药、休息、功能锻炼和定期复查等方面的注意事项，必要时向病人及家属提供出院指导的有关资料，教会病人相关护理知识及技能等。

3. 做好心理护理　护士应注意观察病人的情绪变化，给予鼓励和安慰，以减轻因离开医院而产生的恐惧和焦虑情绪，增强病人战胜疾病的信心。

4. 征求病人意见　在病人出院前一日，征求病人意见，以便于改进工作方法，提高护理质量。

二、出院时的护理

（一）执行出院医嘱

(1) 注销所有治疗、护理执行单（卡片），如诊断卡、病危卡、床头（尾）卡（单）、服药卡（单）、饮食卡（单）和治疗卡（单）等。

(2) 撤去住院病人一览表上的诊断小卡，撤去床头（尾）卡。

(3) 领取出院带药，交给病人或家属，并进行服药知识的指导。

(4) 填写出院登记本。

(5) 在体温单 40～42 ℃之间的相应时间栏内用红色钢笔竖写入院时间。

（二）填写病人出院护理评估单

病人出院前，护士应对病人的身心状况进行评估，并填写病人护理评估单。

（三）排列出院病历

将病案按出院顺序整理后，交病案室保存。出院病案排列顺序：住院病案首页、出院记录或死亡记录、入院记录、病史及体格检查、病程记录、各项检验及检查报告、护理病案、医嘱单、体温单。

（四）协助清理用物

协助清理用物，归还寄存的物品，收回病人住院期间所借物品并进行消毒。护士收到出院证，协助病人整理个人用物，开物品带出证。

（五）护送出院

根据病人情况，采用不同方法（如步行、轮椅或平车）护送病人出病区。

三、出院后的护理

病人离开病室出院后方可进行床单位的处理，将污被服撤下，送洗衣房清洗；床垫、褥、枕芯、棉胎放于日光下暴晒 6 h，或用紫外线灯管照射或臭氧消毒器消毒；病床、床旁桌椅用消毒液擦拭；脸盆、痰杯用消毒溶液浸泡；病室开门窗通风，铺备用床，准备迎接新病人。传染病病人出院后需进行终末消毒处理。

第三节 运送病人法

不能自行移动的病人在入院、出院、外出时，护士需酌情选用轮椅、平车或担架等工具运送病人。护理人员必须掌握搬运和护送的技术，确保安全。

一、轮椅运送法

【目的】

(1) 用于运送不能行走但能坐起的病人。

(2) 帮助病人离床活动，促进血液循环和体力恢复。

【准备】

(1) 护士准备：衣帽整洁，洗手。

(2) 病人准备：了解使用轮椅的目的、注意事项及配合方法。

(3) 用物准备：轮椅、按季节备毛毯及外衣、别针、按需备软枕。

(4) 环境准备：地面整洁、干燥、平坦，环境宽敞，便于轮椅通行。

【操作步骤】

轮椅运送法操作步骤及操作要点见表 8-1、图 8-1。

表 8-1 轮椅运送法

操作步骤	操作要点
核对解释	检查轮椅性能良好，携用物至床边，核对床头卡，向病人及家属解释，以取得合作，按需给予便器
固定轮椅	移轮椅至床边，椅背与床尾平齐，面向床头，翻起脚踏板；拉起车闸，以固定车轮，如无车闸，则护士站于轮椅后面固定轮椅以防止前倾 天气寒冷时铺毛毯于轮椅上，毛毯上端高过病人颈部 15 cm
协助病人上轮椅	摇高床头，放下床档，将盖被扇形折叠至床尾，护士一手伸入病人颈肩下，另一手伸入病人的腘窝，移病人的双脚垂于床沿，使病人坐起，病人以手掌撑住床面维持坐姿 护士协助病人穿衣、穿袜和穿鞋应面对病人双脚分开站立，环抱着病人的腰部，病人双手放于护士的肩膀上，护士的膝盖顶住病人的膝盖，协助病人的站立 护士保持膝盖屈曲及背部伸直的姿势，支持病人一起转身，使病人坐于轮椅上，翻下脚踏板，协助病人将脚踏于脚踏板上 寒冷时将毛毯翻折围在病人颈部，用别针固定，两侧用毛毯围住双臂，做成两个袖筒，各用别针固定腕部，再用毛毯将身体和下肢包裹好，置双脚于脚踏板上

续表

操作步骤	操作要点
推轮椅	嘱病人手扶轮椅扶手,尽量靠后坐,系好安全带 打开车闸,嘱病人勿向前倾身或自行下车;下坡时要减慢速度,并注意观察病情
下轮椅	轮椅推至床尾,轮椅背与床尾平齐,病人面向床头 固定轮椅,翻起脚踏板,解除病人身上固定的别针和毛毯 扶病人站立、转身、坐于床沿,病人脱去外衣,取舒适卧位 整理床单位

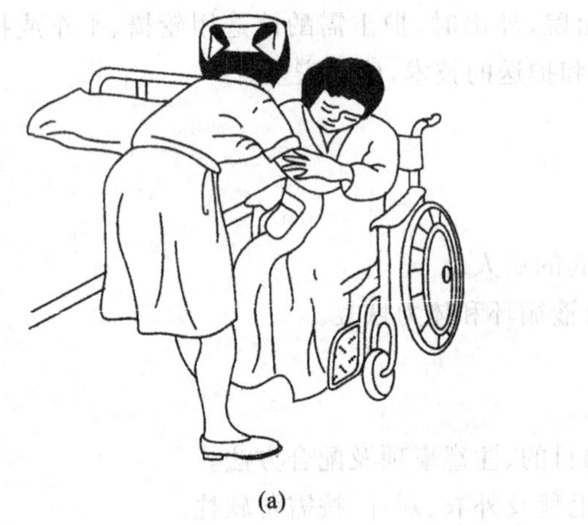

(a)

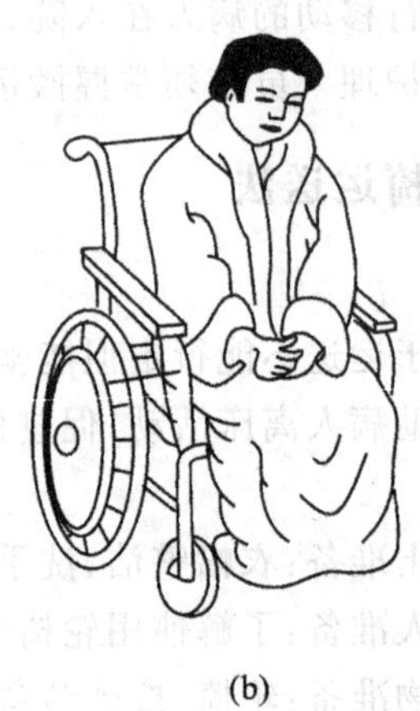

(b)

图 8-1 轮椅运送法

【注意事项】

(1) 使用前,检查轮椅性能,保持其完好。

(2) 根据室外温度适当增加病人衣物及盖被。

(3) 推轮椅时速度要慢,保持平稳,确保安全。

(4) 运送过程中注意观察病人的病情变化,遇有不适及时处理。

二、平车运送法

【目的】

运送卧床病人入院、出院、检查、治疗、手术或转运等。

【准备】

(1) 护士准备:衣帽整洁,洗手,戴口罩。

(2) 病人准备:了解使用平车的目的、注意事项及配合方法。

(3) 用物准备:平车(上置用橡胶中单和大单包好的垫子及枕头)、带套的毛毯或棉被、按需备大单、中单和木板。

(4) 环境准备:地面整洁、干燥、平坦,环境宽敞,便于平车通行。

【操作步骤】

平车运送法操作步骤及操作要点见表 8-2。

表 8-2 平车运送法

操作步骤	操作要点
核对解释	检查平车性能良好，将平车推至床边，核对床头卡，向病人及家属解释，以取得合作，按需给予便器
检查导管	检查病人身上的导管是否通畅，避免脱落、受压或液体逆流
◆挪动法	适用于能在床上适当配合的病人
固定平车	移开床旁桌，将盖被扇形折叠至床尾 将平车与床平行紧靠，大轮靠床头，固定车闸或抵住平车
协助上车	协助病人将上身、臀部和下肢依次向平车挪动(图 8-2) 协助病人躺好，用带套的毛毯或棉被包裹病人(先将脚端向上反折，再向上反折对侧和近侧，将颈部盖被折成衣领)(图 8-3) 打开车闸，平稳地推病人至目的地
协助回床	先移动下肢，再移动病人臀部和上肢回床，安置合适卧位
◆一人搬运法	适用于小儿或体重较轻、不能自行移动的病人(图 8-4)
固定平车	移开床旁桌，将盖被扇形折叠至床尾 使平车头端与床尾成钝角，固定车闸
搬运病人	搬运者一臂自病人腋下伸至肩部外侧，另一臂伸入病人大腿下，病人双臂交叉依附于搬运者颈后，搬运者抱起病人移步转身，将病人轻放于平车上 协助病人躺好，包裹病人(方法同上) 打开车闸，平稳地推病人至目的地
协助回床	回床时与离床搬运法相同
◆二人搬运法	适用于体重较重，不能活动者(图 8-5)
固定平车	移开床旁桌，将盖被扇形折叠至床尾 使平车头端与床尾成钝角，固定车闸
搬运病人	搬运者甲、乙站于床的同侧，将病人双手置于胸腹部；搬运者甲一臂托住病人头、颈、肩部，另一臂托住病人的腰部；搬运者乙一臂托住病人臀部，另一臂托住病人的腘窝，由一人发出口令，两人同时抬起病人，使病人身体向护士侧倾斜，移步将病人轻放于平车中央 协助病人躺好，包裹病人(方法同上) 打开车闸，平稳地推病人至目的地
协助回床	回床时与离床搬运法相同
◆三人搬运法	适用于病情较重或不能活动、体重较重者(图 8-6)
固定平车	移开床旁桌，将盖被扇形折叠至床尾 使平车头端与床尾成钝角，固定车闸

续表

操作步骤	操作要点
搬运病人	搬运者甲、乙、丙站于床的同侧，将病人双手置于胸腹部；搬运者甲一臂托住病人头、颈、肩部，另一臂托住病人的背部；搬运者乙一臂托住病人腰部，另一臂托住病人的臀部；搬运者丙一臂托住病人腘窝，另一臂托住病人的小腿，由一人发出口令，三人同时抬起病人，使病人身体向护士侧倾斜，移步将病人轻放于平车中央
	协助病人躺好，包裹病人（方法同上）
	打开车闸，平稳地推病人至目的地
协助回床	回床时与离床搬运法相同
◆四人搬运法	适用于颈椎、腰椎骨折的病人或病情危重者（图 8-7）
固定平车	移开床旁桌，将盖被扇形折叠至床尾
	在病人腰部、臀部下方铺帆布中单
	将平车与床平行紧靠，大轮靠床头，固定车闸
搬运病人	搬运者甲站于床头，托住病人头、颈、肩；搬运者乙站于床尾，托住病人双腿；搬运者丙、丁分别站于病床及平车两侧，紧握中单。由一人发出口令，四人同时抬起病人，将病人轻放于平车中央
	协助病人躺好，包裹病人（方法同上）
	打开车闸，平稳地推病人至目的地
协助回床	回床时与离床搬运法相同

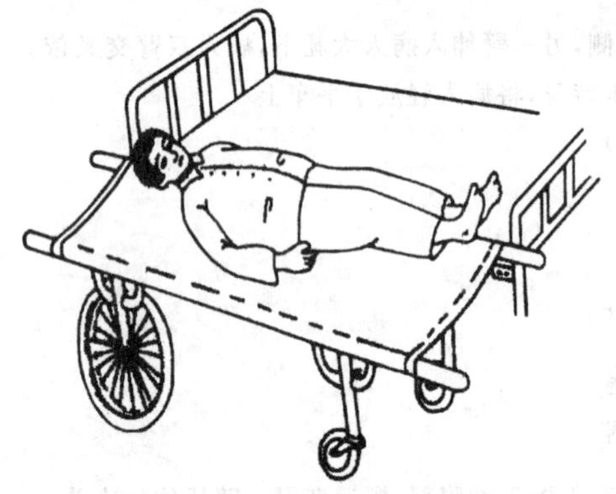

图 8-2　挪动上平车法

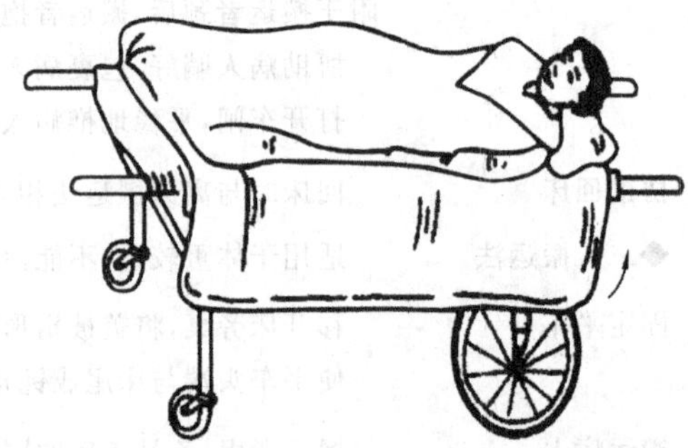

图 8-3　平车上病人包盖法

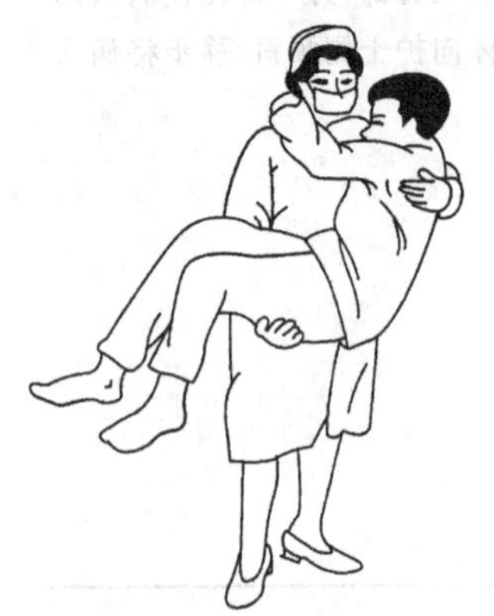

图 8-4　一人搬运法

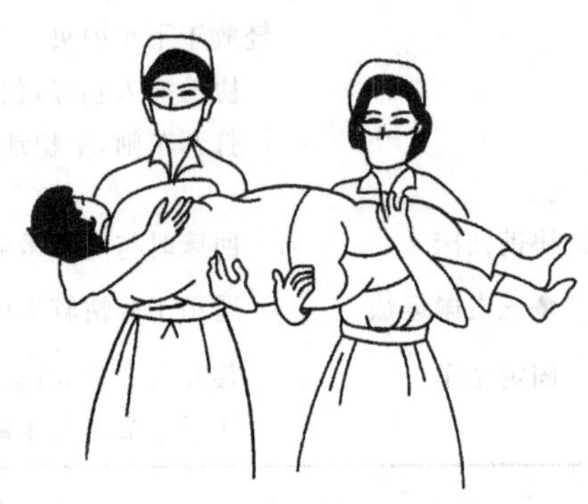

图 8-5　二人搬运法

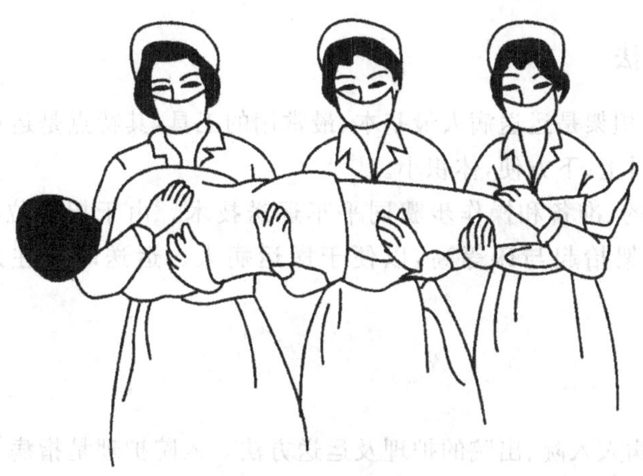

图 8-6 三人搬运法

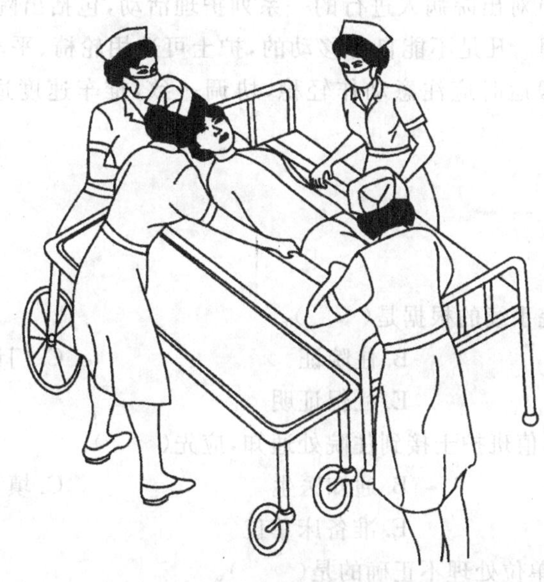

图 8-7 四人搬运法

【注意事项】

(1) 搬运病人时，动作应轻稳，协调一致，尽量使病人身体靠近搬运者，这样既使重力线通过支持面，保持平衡，又因缩短重力臂而达到省力。

(2) 推车时，护士应站在病人头侧，便于观察病情。搬运及推车时都应注意病人面色、呼吸及脉搏的变化。

(3) 确保病人安全、舒适。平车上下坡时，病人头部应在高处一端；如平车一端为小轮，一端为大轮，病人头部应卧于大轮端，因小轮转弯灵活，大轮转动次数少，可减少颠簸；车速要适宜，确保病人安全，舒适；冬季注意保暖，避免受凉；搬运骨折病人时，车上需垫木板，并固定好骨折部位；有输液管及引流管时，需保持通畅；推车进出门时，应先将门打开，不可用车撞门，以免震动病人及破坏建筑物。

三、担架运送法

在急救过程中，担架是运送病人最基本、最常用的工具，其特点是运送病人平稳、舒适，乘坐各种交通工具时上、下方便，体积小。

担架运送的目的、准备和操作步骤同平车运送技术。由于担架位置较低，运送病人时应由两人先将担架抬起与床等高，以便于搬运病人。运送时应注意步伐一致，确保平稳。

小　结

本章主要讲述病人入院、出院的护理及运送方法。入院护理是指病人入院时护理人员对其进行的一系列护理活动，包括入院程序、一般病人的入院护理和急诊病人入院护理。出院护理是指护理人员对出院病人进行的一系列护理活动，包括出院前的护理、有关文件的处理及床单位的处理。凡是不能自行移动的，护士可选用轮椅、平车、担架等工具运送，以满足病人的需要。搬运时应注意动作轻稳，协调一致，推车速度适宜，确保病人安全、舒适。

能力检测

【A1 型题】

1. 住院处办理入院手续的根据是（　　）。

A. 单位介绍信　　B. 住院证　　C. 门诊病历
D. 转院证明　　E. 社保证明

2. 一般病人入院，值班护士接到住院处通知，应先（　　）。

A. 迎接新病人　　B. 通知医生　　C. 填写入院病历
D. 完成入院评估　　E. 准备床单位

3. 出院病人的床单位处理不正确的是（　　）。

A. 撤去被服送洗　　B. 被褥置于日光下暴晒 6 h　　C. 床、桌用消毒液擦拭
D. 茶杯、痰杯浸泡于消毒液中　　E. 铺暂空床

4. 在体温单上填写病人入院时间的正确方法是（　　）。

A. 39～40℃之间，相应的时间栏内，用红钢笔纵写
B. 40～41 ℃之间，相应的时间栏内，用蓝钢笔纵写
C. 40～42 ℃之间，相应的时间栏内，用红钢笔纵写
D. 40～42 ℃之间，相应的时间栏内，用蓝钢笔纵写
E. 38～42 ℃之间，相应的时间栏内，用红钢笔纵写

5. 推平车上、下坡时，应注意（　　）。

A. 病人头向前　　B. 病人头向后　　C. 病人头在高处一端
D. 病人头在低处一端　　E. 病人头在小轮一端

6. 用轮椅接送病人时，轮椅位置是（　　）。

A. 放在床尾，椅背与床尾平齐　　B. 放在床头，面向床尾

C. 放在床旁，椅背靠床沿　　D. 放在床旁，面向床尾
E. 面向床头，椅背与床头平齐

7. 颈椎骨折病人适宜采用(　　)。
A. 轮椅运送　　B. 平车二人搬运法　　C. 平车三人搬运法
D. 平车四人搬运法　　E. 平车一人搬运法

8. 协助病人由病床向平车挪动的顺序是(　　)。
A. 上身、臀部、下肢　　B. 上身、下肢、臀部　　C. 下肢、臀部、上身
D. 臀部、上身、下肢　　E. 臀部、下肢、上身

9. 运送小儿重症肺炎的病人适宜采用(　　)。
A. 轮椅运送　　B. 平车单人搬运　　C. 平车二人搬运
D. 平车三人搬运　　E. 平车四人搬运

【A2 型题】

10. 病人汪某，因一氧化碳中毒急诊入院，护士用平车护送病人入病区的途中，吸氧和输液的处理方法是(　　)。
A. 暂停输液，继续吸氧　　B. 暂停吸氧，继续输液
C. 拔管，暂停输液，继续吸氧　　D. 留管，暂停输液，继续吸氧
E. 维持输液，吸氧

11. 病人于某，因心前区疼痛急诊入院，出现烦躁不安，面色苍白，血压 90/60 mmHg，脉搏 110 次/分，护士应立即(　　)。
A. 准备急救药品，等待医生到来　　B. 询问病史，确立护理诊断
C. 填写各种卡片　　D. 通知医生，配合抢救，测量生命体征
E. 介绍病区环境及有关制度

【A3 型题】

(12～13 题共用题干)病人吴某，因外伤引起脾破裂急诊入院，病人烦躁不安，面色苍白，四肢厥冷，血压 80/50 mmHg，脉搏 120 次/分。

12. 急诊科护士应立即(　　)。
A. 行卫生处置　　B. 通知医生，并做好术前准备
C. 通知病区值班护士　　D. 介绍医院的规章制度
E. 置休克卧位，测生命体征及身高、体重

13. 当病人术后回外科病房前，病区护士应(　　)。
A. 将备用床改为暂空床　　B. 枕头平放于床头，开口背门
C. 移椅子于床尾　　D. 将备用床改为麻醉床
E. 待病人回病房后再备麻醉盘

【B 型题】

(14～15 题共用备选答案)
A. 轮椅运送　　B. 平车单人搬运法　　C. 平车挪动法
D. 平车三人搬运法　　E. 平车四人搬运法

14. 运送疾病恢复期的病人到花园里散心，可采用(　　)。

15. 运送颈椎骨折的病人外出检查时，可采用(　　)。

【X 型题】

16. 入院时不宜进行卫生处置的病人有(　　)。

A. 危重病人　　B. 胃溃疡病人　　C. 严重心脏病病人

D. 即将分娩者　　E. 体质极度虚弱者

17. 四人搬运病人的方法适用于(　　)。

A. 危重病人　　B. 输液或导尿的病人　　C. 颈、腰椎骨折病人

D. 病情较轻而肥胖者　　E. 不能起床、体重较轻、病情稳定者

18. 平车搬运病人应注意的事项包括(　　)。

A. 多人搬运时动作协调一致　　B. 不可用车撞门　　C. 推车时不可过快

D. 观察病情变化　　E. 骨折病人车上垫木板

(周香凤　辛瑞莲)

第九章 病人卧位与安全的护理技术

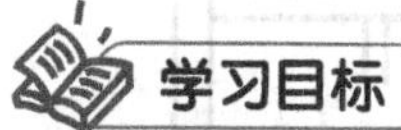

掌握：卧位的种类，各种卧位的适用范围，协助病人更换卧位。

熟悉：卧位的概念，保护具的应用。

不当的姿势和卧位是引起身体不适的原因之一。适当地安置病人，维持正确的姿势和卧位，不但可以使病人感到舒适，而且还可以预防长期卧床造成的并发症。护士在临床工作中常根据病人的病情、治疗与护理的需要为之调整相应的卧位。

第一节　临床常用卧位

一、卧位的概念

卧位是指病人休息和为适应医疗和护理需要所采取的卧床姿势。按卧位的自主性通常可分为：主动卧位、被动卧位和被迫卧位三种。

(1) 主动卧位：病人根据自己的习惯和意愿采取最舒适、最随意、最恰当的卧位。常见于轻症病人，通常病人身体活动自如，体位可随意改变。

(2) 被动卧位：病人自身无变换卧位的能力，躺在被安置的卧位，常见于极度衰弱、昏迷、瘫痪者。

(3) 被迫卧位：病人意识存在，也有变换卧位的能力，由于疾病的影响或治疗的需要，被迫采取的卧位，如哮喘急性发作的病人，由于呼吸极度困难而被迫采取端坐卧位。

二、卧位的种类

(一) 仰卧位

仰卧位(平卧位)是一种自然的休息姿势，基本姿势为病人仰卧，头下置一软枕，两臂放于身体两侧，两腿自然放置。根据病情或检查及治疗的需要，又可将仰卧位分为去枕仰卧位、中凹卧位和屈膝仰卧位。

1. 去枕仰卧位

(1) 适用范围：①昏迷或全身麻醉未清醒的病人，可避免呕吐物误入气管而引起窒息或肺部并发症;②椎管内麻醉或脊髓腔穿刺后的病人,可预防颅内压降低而引起的头痛。

(2) 实施:协助病人去枕仰卧,头偏向一侧,两臂放于身体两侧,两腿自然放平,枕头横立于床头(图 9-1)。

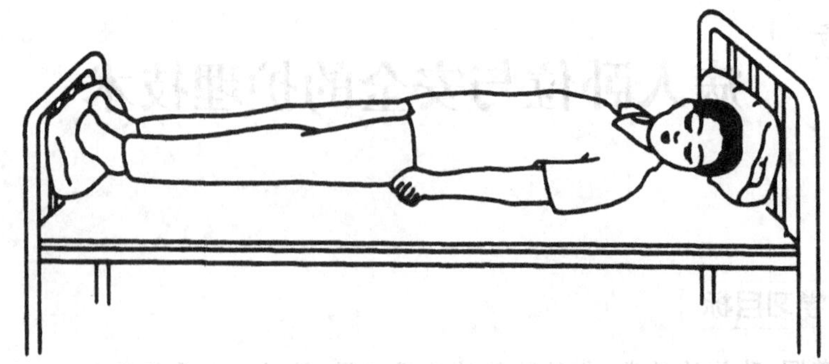

图 9-1 去枕仰卧位

2. 中凹卧位(休克卧位)

(1) 适用范围:休克病人。因为抬高头胸部,保持气道通畅,有利于通气,从而改善缺氧症状;抬高下肢,有利于静脉血液回流,增加心排出量而缓解休克症状。

(2) 实施:抬高病人头胸部 10°~20°,抬高下肢 20°~30°(图 9-2)。

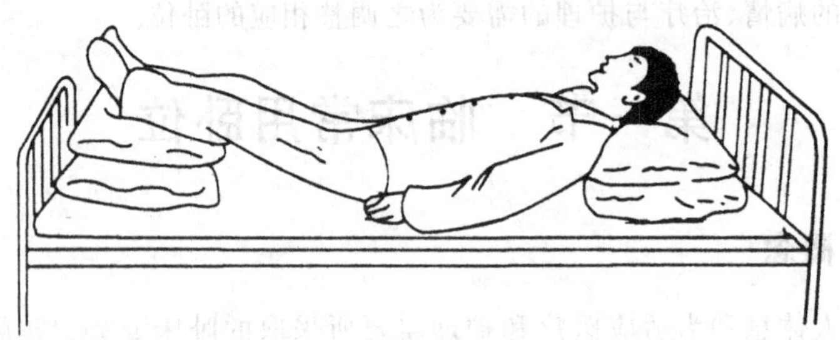

图 9-2 中凹卧位

3. 屈膝仰卧位

(1) 适用范围:胸腹部检查、行导尿术及会阴冲洗的病人。该卧位可使病人腹部肌肉放松,便于检查或暴露操作部位。

(2) 实施:病人平卧,头下垫枕,两臂放于身体两侧,两膝屈曲,并稍向外分开(图 9-3)。检查或操作时注意保暖及保护病人隐私。

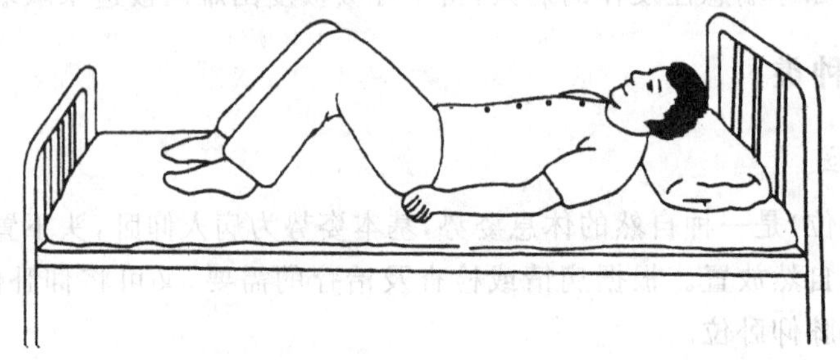

图 9-3 屈膝仰卧位

（二）侧卧位

1. 适用范围

(1) 臀部肌内注射、肛门检查、灌肠及配合胃镜检查等。

(2) 预防压疮。侧卧位与仰卧位交替，可避免局部组织长期受压，以便于擦洗和按摩受压部位，防止压疮的发生，使病人感觉舒适。

(3) 对单侧肺部病变者，视病情采取患侧卧位或健侧卧位。

2. 实施 病人侧卧，臀部稍后移，两臂屈肘，一手放于胸前，一手放于枕旁，下腿稍伸直，上腿弯曲(臀部肌内注射时，应下腿弯曲，上腿伸直，使被注射部位肌肉放松)。必要时在两膝之间、后背和胸腹部放置软枕，扩大支撑面，稳定卧位，使病人感觉舒适(图 9-4)。

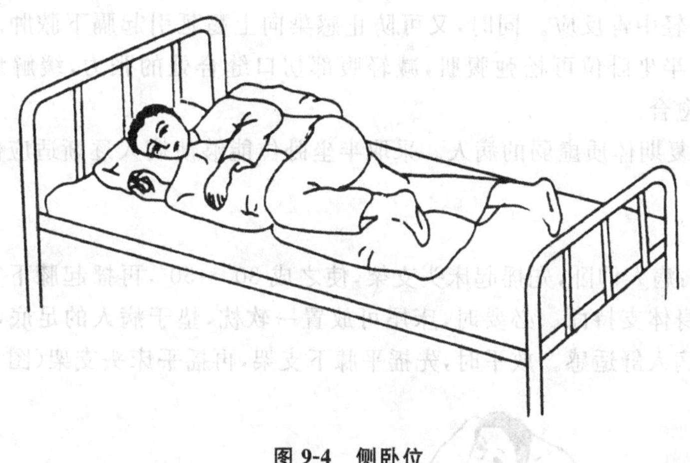

图 9-4 侧卧位

（三）俯卧位

1. 适用范围

(1) 腰背部检查或配合胰、胆管造影检查时。

(2) 脊椎手术后或腰、背、臀部有伤口，不能仰卧或侧卧的病人。

(3) 胃肠胀气所致的腹痛病人。俯卧位时，腹腔容积增大，可用于缓解胃肠胀气所致的腹痛。

2. 实施 病人俯卧，头偏向一侧，两臂屈肘放于头的两侧，两腿伸直，胸下、髋部及踝部各放一软枕，酌情在腋下用小枕支托(图 9-5)。如果为俯卧位病人进行臀部肌内注射时，病人足尖相对，足跟分开，保持肌肉放松。

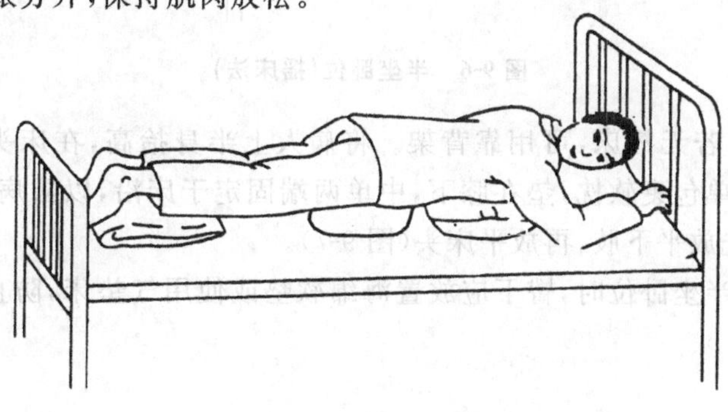

图 9-5 俯卧位

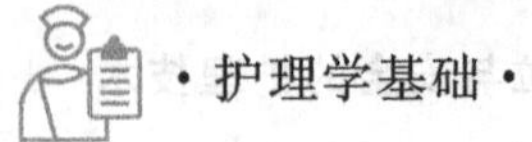

（四）半坐卧位

1. 适用范围

(1) 某些面部及颈部手术后的病人。采取半坐卧位可以减少局部出血。

(2) 胸腔疾病、胸部创伤及心肺疾病引起呼吸困难的病人。采取半坐卧位，由于重力作用使膈肌位置下降，胸腔容量扩大，同时腹内脏器对心、肺的压力减轻，使呼吸困难得到改善；急性左心衰竭病人采取半坐卧位，可使部分血液滞留在下肢和盆腔脏器内，回心血量减少，从而减轻肺部淤血和心脏负担；此卧位亦有利于脓液、血液及渗出液的引流。

(3) 腹腔、盆腔手术后或有炎症的病人。采取半坐卧位可使腹腔渗出液流入盆腔，便于引流；由于盆腔腹膜抗感染性较强，而吸收性较弱，可以减少炎症扩散和毒素吸收，促使感染局限化并减轻中毒反应。同时，又可防止感染向上蔓延引起膈下脓肿。此外，腹部手术后的病人采取半坐卧位可松弛腹肌，减轻腹部切口缝合处的张力，缓解疼痛，增进舒适感，有利于切口愈合。

(4) 疾病恢复期体质虚弱的病人。采取半坐卧位能够使病人逐渐适应体位改变，有利于向站立过渡。

2. 实施

(1) 摇床法：病人仰卧，先摇起床头支架，使之成30°～50°，再摇起膝下支架，防止身体下滑，同时扩大身体支持面。必要时，床尾可放置一软枕，垫于病人的足底，防止足底触及床尾栏杆，增进病人舒适感。放平时，先摇平膝下支架，再摇平床头支架(图 9-6)。

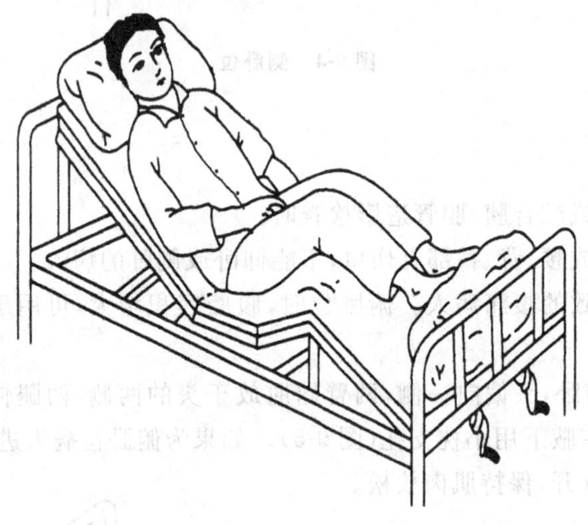

图 9-6　半坐卧位(摇床法)

(2) 靠背架法：若无摇床，可用靠背架。将病人上半身抬高，在床头垫褥下放一靠背架，下肢屈膝，用中单包裹软枕，垫在膝下，中单两端固定于床沿，以防病人下滑，床尾足底垫软枕。放平时，先放平下肢，再放平床头(图 9-7)。

危重病人采取半坐卧位时，臀下应放置海绵软垫或使用气垫床，防止局部组织长期受压而发生压疮。

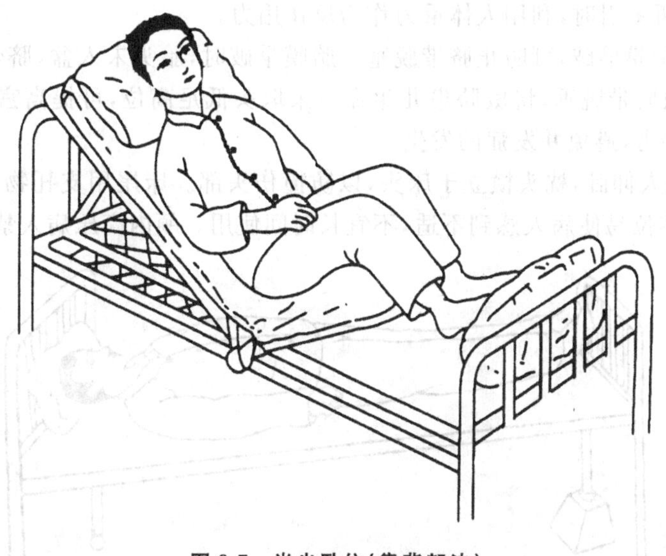

图 9-7 半坐卧位(靠背架法)

(五) 端坐位

1. 适用范围 心力衰竭、心包积液、支气管哮喘急性发作时的病人。由于呼吸极度困难,病人被迫日夜端坐以改善呼吸困难,其机制与半坐卧位减轻呼吸困难的机制相同。

2. 实施 扶病人坐起,用床头支架或靠背架将床头抬高 70°～80°,病人身体稍向前倾,床上放一跨床小桌,桌上放一软枕,可供病人伏于小桌上休息,背部放置一软枕,使病人背部也能向后依靠。同时,膝下支架抬高 15°～20°以防身体下滑。必要时加床档,以保证病人安全(图 9-8)。如用于急性肺水肿病人时,在病情允许情况下可使病人两腿向一侧床沿下垂,通过重力作用,减少下肢静脉回流,以减轻心脏负荷。

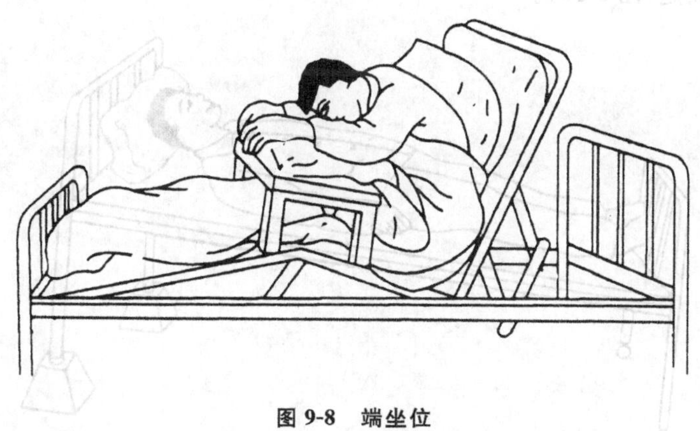

图 9-8 端坐位

(六) 头低足高位

1. 适用范围

(1) 体位引流,主要用于支气管扩张症病人,根据肺部病变的部位,采取不同卧位使患肺段处于高位,利用重力作用使肺部分泌物易于引流并咳出。

(2) 十二指肠引流,有利于胆汁引流。

(3) 下肢骨折牵引时，利用人体重力作为反作用力。

(4) 妊娠时胎膜早破，可防止脐带脱垂。胎膜早破时，胎头未入盆，脐带因羊水的冲力滑入阴道内，导致脐带脱垂，将威胁患儿生命。采取头低足高位，可提高宫口位置，减轻腹压，降低羊水的冲力，避免并发症的发生。

2. 实施　病人仰卧，枕头横立于床头，以防撞伤头部。床尾用支托物垫高 15～30 cm (图 9-9)。这种体位易使病人感到不适，不宜长时间使用。颅内高压病人禁用。

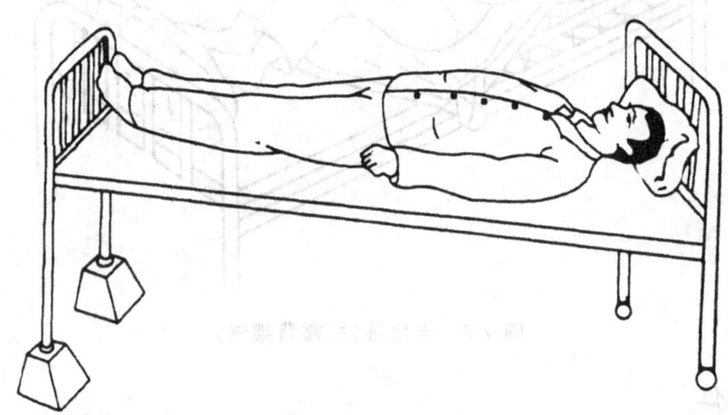

图 9-9　头低足高位

(七) 头高足低位

1. 适用范围

(1) 颈椎骨折病人进行颅骨牵引时作反牵引力。

(2) 颅脑损伤或颅脑手术后的病人，头部抬高，可降低颅内压，预防脑水肿。

2. 实施　病人仰卧，枕头横立于床尾，以防足部触及床档。床头用支托物垫高 15～30 cm 或根据病情而定(图 9-10)。

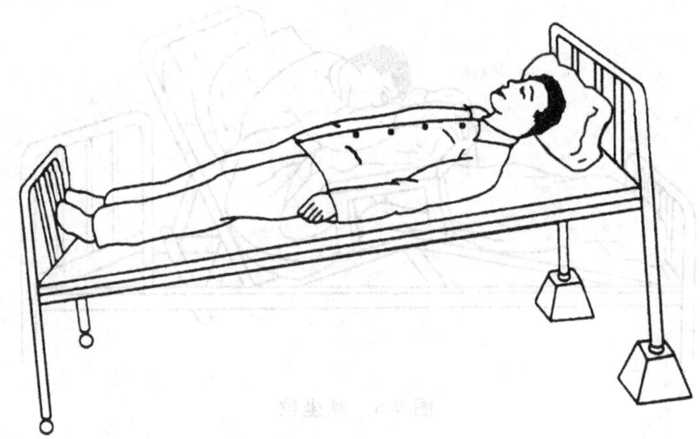

图 9-10　头高足低位

(八) 膝胸卧位

1. 适用范围

(1) 肛门、直肠、乙状结肠镜检查及治疗。

(2) 矫正胎位不正(如臀先露)或子宫后倾。

(3) 促进产后子宫复原。

2. 实施 病人跪卧，两小腿平放于床上，稍分开，大腿和床面垂直，胸贴床面，腹部悬空，臀部抬起，头转向一侧，两臂屈肘放于头的两侧(图 9-11)。孕妇采取此卧位矫正胎位时，每日 2～3 次，每次不应超过 15 min。安置这种卧位时，注意病人保暖，做好解释工作，以取得合作。

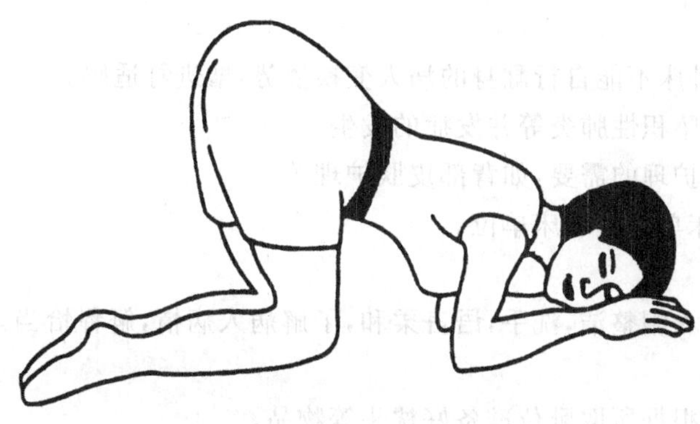

图 9-11 膝胸卧位

(九) 截石位

1. 适用范围

(1) 会阴、肛门部位的检查、治疗或手术。如膀胱镜检查、阴道灌洗、妇科检查等。

(2) 产妇分娩。

2. 实施 病人仰卧于检查台上，两腿分开，放在支腿架上(支腿架上放软垫)，臀部齐台边，两手放在身体两侧或胸前(图 9-12)。同时应保护病人隐私，维护病人自尊，做好解释与沟通，适当遮挡并注意保暖。

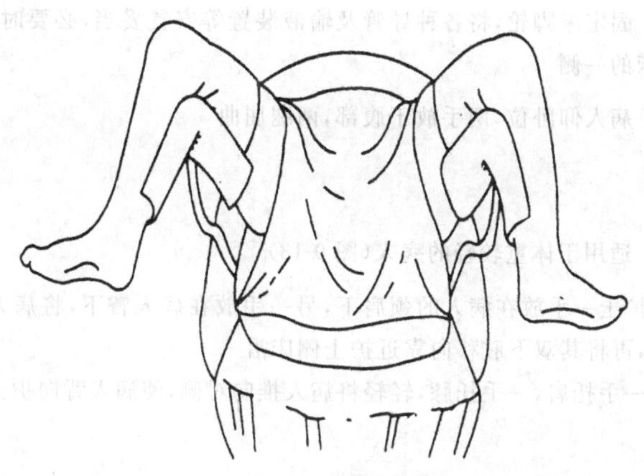

图 9-12 截石位

第二节 协助病人更换卧位

病人若长期卧床不动，身心压力很大，易出现精神萎靡、消化不良、便秘、肌肉萎缩等；

由于局部皮肤长期受压，血液循环障碍，呼吸道分泌物不易咳出，病人易出现压疮、坠积性肺炎等并发症。因此，护士应根据力学要求，掌握基本方法，定时为病人更换卧位，使病人身体各部分轮流承受身体的重量，维持肌肉的弹性，预防并发症的发生。

一、协助病人翻身侧卧法

【目的】

(1) 协助长期卧床不能自行翻身的病人变换姿势，增进舒适感。

(2) 预防压疮、坠积性肺炎等并发症的发生。

(3) 适应治疗、护理的需要，如背部皮肤护理等。

(4) 便于更换床单和整理床单位。

【准备】

(1) 护士准备：衣帽整洁，洗手，语言柔和，了解病人病情，解释恰当。视病人情况决定护士人数。

(2) 用物准备：根据所取卧位准备好枕头等物品。

(3) 环境准备：环境整洁、安静、舒适，光线充足，温度适宜，必要时使用屏风或床帘遮挡。

【操作步骤】

协助病人翻身侧卧法操作步骤及操作要点见表 9-1。

表 9-1　协助病人翻身侧卧法

操作步骤	操作要点
1.核对解释	核对病人床号、姓名，向病人及家属解释操作目的、过程、注意事项及配合要点，以取得病人合作
2.固定装置	固定床脚轮，将各种导管及输液装置等安置妥当，必要时将盖被折叠至床尾或床的一侧
3.病人卧位	病人仰卧位，两手放于腹部，两腿屈曲
4.协助翻身	
(1)一人协助病人翻身侧卧法	适用于体重较轻的病人(图 9-13)
①移至床沿	护士一手放在病人的颈肩下，另一手放在病人臀下，将病人肩部、臀部移向护士侧，再将其双下肢移向靠近护士侧床沿
②翻身侧卧	一手托肩，一手托膝，轻轻将病人推向对侧，使病人背向护士
(2)二人协助病人翻身侧卧法	适用于体重较重或病情较重的病人(图 9-14)
①移至床沿	两名护士站在床的同一侧，一人托住病人颈肩部和腰部，另一人托住病人臀部和腘窝处，两人同时将病人抬起移向近侧
②翻身侧卧	分别托住病人的肩、腰和臀、膝等部位，同时轻推，使病人转向对侧，背向护士
(3)二人协助病人轴线翻身法	适用于脊椎受损或脊椎手术后病人

续表

操作步骤	操作要点
①移动病人	病人去枕、仰卧，护士小心地将大单铺于病人身体下，两名护士站在床的同侧，分别抓紧病人肩、腰背、髋部、大腿等处大单，将病人拉至近侧，并放置床档
②安置体位	护士绕至床另一侧，将病人近侧手臂放在病人头侧，另一手臂放于病人胸前
③协助翻身	护士双脚前后分开，双手分别抓紧病人肩、腰背、髋部、大腿等处远侧大单，由其中一人发口令，两人动作一致地将病人整个身体以圆滚轴式翻转至侧卧，使病人面向护士
(4)三人协助病人轴线翻身法	适用于颈椎损伤的病人
①移动病人	一名护士固定病人头部，纵轴向上略加牵引，使头、颈随躯干一起慢慢移动，另一名护士将双手分别放于肩、背部，第三名护士将双手分别放于腰部、臀部，使病人头、颈、腰、髋部保持在同一水平线上，移至近侧
②转向对侧	保持病人脊椎平直，翻转至侧卧位，翻转角度不超过60°
5. 放置软枕	按侧卧位要求，在病人的背部、胸前及两膝间放置软枕，扩大支撑面，必要时使用床档，确保病人卧位安全、舒适
6. 检查安置	检查并安置病人，使病人肢体各关节处于功能位置，身上放置多种导管，保持各管道通畅
7. 记录	记录翻身时间、皮肤情况，做好交接班

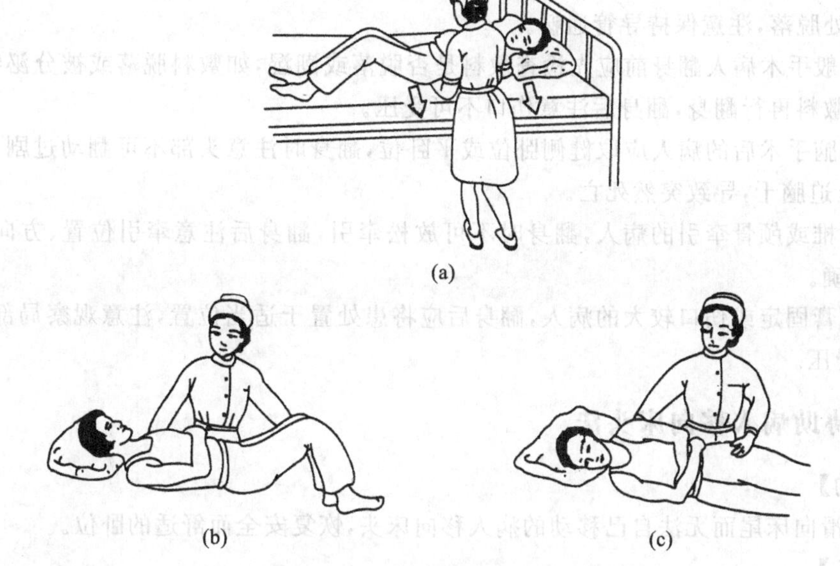

图 9-13 一人协助病人翻身侧卧法

【注意事项】

(1) 注意节力原则。如护士协助病人翻身时，应利用人体力学原理，扩大支撑面，降低重心，尽量让病人靠近护士，使重力线通过支撑面来保持平衡，缩短重力臂而省力，同时又可防止护士的腰部发生职业性损伤。

(2) 不可拖拉病人，以免擦伤皮肤，应将病人身体稍抬起，再行翻身；二人移动时应注

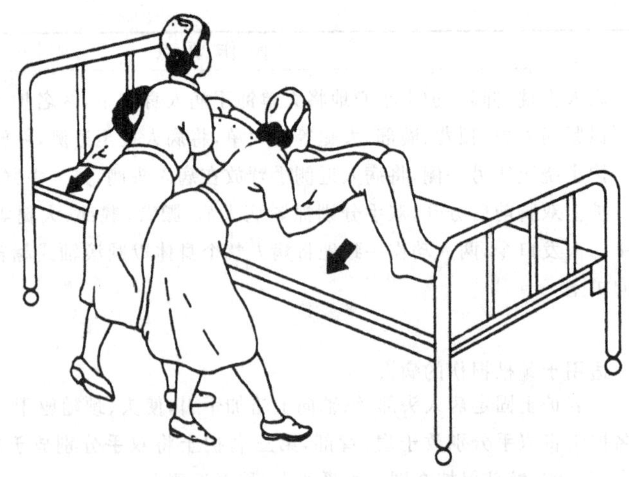

图 9-14　二人协助病人翻身侧卧法

意动作轻稳，协调一致。轴线翻身法翻转时，勿让病人身体屈曲，以免脊柱错位。

(3) 翻身时注意为病人保暖并防止病人坠床。

(4) 协助更换卧位时，注意观察病人的病情及受压部位的情况。翻身间隔时间视病情及局部受压情况而定，同时做好交接班工作。

(5) 为有特殊情况的病人翻身时应注意以下几点。

① 若病人身上置有多种管道，翻身时应先将导管安置妥当，翻身后检查各导管是否扭曲或连接处脱落，注意保持导管通畅。

② 一般手术病人翻身前应先检查敷料是否脱落或潮湿，如敷料脱落或被分泌物浸湿，应先更换敷料再行翻身，翻身后注意伤口不可受压。

③ 颅脑手术后的病人应取健侧卧位或平卧位，翻身时注意头部不可翻动过剧，以免引起脑疝，压迫脑干，导致突然死亡。

④ 颈椎或颅骨牵引的病人，翻身时不可放松牵引，翻身后注意牵引位置、方向及牵引力是否正确。

⑤ 石膏固定或伤口较大的病人，翻身后应将患处置于适当位置，注意观察局部血运情况，防止受压。

二、协助病人移向床头法

【目的】

协助滑向床尾而无法自己移动的病人移向床头，恢复安全而舒适的卧位。

【准备】

(1) 护士准备：衣帽整洁，洗手，语言柔和，了解病人病情，解释恰当。视病人情况决定护士人数。

(2) 用物准备：根据所取卧位准备好枕头等物品。

(3) 环境准备：环境整洁、安静、舒适、光线充足、温度适宜。

【操作步骤】

协助病人移向床头法操作步骤及操作要点见表 9-2。

表 9-2 协助病人移向床头法

操作步骤	操作要点
1.核对解释	核对病人床号、姓名，向病人及家属解释操作目的、过程、注意事项及配合要点，以取得病人合作
2.固定装置	固定床脚轮，将各种导管及输液装置等安置妥当，必要时将盖被折叠至床尾或床的一侧。根据病情放平靠背架，将枕头横立于床头
3.移动病人	
(1)一人协助病人移向床头法	适用于生活能部分自理或体重较轻的病人
	嘱病人仰卧屈膝，双手握住床头栏杆，双脚蹬床面，护士靠近床一侧，两腿适当分开，一手托住病人肩背部，一手托住病人臀部，在护士抬起病人的同时，病人脚蹬床面，使身体上移(图 9-15)
(2)二人协助病人移向床头法	适用于生活不能自理或体重较重的病人
护士姿势	两名护士站于床的同侧，一人托住病人颈肩及腰部，另一人托住臀部及腘窝部或
合力上移	两人分别站于床的两侧，两人双手相接，手指相互交叉，托住病人颈肩部和臀部
4.整理	两名护士同时用力，轻轻将病人抬起，移向床头(图 9-16)；放回枕头，视病情需要支起靠背架，整理床单位

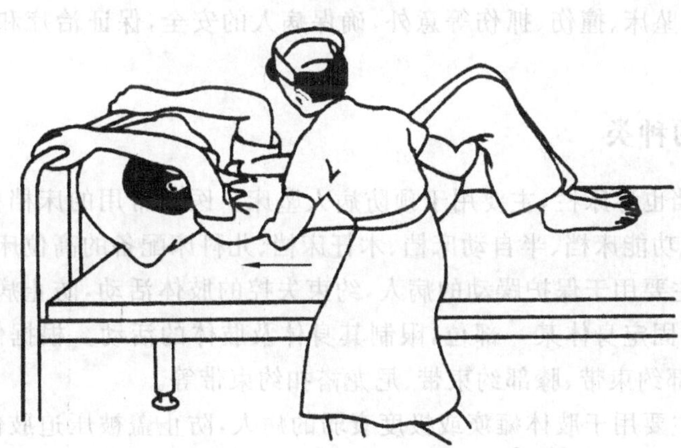

图 9-15 一人协助病人移向床头法

【注意事项】

(1) 护士应运用人体力学原理，操作轻稳、节力、安全，两人操作时动作应协调一致。

(2) 移动病人时不可拖拉，以减少病人与床之间的摩擦力，避免组织受伤。

(3) 枕头横立于床头，避免撞伤病人，二人操作时应注意保护病人的头部并予以支持。

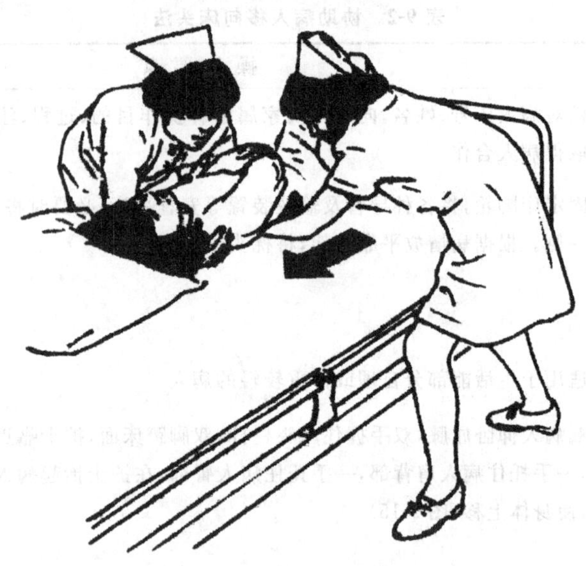

图 9-16　二人协助病人移向床头法

第三节　保护具的应用

保护具是用来限制病人身体或某一部位的活动，以达到维护病人安全、舒适及疾病治疗效果的各种器具。目的是为了防止小儿、高热、谵妄、昏迷、躁动及危重病人因意识不清或其他原因而发生坠床、撞伤、抓伤等意外，确保病人的安全，保证治疗和护理工作的顺利进行。

一、保护具的种类

1. 床档　床档也称床栏，主要用于预防病人坠床。医院常用的床档根据不同设计，可有多种样式。如多功能床档、半自动床档、木杆床档、儿科床配备的高位床档等。

2. 约束带　主要用于保护躁动的病人，约束失控的肢体活动，防止病人自伤、伤人、坠床等或治疗时需要固定身体某一部位，限制其身体及肢体的活动。根据使用部位的不同，可分为宽绷带、肩部约束带、膝部约束带、尼龙褡扣约束带等。

3. 支被架　主要用于肢体瘫痪或极度衰弱的病人，防止盖被压迫肢体而造成足下垂、足尖压疮和不适等，从而影响肢体的功能位置，造成永久性伤害。也可用于烧伤病人暴露疗法需保暖时。

二、保护具的应用

（一）适用范围

（1）儿科病人，因认知及自我保护能力尚未发展完善，尤其是未满 6 岁的儿童，易发生坠床、撞伤、抓伤等意外或不配合治疗等行为。

（2）坠床概率高的病人，如麻醉后未清醒、意识不清、躁动不安、失明、痉挛或年老者。

（3）施行了某些手术的病人，如白内障摘除术后病人、虹膜牵张术病人。

(4) 皮肤瘙痒者,包括全身或局部瘙痒难忍的病人。

(5) 精神病病人,如躁狂症病人、自我伤害者。

(6) 长期卧床、极度消瘦、虚弱及其他压疮易发者。

(二) 使用方法

1. 床档

(1) 多功能床档(图 9-17):不用时可插入床尾,使用时可插入两边床沿,必要时还可垫于病人背部(用于胸外心脏按压时)。

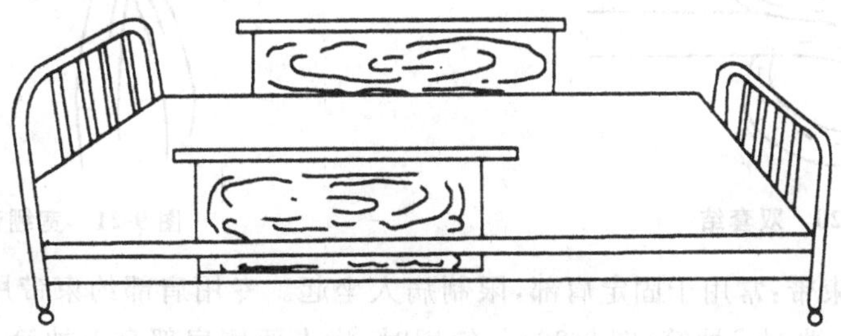

图 9-17 多功能床档

(2) 半自动床档(图 9-18):可按需升降。

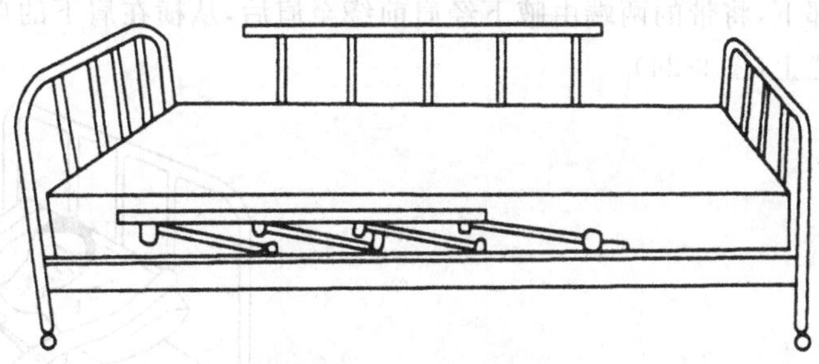

图 9-18 半自动床档

(3) 木杆床档(图 9-19):使用时需如图所示进行稳妥固定,床档中间为活动门,操作时将门打开,平时将门关上。

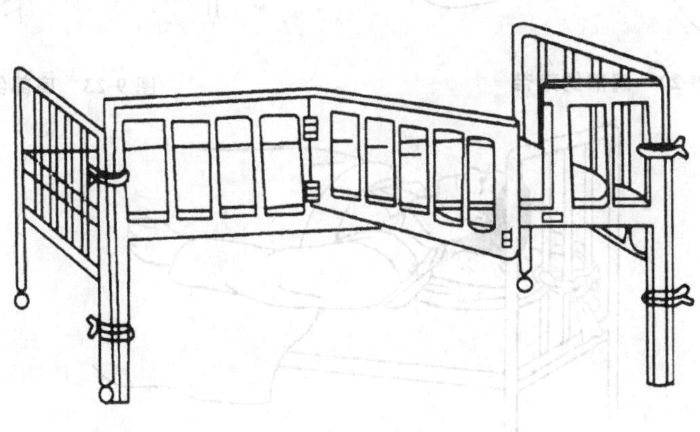

图 9-19 木杆床档

2. 约束带

(1) 宽绷带约束:常用于固定手腕和踝部。先用棉垫包裹手腕或踝部,再用宽绷带打成双套结(图 9-20),套在棉垫外,稍拉紧,使之不脱出(以不影响肢体血液循环为度),然后将绷带系于床沿(图 9-21)。

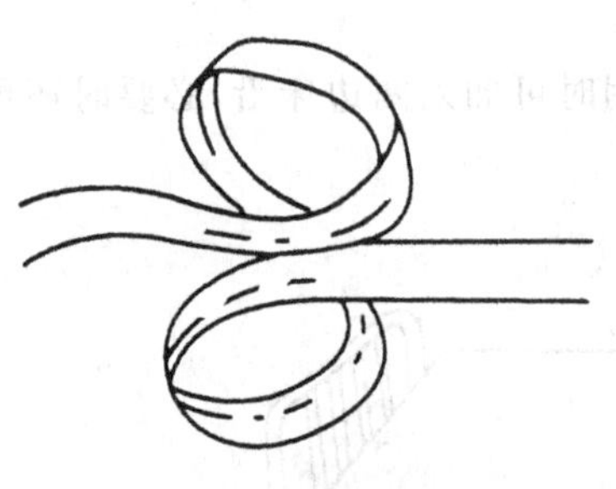
图 9-20 双套结

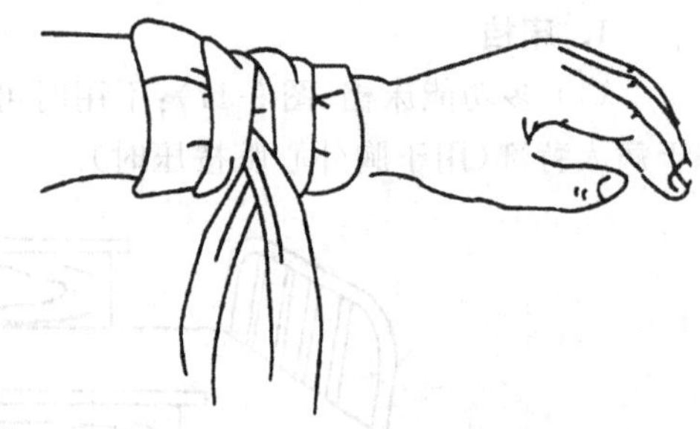
图 9-21 宽绷带约束法

(2) 肩部约束带:常用于固定肩部,限制病人坐起。专用肩部约束带用宽布制成,宽 8 cm,长 120 cm,一端制成袖筒(图 9-22)。使用时,病人两侧肩部套上袖筒,腋窝衬棉垫,两袖筒上的细带在胸前打结固定,将两条宽的长带系于床头(图 9-23),必要时将枕头横立于床头。亦可用大单斜折成长条,作肩部约束,使用时,枕头横立于床头,斜折成长条的大单放在病人的肩背部下,将带的两端由腋下经肩前绕至肩后,从横在肩下的单子上穿出,再将两端系于床头横栏上(图 9-24)。

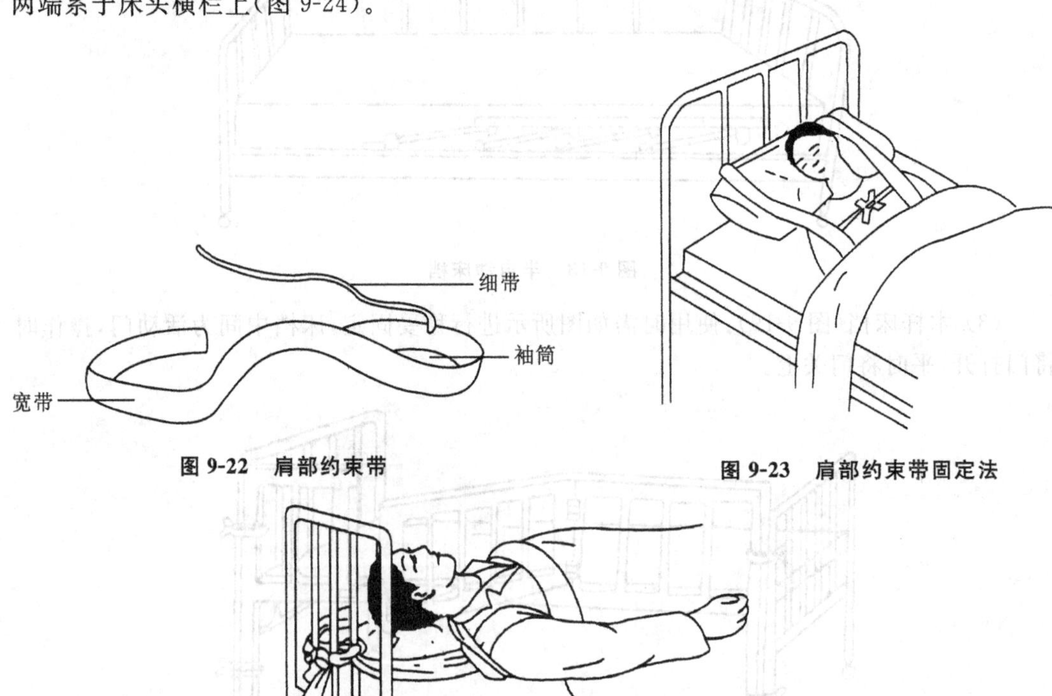

图 9-22 肩部约束带

图 9-23 肩部约束带固定法

图 9-24 肩部大单固定法

(3) 膝部约束带:用于固定膝部,限制病人下肢活动。专用膝部约束带用宽布制成,宽 10 cm,长 250 cm,宽带中部相距 15 cm 处分别缝制两条双头带(图 9-25)。使用时,两膝衬棉垫,将约束带横放于两膝上,宽带下的两头系带各固定一侧膝关节,然后将宽带系于床沿(图 9-26)。亦可用大单固定,将大单斜折成 30 cm 宽的长条,横放在两膝下,拉着宽带的两端向内侧压盖在膝部,将两端系于床沿(图 9-27)。

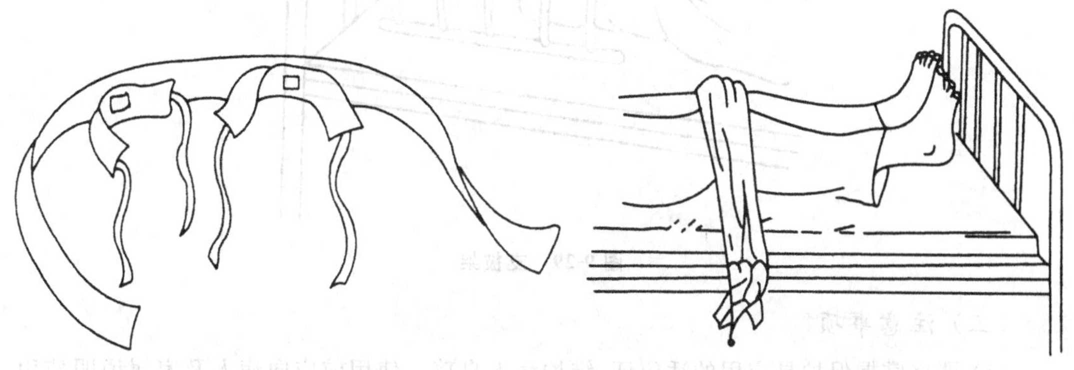

图 9-25 膝部约束带　　图 9-26 膝部约束带固定法

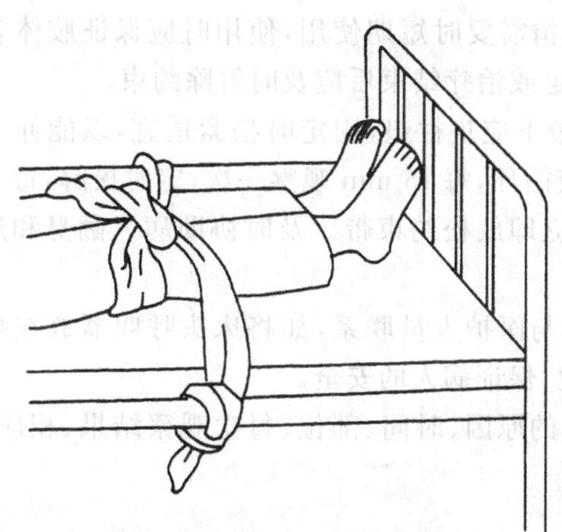

图 9-27 膝部大单固定法

(4) 尼龙褡扣约束带:操作简便、安全,可用于固定手腕、上臂、膝部、踝部。约束带由宽布和尼龙褡扣制成(图 9-28)。使用时,将约束带置于关节处,被约束部位衬好棉垫,对合约束带上的尼龙褡扣,使之松紧度适宜,然后将带子系于床沿。

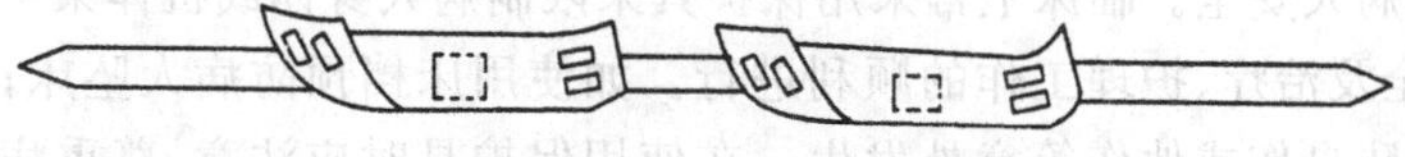

图 9-28 尼龙褡扣约束带

3. 支被架 用铁条、木条或其他材料制成半圆形带栅栏的架子,其宽度比病床稍窄。使用时,将支被架罩于防止受压的部位,盖好盖被(图 9-29)。

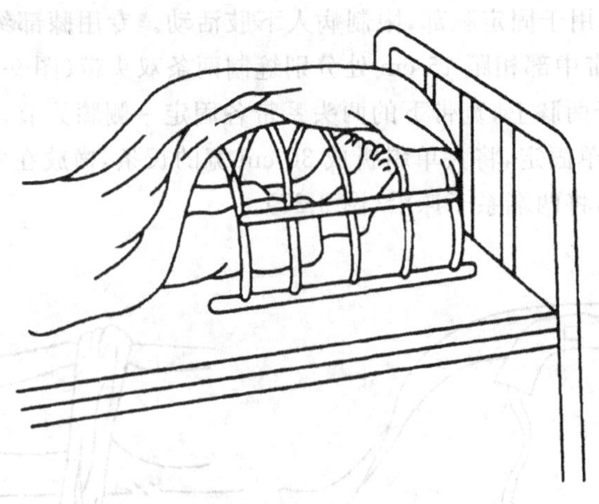

图 9-29　支被架

（三）注意事项

(1) 严格掌握保护具应用的适应证，维护病人自尊。使用前应向病人及家属说明使用保护具的原因、目的和方法，取得同意及配合；使用时做好心理护理。

(2) 保护具只能在病情需要时短期使用，使用时应保证肢体各关节处于功能位置，使病人安全、舒适。病情稳定或治疗结束后应及时解除约束。

(3) 使用约束带时，带下应垫衬垫，固定时松紧适宜，以能伸入 1～2 个手指为宜。注意观察受约束部位的血液循环，每 15 min 观察一次；定时松解，每 2 h 放松一次。若发现肢体苍白、麻木、冰冷时，应立即放松约束带。及时协助病人翻身和进行皮肤护理，促进血液循环。

(4) 确定病人可随时与医护人员联系，如将床头呼叫器放在病人手可触及之处，或有陪护人员监测其约束情况，保证病人的安全。

(5) 记录使用保护具的原因、时间、部位、每次观察结果、相应的护理措施及解除约束的时间。

小　结

临床护理工作中应熟悉各种卧位的安置方法与安全要求，协助病人卧于舒适、安全而正确的位置。对于长期卧床而又不能自由翻身的病人，护士应协助其更换卧位。更换卧位时，护士应利用人体力学原理，采取科学的方法，尤其在为有特殊情况的病人翻身时更应特别注意，以确保病人安全。临床上常采用保护具来限制病人身体或机体某一部位的活动以确保病人的安全及治疗、护理工作的顺利进行。如使用床档预防病人坠床；使用约束带限制躁动病人，以防自伤或他伤等意外发生。在使用保护具时应注意：尊重病人，取得理解，短期使用，密切观察。

能力检测

【A1 型题】

1. 休克病人体位应采用(　　)。

A. 平卧位　　B. 膝胸位　　C. 中凹卧位
D. 头高足低位　　E. 头低足高位

2. 以下不需用保护具的是(　　)。
A. 谵妄病人　　B. 躁动病人　　C. 体温过低病人
D. 高热病人　　E. 昏迷病人

3. 防止病员坠床，最佳措施是(　　)。
A. 约束带固定肩部　　B. 约束带固定膝部　　C. 床档
D. 约束带固定腕部　　E. 约束带固定踝部

4. 半卧位的目的不包括(　　)。
A. 利于引流　　B. 利于呼吸　　C. 利于循环
D. 防止膈下脓肿　　E. 利于排尿

5. 二人协助病人翻身侧卧，下列哪项错误？(　　)
A. 一人托住病人的颈肩部和腰部　　B. 一人托住病人的臀部和腘窝
C. 二人同时抬起病人移向身体远侧　　D. 分别扶病人肩、腰、臀和膝部翻向对侧
E. 转向对侧，按侧卧法放置软枕

6. 为臀先露病人采取膝胸位纠正胎位，不正确的安置是(　　)。
A. 两小腿平放在床上　　B. 大腿和床面垂直　　C. 头偏向一侧
D. 前胸悬空　　E. 臀部抬起

【A2 型题】

7. 李女士，31 岁，怀孕 35 周。因夜 12 点阴道流出水样物约 300 mL，无子宫规律收缩征象而急诊入院，诊断为胎膜早破，入院后应采取的卧位是(　　)。
A. 头低足高位　　B. 仰卧屈膝位　　C. 头高足低位
D. 去枕平卧位　　E. 膝胸卧位

8. 李某，女性，55 岁，因心包积液导致呼吸极度困难。应采用何种卧位？(　　)
A. 俯卧位　　B. 去枕卧位　　C. 侧卧位
D. 头高足低位　　E. 端坐位

9. 周先生，35 岁，无痛性血尿 2 周，疑为膀胱癌，做膀胱镜检查。应协助其采用的体位是(　　)。
A. 仰卧位　　B. 侧卧位　　C. 半坐卧位　　D. 截石位　　E. 膝胸位

10. 王先生，55 岁，体重约 80 kg，两护士共同为病人翻身，下面操作不正确的是(　　)。
A. 两名护士站在床的同侧　　B. 一人托病人的臀部和腘窝　　C. 一人托病人腰背部
D. 两人同时抬起病人　　E. 轻推病人转身对侧

11. 病人，陈某，33 岁，胃大部切除术后，体质虚弱，不能自行翻身。护士在帮助其翻身侧卧时不正确的操作是(　　)。
A. 定时翻身，建立翻身登记卡　　B. 翻身前先检查敷料是否脱落
C. 如敷料潮湿或脱落，翻身后立即更换
D. 如敷料潮湿或脱落，先更换敷料再行翻身
E. 伤口不可受压

【A3/A4 型题】

（12～14 题共用题干）

病人李某，男性，67 岁。因肺心病近日出现烦躁，有时神志不清，静脉输液时有躁动。

12. 为确保病人的治疗可用（　　）。

A. 专人守护　　B. 双膝固定法　　C. 肩部固定法

D. 床档　　E. 约束带

13. 使用约束带时下列错误的是（　　）。

A. 保护病人自尊　　B. 制动只能短期使用　　C. 肢体处于功能位置

D. 注意观察被约束肢体的皮肤颜色　　E. 每 6 h 松解 1 次

14. 使用约束带时，应保持病人肢体处于（　　）。

A. 治疗的强迫位置　　B. 常易变换的位置　　C. 病人喜欢的位置

D. 功能位置　　E. 生理运动位置

（15～18 题共用题干）

病人任某，男性，22 岁，因急性阑尾炎合并穿孔入院，在硬膜外麻醉下，行阑尾炎切除术，术后用平车送病人回病室。

15. 病人回病室后应采取何种体位？（　　）

A. 屈膝仰卧位 4 h　　B. 去枕仰卧位 4～6 h　　C. 中凹卧位 6 h

D. 侧卧位 4 h　　E. 俯卧位

16. 病人术后第 2 天晚体温 39.1 ℃，并诉伤口疼痛难忍，应采取何种体位？（　　）

A. 屈膝仰卧位　　B. 头高足低位　　C. 右侧卧位

D. 半坐卧位　　E. 中凹卧位

17. 如何使病人体位稳定和舒适？（　　）

A. 摇起床头支架 30°～50°，再摇起膝下支架

B. 胸前放枕，支起上身，防后倾

C. 背部放支托，防止身体向一侧倾倒

D. 足下置软枕，防止身体下滑

E. 抬高床头 20°～30°

18. 所置体位病人不能理解，你应如何解释以使病人更好地配合？（　　）

A. 此体位可减少局部出血，有利于伤口愈合

B. 此体位可防止炎症扩散和毒素吸收，减轻疼痛

C. 此体位有利于减少回心血量，促进血液循环

D. 此体位有利于扩大腹腔容量，防止炎症扩散

E. 此体位有利于减小腹压，使伤口愈合

（王　波）

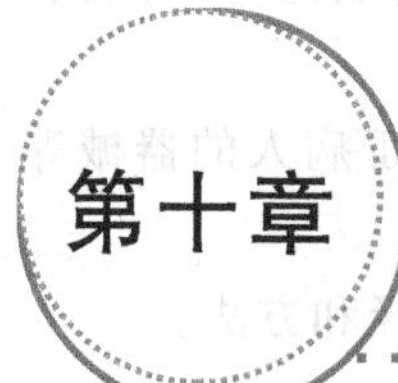

第十章 医院感染的预防与控制

学习目标

掌握：医院感染的概念，物理、化学消毒灭菌技术，无菌技术的概念、操作原则、基本操作，隔离基本知识、原则、常用技术。

熟悉：医院感染的主要因素，清洁技术，隔离种类，常用物品的保养。

了解：供应室的设置、布局与工作内容。

医院是病人集中的场所，各种病原微生物常存在于空气、医疗设备、病人接触过的物品以及病人的分泌物、排泄物中，这对在医院接受治疗的病人来说，无疑是个威胁。加之各种新医疗技术的开展、大量抗生素及免疫抑制剂的广泛应用等，导致医院内感染发生率逐年增加。医院感染不仅会增加病人的身心痛苦，延长住院时间，还会给家庭、医院和社会造成严重的损失。WHO提出有效控制医院感染的关键措施为：清洁、消毒、灭菌、无菌技术、隔离、合理使用抗生素、消毒与灭菌的效果监测。这些措施均与护理工作密切相关。

第一节 医院感染

医院感染是指病人、探视者、医院工作人员等在医院活动期间受到病原微生物侵袭而引起的任何诊断明确的感染或疾病。医院感染包括病人在住院期间发生的感染和在医院内获得出院后发生的感染，但不包括入院前已开始或入院时已处于潜伏期的感染。

一、医院感染的形成

（一）感染链

医院感染的发生须具备感染源、传播途径、易感人群三个基本条件，当三者同时存在并相互联系时，就构成了感染链，从而导致医院感染的发生。

1. 感染源 感染源是指病原微生物存在、繁殖及排出的场所或宿主（人或动物），是导致医院感染的来源。主要感染源如下。

（1）已感染的病人：病原微生物从病人感染部位的分泌物、脓液排出，这些病原微生物具有耐药性，而且容易在另一易感宿主体内定植。已感染的病人是最重要的感染源。

（2）病原携带者：病原携带者体内微生物不断生长繁殖并排出体外。常见于病人、病人家属、探视者及医院工作人员。

(3) 病人自身:病人身体的特定部位(如皮肤、口腔黏膜、上呼吸道及胃肠道等)寄居有人体正常菌群,在一定条件下可引起病人自身感染或对外传播。

(4) 医院环境:医院的环境、病房中的设备、病人分泌物及排泄物、用于病人的器械等易受各种病原微生物的污染而成为感染源。

2. 传播途径 传播途径是指病原微生物从感染源传到易感宿主的途径和方法。

(1) 接触传播:医院感染最常见的传播途径。

① 直接接触传播:已感染的病人与易感宿主直接接触,将病原微生物传递给易感宿主。如母婴间疱疹病毒、沙眼衣原体、柯萨奇病毒等的传染。

② 间接接触传播:病原微生物通过传播媒介传递给易感宿主。最常见的传播媒介是医务人员的手,其次是医疗器械、水和食物等。

(2) 空气传播:以空气为媒介,在空气中带有病原微生物的微粒子,随气流流动,而造成感染传播。

(3) 饮水、饮食传播:病原微生物通过污染水、食物而造成疾病的传播。常可导致医院感染暴发流行。

(4) 注射、输液、输血传播:通过使用污染的注射器、输血器、输液器、药液、血液等造成疾病的传播。如乙型肝炎和丙型肝炎、艾滋病等。

(5) 生物传播:动物或昆虫携带病原微生物作为人群间传播的中间宿主。如蚊子传播疟疾、乙型脑炎等。

3. 易感宿主 易感宿主是指对感染性疾病缺乏免疫力而易感染的人。若把易感者作为一总体,则称易感人群。

(二) 医院感染的类型

根据病原体来源不同可将医院感染分为内源性感染和外源性感染。

1. 内源性感染 又称自身感染,是指病人自身携带的正常菌群在一定条件下引起的感染。寄居在人体内的正常菌群或条件致病菌,通常是不致病的,但当个体的免疫功能受损、健康状况不佳或抵抗力下降时则会成为条件致病菌而发生感染。

2. 外源性感染 又称交叉感染,是指病原体来自病人体外,通常由直接感染途径或间接感染途径而引起的感染。如病人与病人、病人与探视者、病人与工作人员之间的直接感染,通过水、空气、物品之间的间接感染。

二、医院感染的主要因素

医院感染的主要因素:①病原体来源广泛,环境污染严重;②易感人群增多;③医务人员对医院感染的严重性认识不足;④医院感染管理制度不健全;⑤感染链的存在;⑥消毒灭菌不严和无菌技术操作不当;⑦医院布局不妥和隔离措施不健全;⑧抗生素的滥用;⑨介入性诊疗增多。

三、预防和控制医院感染

发生医院感染的原因虽然多种多样,但只要加强管理,采取行之有效的措施,将近 2/3 的医院感染是可预防的。

(一) 健全医院感染管理组织

根据医院的规模设置医院感染管理科或办公室，由专职人员负责医院感染管理工作。各临床科室建立由科主任、护士长、本科室兼职监控医师和护士组成的感染管理小组，从而形成从医院到科室到病房的医院感染管理网络，使医院感染管理工作有了组织保证。

(二) 严格执行规章制度

规章制度是人们长期工作实践中的经验总结和处理、检查各项工作的依据，包括消毒隔离制度、无菌技术操作规程及探视制度等。

(三) 加强清洁卫生工作

清洁卫生工作包括灰尘、污垢的擦拭和清除，也包括对蚊虫、苍蝇、蟑螂、鼠类等的防制。

(四) 开展医院感染的监测工作

监测的主要内容包括：环境污染监测、灭菌效果监测、消毒污染监测、特殊病房(如烧伤病房、泌尿科病房、手术室、监护室等)监测、菌株抗药性监测、清洁卫生工作监测、传染源监测、规章制度执行监测等。

(五) 采取合理的诊断、治疗方法

使用抗菌药物要有的放矢，对易于将微生物引入体内的诊断、治疗方法要切实做好消毒、灭菌工作，严格执行无菌技术操作。

(六) 做好消毒与灭菌处理

消毒与灭菌是控制医院感染的一项有效措施。

(七) 及时控制感染的流行

控制感染流行主要包括寻找传染源与传染途径，采取相应的隔离与消毒措施。

(八) 改进医院建筑与布局

医院建筑布局合理与否对医院感染的预防至关重要。对传染病房、超净病房、手术室、监护室等，在设备与布局上都应有特殊的要求。

(九) 加强医院感染知识教育

感染管理科应定期对全院人员进行预防和控制医院感染知识和技能的培训考核，提高其理论和技术水平。

第二节 清洁、消毒、灭菌

清洁、消毒、灭菌是预防和控制医院感染的一个重要环节。

一、清洁、消毒、灭菌的概念

清洁：用物理方法清除物体表面的一切污垢，以去除和减少微生物。

消毒：用物理或化学方法清除或杀灭物体表面上除细菌芽胞外的所有病原微生物。

灭菌：用物理或化学方法杀灭物体上全部微生物，包括细菌芽胞。

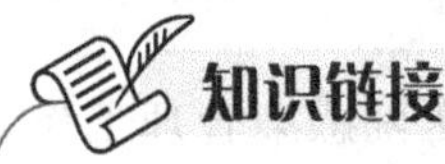

知识链接

常用去污方法

碘酊污渍用乙醇擦拭；甲紫污渍用乙醇或高锰酸钾擦拭；陈旧血渍用过氧化氢溶液浸泡后洗净；高锰酸钾污渍用维生素C溶液或0.2%～0.5%过氧化氢溶液浸泡后洗净；凡士林或液状石蜡污渍，可将污渍折夹在吸水纸中，然后用熨斗熨烙以吸污；铁锈污渍可使用1%热草酸或热醋酸去除；墨水渍，既可用稀盐酸或草酸去除，又可用氨水或过氧化氢去除。

二、物理消毒灭菌的方法

(一) 热力消毒灭菌法

主要是利用热力破坏微生物的蛋白质，使其凝固变性，从而导致其死亡的方法，分为湿热法和干热法两类。前者由空气和水蒸气导热，传热快，穿透力强；后者由空气导热，传热较慢，效果较前者差。

1. 燃烧法　一种简单、迅速、彻底的灭菌法。

(1) 适用范围：①无保留价值的污染物品，如废弃物、病理标本、特殊感染（如气性坏疽、铜绿假单胞菌感染）的敷料的处理；②急用时的某些金属类器械或搪瓷类物品；③培养用的器皿在启盖后和关盖前使用。

(2) 方法：①金属类器械可在火焰上烧灼20 s；②搪瓷类容器可倒入少量95%乙醇，轻轻转动，使之分布均匀，然后点火燃烧至熄灭；③培养用的器皿，在启盖后和关盖前都应将瓶口和盖子置于火焰上来回旋转2～3次；④无保留价值的污染物品可直接在焚烧炉内焚烧。

(3) 注意事项：①注意安全，操作时远离易燃、易爆物品，如氧气、汽油、乙醚等；②在燃烧过程中不得添加乙醇，以免引起烧伤或火灾；③贵重物品、锐器禁用。

2. 干烤灭菌法　利用特制烤箱进行灭菌，其热力传播与穿透主要靠空气对流和介质的传导，灭菌效果可靠。

(1) 适用范围：适用于在高温下不变质、不损坏、不蒸发物品的灭菌，如玻璃器皿、金属器械、油剂、粉剂等。

(2) 方法：干烤灭菌所需的温度和时间（消毒：箱温120～140 ℃，时间10～20 min。灭菌：箱温160 ℃，时间2 h；箱温170 ℃，时间1 h；箱温180 ℃，时间30 min）。

(3) 注意事项：①器械应洗净后再干烤；②玻璃器皿应洗净并完全干燥后干烤；③物品包装不宜过大，烤箱内放入物品不宜过多，以箱体高度的2/3满为宜；④灭菌时物品勿与烤箱底部及四壁接触，灭菌后要待温度降至40 ℃以下才可打开烤箱，以防玻璃器皿炸裂；⑤灭菌时不宜中途打开烤箱放入新的物品。

3. 煮沸消毒法　一种湿热消毒灭菌法。将水煮沸至100 ℃，保持5～10 min可杀灭繁殖体，保持1～3 h可杀灭芽胞。在水中加入碳酸氢钠至1%～2%浓度时，沸点可达105 ℃，能增强杀菌作用，还可去污防锈。

(1) 适用范围:适用于不怕潮湿且耐高温的搪瓷、金属、玻璃、橡胶类等物品的消毒。

(2) 方法:煮沸前将物品刷洗干净,打开轴节或盖子,将其全部浸入水中,加入碳酸氢钠并盖严,消毒时间均从水沸后开始计时,若中途再加入物品,则重新计时。消毒后及时取出物品,放入无菌容器内。

(3) 注意事项:①玻璃、搪瓷类物品用纱布包裹,放入冷水或温水中煮;②橡胶类物品用纱布包裹,待水沸后放入;③器械的轴节及容器的盖打开,大小相同的碗、盆等均不能重叠,以确保物品各面与水接触;④有空腔的物品要将腔内灌满水再放入;⑤较小、较轻的物品用纱布包裹,使其沉入水中;⑥刀、剪等锐器应用纱布包裹,以免锐器在水中相互碰撞而变钝;⑦高原地区气压低,沸点低,需要延长煮沸时间,一般海拔每增高 300 m,煮沸时间延长 2 min。

4. 高压蒸汽灭菌法 物理灭菌中效果最佳的一种湿热灭菌法。目前,医院使用的高压蒸汽灭菌可分为下排气式高压蒸汽灭菌和预真空高压蒸汽灭菌两类。下排气式高压蒸汽灭菌器包括手提式和卧式两种。当压力在 103~137 kPa(预真空 205.8 kPa),温度达到 121~126 ℃(预真空 132 ℃),经 20~30 min(预真空 4~5 min),即能达到灭菌目的。

(1) 适用范围。适用于耐高温、耐潮湿、耐高压物品的灭菌,如医疗器械、敷料、陶瓷器皿、搪瓷器皿、玻璃器皿、细菌培养基及溶液等。

(2) 方法。①手提式高压蒸汽灭菌器(图 10-1)。a. 准备:在外层锅腔中加入一定量的水,内层锅腔内放入物品后加盖旋紧。b. 排冷空气:接通电源加热,开放气阀,待冷空气排尽后,再关闭排气阀。c. 物品灭菌:继续加热,待压力升至所需数值,维持 20~30 min,关闭热源。d. 排蒸汽:开放排气阀,待压力降至"0"刻度时,慢慢打开盖子(突然开盖,会使冷空气大量进入,蒸汽凝成水滴,使物品潮湿;玻璃物品则因骤降温而易发生爆裂),取出物品,放入无菌柜。②卧式高压蒸汽灭菌器(图 10-2)。该灭菌器的结构、原理同手提式高压蒸汽灭菌器,但不同之处为容量大,可输入蒸汽,主要用于医院供应室大批量物品的消毒灭菌,操作人员要经过专业培训,合格后才能上岗。③预真空高压蒸汽灭菌器。设有特制的抽气装置,在输入蒸汽前先将内部抽成真空,形成负压,再输入蒸汽,在负压吸引下蒸汽迅速透入物品而达到灭菌目的。

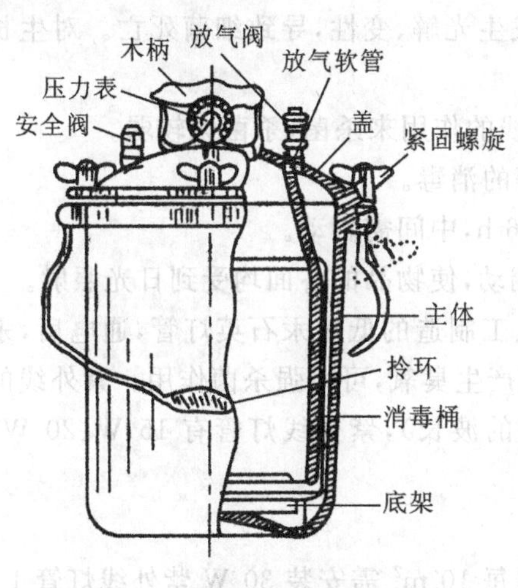

图 10-1 手提式高压蒸汽灭菌器

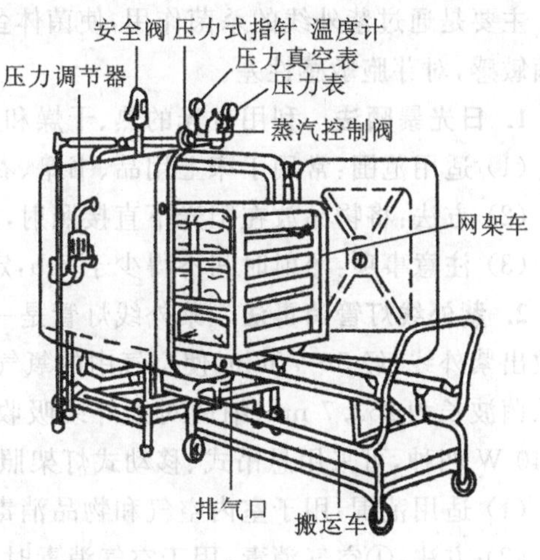

图 10-2 卧式高压蒸汽灭菌器

(3) 注意事项。①无菌包不宜过大(预真空高压蒸汽灭菌器中无菌包应小于 50 cm×30 cm×30 cm、卧式高压蒸汽灭菌器中无菌包应小于 25 cm×30 cm×30 cm),排放不宜过紧,各包裹间要有间隙,使蒸汽能对流,从而易渗透到包裹中央。消毒前,打开储槽或盒的通气孔,以利于蒸汽流通,且排气时可使蒸汽能迅速排出,以保持物品干燥。消毒灭菌完毕,关闭储槽或盒的通气孔,以保持物品的无菌状态。②布类物品应放在金属和搪瓷类物品上,以免蒸汽遇冷凝聚成水珠,使包布受潮,影响灭菌效果。

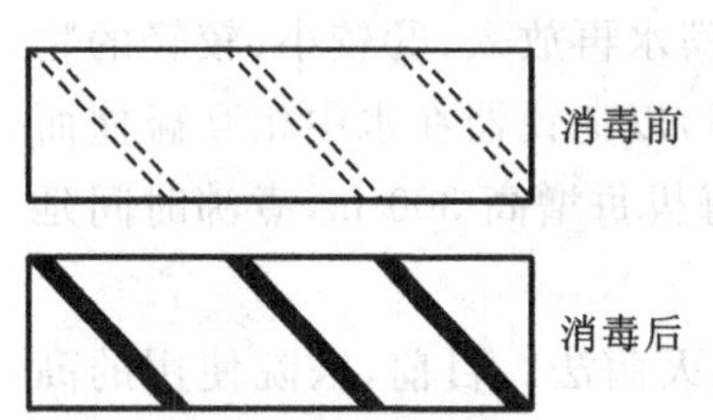

图 10-3　化学指示胶带

(4) 灭菌效果监测。①生物监测法:利用对热耐受性较强的非致病性嗜热脂肪杆菌芽胞作为指示剂,制成嗜热脂肪杆菌芽胞的菌纸片。使用时将 10 片菌纸片放至灭菌器的四周及中心,待灭菌完毕,用无菌镊子取出菌纸片,放入溴甲酚紫葡萄糖蛋白胨水培养基内,在 56 ℃温箱中培养 48 h～1 周,若全部菌片均无细菌生长则表示灭菌合格。②化学监测法:a. 化学指示胶带(图 10-3)监测,使用时将其粘贴在每一待灭菌物品包外,灭菌后,通过观察其颜色的变化来判断灭菌效果;b. 化学指示卡(管)监测,使用时将其放在每一待灭菌物品的中央部位,灭菌后,通过观察其颜色及形状的变化来判断灭菌效果;c. 物理监测法,采用 150 ℃或 200 ℃的留点温度计,使用前将其汞柱甩至 50 ℃以下,放入需灭菌包内,待灭菌后检查读数是否达到灭菌温度。

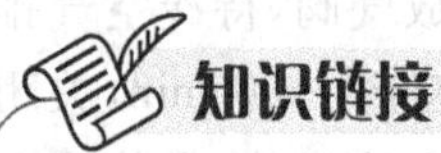

B-D 实验

B-D 实验是用于检测预真空(脉动真空)高压蒸汽灭菌器冷空气排出情况的实验,该实验是根据指示图颜色的改变是否均匀来判断灭菌器在灭菌过程中是否有冷空气团残留。冷空气团的残留,将严重影响灭菌器的灭菌效果。

(二) 光照消毒法(辐射消毒)

主要是通过紫外线的杀菌作用,使菌体蛋白发生光解、变性,导致细菌死亡。对生长期细菌敏感,对芽胞敏感性差。

1. 日光暴晒法　利用日光的热、干燥和紫外线的作用来杀菌,杀菌力较弱。

(1) 适用范围:常用于床上用品、书籍、衣服等的消毒。

(2) 方法:将物品放在阳光下直接照射,暴晒 6 h,中间需翻动。

(3) 注意事项:照射时间不得少于 6 h,定时翻动,使物品的各面均受到日光照射。

2. 紫外线灯管消毒法　紫外线灯管是一种人工制造的低压汞石英灯管,通电后,汞汽化放出紫外线,经 5～7 min,使空气中的氧气电离产生臭氧,可增强杀菌作用。紫外线的最佳杀菌波长为 253.7 nm(细菌对紫外线吸收最快的波长),紫外线灯管有 15 W、20 W、30 W、40 W 四种,可采用悬吊式、移动式灯架照射。

(1) 适用范围:用于室内空气和物品消毒。

(2) 方法:①空气消毒:用于空气消毒时,室内每 10 m^2 需安装 30 W 紫外线灯管 1 只,有效照射距离不超过 2 m,时间为 30～60 min,照射前清扫尘埃,照射时关闭门窗,照射后病室通风换气。②物品消毒：用于物品消毒时，选用 30 W 紫外线灯管，有效照射距离为 25～60 cm，时间为 25～30 min，物品要摊开或挂起，照射过程中应定时翻动，使物品的各面均能被紫外线直接照射。

(3) 注意事项：①照射时保护眼睛、皮肤，嘱病人勿直视紫外线光源，可戴墨镜或用纱布遮盖双眼，用被单遮盖肢体，以免引起眼炎或皮肤红斑。②紫外线灯管要保持清洁，至少每两周用无水乙醇棉球擦拭灯管表面一次，关灯后应间隔 3～4 min 后才能再次开启，一次可连续使用 4 h。③紫外线消毒时，室内的适宜温度为 20～40 ℃，相对湿度为 40%～60%。④照射时间应从灯亮 5～7 min 开始计算。⑤定期检测紫外线灯管照射强度，一般每隔 3～6 个月检测 1 次，低于 70 $\mu W/cm^2$ 时应予以更换，或建立登记卡，使用时间超过 1000 h 应予以更换。⑥定期做空气培养以监测消毒效果。

3. 臭氧灭菌灯消毒法 灭菌灯内装有臭氧发生管，在电场作用下，将空气中的氧气转换成高纯臭氧，臭氧在常温下为氧化剂，主要依靠其强大的氧化作用而杀菌。

(1) 适用范围：用于空气、医院污水、诊疗用水、物品表面的消毒。

(2) 方法：使用灭菌灯时，应关闭门窗，以确保消毒效果。

(3) 注意事项：使用时人员离开房间，消毒结束后 30 min 方可进入。

（三）电离辐射灭菌法

应用放射性同位素 γ 源或直线加速器发生的高能量电子束（阴极射线）的穿透性来杀死微生物的低温灭菌法。由于此法是在常温下进行，故又称“冷灭菌”，适用于忌热物品的灭菌，如一次性应用的医疗器材、密封包装后需长期储存的器材、精密医疗器材和仪器，以及移植和埋植的组织和人工器官、节育用品等。

（四）微波消毒灭菌法

微波是一种频率高、波长短的电磁波。在电磁波的高频交流电场中，物品中的极性分子发生极化而高速运动，互相摩擦、碰撞，使温度迅速升高，达到消毒的目的。适用于食品、餐具的消毒，化验单据、票证的消毒，医疗药品、耐热非金属材料及器械的消毒灭菌。不能用于金属物品的消毒。

（五）生物净化法

生物净化法（层流净化法）是指在送风系统上装备高效空气过滤器，当空气通过空隙直径<0.2 μm 的过滤器时，由于合理的气流方式，使室内产生的尘埃或微生物随气流方向排出房间，使空气中细菌总数≤10 cfu/cm^3，空气的洁净度达到 99.98%。适用于手术室、烧伤病房、器官移植室和 ICU 等处的消毒。

三、化学消毒灭菌技术

化学消毒灭菌技术是利用化学药物渗透细菌的体内，使菌体蛋白凝固变性、细菌酶蛋白失去活性，抑制细菌代谢和生长或损害细胞膜的结构，改变其渗透性，破坏其生理功能，从而达到消毒灭菌作用。用于消毒的药品称为消毒剂，对消毒剂的要求是能杀灭繁殖体型微生物。有的消毒剂杀菌功能较强，可以达到灭菌，称为灭菌剂。凡不适于物理消毒灭菌而耐潮湿的物品，如锐利的金属器械（刀、剪、缝针）和光学仪器（胃镜、膀胱镜等）及皮肤、黏膜，病人的分泌物、排泄物、病室空气等均可采用此法。

（一）方法

1. 浸泡法 将物品洗净、擦干后浸没在消毒剂内进行消毒灭菌的方法，常用于耐湿不耐热的物品、器械的消毒，如锐利器械、精密仪器、化学纤维制品等。

2. 擦拭法 将消毒剂直接擦拭人体体表或物体表面而达到消毒的目的，常用于皮肤、地面、墙壁等的消毒。

3. 喷雾法 用喷雾器将消毒剂均匀喷洒在空气中或物体表面而达到消毒的目的，常用于环境、地面等的消毒。

4. 熏蒸法 常用于室内空气和不耐湿、不耐高温物品的消毒。

1）空气消毒 将消毒剂加热或加入氧化剂进行熏蒸，按规定时间关闭门窗，消毒完毕，打开门窗通风换气。常用的消毒剂：①2%过氧乙酸，每立方米 8 mL，时间 30～120 min；②纯乳酸，每立方米 0.12 mL，加等量水，时间 30～120 min；③食醋，每立方米 5～10 mL，加热水 1～2 倍，时间 30～120 min。

2）物品消毒 常用甲醛消毒箱进行消毒。

（二）化学消毒剂的使用原则

（1）根据物品的性质和病原微生物的特点，选择合适的消毒剂。

（2）严格掌握消毒剂的有效浓度、消毒时间及使用方法。

（3）被消毒的物品必须洗净后擦干，浸没于消毒剂中，使物品完全与溶液直接接触。

（4）经浸泡消毒后的物品，使用前需用无菌等渗盐水冲洗，避免消毒剂刺激组织。

（5）挥发性消毒剂应加盖，并定期测量比重。

（6）消毒剂中不能放置纱布、棉花等物，因这类物品易吸附消毒剂而降低消毒效力。

（三）常用的化学消毒剂

常用的化学消毒剂见表 10-1。

表 10-1 常用化学消毒剂

名称	效力	适用范围	注意事项
过氧乙酸	高效	（1）0.2%溶液用于皮肤消毒 （2）0.02%溶液用于黏膜冲洗消毒 （3）浸泡消毒用 0.2%～1%溶液，时间 30～60 min （4）0.2%～0.4%溶液用于室内空气消毒	（1）高溶液有刺激性及腐蚀性，配制时要戴口罩和橡胶手套 （2）对金属有腐蚀性 （3）存放于阴凉处，防止高温引起爆炸 （4）易氧化分解，须现配现用
戊二醛	高效	2%溶液用于不耐高温金属器械、医学仪器、内窥镜等，消毒时间 20～45 min，灭菌需 10 h	（1）内窥镜连续使用需间隔消毒 10 min，每天使用前、后各消毒 30 min，消毒后用冷开水冲洗 （2）每周过滤 1 次，每 2～3 周更换消毒剂 1 次 （3）浸泡金属类物品时，应加入 0.5%亚硝酸钠防锈 （4）碱性戊二醛稳定性差，应现配现用

续表

名称	效力	适用范围	注意事项
碘酊	高效	2%溶液用于皮肤消毒，擦后待干，再用75%乙醇脱碘	(1)不能用于黏膜消毒 (2) 对碘过敏者禁用 (3) 对金属有腐蚀性
含氯消毒剂（常用的有漂白粉、漂白精粉、次氯酸钠及84消毒液）	高、中效	(1)含有效氯0.02%的消毒液，用于被细菌繁殖体污染的物品，浸泡时物品应浸没，容器加盖，时间10 min以上，不能浸泡的擦拭消毒 (2) 含有效氯0.2%的消毒液，用于被肝炎病毒、结核杆菌、细菌芽胞污染的物品，浸泡时间30 min以上 (3) 含有效氯0.05%的消毒液，用于物品表面消毒时可均匀喷洒，时间30 min以上；被肝炎病毒、结核杆菌、细菌芽胞污染的物品，时间60 min以上 (4) 粪便5份加漂白粉1份搅拌后，放置2～6 h	(1)配制的溶液性质不稳定，现配现用 (2) 有腐蚀及退色作用，不宜用于金属制品、有色衣物及油漆家具的消毒 (3) 保存在密闭、阴凉、干燥、通风处
乙醇	中效	(1) 70%～75%乙醇作为消毒剂，多用于皮肤消毒 (2) 95%乙醇可用于燃烧灭菌	(1)易挥发，需加盖保存，并定期检测其浓度 (2) 有刺激性，不宜用于黏膜及创面的消毒 (3) 易燃，应加盖置于阴凉、避火处
碘伏	中效	(1) 0.1%有效碘溶液用于体温计消毒，浸泡30 min后用冷开水冲净擦干备用 (2) 0.5%～1%有效碘溶液用于注射部位皮肤、手术前皮肤及手消毒 (3) 0.05%有效碘溶液用于黏膜及创面消毒	(1) 应避光密闭保存，放置于阴凉处，并防潮 (2) 消毒皮肤后不用乙醇脱碘 (3) 稀释后稳定性差，应现配现用
苯扎溴铵（新洁尔灭）	低效	(1) 0.01%～0.05%溶液用于黏膜消毒 (2) 0.1%～0.2%溶液用于皮肤消毒，浸泡、喷洒、擦拭污染物品，时间15～30 min	(1)对肥皂、碘、高锰酸钾等阴离子表面活性剂有拮抗作用，不宜合用 (2) 对铝制品有破坏作用，不可用铝制品盛装 (3) 棉、纱有吸附作用，会降低药效，溶液内不可投入纱布、棉花等 (4) 现配现用
氯己定（洗必泰）	低效	(1) 0.02%溶液，用于手的消毒，浸泡3 min (2) 0.05%溶液，用于创面消毒 (3) 0.1%溶液，用于冲洗阴道、膀胱或擦洗外阴部	(1)对肥皂、碘、高锰酸钾等阴离子表面活性剂有拮抗作用，不宜合用 (2) 冲洗消毒时，若创面脓液过多，应延长冲洗时间

注：高效，可杀灭一切微生物；中效，可杀灭细菌繁殖体、结核杆菌、病毒，不能杀灭芽胞；低效，可杀灭细菌繁殖体、真菌，不能杀灭芽胞和病毒；高浓度的碘、含氯消毒剂属高效消毒剂，低浓度的属中效消毒剂。

第三节　无菌技术

无菌技术是在医疗、护理操作过程中，保持无菌物品、无菌区域不被污染，防止一切微生物侵入人体的一系列操作技术。无菌技术作为预防医院感染的一项重要而基础的技术，医护人员必须正确、熟练地掌握，在技术操作中严守操作规程，以确保病人安全。

一、概念

1. 无菌技术　无菌技术是在执行医疗、护理技术过程中，防止一切微生物侵入机体和保持无菌物品及无菌区域不被污染的操作技术。

2. 无菌物品　经过灭菌处理后未被污染的物品。

3. 无菌区域　经过灭菌处理后未被污染的区域。

二、无菌技术操作原则

（一）操作前准备

1. 环境准备　无菌操作环境要宽敞、清洁。操作前 30 min，须停止清扫工作，减少人员走动，防止尘埃飞扬。治疗室每日用紫外线照射消毒一次。

2. 操作者准备　无菌操作前，衣帽穿戴整洁、口罩遮住口鼻、修剪指甲、洗手，必要时穿无菌衣、戴无菌手套。

（二）无菌物品保管原则

（1）无菌物品和非无菌物品应分别放置，并有明显标志。

（2）无菌物品不可长时间暴露于空气中，必须存放于无菌包或无菌容器内；无菌包外注明物品名称、灭菌日期，并按有效期先后顺序排放和使用。

（3）无菌包应放置在清洁、干燥、固定的地方，在未被污染的情况下有效期为 7 天，过期或潮湿应重新进行灭菌处理。

（三）操作中保持无菌的原则

（1）进行无菌操作时，操作者应面向无菌区，身体与无菌区保持 20 cm 的距离；手臂应保持在腰部或治疗台台面以上；不可触及无菌物品或跨越无菌区域；不可面对无菌区讲话、咳嗽。

（2）取无菌物品时须用无菌持物钳（镊）；无菌物品取出后，不可过久暴露，若未使用，也不可放回无菌包或无菌容器内；无菌物品使用后，必须重新灭菌方可使用。

（3）无菌操作中，无菌物品被污染或疑有污染，不得使用。

（4）一套无菌物品，只供一个病人使用，以防交叉感染。

三、无菌技术基本操作

（一）无菌持物钳使用方法

【目的】

用于取用和传递无菌物品。

【准备】

1. 护士准备 衣帽整齐，修剪指甲，洗手，戴口罩。

2. 用物准备

(1) 持物钳的种类。

镊子：用于夹取棉球、棉签、针头、注射器、缝针等小无菌物品。

卵圆钳：用于夹取刀、剪、钳、镊、治疗碗及弯盘等无菌物品。

三叉钳：用于夹取盆、盒、瓶、罐等较重的无菌物品。

(2) 无菌持物钳的存放。

① 松开无菌持物钳(图 10-4)轴节，浸泡在盛有消毒溶液的无菌广口容器中(或置于无菌干燥容器中)。

② 容器中消毒液的量以淹没钳轴节以上 2～3 cm 或镊子 1/2 处为宜(图 10-5)。

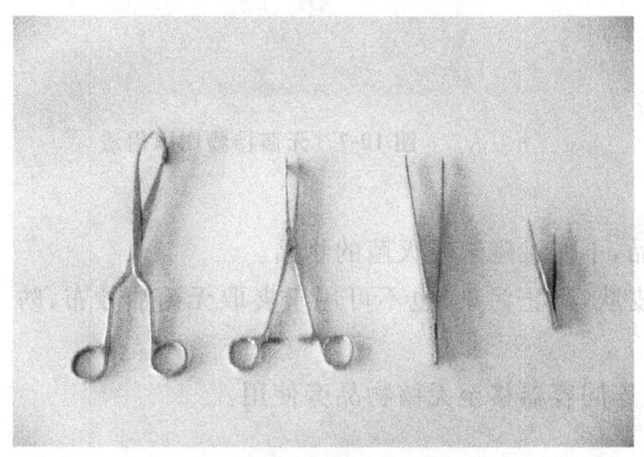

图 10-4 无菌持物钳(镊)

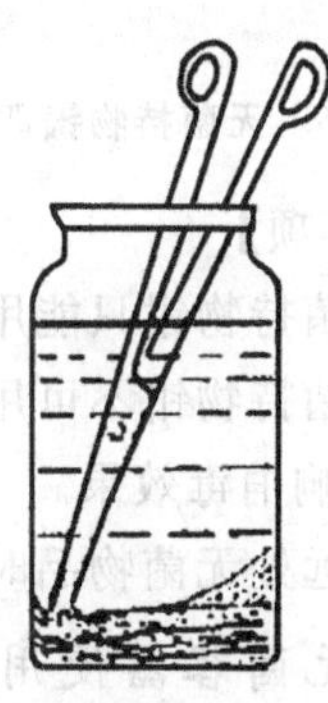

图 10-5 无菌持物钳浸泡在消毒液中

③ 每个容器内只能放一把无菌持物钳。

④ 无菌持物钳和浸泡容器每周灭菌 1 次，同时更换消毒液，每天应检测消毒液的有效浓度；使用较多的部门如手术室、门诊注射室、换药室等应每日灭菌一次；干置的容器及持物钳应 4～8 h 更换一次。

3. 环境准备 环境整洁，操作区域宽敞、安全，物品放置合理。

【操作步骤】

无菌持物钳使用法操作步骤及操作要点见表 10-2。

表 10-2 无菌持物钳使用法

操作步骤	操作要点
检查开盖	一手打开浸泡容器盖
取持物钳	另一手手持无菌持物钳上 1/3 处(无菌面以上)，将钳移至容器中央并使钳端闭合垂直取出(图 10-6)，钳端不可触及容器口缘及液面以上的容器内壁，以免污染，同时手不可触及消毒液浸泡部位(图 10-7)
正确使用	使用时保持钳端向下，不可倒转向上，以免消毒液倒流而造成钳端污染
及时放回	闭合钳端，垂直放回容器内，避免触及容器口周围，然后松开轴节、盖上容器盖，以便充分浸泡消毒

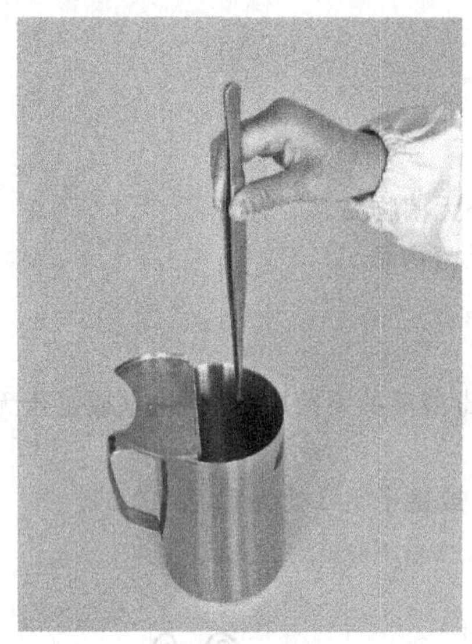

图 10-6　无菌持物镊取用法

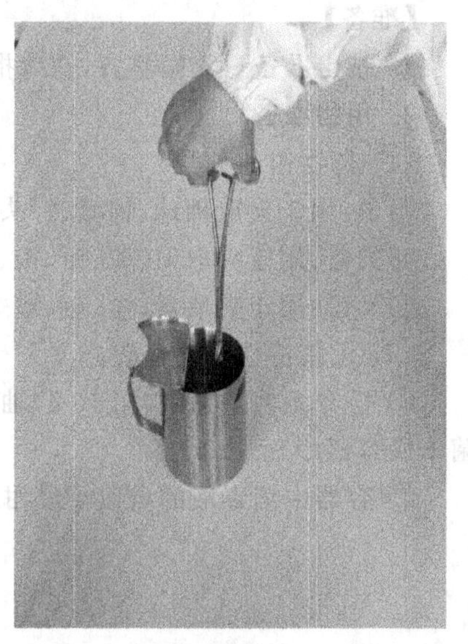

图 10-7　无菌持物钳取用法

【注意事项】

(1) 无菌持物钳只能用于夹取无菌物品,不能触碰未经灭菌的物品。

(2) 无菌持物钳不可用于换药或消毒皮肤,防止污染;也不可用于夹取无菌油纱布,防止油黏而影响消毒效果。

(3) 取远处无菌物品时,无菌持物钳应连同容器移至无菌物品旁使用。

(二) 无菌容器使用方法

【目的】

存放无菌物品并使其在一定时间内保持无菌状态。

【准备】

1. 护士准备　衣帽整齐,修剪指甲,洗手,戴口罩。

2. 用物准备　常用的无菌容器有无菌盒、罐、储槽等。无菌容器内盛放无菌物品,如棉球、纱布、治疗碗等。

3. 环境准备　环境整洁,操作区域宽敞、安全,物品放置合理。

【操作步骤】

无菌容器使用法操作步骤及操作要点见表 10-3。

表 10-3　无菌容器使用法

操作步骤	操作要点
检查开盖	检查无菌容器标签、灭菌日期,打开容器盖,盖内面向上置于稳妥处或拿在手中(图 10-8),不能在无菌容器上方翻转,拿盖时手勿触及盖的边缘及内面,防止污染
夹取物品	用无菌持物钳从无菌容器内垂直夹取无菌物品,置于无菌容器或区域内,从无菌容器中夹取无菌物品时,无菌持物钳及无菌物品均不可触及容器的边缘
用毕盖严	取物后,立即将容器盖翻转,使内面向下,移至容器口上盖严
手持容器	手托住容器底部,手指不可触及容器边缘及内面(图 10-9)

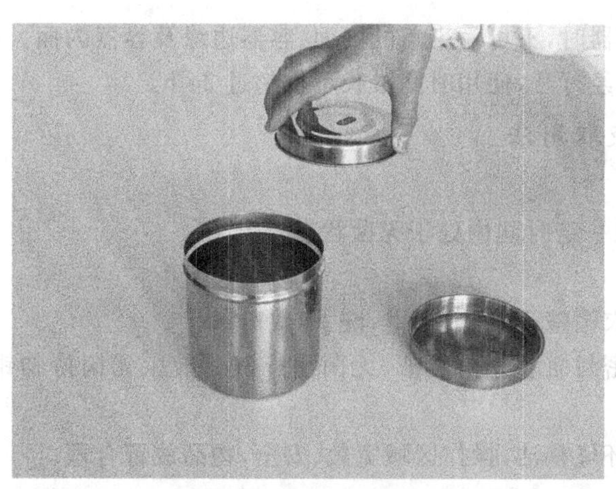

图 10-8　打开无菌容器法

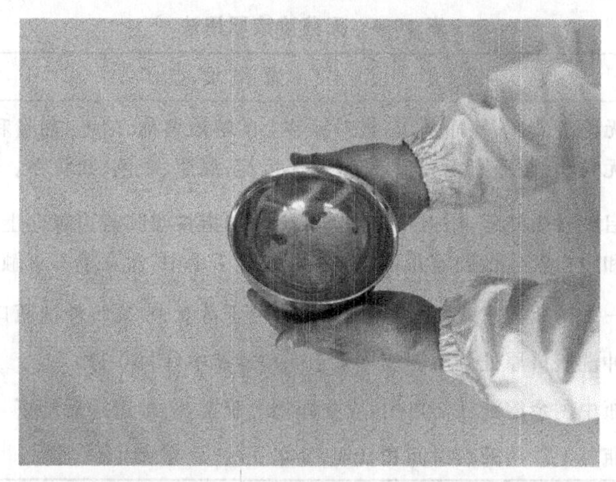

(a)

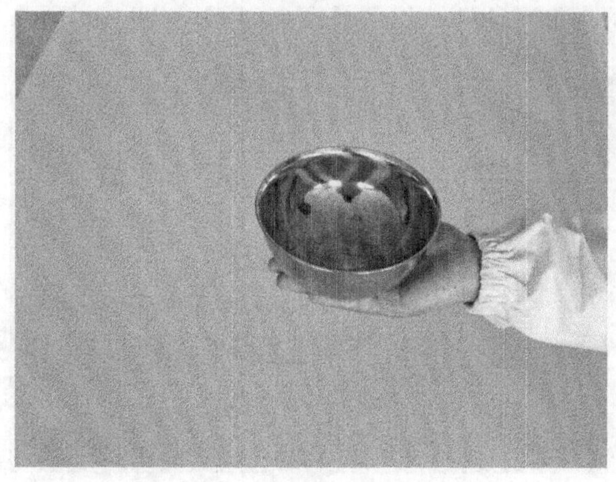

(b)

图 10-9　手持无菌容器法

【注意事项】

(1) 使用无菌容器时,不可污染盖的内面、容器边缘及容器内面。

(2) 无菌容器一经打开,使用时间最长不得超过 24 h。

(三) 无菌溶液取用法

【目的】

保持无菌溶液在一定时间内处于无菌状态。

【准备】

1. 护士准备 衣帽整齐,修剪指甲,洗手,戴口罩。

2. 用物准备 密封瓶装无菌溶液、无菌治疗碗、弯盘、无菌持物钳、消毒溶液、无菌棉签、开瓶器、笔。

3. 环境准备 环境整洁,操作区域宽敞、安全,物品放置合理。

【操作步骤】

无菌溶液取用法操作步骤及操作要点见表 10-4。

表 10-4 无菌溶液取用法

操作步骤	操作要点
核对检查	取无菌溶液瓶,擦净灰尘,核对标签上的溶液名称、浓度、剂量和有效期,然后检查瓶盖有无松动,瓶壁有无裂痕,溶液有无沉淀、混浊、变色、絮状物。符合要求方可使用
开盖取塞	开启密封瓶外盖,用拇指与食指或双手拇指将橡胶盖边缘向上翻动,松动胶塞,一手食指和中指套住橡胶盖并将其拉出瓶口置于手中,注意手不可触及瓶塞的塞入部分
冲洗瓶口	另一手握瓶签拿起瓶子,先倒少量溶液于弯盘中,旋转冲洗瓶口(图 10-10)
倒取溶液	在冲洗瓶口原处倒所需液体量于无菌容器中(图 10-11)
消毒塞盖	如瓶中剩余溶液还需再用,应立即塞上胶塞,消毒边缘后翻下
记录签名	在瓶签上注明开瓶时间和日期,签名

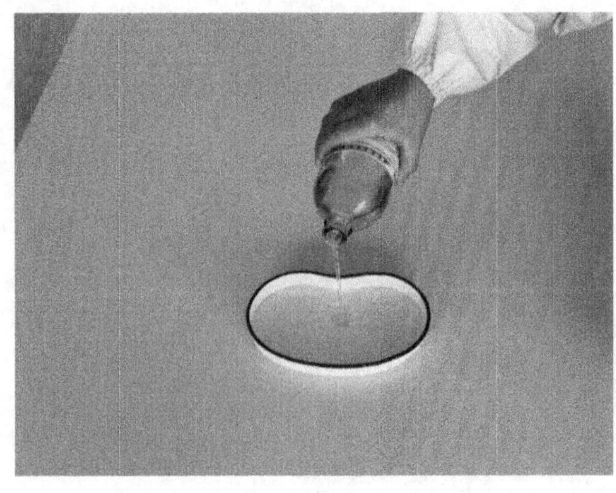

图 10-10 冲洗瓶口

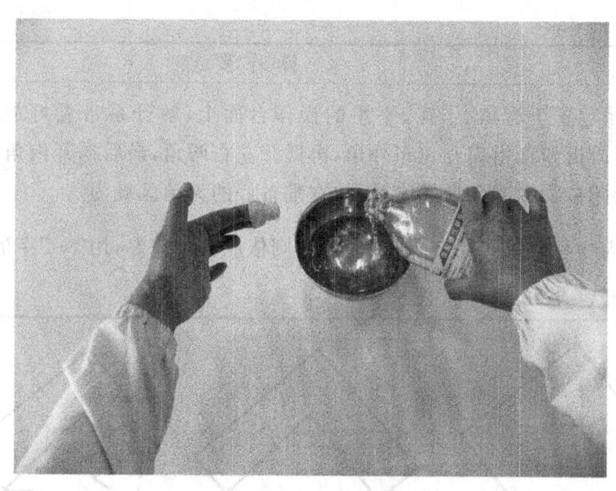

图 10-11 倒取溶液

【注意事项】

(1) 取用无菌溶液时，不可将无菌敷料、器械直接伸入瓶内蘸取，也不可将无菌敷料接触瓶口倾倒溶液。

(2) 已倒出的无菌溶液，不可再倒回瓶内，以免污染剩余的无菌溶液。

(3) 已打开的无菌溶液，如未污染可保持 24 h。

(四) 无菌包使用法

【目的】

存放无菌物品并使包内物品在一定时间内保持无菌状态。

【准备】

1. 护士准备 衣帽整齐，修剪指甲，洗手，戴口罩。

2. 用物准备 ①包布：选用质厚、致密、未脱脂的棉布制成双层包布。②待灭菌物品：根据包的用途内放治疗巾、敷料、治疗碗、器械等。③化学指示卡及胶带、标签、无菌持物钳、盛放无菌物品的容器、笔。

3. 环境准备 环境整洁，操作区域宽敞、安全，操作台面清洁、干燥、平坦，物品放置合理。

【操作步骤】

无菌包使用法操作步骤及操作要点见表 10-5。

表 10-5 无菌包使用法

操作步骤	操作要点
(1)包扎法	
放置物品	将待灭菌物品放在包布中央，玻璃物品先用棉垫包裹，化学指示卡放于其中
包扎封包	将包布内角盖住物品，然后折盖左右两角(角尖端向外翻折)，最后一角折盖后，用系带"十"字形扎紧(如包布无系带则直接用化学指示胶带粘贴封包)(图 10-12)
标记灭菌	包外挂上标签，注明物品名称及灭菌日期并粘贴化学指示胶带，送灭菌处理
(2)开包法	
核对检查	取出无菌包，核对无菌包名称、灭菌日期、化学指示胶带颜色、有无潮湿及破损

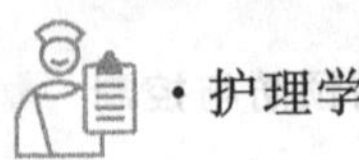

续表

操作步骤	操作要点
开包取物	将无菌包置于清洁、干燥、平坦的操作台面上，解开系带卷好放妥（或撕开粘贴的胶带）。用拇指和食指揭开包布外角，再揭开左右两角，最后揭开内角。检视化学指示卡颜色，用无菌持物钳取出所需物品，放在准备好的无菌区域内
原样包好	如包内物品一次未用完，应按无菌原则依原折痕包好，用“一”字形扎好系带
记录签名	注明开包日期及时间、签名

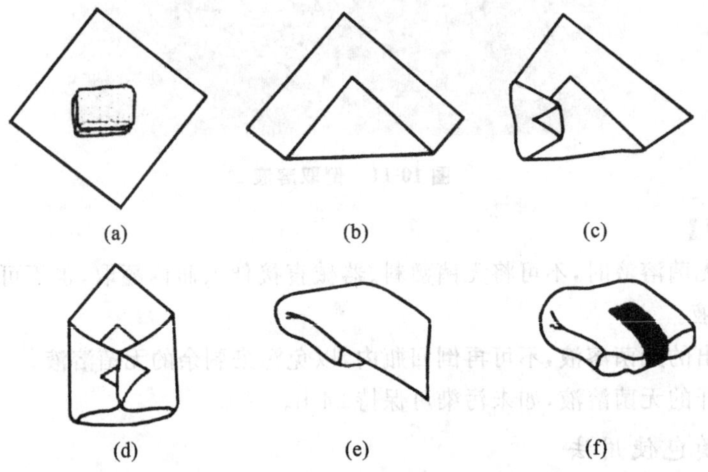

图 10-12　无菌包包扎法

【注意事项】

(1) 打开无菌包时，手不可触及包布的内面，操作时手臂勿跨越无菌区域。

(2) 无菌包过期、潮湿或包内物品被污染时，均须重新灭菌。包布有破损时不能使用。

(3) 打开过的无菌包，如包内物品一次未用完，在未污染的情况下，有效期 24 h。

(五) 铺无菌盘法

【目的】

将无菌治疗巾铺在清洁、干燥的治疗盘内，使其内面为无菌区，可放置无菌物品，以供治疗和护理操作时用。

【准备】

1. 护士准备　衣帽整齐，修剪指甲，洗手，戴口罩。

2. 用物准备　①无菌持物钳、无菌治疗巾包。②治疗盘、无菌敷料罐（内装纱布块）、小毛巾、卡片、笔。

治疗巾的折叠方法有横折法和纵折法，折好包扎灭菌后备用。

横折法：将治疗巾横折后再纵折，成为 4 折，再重复 1 次（图 10-13）。

纵折法：将治疗巾纵折两次成为 4 折，再横折 2 次，开口边向外（图 10-14）。

3. 环境准备　环境整洁，操作区域宽敞、安全，操作台面清洁、干燥、平坦，物品放置合理。

【操作步骤】

铺无菌盘法操作步骤及操作要点见表 10-6。

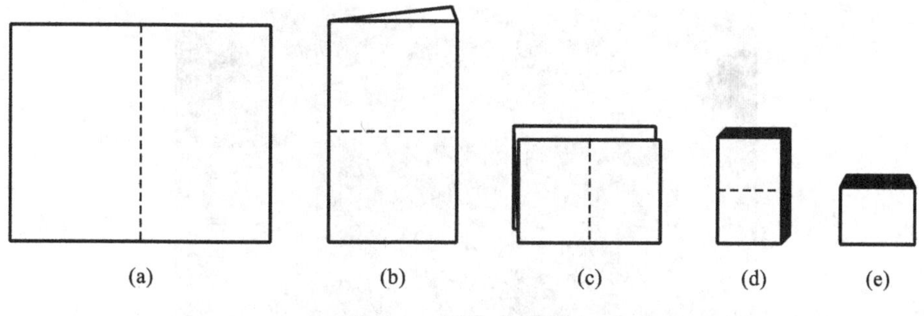

图 10-13　治疗巾横折法

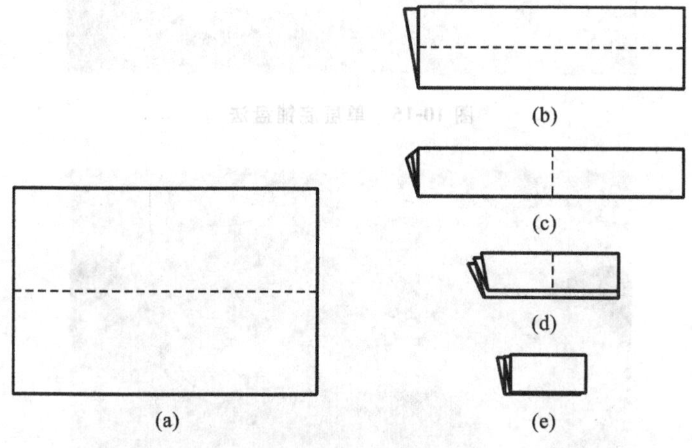

图 10-14　治疗巾纵折法

表 10-6　铺无菌盘法

操作步骤	操作要点
(1)单层底铺盘法	
开无菌包	取无菌包,检查名称、灭菌日期、效果,有无潮湿及破损,打开无菌包
取无菌巾	用无菌持物钳从包内夹取出一块治疗巾,放于清洁、干燥治疗盘内,如包内治疗巾未用完,应按原折痕包好,横向系带("一"字形),并注明开包日期及时间
铺无菌巾	双手捏住无菌巾上层两角的外面,轻轻抖开,双折铺于治疗盘上,上面一层向远端呈扇形折叠,开口边向外,治疗巾内面构成无菌区(图 10-15)
置物盖巾	放入无菌物品后,双手捏住无菌巾上层两角的外面,将无菌巾拉平盖于无菌物品上,上、下层边缘对齐,将开口处向上翻折两次,两侧边缘分别向下翻折一次,以保持无菌
记录签名	记录无菌盘名称、铺盘日期及时间并签名
(2)双层底铺盘法	
取巾铺盘	取出无菌治疗巾,双手捏住无菌治疗巾上层两角的外面,轻轻抖开,从远至近 3 折成双层底,上层呈扇形折叠,开口边向外(图 10-16)
置物盖巾	放入无菌物品后将上层无菌巾拉平,盖于无菌物品上,边缘对齐
记录签名	记录无菌盘名称、铺盘日期及时间并签名

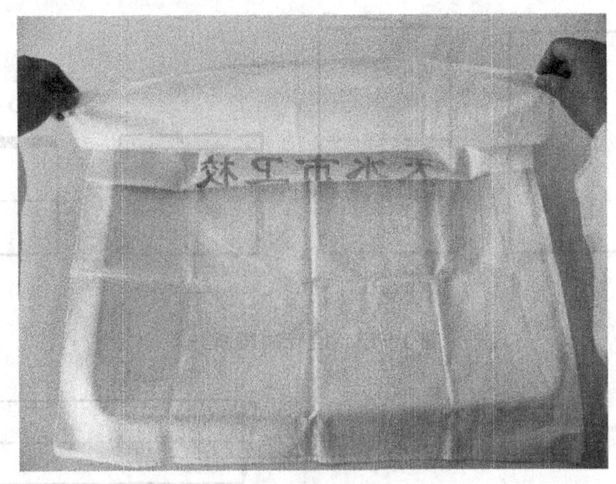

图 10-15　单层底铺盘法

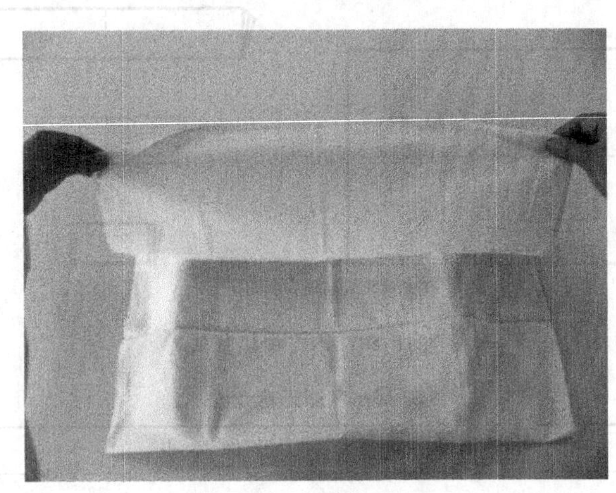

图 10-16　双层底铺盘法

【注意事项】

(1) 铺无菌盘的区域及治疗盘必须清洁干燥，避免无菌巾潮湿。

(2) 操作者的手、衣袖及其他非无菌物品不可触及无菌面。

(3) 无菌盘不宜放置过久，有效期不超过 4 h。

(六) 戴、脱无菌手套法

【准备】

1. 护士准备　衣帽整齐，修剪指甲，洗手，戴口罩。

2. 用物准备　无菌手套包(或一次性无菌手套，图 10-17)、弯盘、无菌持物钳、无菌敷料罐(内装纱布块)。

无菌手套包的准备：把手套布袋打开，平放在操作台面上，将手套内面均匀涂上滑石粉，将手套开口处向外反折 7～8 cm，掌心向上分别放入手套袋的左、右口袋内，再将手套袋用包布包裹或放在储槽内，贴好标签，注明型号和灭菌日期，送灭菌处理。

3. 环境准备　环境整洁，操作区域宽敞、安全，操作台面清洁、干燥、平坦，物品放置合理。

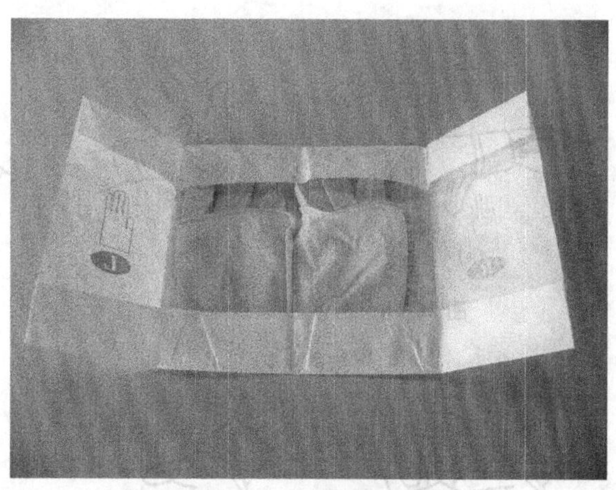

图 10-17 一次性无菌手套

【操作步骤】

戴、脱无菌手套法操作步骤及操作要点见表 10-7。

表 10-7 戴、脱无菌手套法

操作步骤	操作要点
(1)戴无菌手套	
①核对检查	核对手套袋外的号码、灭菌日期，检查有无潮湿及破损
②取戴手套	a.分次提取戴手套法 一手掀开手套开口处外层，另一手伸入袋内，捏住手套的反折部分(手套内面)对准五指戴上 用未戴手套的手同法提起另一袋口，已戴好手套的手指插入另一手套的反折部分内面(手套外面)，同法将手套戴好(图 10-18) b.一次提取戴手套法 两手同时提起手套袋开口处上层，分别捏住两只手套的反折部分，取出手套，将两只手套掌心相对，先戴一只手，再用已戴手套的手指插入另一手套的反折部分内面(手套的外面)，同法将手套戴好(图 10-19) c.一次性手套戴法 检查手套封口处的生产日期、有效期及手套型号 从标记"撕开处"将手套袋撕开，取出手套内包，放于操作台上 戴手套的方法可选用上述分次提取戴手套法或一次提取戴手套法
③调整手套	将手套反折部翻上套在工作服衣袖口上，并轻轻推搓手套，使之与手贴合，手套外面的滑石粉需用无菌盐水冲净
(2)脱无菌手套	用戴手套的手捏住另一手套腕部外面翻转脱下，再将脱下手套的手插入另一手套内，将其往下翻转脱下
(3)处置手套、洗手	将用过的手套放入医疗垃圾袋内按医疗废物处理，洗手

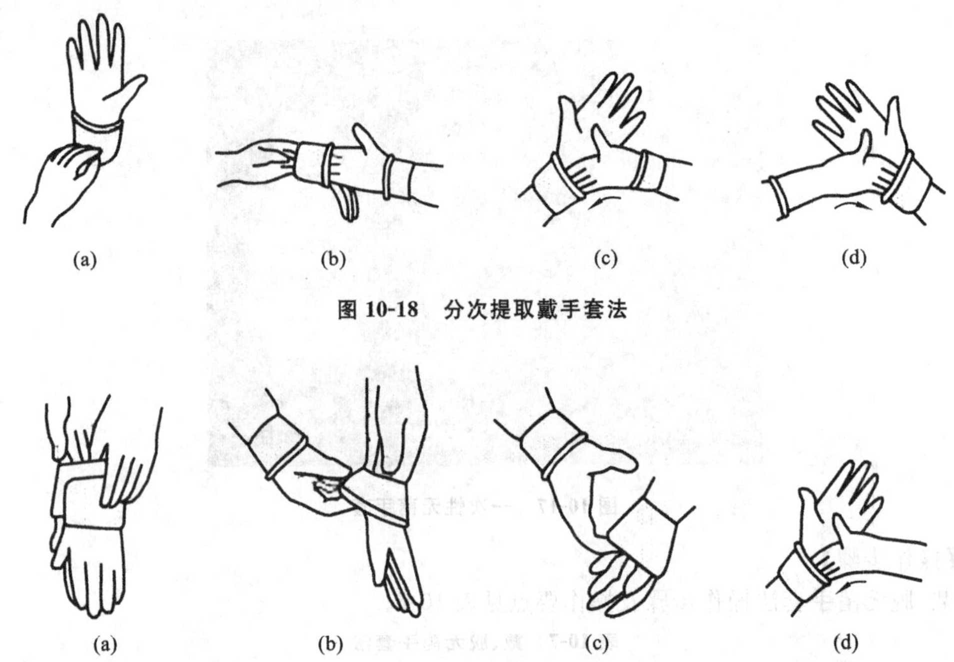

图 10-18　分次提取戴手套法

(a)　(b)　(c)　(d)

图 10-19　一次提取戴手套法

【注意事项】

(1) 戴手套后双手应保持在腰部以上视线范围内,避免污染。

(2) 戴手套时防止手套外面触及非无菌物品。

(3) 戴手套时或无菌操作过程中,如发现手套有破损,应立即更换。

(4) 已戴手套的手不可触及未戴手套的手及另一手套的内面(非无菌面);未戴手套的手不可触及手套外面。

(5) 滑石粉对人体有害,必须冲洗干净方能进行无菌操作。

(6) 脱手套时,应从手套口往下翻转脱下,不可强拉手指和手套的边缘,以免损坏。如手套上有污迹,应先冲净手套表面污物,再脱下放入医疗垃圾袋内处理。

第四节　隔离技术

隔离是防止医院感染的重要措施之一。隔离技术是根据各种传染病的不同消毒要求和隔离原则制定的,其目的是控制传染源,切断传播途径和保护易感人群。因此,医务人员应严格执行隔离技术,自觉遵守隔离原则,以防止传染病的传播。

一、隔离基本知识

(一) 隔离的概念

隔离是将传染病病人和高度易感人群安置在指定的地方,暂时避免与周围人群接触,以达到控制传染源、切断传播途径、保护易感人群的目的。对传染病病人采取的隔离称为传染源隔离,对易感人群采取的隔离称为保护性隔离。

（二）隔离区域的设置

隔离区域与普通病区应分开，相邻病区楼房相隔大约 30 m，侧面防护距离为 10 m，以防止空气对流传播。远离食堂、水源和其他公共场所。传染病区应有多个出口，以使工作人员和病人分道进出。病人的安置可以病人为单位或以病种为单位。隔离病室门外及病床尾应设有隔离标志，门口置消毒液浸湿的脚垫，备消毒手的用物、避污纸，并设挂衣架及隔离衣。

（三）清洁区与污染区的划分

(1) 清洁区：凡未和病人直接接触、未被病原微生物污染的区域为清洁区，如医护值班室、治疗室、配餐室等。

(2) 半污染区：凡有可能被病原微生物污染的区域为半污染区，如病区的走廊和化验室。

(3) 污染区：凡和病人接触、被病原微生物污染的区域为污染区，如病室、浴室、厕所。

二、隔离原则

（一）一般消毒隔离

(1) 根据不同病种，在病室门口挂隔离标志，病室门口应设置浸泡消毒液的脚垫、消毒手的设备及避污纸。

(2) 凡进入隔离单位必须戴帽子、口罩、穿隔离衣，只能在规定的范围内活动。不同病种不能共用一件隔离衣。一切操作要严格执行隔离技术，每接触一位病人或污染物品后必须消毒双手。

(3) 穿隔离衣前必须将所需用物备齐，将各项操作集中进行，以减少反复穿脱隔离衣及消毒洗手的次数。

(4) 病人物品及病人接触过的用物，须经严格消毒后，方可递交。病人的排泄物、分泌物、呕吐物等必须经消毒处理后方可排放。

(5) 严格执行探视和陪伴制度，向家属宣传、解释遵守隔离制度的重要性。

(6) 病室每日进行空气消毒，可用紫外线照射或消毒液喷雾；每日晨间护理后，用消毒液擦拭病床、床旁桌椅。

(7) 经医师开具医嘱后方可解除隔离。

（二）终末消毒处理

终末消毒是对转科、出院或死亡的病人及其所住病室、医疗器械和用物进行消毒处理。

1. 病人的终末消毒 出院或转科的病人应洗澡、更换清洁衣裤，将个人用物消毒后一并带出。死亡的病人，应用消毒液擦拭尸体，并用浸有消毒液的棉球填塞口、鼻、耳、阴道、肛门等孔道，并更换伤口敷料，然后用一次性尸单包裹尸体。

2. 病室的终末消毒 将病室的门、窗封闭，打开床旁桌，摊开棉被，竖起床垫，按规定用消毒液进行熏蒸消毒。用消毒液擦洗家具；被服类放入标明“隔离”字样的污物袋内，消毒后再行清洗；床垫、被芯和枕芯还可用日光暴晒处理(表 10-8)。

表 10-8　传染病污染物品消毒法

类别	物品	消毒方法
病室	病室空间	消毒剂熏蒸、喷雾消毒
	病室地面、墙壁、家具	消毒剂喷雾、擦拭消毒
医疗用品	金属、橡胶、搪瓷、玻璃类	消毒剂浸泡、煮沸消毒、高压蒸汽灭菌
	血压计、听诊器、手电筒	甲醛、环氧乙烷熏蒸消毒或消毒剂擦拭
	体温计	75%乙醇或过氧乙酸浸泡消毒
日常用品	餐具、茶具、药杯	消毒剂浸泡、煮沸或微波消毒
	信件、书报、票证	甲醛、环氧乙烷熏蒸消毒
被服类	布类、衣物	消毒剂浸泡、煮沸、高压蒸汽灭菌
	枕芯、被褥、毛纺织品	环氧乙烷气体消毒、熏蒸，日光暴晒
其他	排泄物、分泌物	漂白粉消毒，痰盛于蜡纸盒内焚烧
	便盆、痰杯、尿壶等	漂白粉溶液、过氧乙酸溶液浸泡
	剩余食物	煮沸 30 min 后弃去
	垃圾	焚烧

三、隔离种类

根据病原体传播途径的不同常将隔离分为以下几种，并按不同种类实施相应的隔离措施。

（一）严密隔离

严密隔离适用于经飞沫、分泌物、排泄物直接或间接传播的烈性传染病，如霍乱、鼠疫、非典型肺炎等。凡传染性强、死亡率高的传染病均需采取严密隔离。主要的隔离措施如下。

（1）病人应住单间病室，通向过道的门窗须关闭。室内用具力求简单、耐消毒，室外门上挂有明显隔离标志，禁止探视、陪护及病人出病室。

（2）接触病人时必须戴帽子、口罩、穿隔离衣和隔离鞋，必要时戴手套，消毒措施必须严密。

（3）病人的分泌物、呕吐物及排泄物须严格消毒处理。污染敷料装袋标记后进行焚烧处理。

（4）病室内空气及地面用消毒液喷洒或紫外线照射消毒，每天 1 次。

（二）呼吸道隔离

呼吸道隔离适用于通过空气中的飞沫传播的感染性疾病，如肺结核、百日咳、流行性脑脊髓膜炎（简称流脑）等。主要的隔离措施如下。

（1）同一病原菌感染者可住同一病室，有条件时尽量使隔离病室远离其他病室。通向过道的门窗须关闭，病人离开病室时需戴口罩。

（2）医务人员进入病室时需戴口罩，并保持口罩干燥，必要时穿隔离衣。

（3）为病人准备专用的痰杯，用后须严格消毒处理。口、鼻分泌物须经消毒处理后方可排放。

(4) 病室内空气用消毒液喷洒或紫外线照射消毒,每天1次。

(三) 肠道隔离

肠道隔离适用于由病人的排泄物直接或间接污染食物或水源而引起传播的疾病,如伤寒、甲型肝炎、细菌性痢疾等。主要的隔离措施如下。

(1) 不同病种病人最好分室居住,如同居一室,须做好床边隔离,床间距保持1 m以上,病人之间不可互换物品,以防交叉感染。

(2) 接触不同病种病人时需分别穿隔离衣,接触污物时戴手套。

(3) 病室应有防蝇设备,并做到无蟑螂、无鼠。

(4) 病人食具、便器各自专用,严格消毒,剩余食物及排泄物均应消毒处理后才能排放。被粪便污染的物品要随时装袋,做好标记后送消毒或焚烧处理。

(四) 接触隔离

接触隔离适用于经体表或伤口直接或间接接触而感染的疾病,如破伤风、气性坏疽、狂犬病等。隔离的主要措施如下。

(1) 病人应住单间病室,禁止接触他人。

(2) 接触病人时需戴帽子、口罩、手套,穿隔离衣;医务人员的手或皮肤有破损时应避免接触病人或进行诊疗、护理操作,必要时戴手套。

(3) 凡病人接触过的一切物品,如床单、被套、衣物、换药器械均应先灭菌,然后再进行清洁、消毒、灭菌。

(4) 被病人污染的敷料应装袋,做好标记后送焚烧处理。

(五) 血液-体液隔离

血液-体液隔离适用于预防直接或间接接触血液和体液传播的传染性疾病,如艾滋病、梅毒、乙型肝炎等。隔离的主要措施如下。

(1) 同种病原体感染者可同室隔离,必要时设单间隔离室。

(2) 工作人员接触或有可能接触血液、体液时,应穿隔离衣,戴口罩、帽子、护目镜及手套。护理病人前、后应严格洗手或消毒手,若手被血液和体液污染或可能污染时,应立即用消毒液洗手。

(3) 被血液和体液污染或高度怀疑被污染的物品,应装袋做好标记后送消毒或焚烧;被血液和体液污染的室内表面物品,立即用消毒液擦拭或喷洒。

(4) 病人用过的针头、尖锐物品应放入防水、防刺破、有标记的容器内,直接送消毒或焚烧处理。

(六) 昆虫隔离

昆虫隔离适用于以昆虫为媒介而传播的疾病,如疟疾、乙型脑炎、流行性出血热、斑疹伤寒等。根据昆虫种类确定隔离的措施。

(1) 疟疾、乙型脑炎主要由蚊子传播,所以病室内应有纱窗、纱门、蚊帐或其他防蚊设施,并定期采取灭蚊措施。

(2) 斑疹伤寒由虱子传播,病人入院时要进行灭虱处理,沐浴更衣,换下的衣物须灭虱处理。

(3) 流行性出血热由螨和野鼠传播，故应做好灭鼠和灭螨工作，病人入院时要沐浴更衣，换下的衣物须经煮沸或高压蒸汽灭螨处理，并向野外工作者宣传，采取必要的防护措施。

(七) 保护性隔离

保护性隔离也称反向隔离，适用于抵抗力低下或极易感染的病人，如早产儿及严重烧伤、白血病、脏器移植、免疫缺陷等病人。隔离的主要措施如下。

(1) 在相应病区设专用隔离室，病人住单间病室隔离。

(2) 凡是进入病室人员，应穿灭菌后的隔离衣(外面为清洁面，内面为污染面)、拖鞋，戴帽子、口罩、手套。接触病人前、后或护理另一位病人前均要洗手。凡患呼吸道疾病或咽部带菌者，包括医务人员，均应避免接触病人。探视者应采取相应的隔离措施。

(3) 未经消毒处理的物品不得带入隔离区。

(4) 病室内空气、地面、家具等均应严格消毒并通风换气。

四、常用隔离技术

(一) 口罩、帽子的使用

【目的】

口罩可以保护病人和医务人员，以避免相互传染，并防止飞沫污染无菌物品或清洁的食物等；帽子可以防止医务人员头发散落、头屑飘落或头发被污染。

【准备】

1. 护士准备 着装整洁，洗净双手。

2. 用物准备 清洁口罩(用 6～8 层纱布缝制的纱布口罩、一次性使用口罩)、圆顶帽。

3. 环境准备 光线适宜、整洁、宽敞。

【操作步骤】

口罩、帽子的使用操作步骤及操作要点见表 10-9。

表 10-9 口罩、帽子的使用

操作步骤	操作要点
戴工作帽	洗手后取出大小合适、清洁的帽子戴上，帽子应遮住全部头发
取、戴口罩	洗手后取出清洁口罩，罩住口鼻，将上端两条带子分别越过耳朵系于头后，下端带子系于颈后，系带松紧适宜，口罩的下半部遮住下颌(图 10-20)
摘下口罩	洗手后解开口罩带子，取下口罩，将污染面向内折叠，放入胸前小口袋或存放在小塑料袋内，一次性口罩取下后弃于医疗分类桶内

【注意事项】

(1) 戴口罩后，不可用污染的手触摸口罩；每次接触严密隔离的病人后，或口罩沾污、潮湿后，应立即更换。

(2) 纱布口罩使用 4～8 h 应更换，使用一次性口罩不得超过 4 h。

(3) 口罩用后，立即取下，不可悬挂在胸前，取下时手不可接触污染面。

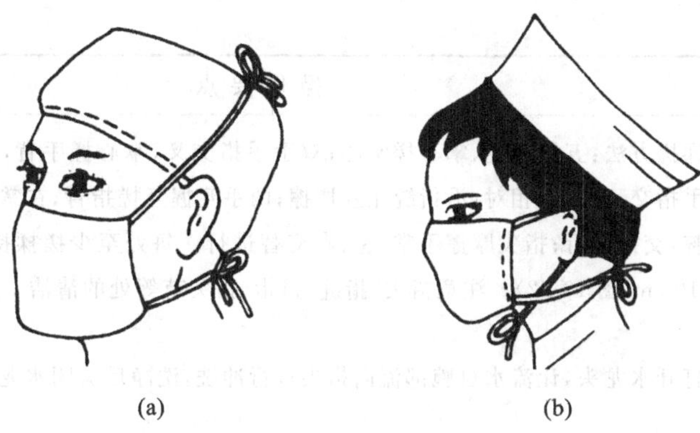

(a) (b)

图 10-20 戴帽子、口罩法

(二) 手的消毒

【目的】

除去手上的污垢及病原微生物，避免感染和交叉感染，避免污染无菌物品及清洁物品。

【准备】

1. 护士准备 衣帽整洁、符合隔离原则要求。

2. 用物准备 流动水洗手设备，采用感应式、脚踏式或肘开关(图 10-21)(如无洗手池设备，则另备消毒液和清水各一盆)；10％肥皂液、消毒手刷 4 把，消毒小毛巾或纸巾，红外线干手机。

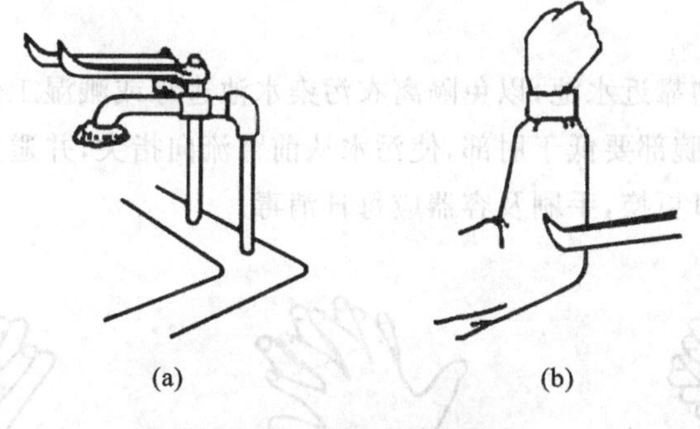

(a) (b)

图 10-21 流动水洗手设备

3. 环境准备 环境整洁、宽敞、安全，物品放置合理。

【操作步骤】

手的消毒操作步骤及操作要点见表 10-10。

表 10-10 手的消毒

操作步骤	操作要点
(1)卫生洗手	适用于各种操作前、后手的清洁
润湿双手	打开水龙头，湿润双手
取洗手液	取适量洗手液或肥皂液于掌心

续表

操作步骤	操作要点
搓揉双手	揉搓方法:五指并拢、掌心搓掌心;双手手指交叉,掌心搓手背,左、右交替进行;双手手指交叉,掌心相对,沿指缝相互搓擦;两手互握互搓指背;在掌中转动搓擦拇指和手腕,交换进行;指尖摩擦手掌,左、右交替进行。每处至少搓揉持续 15 s,范围至腕上 10 cm(图 10-22)。注意指尖、指缝、拇指、指关节等处的清洁
流水冲净	打开水龙头,让流水自腕部流向指尖进行冲洗,洗净后关闭水龙头
擦干双手	用纸巾自上而下擦干双手或用干手机烘干
(2)刷手法	适用于接触感染源后的手的消毒
润湿双手	打开水龙头,润湿双手
刷洗、冲净	用手刷蘸洗手液或肥皂液,按前臂、腕部、手背、手掌、手指、指缝、指甲顺序刷洗(范围应超过被污染的部位),每只手刷 30 s,用流水冲净。换刷同法刷另一只手,按上述顺序再刷一遍,共刷 2 min 打开水龙头,让流水自前臂流向指尖进行冲洗,洗净后关闭水龙头
擦干双手	用纸巾自上而下擦干双手或用干手机烘干

【注意事项】

(1) 洗手时身体勿靠近水池,以免隔离衣污染水池边缘或溅湿工作服。

(2) 流水冲洗时,腕部要低于肘部,使污水从前臂流向指尖,并避免水流入衣袖内。

(3) 肥皂液应每日更换,手刷及容器应每日消毒。

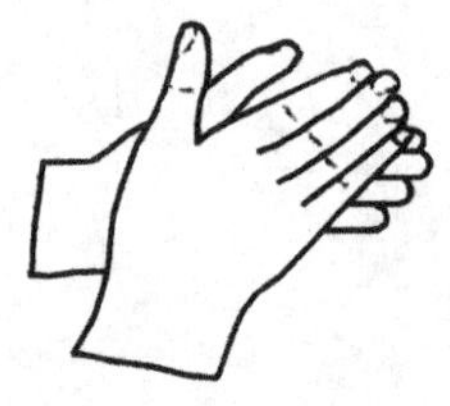
(a) 掌心对掌心搓擦

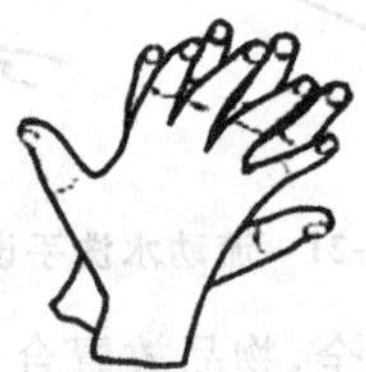
(b) 手指交叉,掌心对手背搓擦

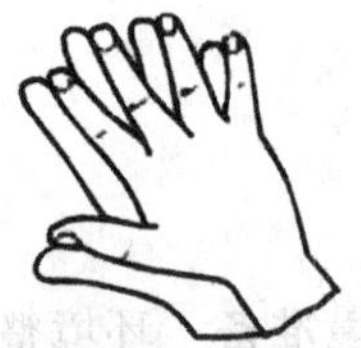
(c) 手指交叉,掌心对掌心搓擦

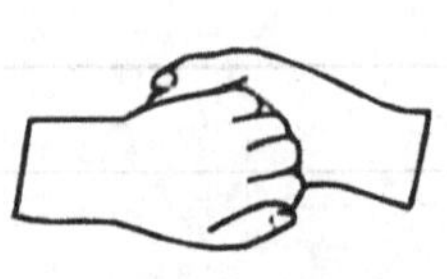
(d) 两手互握互搓指背

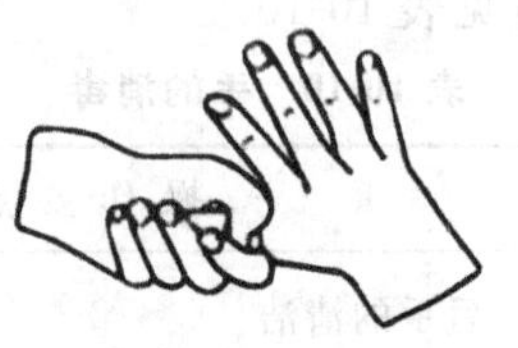
(e) 拇指在掌中转动搓擦

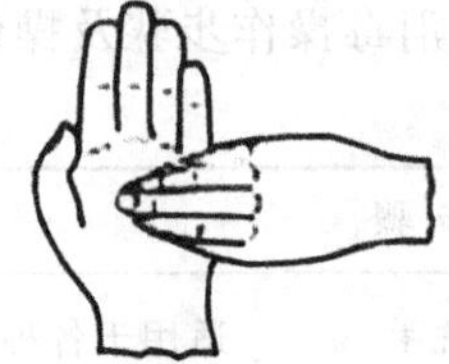
(f) 指尖在掌心中搓擦

图 10-22 标准洗手方法

（三）穿脱隔离衣

【目的】

保护工作人员和病人，使之免受病原体的侵袭；防止病原体的传播，避免交叉感染。

【准备】

1. 护士准备 衣帽整齐，修剪指甲，洗手，戴口罩。

2. 用物准备 隔离衣、挂衣架、消毒手的设备、污物袋。

3. 环境准备 环境整洁、宽敞、安全、物品摆放合理。

【操作步骤】

穿脱隔离衣操作步骤及操作要点见表10-11。

表 10-11 穿脱隔离衣

操作步骤	操作要点
(1)穿隔离衣法	见图10-23
准备工作	备齐操作用物，避免穿隔离衣后到清洁区取物
取表挽袖	戴好口罩及帽子，取下手表，卷袖过肘
持领取衣	手持衣领取下隔离衣，清洁面朝自己；将衣领两端向外折齐，对齐肩缝，露出袖内口
穿左、右袖	一手持衣领，另一手伸入袖内，举起手臂抖衣袖穿上，露出手；换另一手持衣领，按上法穿好另一袖
扣好领、袖口	两手持衣领，由领子中央顺着边缘向后将领扣扣好，再扣好袖口(此时手已污染)
折襟系带	松腰带活结，将隔离衣一边约在腰下5 cm处渐向前拉，见边缘后用同侧手捏住衣外面边缘，同法捏住另一侧，注意手勿触及衣内面。然后双手在背后将边缘对齐，向一侧折叠，一手按住折叠处，另一手将腰带拉至背后压住折叠处，将腰带在背后交叉，回到前面打一活结
(2)脱隔离衣法	见图10-24
松带打结	解开腰带，在前面打一活结
解扣塞袖	解开两袖口，在肘部将部分衣袖塞入工作服袖内，以便于消毒双手
消毒双手	用刷手法或泡手法消毒双手并擦干
解开领口	解开领扣(污染的袖口不可触及衣领、面部和帽子)
脱袖退手	一手伸入另一侧袖口内，拉下衣袖裹住手，再用裹住的手握住另一衣袖的外面将袖拉下，两手在袖内对齐衣袖，并轮换从袖管中退至衣肩，用右手握住两肩缝，先退出左手，再用左手握住衣领，退出右手
持领挂衣	双手握住领子，将隔离衣两边对齐(若挂在半污染区，隔离衣的清洁面向外；若挂在污染区，则污染面朝外)，挂在衣钩上。不再穿的隔离衣脱下清洁面向外，卷好投入污染袋中

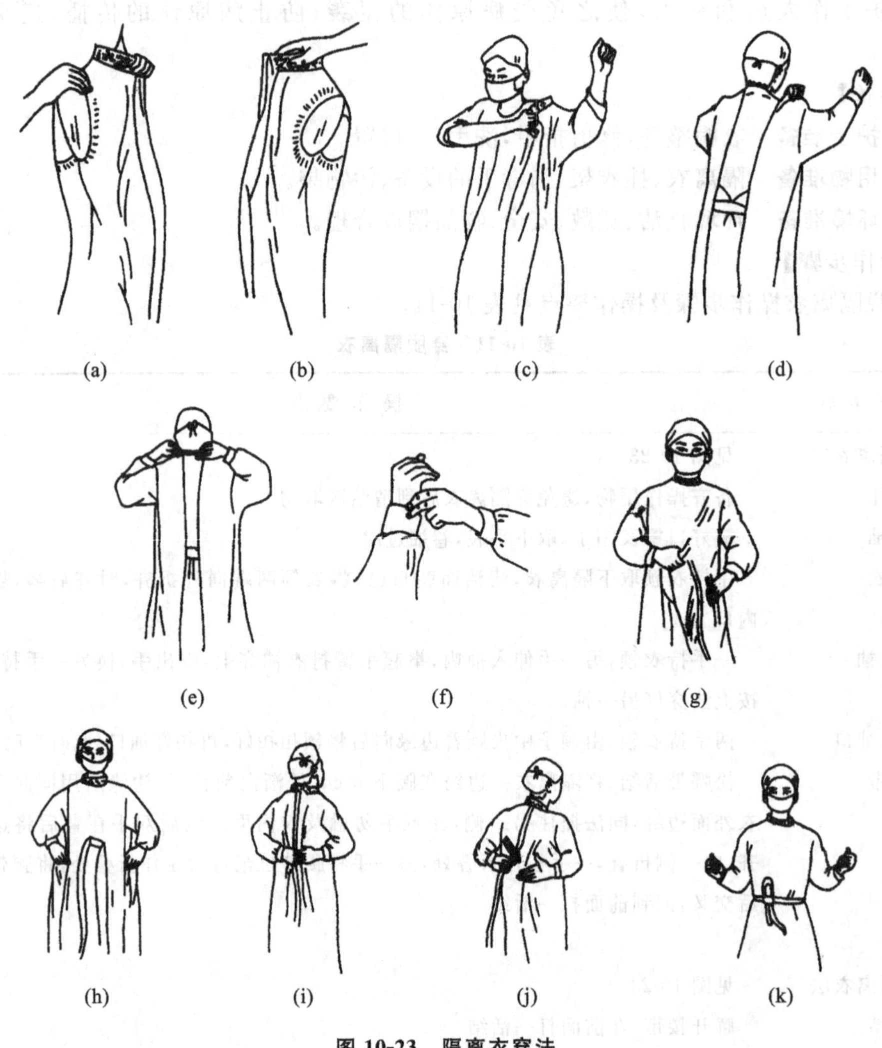

图 10-23　隔离衣穿法

【注意事项】

(1) 隔离衣长短要合适,须将内面工作服完全遮盖;有破损时则不可使用。

(2) 隔离衣内面及衣领为清洁面(如反向隔离,则内面为污染面),穿脱时要注意避免污染。

(3) 隔离衣挂在半污染区,清洁面向外;挂在污染区,则污染面向外。

(4) 穿隔离衣后,只限在规定区域内活动,不得进入清洁区。

(5) 隔离衣应每天更换,如有潮湿或被污染时,应立即更换。

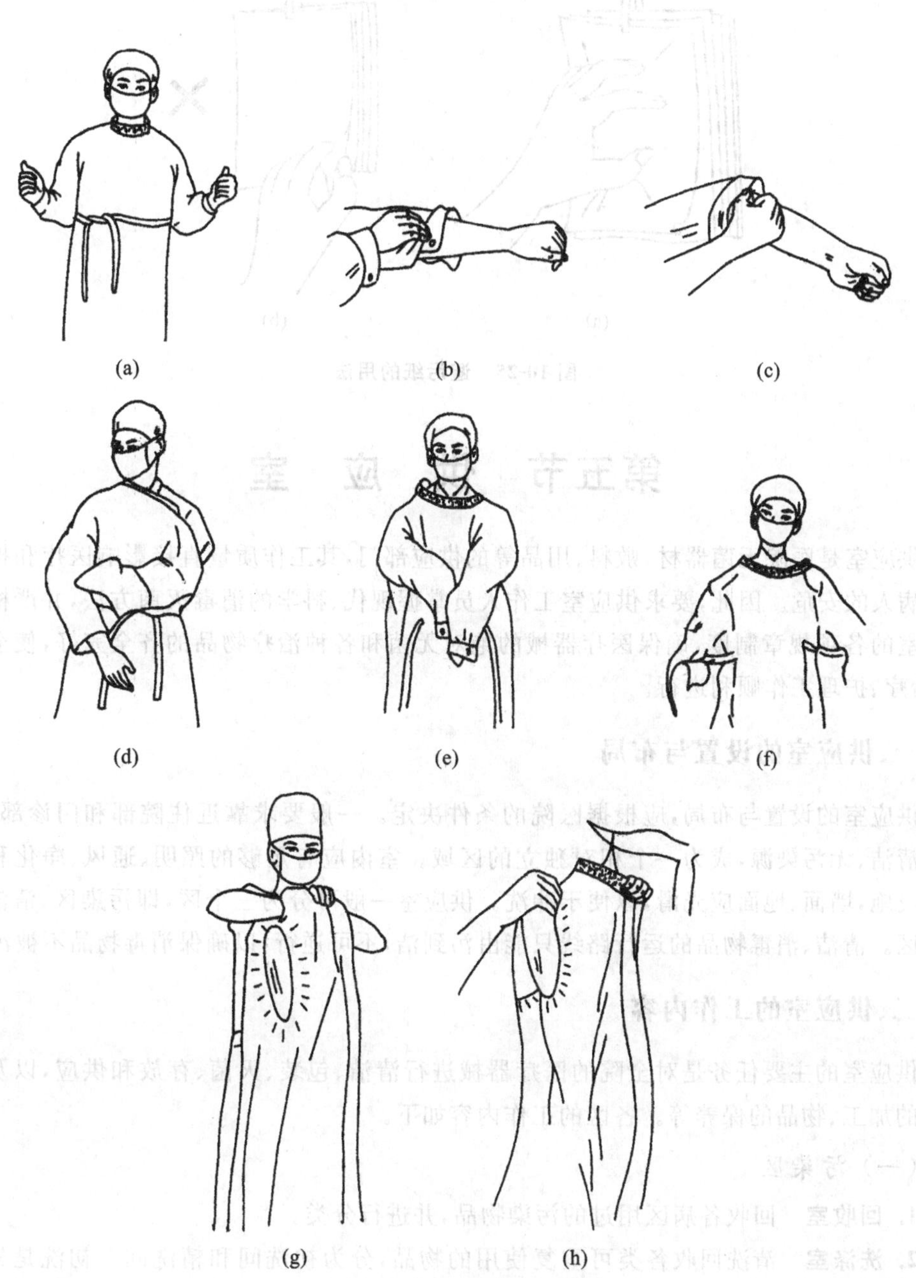

图 10-24 隔离衣脱法

(四)避污纸的使用

避污纸为备用的清洁纸片,其使用目的是保持双手或物品不被污染,以省略消毒程序。使用避污纸时,要从页面抓取,不可掀页撕取(图 10-25)。用后放进污物桶内,集中焚烧。

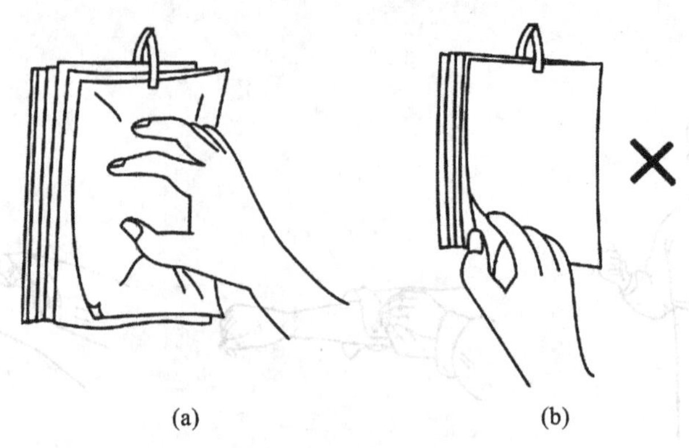

图 10-25　避污纸的用法

第五节　供　应　室

供应室是医院无菌器材、敷料、用品等的供应部门，其工作质量直接影响医疗和护理质量及病人的安危。因此，要求供应室工作人员掌握现代、科学的消毒灭菌方法，并严格执行供应室的各项规章制度，确保医疗器械的绝对无菌和各种治疗物品的齐全完好，使全院急救、治疗、护理工作顺利进行。

一、供应室的设置与布局

供应室的设置与布局，应根据医院的条件决定。一般要求靠近住院部和门诊部，周围环境清洁、无污染源，成为一个相对独立的区域。室内应有足够的照明、通风、净化和污水排放设施，墙面、地面应光滑，以便于冲洗。供应室一般可分为三个区，即污染区、清洁区和无菌区。清洁、消毒物品的运行路线只能由污到洁，不可逆行，以确保消毒物品不被污染。

二、供应室的工作内容

供应室的主要任务是对全院的医疗器械进行清洁、包装、灭菌、存放和供应，以及各种敷料的加工、物品的保养等。各区的工作内容如下。

（一）污染区

1. 回收室　回收各病区用过的污染物品，并进行分类。

2. 洗涤室　清洗回收各类可重复使用的物品，分为初洗间和精洗间。初洗是先用化学消毒剂处理，再用洗涤剂清洗，然后用清水冲净。精洗是用流动的蒸馏水，冲去洗涤过程中附着的有害物质。对一次性使用物品消毒后统一处理，严禁重复使用。

（二）清洁区

1. 包装室　将已清洗的物品进行包装，标明名称，送灭菌处理。如用包布包装，则包布必须每次更换或清洗。

2. 敷料室　加工各种敷料。

3. 储藏室　储藏各种器械和未加工的原料，如棉花、纱布等。

(三) 灭菌区

1. 高压蒸汽灭菌室 由专人负责，根据欲灭菌物品的不同，选择适宜、有效的灭菌方法，达到最佳灭菌效果，且不损坏灭菌物品的性能。

2. 无菌间 经过灭菌的无菌物品，应存放于无菌间内。无菌间要有较高的洁净度。无菌物品从灭菌器取出后直接放到无菌间的储物架上，不能有中间环节。无菌物品上要有明显的灭菌指示标识、灭菌日期。发放无菌物品应遵循"先进先出"的原则。

三、常用物品的保养

为延长物品的使用期限，节约资源，应做好物品的保养工作。

(一) 搪瓷类

轻拿轻放防撞碰，勿与强酸、强碱接触，勿用粗糙物摩擦，以防脱瓷生锈。

(二) 玻璃类

稳拿轻放防撞碰，可放置于盒中或用纸包裹保存，防止因骤冷、骤热而破裂。

(三) 橡胶类

防冷变硬，防热变形、变软；防止被锐器刺破；防止与挥发性液体或酸、碱性物质接触，以免侵蚀变质。橡胶单应晾干，撒上滑石粉后卷起来保存。橡胶导管晾干后应竖直放于盒内，撒上滑石粉保存。橡胶袋类应倒挂晾干，装入少量空气后旋紧塞子保存，以防粘连。

(四) 金属类

涂油保护，以防锈蚀。锐利器械应分别放置，刃面用棉花包裹，以防碰撞，损伤锋刃。

(五) 布类及毛织品

布类物品应防火、防霉、防钩破。毛织品应防蛀，要勤晾晒，并放防蛀虫的制品保存。

(六) 一次性使用物品

一次性使用无菌医疗器材应存放于清洁、干燥、通风良好的地方，保证使用时符合无菌、无热源、无破损原则，在有效期内使用。供应室可根据各科室的需要，分类、分型号、定基数发放。各科室用后先进行初步的消毒处理，再由供应室按定数回收后进行毁形和无害化处理，最后由当地疾控中心认可的部门将其再利用或集中送焚烧处理。

小 结

医院感染是当代医学的一个难题，既直接影响病人的治疗效果，又增加了病人的痛苦，因此医院感染的预防与控制在医院管理中占据了重要的地位。有效预防和控制医院感染，是提高医疗质量、保障病人和医务人员安全的具体体现。本章主要从控制和预防医院感染的措施(清洁、消毒、灭菌、无菌技术、隔离技术)等方面详细讲述相关理论和操作方法，将其措施贯穿于护理活动的全过程，从而保护病人和医务人员。因此，护理人员必须掌握医院感染的有关知识，认真执行有关预防和控制医院感染的各项技术，严防医院感染的发生。

能力检测

【A1 型题】

1. 使用无菌持物钳，下列哪项是不正确的？（　　）

A. 液面浸泡钳轴节以上 2～3 cm　　B. 取无菌持物钳时应将钳端闭合

C. 可用无菌持物钳夹取油纱布

D. 无菌持物钳应浸泡在有消毒液的广口带盖容器内

E. 每个容器只能放一把

2. 消毒与灭菌的区别主要是能否杀灭（　　）。

A. 病原微生物　　B. 病毒　　C. 繁殖体

D. 芽胞　　E. 鞭毛

3. 以下哪种方法不属于物理消毒灭菌法？（　　）

A. 生物净化法　　B. 紫外线消毒灭菌法　　C. 微波消毒灭菌法

D. 浸泡法　　E. 燃烧法

4. 使用煮沸法消毒金属器械时，为了增强杀菌作用和去污防锈，可加入（　　）。

A. 0.9%氯化钠　　B. 50%硫酸镁　　C. 0.5%漂白粉溶液

D. 1%～2%碳酸氢钠　　E. 0.1%硫酸铜

5. 煮沸消毒时，水中加入碳酸氢钠的浓度及其能提高的沸点是（　　）。

A. 0.1%～0.2%，105 ℃　　B. 0.3%～0.5%，107 ℃　　C. 1%～2%，105 ℃

D. 3%～5%，107 ℃　　E. 5%～10%，110 ℃

6. 灭菌效果最佳的物理灭菌法是（　　）。

A. 燃烧法　　B. 煮沸消毒法　　C. 高压蒸汽灭菌法

D. 日光暴晒法　　E. 紫外线照射法

7. 对高压蒸汽灭菌效果的监测，最可靠的方法是（　　）。

A. 留点温度计法　　B. 化学指示管法　　C. 化学指示胶带法

D. 化学指示卡法　　E. 生物监测法

8. 禁用高压蒸汽灭菌的物品是（　　）。

A. 金属类　　B. 化纤织物　　C. 搪瓷类　　D. 棉织品　　E. 橡胶类

9. 紫外线最佳杀菌波长是（　　）。

A. 225 nm　　B. 245 nm　　C. 253.7 nm　　D. 257 nm　　E. 275 nm

10. 化学消毒的作用机制不包括（　　）。

A. 渗透到菌体内，使菌体蛋白凝固变性　　B. 利用潜热使菌体蛋白及酶变性

C. 破坏细胞膜的结构，改变其通透性　　D. 抑制细菌代谢生长

E. 干扰细菌酶的活性

11. 浸泡纤维胃镜的消毒液宜用（　　）。

A. 0.1%苯扎溴铵　　B. 0.2%过氧乙酸　　C. 0.5%亚硝酸钠

D. 2%碱性戊二醛　　E. 碘伏

12. 过氧乙酸的保管和使用，错误的方法是（　　）。

A. 用有色带盖容器盛装　　B. 2%溶液用于空气消毒

C. 配制时要戴口罩和橡皮手套　　D. 配制好各种浓度备用
E. 置于阴凉通风处

13. 过氧乙酸不能用于(　　)。
A. 浸泡金属器械　　B. 手的消毒　　C. 家具的擦拭
D. 空气的消毒　　E. 餐具的消毒

14. 一把长 25 cm 的无菌镊子浸泡在消毒液中,液面应浸没镊子的高度是(　　)。
A. 5 cm　　B. 7.5 cm　　C. 10 cm　　D. 12.5 cm　　E. 15 cm

15. 取用无菌溶液时,先旋转瓶口倒液目的是(　　)。
A. 检查液体有无特殊气味　　B. 冲洗瓶口　　C. 查看溶液的颜色
D. 查看溶液的黏稠度　　E. 检查溶液有无沉淀

16. 打开无菌容器时不正确的方法是(　　)。
A. 打开无菌容器盖后,盖内面须朝下　　B. 无菌物品取出后,未用亦不可放回
C. 手持无菌容器时应托住底部　　D. 手不可触及无菌容器的内面
E. 无菌容器应每周消毒 1 次

17. 已启盖的无菌溶液可保存(　　)。
A. 8 h　　B. 12 h　　C. 18 h　　D. 24 h　　E. 36 h

18. 铺好的无菌盘,有效期为(　　)。
A. 1 h　　B. 2 h　　C. 3 h　　D. 4 h　　E. 5 h

19. 无菌操作过程中发现手套破裂应(　　)。
A. 用乙醇棉球擦拭手套　　B. 用胶布将破裂处粘好　　C. 立即更换
D. 再加套一副手套　　E. 继续操作,结束后进行手消毒

20. 传染病区内属半污染区的是(　　)。
A. 库房　　B. 病区走廊　　C. 值班室　　D. 病室　　E. 更衣室

21. 传染病病人出院时的终末消毒处理,错误的做法是(　　)。
A. 病人洗澡,换清洁衣裤　　B. 个人用物经消毒后带出病区
C. 被服及时送洗衣房清洗　　D. 室内空气可用喷雾消毒
E. 病床、桌椅用消毒液擦拭

22. 隔离衣的使用,正确的做法是(　　)。
A. 每周更换 1 次　　B. 保持袖口内、外面清洁
C. 隔离衣潮湿后立即晾干　　D. 隔离衣必须全部盖住工作服
E. 隔离衣挂在走廊里应外面向外

23. 执行隔离技术,错误的操作步骤是(　　)。
A. 取下口罩,将污染面向内折叠　　B. 从指甲至前臂顺序刷手
C. 隔离衣挂在走廊里清洁面向外　　D. 从页面抓取避污纸
E. 隔离衣应每日更换消毒

24. 正确使用避污纸的方法是(　　)。
A. 戴手套后拿取　　B. 用镊子夹取　　C. 从页面抓取
D. 经他人传递　　E. 掀页撕取

25. 下列哪组传染病病人可安置在一室?(　　)

A. 流感、百日咳　B. 伤寒、痢疾　C. 破伤风、炭疽
D. 流脑、乙型脑炎　E. 肺结核、白喉

26. 用漂白粉处理肝炎病人的粪便,两者的比例应是(　　)。
A. 1∶1　B. 1∶2　C. 2∶3　D. 1∶4　E. 1∶5

27. 肠道隔离的病人,因条件有限,需同住一室,床间距应保持(　　)。
A. 30 cm　B. 50 cm　C. 80 cm　D. 1 m　E. 1.5 m

28. 乙脑的主要传播媒介是(　　)。
A. 跳蚤　B. 野鼠　C. 苍蝇　D. 蚊子　E. 螨虫

【A2 型题】

29. 王某,左上肢外伤后,未得到正确处理,而导致破伤风杆菌感染。其伤口换药后敷料的处理方法是(　　)。
A. 清洗后置于日光下暴晒　B. 清洗后再消毒　C. 灭菌后再清洗
D. 放入污物桶　E. 焚烧

30. 护生小王在进行戴无菌手套的练习,指导老师应给予纠正的操作是(　　)。
A. 戴手套前先洗手,再戴口罩和工作帽
B. 脱手套时,将手套翻转脱下
C. 戴上手套的左手持另一手套的内面戴上右手
D. 戴上手套的双手置于腰部水平以上
E. 核对标签上的手套号码和灭菌日期

31. 李先生,诊断为细菌性痢疾,其使用过的票证、书信等物品宜采用的消毒方法是(　　)。
A. 喷雾法　B. 高压蒸汽灭菌法　C. 擦拭法
D. 浸泡法　E. 熏蒸法

32. 护士,张某,接触伤寒病人后刷洗双手,正确的顺序是(　　)。
A. 前臂,腕部,指甲,指缝,手背,手掌　B. 手指,指缝,手背,手掌,腕部,前臂
C. 前臂,腕部,手背,手掌,手指,指缝,指甲　D. 腕部,前臂,手掌,手背,手指,指甲
E. 手掌,腕部,手指,前臂,指甲,指缝

33. 张护士为一名乙型肝炎病人进行外伤的处理,处理伤口后的器械应(　　)。
A. 先清洗后灭菌　B. 先灭菌再清洗　C. 先浸泡后清洗
D. 先浸泡后清洗再灭菌　E. 先清洗后浸泡再灭菌

【A3/A4 型题】

(34～36 题共用题干)

张先生,38 岁。因发热、右上腹疼痛、巩膜黄染、食欲减退伴恶心、呕吐 3 日就诊,初步诊断为病毒性肝炎,收入传染病区。

34. 对赵先生使用过的物品,不正确的消毒方法是(　　)。
A. 体温表用 1%过氧乙酸浸泡　B. 信件、书报熏蒸消毒
C. 排泄物用含氯石灰液消毒　D. 餐具、痰杯煮沸消毒
E. 血压计、听诊器微波消毒

35. 护士小张为张先生进行注射,她使用过的隔离衣,清洁处应是(　　)。

A. 衣的肩部　　B. 衣的内面和衣领　　C. 两侧腰部
D. 腰以下部分　　E. 背部

36. 张先生病愈出院，护士小张为其做终末消毒处理，不正确的操作是(　　)。
A. 嘱病人沐浴后将换下的衣服带回清洗　　B. 病室地面用3%含氯石灰液喷洒
C. 床及桌椅用0.2%过氧乙酸溶液擦拭　　D. 被服类消毒后送洗衣房清洗
E. 病室用2%过氧乙酸溶液熏蒸

(37～40题共用题干)

病人，男性，50岁，因右上肢外伤没得到正确处理，出现全身不适，肌肉酸痛，嚼肌痉挛而导致张口困难，医师诊断为“破伤风”，遵医嘱门诊护士送病人去传染科。

37. 传染科护士应给此病人进行哪种隔离？(　　)
A. 保护性隔离　　B. 床边隔离　　C. 呼吸道隔离
D. 接触隔离　　E. 严密隔离

38. 该病人伤口更换敷料后，其敷料处理方法为(　　)。
A. 高压蒸汽灭菌后清洗　　B. 丢入垃圾桶　　C. 浸泡消毒后清洗
D. 集中焚烧　　E. 清洗后灭菌

39. 该病人伤口更换敷料后，其器械处理用哪种消毒液浸泡？(　　)
A. 碘伏　　B. 乙醇　　C. 过氧乙酸
D. 含氯消毒剂　　E. 戊二醛

40. 入院指导时告知病人，病区的污染区是(　　)。
A. 配餐室　B. 医护办公室　C. 厕所　D. 消毒间　E. 治疗室

(刘　萍)

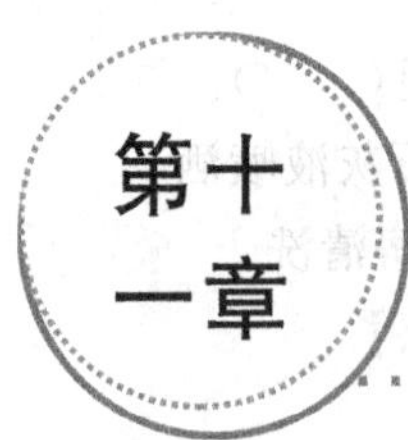

第十一章　病人清洁的护理技术

学习目标

掌握：口腔护理的目的及口腔护理技术，压疮的概念、预防、治疗及护理。

熟悉：淋浴、盆浴、床上擦浴的操作方法，卧有病人床更换床单法的操作方法，晨晚间护理的目的和内容。

了解：口腔健康维护的方法，床上梳发、洗发、头发健康与保养的方法。

每个人都有清洁方面的需要，当身体健康时，一般个体都能保持自身的清洁，但当处于患病状态时，自我照顾能力受限，清洁需要往往无法得到满足，这时就需护士给予帮助，与病人探讨如何采用合适的方式，满足病人清洁卫生的需要。清洁皮肤黏膜，可促进血液循环，维持皮肤黏膜的生理功能，预防感染和压疮等并发症，还可促进病人生理和心理的舒适，满足个体自尊的需要，也为护士提供了观察病情和情绪状态的机会，有利于建立良好的护患关系。

第一节　口腔护理

口腔是病原微生物侵入人体的主要途径之一，口腔的温度、湿度以及食物残渣非常适宜微生物的生长繁殖，因此，口腔内存在大量致病菌和非致病菌。当身体健康时，抵抗力强，加之饮水、进食、刷牙和漱口能起到减少细菌的作用，通常不会引起口腔问题；当身体患病时，抵抗力降低，进食、刷牙和漱口等活动受限，容易使微生物在口腔内大量繁殖，常可引起口腔炎症、溃疡及其他并发症。同时，还可引起口臭、龋齿而影响病人的食欲、消化功能及自我形象，产生一定的社交障碍。长期应用抗生素和激素的病人，还会引起口腔霉菌感染。因此，加强口腔护理，保持口腔卫生，是满足病人清洁卫生需要的重要内容之一。

一、口腔护理评估

1. 口腔情况　口唇的色泽、湿润度，有无干裂、出血及疱疹等；口腔黏膜的颜色、完整性，有无溃疡、肿胀、出血等；牙的数量，有无义齿、龋齿、牙垢等；牙龈的颜色，有无出血、萎缩等；舌的颜色、湿润度，有无溃疡、肿胀等；腭部、悬雍垂、扁桃体的颜色，有无肿胀、分泌物等；口腔气味，有无氨臭味、烂苹果味等。

2. 自理能力状况　口腔清洁的程度；刷牙的次数、方法；病人的自主清洁能力；口腔自理能力;配合口腔护理的程度。

3. 口腔保健知识　病人对预防口腔疾病知识的了解情况;对口腔卫生重要性的认识程度;口腔清洁方法的掌握程度。

二、口腔护理技术

对于能自行执行口腔清洁的病人,护理人员指导或协助即可,但对禁食、高热、昏迷、鼻饲、大手术后及口腔疾病等病人需采用特殊口腔护理。下面主要讲述特殊口腔护理。

【目的】

(1) 保持口腔清洁、舒适,预防并发症。

(2) 防止口臭、口垢,使病人舒适,增进食欲。

(3) 观察口腔状况,提供病情变化的动态信息,协助诊断疾病。

【准备】

1. 护士准备　衣帽整洁,洗手,戴口罩。

2. 病人准备　了解口腔护理的目的、方法及配合要点,有活动义齿者取出。

3. 用物准备　①治疗盘内备:治疗碗(内盛含漱口液棉球、弯血管钳、镊子)、压舌板、治疗巾、纱布、吸水管、棉签、弯盘、手电筒、漱口液(常用漱口液见表 11-1)、自备杯。必要时备液状石蜡、开口器。②外用药:按需准备,常用的有液状石蜡、冰硼散、西瓜霜、金霉素甘油、制霉菌素、甘油等。

表 11-1　常用漱口液

名　称	作　用
0.9%氯化钠溶液	清洁口腔,预防感染
复方硼砂溶液(朵贝尔溶液)	抑菌,除臭
1%～3%过氧化氢溶液	遇有机物时,放出新生氧,抗菌除臭
2%～3%硼酸溶液	酸性防腐剂,抑菌
0.02%呋喃西林溶液	清洁口腔,广谱抗菌
0.01%氯己定溶液	清洁口腔,广谱抗菌
1%～4%碳酸氢钠溶液	用于真菌感染
0.1%醋酸溶液	用于铜绿假单胞菌感染
0.08%甲硝唑溶液	用于厌氧菌感染

4. 环境准备　清洁、安静,光线适宜或有足够的照明。

【操作步骤】

特殊口腔护理技术操作步骤及操作要点见表 11-2。

表 11-2　特殊口腔护理技术

操作步骤	操作要点
核对解释	备齐用物携至床旁,核对床号、姓名,说明目的,取得合作
安置体位	取侧卧位或仰卧位,头偏向护士,可避免多余水分误吸
铺巾置盘	铺治疗巾于颌下,保护床单、枕头、衣服,置弯盘于口角旁

续表

操作步骤	操作要点
润唇漱口	先用棉球湿润口唇，防止唇干裂者张口时干裂处出血；协助病人用吸水管漱口，昏迷病人禁止漱口
观察口腔	嘱病人张口，护士一手开手电筒，一手持压舌板轻轻撑开颊部，观察口腔黏膜有无出血、溃疡、特殊气味等(图 11-1)。长期应用激素、抗生素者应注意观察口腔有无真菌感染
擦洗口腔	嘱病人咬合上下牙，用压舌板轻轻撑开颊部，用弯血管钳夹取含有漱口液的棉球，纵向擦洗磨牙至门齿处。同法擦洗另一侧 嘱病人张口，依次擦洗上牙内侧面、咬合面、下牙内侧面、咬合面，弧形擦洗颊部。同法擦洗另一侧 由内向外擦洗舌面、弧形擦洗硬腭，勿触及咽部、软腭，以免病人恶心
漱口涂药	擦毕，帮助病人用吸水管漱口，用纱布擦净口唇。酌情涂药，如有溃疡，可涂冰硼散、西瓜霜等，口唇干裂者涂液状石蜡。必要时协助清洁及佩戴义齿
整理记录	撤去弯盘及治疗巾，整理用物及床单位，协助病人取舒适体位，记录

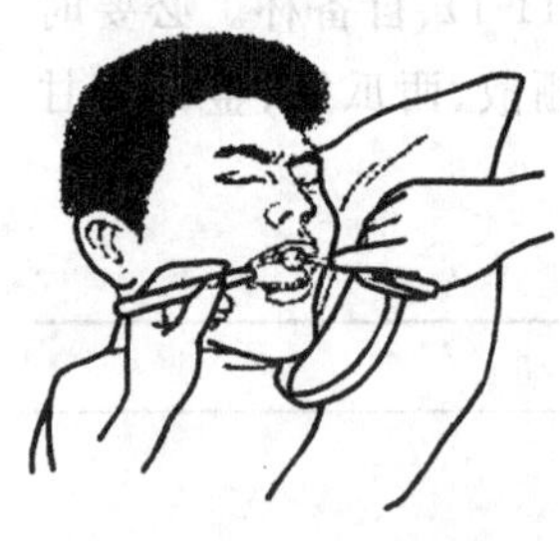
图 11-1 口腔护理

【注意事项】

(1) 擦洗时夹紧棉球，每次一个，防止棉球遗留在病人口腔内；棉球不宜过湿，以防病人将多余水分误吸入呼吸道。

(2) 动作宜轻柔，特别是对凝血功能差的人，应防止碰伤黏膜及牙龈。

(3) 昏迷、牙关紧闭者用开口器张口，开口器应从臼齿处放入。牙关紧闭者不可用暴力使其张口，以免造成损伤。

(4) 传染病病人用物按隔离消毒原则处理。

三、口腔健康维护

1. 养成良好的口腔卫生习惯 与病人讨论口腔卫生的重要性，指导病人养成清晨和临睡前刷牙、餐后漱口的良好习惯；睡前不宜进食对牙齿有刺激性或腐蚀性的食物；减少食物中糖类的含量。

2. 口腔清洁用具的选择 口腔清洁用具有牙刷、牙膏和牙线等。应尽量选择外形较小、平滑柔软的牙刷，每三个月更换一次；已磨损或硬毛牙刷清洁效果欠佳，且易致牙齿的磨损及牙龈损伤。牙膏应不具腐蚀性，药物牙膏一般能抑制细菌的生长，预防龋齿和牙齿过敏，可根据需要选用；牙膏不宜常用一种，应轮换使用。

3. 刷牙方法 刷外侧面时，牙刷毛面与牙齿成45°角，以快速的环行方式来回刷动，每次只刷2～3个牙齿；刷内侧面时，刷毛的尖端以环形方式刷洗牙面；刷咬合面时，刷毛与牙齿平行来回刷洗；刷完牙后，再刷舌面。每次刷牙时间以 3 min 为宜。另一种简便的方法是上下竖刷法，即沿牙齿纵向刷洗，见图 11-2。

4. 牙线剔牙法 尼龙线、丝线、涤纶线均可作为牙线材料，每日剔两次，餐后立即进行更好，见图 11-3。

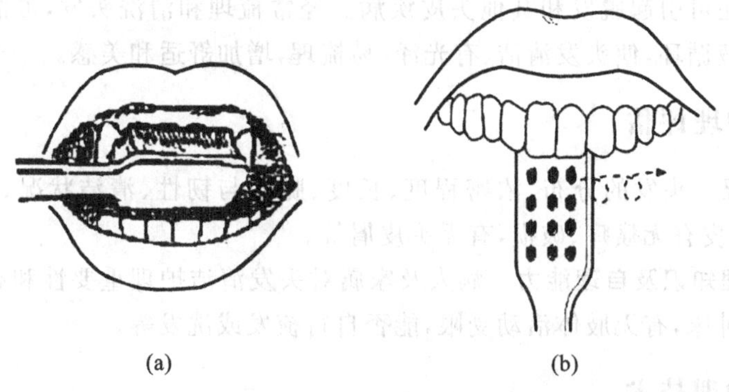

(a) (b)

图 11-2 刷牙的方法

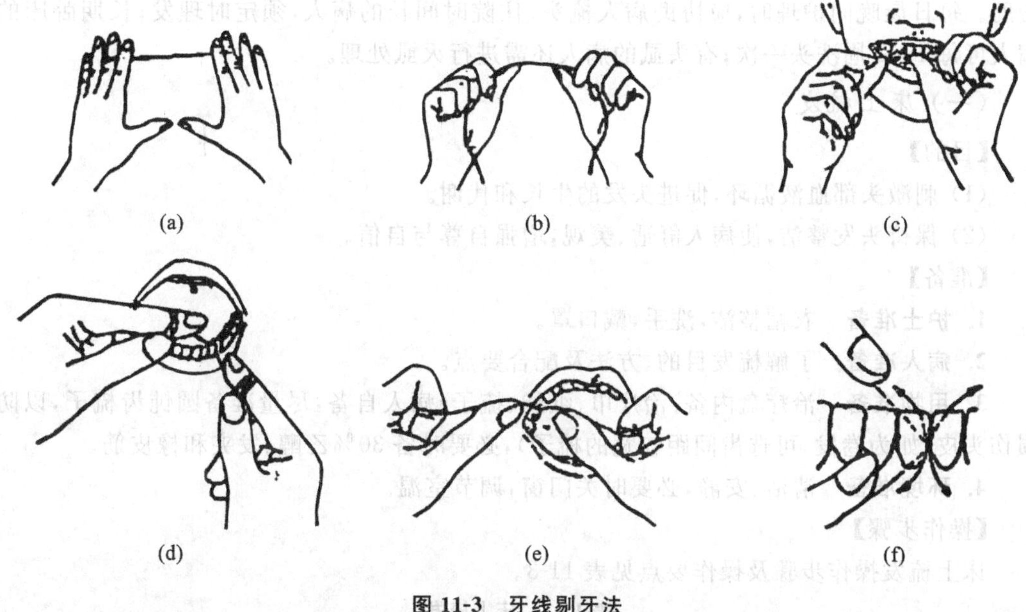

(a) (b) (c)

(d) (e) (f)

图 11-3 牙线剔牙法

5. 义齿的清洁护理 义齿与真牙一样也会积聚一些食物、碎屑等，同样需要清洁护理。其刷牙方法与真牙方法相同。使用者白天佩戴义齿，以增进咀嚼功能，同时也能保证良好的口腔外观。晚上可将义齿摘下，使牙床得到保养。义齿取下刷洗干净后，应存放于有标记的冷开水杯中，以防义齿丢失或损坏，每日换水一次。义齿不可放入乙醇或热水中，以免变色、变形和老化。

6. 牙龈保健按摩法 按摩可刺激牙龈血液循环，营养牙床，坚固牙齿，延缓衰老。按摩方法是用一只手的四个指尖轻敲口部四周，先顺时针 9 次，后逆时针 9 次，用力大小以自己感觉适度为宜，再用食指蘸盐按摩牙根，先上后下，从左到右，每天 3 次。

第二节 头发护理

头面部是皮脂腺分布最多的部位，皮脂、汗液伴灰尘常黏附于头发、头皮上，形成污垢，散发难闻气味，还可引起脱发和其他头皮疾病。经常梳理和清洗头发，可清除头皮屑及灰尘，促进头皮血液循环，使头发清洁、有光泽、易梳理，增加舒适和美感。

一、头发护理评估

1. 头发情况 头发的分布、浓密程度、长度、脆性与韧性、清洁状况、干湿度、有无光泽、有无分叉，头皮有无瘙痒、破损，有无头皮屑等。

2. 头发护理知识及自理能力 病人及家属对头发清洁护理重要性和相关知识的了解程度；病人是否卧床，有无肢体活动受限，能否自行梳发或洗发等。

二、头发护理技术

大多数病人可自行梳理和清洗头发。病情严重或缺乏自理能力的病人，需要护士给予帮助。每日晨晚间护理时，应协助病人梳头；住院时间长的病人，须定时理发；长期卧床的病人可每1～2周洗头一次；有头虱的病人还需进行灭虱处理。

（一）床上梳发

【目的】

(1) 刺激头部血液循环，促进头发的生长和代谢。

(2) 保持头发整洁，使病人舒适、美观，增强自尊与自信。

【准备】

1. 护士准备 衣帽整洁，洗手，戴口罩。

2. 病人准备 了解梳发目的、方法及配合要点。

3. 用物准备 治疗盘内备：治疗巾、纸袋、梳子(病人自备，尽量准备圆钝齿梳子，以防损伤头皮；如为卷发，可选齿间距较宽的梳子)，必要时备30%乙醇、发夹和橡皮筋。

4. 环境准备 清洁、安静，必要时关门窗，调节室温。

【操作步骤】

床上梳发操作步骤及操作要点见表11-3。

表11-3 床上梳发

操作步骤	操作要点
核对解释	备齐用物携至床旁，核对床号、姓名，说明目的，取得合作
置位铺巾	根据病情选择体位。如选择卧位，病人头转向护士，铺治疗巾于枕上；如选择半坐卧位或坐位，铺治疗巾于病人肩上
梳理头发	头发从中间梳向两边。一手握住一股头发，一手持梳，从上至下，由发根梳至发梢。若长发或头发打结，可将头发缠绕于指上，由发梢开始梳理，逐渐向上梳至发根。如头发黏结成团，用30%乙醇湿润打结处，再小心梳顺。注意不可强行梳理，避免病人疼痛；梳发过程中，可用指腹按摩病人头皮，促进血液循环。同法梳另一侧 根据病人喜好，将长发编辫或扎成束，不可扎得过紧，以免产生疼痛
整理记录	将脱落头发置于纸袋中，撤去治疗巾，协助病人取舒适卧位，清理用物，记录

（二）床上洗发

床上洗发的方法有好几种，如马蹄形法、扣杯法、洗头车法、洗头盘法等，可根据条件选择一种。

【目的】

(1) 去除头皮屑及污物，使头发清洁，消除异味，减少感染。

(2) 按摩头皮，促进头部血液循环。

(3) 促进病人舒适、美观，建立良好护患关系。

【准备】

1. 护士准备 衣帽整洁，洗手，戴口罩。

2. 病人准备 按需给予便盆，协助病人排便。

3. 用物准备 治疗盘内置：小橡胶单、毛巾、浴巾、洗发液、冲洗壶或水杯、眼罩或纱布、干棉球、纸袋、别针、梳子(病人自备)，必要时备电吹风等；马蹄形垫或洗头车、水壶(内盛40～45 ℃热水)、水桶。

4. 环境准备 移开床头桌椅，天冷时关好门窗，调节室温至22～26 ℃。

【操作步骤】

床上洗发操作步骤及操作要点见表11-4。

表11-4 床上洗发

操作步骤	操作要点
核对解释	备齐用物携至床旁，核对床号、姓名，说明目的，取得合作
安置体位	病人取仰卧位，铺橡胶单和浴巾于枕上，将枕置于病人肩下，松开病人衣领向内反折，将毛巾围于颈部，用别针固定
放置用具	马蹄形垫或马蹄形卷法：协助病人斜角仰卧，将病人头置于马蹄形垫或马蹄形卷内，开口朝外，下接污水桶(图11-4) 扣杯法：铺橡胶单和治疗巾于病人头部床单上，放脸盆一只，盆底放毛巾一块，其上倒扣搪瓷杯，杯上垫四折的毛巾，外裹隔水薄膜。将病人头部枕于毛巾上。脸盆内置一橡胶管，使用前橡胶管内充满水，用血管钳夹紧，下接污水桶。利用虹吸原理将污水引入污水桶内(图11-5) 洗头车法：将洗头车拉至床旁，病人斜角仰卧，双腿屈膝，头部枕于洗头车头托上，或将接水盘置于病人头下(图11-6)
保护耳眼	用棉球塞住两耳，用眼罩或纱布遮盖双眼，梳顺头发
洗净头发	试水温后用温水湿润头发，倒洗发液于手掌，涂遍头发，揉搓，揉搓力量适中，不可用指甲抓，以防抓伤头皮。最后用温水冲洗干净，取下棉球和纱布。操作中注意病情变化，如有异常应立即停止洗头
撤去用物	洗发毕，解下颈部毛巾，一手托住头部，一手撤去马蹄形垫(或脸盆或接水盘、洗头车)；除去耳内棉花及眼罩
擦干梳发	擦干，酌情使用电吹风，根据病人喜好梳理头发
整理记录	协助病人卧于床正中，从肩下撤出枕头、橡胶单、大毛巾；协助病人取舒适卧位，整理用物及床单位，记录

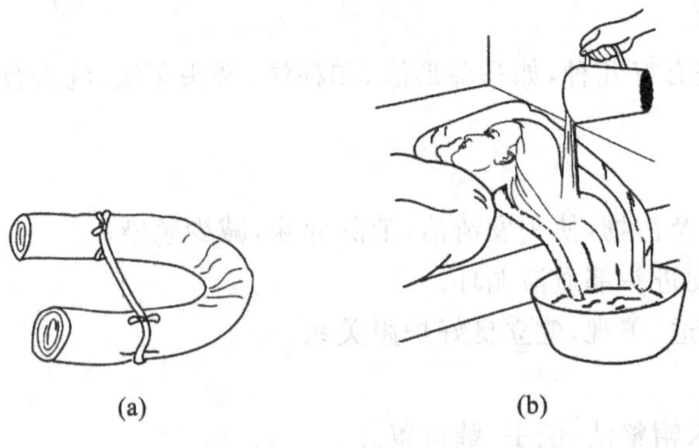

(a)　　(b)

图 11-4　马蹄形卷洗头法

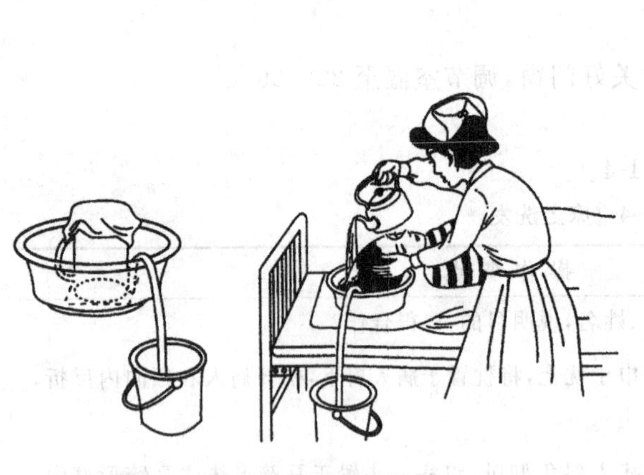

图 11-5　扣杯法洗发

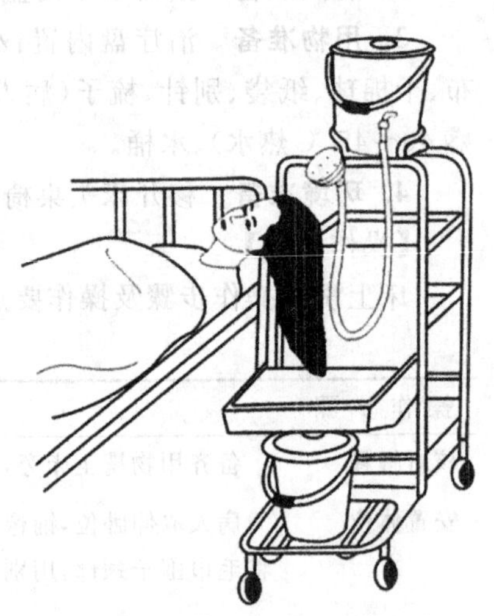

图 11-6　洗头车法洗发

（三）灭头虱、虮法

虱子可传播疾病，而且可致皮肤瘙痒，抓伤可导致感染，如发现有虱应立即消灭。常用30%含酸百部酊剂，即将百部 30 g 放入瓶中，加 50%乙醇 100 mL、纯乙酸 1 mL 盖严，48 h 后即得此药。用法：将头发分成若干小股，用纱布沾百部酊剂擦遍全部头发，反复搓揉 10 min，用帽子包住头发。24 h 后，取下帽子，篦子篦去死虱和虮，洗净头发。如发现仍有活虱，须重新用百部酊剂杀灭。

【注意事项】

(1) 病情危重，身体虚弱者不宜洗发。

(2) 操作中随时与病人交流，了解其感受及需要，并及时给予适当处理。

(3) 使用百部酊时，防止药液沾污病人面部及眼部；上药后应注意观察病人局部反应和全身反应。

三、头发健康与保养

人们都期盼拥有一头浓密、乌黑而润泽的秀发，而健康美丽的头发离不开平时的保养和护理。护士应根据病人的发质和状态，针对性地给予以下指导：定期洗发，一般每周 1～

2次；每日梳发2～3次，梳齿不宜太锐利，以圆钝为好；洗发后最好自然晾干，如用电吹风则温度不宜过高；束发不要过紧，烫染发次数不宜过多，经常按摩头皮；营养均衡，睡眠充足，生活规律，心情舒畅。

第三节 皮肤护理

皮肤覆盖于身体表面，是人体最大的器官，由表皮和真皮组成，具有调节体温、吸收、排泄、分泌、感觉、保护等功能。完整的皮肤具有天然的屏障作用，可避免微生物入侵。皮肤新陈代谢迅速，其排泄的废物如皮脂及脱落的表皮碎屑，能与外界细菌及尘埃结合，黏附于皮肤表面，如不及时清除，将会引起皮肤炎症。因此，护士应加强对缺乏自理能力病人的皮肤护理。

一、皮肤护理评估

1. 皮肤的基本情况 皮肤有无苍白、发绀、发红、黄疸、色素沉着；皮温高低；有无感觉障碍或过敏；皮肤弹性，有无破损、皮疹、水疱、硬结和斑点；皮肤湿润度，污垢及气味等。除此之外还应注意年龄、性别、种族造成的个体差异及环境对皮肤的影响。

2. 自理能力和病人的清洁习惯 病人的病情、意识状态、肢体活动能力、自理能力及病人对清洁卫生知识的了解程度和要求。

二、皮肤护理技术

(一) 淋浴和盆浴

适用于一般情况良好、有自理能力、能自行完成沐浴过程的病人。但体质虚弱、创伤、心脏病需要卧床休息的病人不宜淋浴或盆浴，妊娠7个月以上的孕妇禁盆浴。

【目的】

(1) 去除皮肤污垢，保持皮肤清洁，使病人舒适。

(2) 促进皮肤血液循环，增强皮肤的排泄功能和对外界刺激的敏感性，预防皮肤感染和压疮等并发症的发生。

(3) 观察和了解病情。

【准备】

1. 护士准备 衣帽整洁，洗手，戴口罩。

2. 病人准备 了解淋浴和盆浴的目的、方法及注意事项，贵重物品妥善存放；沐浴需在饭后1 h进行，以免影响消化。

3. 用物准备 毛巾两条、浴巾、浴皂或浴液、清洁衣裤、防滑拖鞋。

4. 环境准备 调节浴室温度在(24±2) ℃，水温以40～45 ℃为宜，浴室内有信号铃、扶手、浴盆及地面有防滑设施，必要时备椅子。

【操作步骤】

淋浴或盆浴操作步骤及操作要点见表11-5。

表 11-5 淋浴或盆浴

操作步骤	操作要点
核对解释	核对病人，备齐沐浴用品。告知病人：信号铃使用方法，湿手勿触及开关，沐浴中如有异常立即按铃呼叫帮助
协助入浴	送病人入浴室，护士应在可呼唤的地方，浴室不应闩门，在门外挂牌示意。入浴时间过久应询问，若病人发生晕厥，应立即抬出、平卧、保暖并通知医生，配合处理。如为盆浴，需扶持病人腋下进出浴盆，防止滑倒；浴盆中水位不可超过心脏，以免引起胸闷；浸泡时间不超过 20 min，浸泡过久，易导致疲倦
观察记录	观察病人情况，必要时做记录
整理浴室	打扫浴室，放好用具

(二) 床上擦浴

适用于病情稳定，但使用石膏固定、牵引，术后伤口未愈、虚弱等必须卧床，无法自行沐浴的病人。

【目的】

除能达到淋浴、盆浴的目的外，还可协助病人活动肢体，防止肌肉挛缩和关节僵硬等并发症。

【准备】

1. 护士准备 衣帽整洁，洗手，戴口罩。

2. 病人准备 病情稳定、全身状况良好。

3. 用物准备 治疗车上置：脸盆、足盆各一只，水桶两只(一只盛 50～52 ℃热水，另一只接盛污水)。治疗盘内置：毛巾两条、浴巾、小橡胶单、浴皂或浴液、梳子、小剪刀、50%乙醇、清洁衣裤、被服、便盆。

4. 环境准备 调节室温在(24±2) ℃以上，拉上窗帘或使用屏风遮挡。

【操作步骤】

床上擦浴操作步骤及操作要点见表 11-6。

表 11-6 床上擦浴

操作步骤	操作要点
核对解释	备齐用物携至床旁，核对床号、姓名，说明目的，取得合作
擦前准备	关好门窗，按需给予便盆。移开床旁桌，根据病情放平床支架，松开盖被，面盆放于床旁桌上，倒入热水至 2/3 满
清洗面部	洗脸及颈部：将微湿小毛巾包在右手上成手套状(图 11-7)，先由内眦向外眦擦拭眼，若分泌物黏于睫毛，让病人闭上眼睛，用湿毛巾敷眼睑 2～3 min，软化后再去除，勿用浴皂洗眼部周围。然后像写"3"字一样擦拭一侧额部、颊部、鼻翼、人中、耳后、下颌直至颈部，注意洗净耳后、耳廓等处，同法擦另一侧。后用较干毛巾再擦洗一遍
擦洗上肢	脱去病人上衣，在擦洗部位下铺大毛巾以免弄湿床铺，一手支撑病人肘部，另一手由远心端至近心端擦洗，举起手臂，擦洗腋下。同法擦洗另一侧
泡洗双手	将脸盆置于病人手掌下的大毛巾处，让病人的手浸泡在盆中清洗。同法洗另一侧

续表

操作步骤	操作要点
擦洗胸腹	将大毛巾铺于病人胸腹部，一手略掀起大毛巾，一手擦拭病人胸前及腹部
擦洗背部	病人翻身成侧卧位，背向护士，依次擦洗后颈部、背部、臀部。协助病人穿上清洁上衣
擦洗下肢	协助病人脱裤，浴巾一半铺于病人一侧腿下，另一半覆盖腿上，依次擦洗髋部、大腿、小腿，注意洗净腹股沟。同法擦洗另一侧
泡洗双足	脚下垫浴巾、放足盆，一手前臂支撑病人小腿使其屈膝，另一手将足部轻移于盆内洗净，移去足盆，用浴巾擦干双足
擦洗会阴	换水，铺浴巾于臀下，协助或指导病人清洗会阴部，并换上清洁裤子
整理记录	酌情梳头，必要时修剪指甲、更换床单、给病人安置舒适卧位；酌情通风，清理用物，归还原处

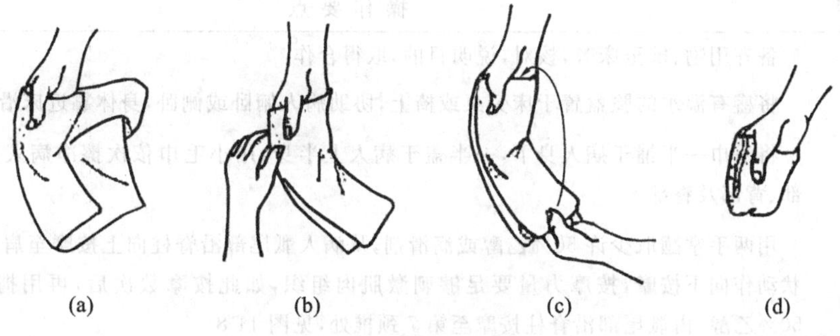

图 11-7　包毛巾法

【注意事项】

(1) 擦洗时一般用热水擦净，浴巾擦干即可；如皮肤油污较多应做到一湿、二皂、三净、四干，即先用热水湿润皮肤，再用涂有浴液或浴皂的毛巾擦洗，然后用湿毛巾拭净浴液，最后用浴巾擦干。

(2) 病人脱上衣时，先脱近侧后脱对侧，如有外伤，先脱健侧后脱患侧。穿上衣时，先穿对侧后穿近侧，如肢体有外伤，则先穿患侧后穿健侧。

(3) 女性病人乳房由中心向外环形擦拭，注意擦拭乳下皱褶及脐部。

(4) 擦洗会阴部时，女性病人由耻骨联合往肛门方向清洗，避免肛门处细菌、污物带入阴道及尿道；男性病人将阴茎包皮向后推，轻轻擦洗尿道口，再清洁冠状沟等处。

(5) 擦洗后根据情况用 50%乙醇按摩背部、足跟、内外踝等处。

(6) 注意省力原则。操作时，护士两脚稍分开，重心应在身体中央或稍低处；尽量使病人靠近自己。

(7) 动作轻柔、敏捷，关心体贴病人，一般擦洗应在 15～30 min 内完成。

(8) 擦洗过程中，密切观察病人病情变化，尤其是老年人、婴幼儿、意识不清或躁动不安者，如出现寒战、面色苍白、脉速等情况，应立即停止擦洗，给予适当处理。

(9) 传染病病人按隔离消毒原则进行。

（三）背部护理

背部手术或肋骨骨折病人禁止进行背部按摩。

【目的】

促进背部血液循环，预防压疮等并发症；观察病人的一般情况，满足其身心需要；使病人舒适，减轻体位性疲劳。

【准备】

1. 护士准备 衣帽整洁，洗手，戴口罩。

2. 病人准备 病情稳定，全身状况良好。

3. 用物准备 清洁衣裤、浴巾、毛巾、脸盆(内盛50～52 ℃热水)、50%乙醇、润滑剂。

4. 环境准备 调节室温在(24±2) ℃以上，拉上窗帘或使用屏风遮挡，关好门窗。

【操作步骤】

背部按摩操作步骤及操作要点见表11-7。

表11-7 背部按摩

操作步骤	操作要点
核对解释	备齐用物、携至床旁，核对，说明目的，取得合作
安置体位	将盛有温水的脸盆置于床旁桌或椅上，协助病人俯卧或侧卧，身体靠近床沿
清洁背部	将浴巾一半铺于病人身下，一半盖于病人上半身，用小毛巾依次擦净病人的颈部、肩部、背部及臀部
按摩背部	用两手掌蘸取少许50%乙醇或润滑剂，从病人骶尾部沿脊柱向上按摩至肩部，后以环状动作向下按摩，按摩力量要足够刺激肌肉组织，如此按摩数次后，再用拇指指腹蘸50%乙醇，由骶尾部沿脊柱按摩至第7颈椎处，见图11-8
擦干穿衣	按毕，用浴巾擦去皮肤上的乙醇或润滑剂，撤去浴巾
整理记录	协助病人穿衣并取舒适卧位，整理床单位，洗手，记录

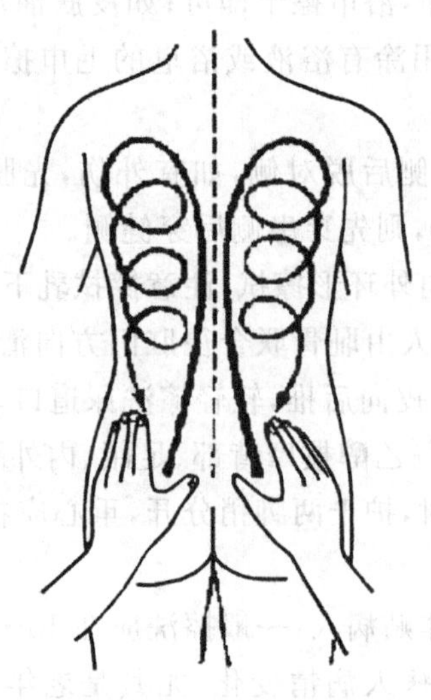

图11-8 背部按摩

三、压疮的预防和护理

压疮是指局部组织长期受压，血液循环障碍，发生持续性缺血、缺氧、营养不良而导致的组织破损和坏死。压疮本身不是原发病，大多是由于其他原发病未经很好的护理而造成的损伤。一旦发生压疮，不仅会给病人带来痛苦，而且会继发严重的全身感染，甚至危及生命。因此，必须加强护理，减少压疮的发生。

（一）压疮发生的主要原因

压疮是由多种因素引起的复杂病理过程。它的发生主要有以下几个方面原因。

1. 力学因素 通常是几种力联合作用的结果。主要的力有三种：垂直压力、摩擦力和剪切力。

(1) 垂直压力：引起压疮的主要原因。局部组织遭受持续性垂直压力，如长期卧床或坐轮椅的病人不能随意变换体位，又如使用石膏绷带、夹板固定时内衬垫放置不当、松紧不适宜等，致使局部组织长期受压，形成压疮。实验证明：单位面积承受的压力越大，造成组织损伤需要的时间就越短；卧床不动持续 6 h，皮肤的完整性就会受到严重破坏。

(2) 摩擦力：摩擦力作用于皮肤，易损伤皮肤角质层。当病人在床上活动或坐轮椅时，皮肤随时都受到床单和轮椅表面的逆行阻力摩擦。如皮肤擦伤后再受到汗、尿、大便等的刺激，易发生压疮。

(3) 剪切力：剪切力是由两层组织相邻表面间的滑行而产生的相对移位所引起的，是由摩擦力和压力相加而成，与体位有密切关系。如半坐卧位病人身体下滑时，皮肤与床铺之间出现平行的摩擦力，加上皮肤垂直方向的重力，从而导致剪切力的产生，使血管扭曲变形，加重血液循环障碍，从而发生压疮。

2. 潮湿对皮肤的刺激 皮肤长时间受到汗液、大小便等分泌物的刺激而变得潮湿，出现酸碱度改变，导致表皮角质层的保护能力下降，易破溃而发生压疮。

3. 全身营养不良或水肿 全身营养不良者，皮下脂肪减少，肌肉萎缩，一旦受压，骨隆突处缺少软组织保护，要承受外界压力和骨突处对皮肤的挤压力，从而引起血液循环障碍，发生压疮；水肿病人，皮肤变薄，抵抗力减弱，受力后易破损而发生压疮。

（二）易发生压疮的高危人群

(1) 老年人：皮肤血运差，组织修复能力减弱，活动能力下降，感觉迟钝。

(2) 肥胖者：体重过重，活动能力下降，易出汗。

(3) 营养不良病人：负氮平衡，组织修复能力差，骨隆突处缺少保护。

(4) 昏迷、瘫痪及感觉障碍病人：不能自主变换体位。

(5) 水肿病人：皮肤弹性差，对损伤因素的抵抗能力下降。

(6) 疼痛病人：为避免疼痛常采取强迫体位。

(7) 矫形器具固定病人：翻身等活动受限，局部组织受压。

(8) 大小便失禁病人：皮肤经常受潮湿污秽的刺激。

(9) 高热病人：出汗多，活动能力下降，能量消耗多。

(10) 使用镇静剂病人：感觉和活动能力下降。

（三）压疮的好发部位

压疮好发生于受压和缺乏脂肪组织保护、无肌肉组织包裹或肌层较薄的骨隆突处。不

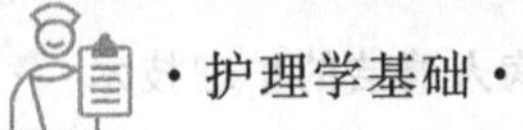

同的卧位有不同的好发部位(图 11-9)。

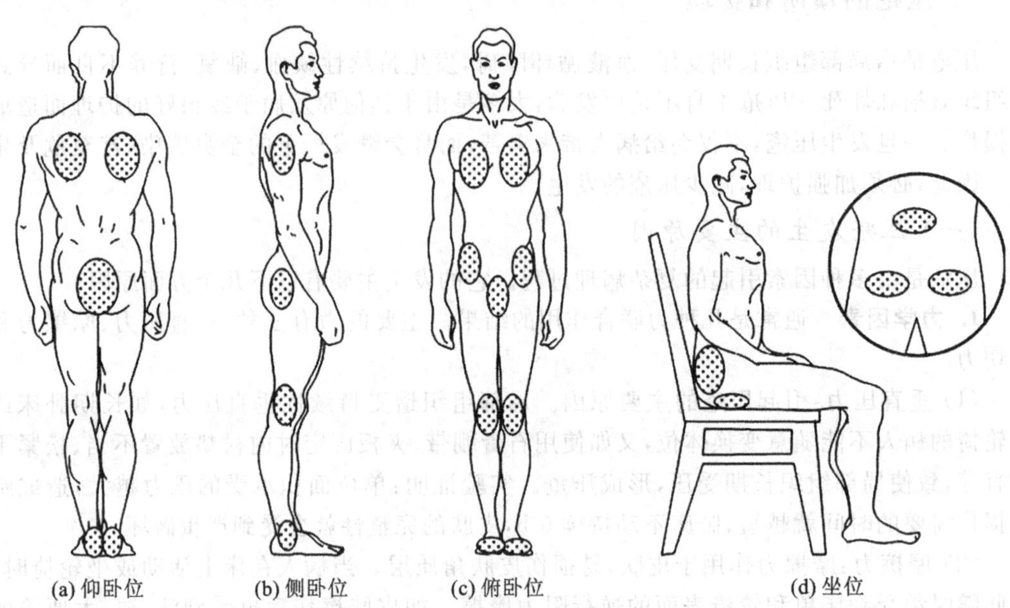

图 11-9　压疮易发部位

仰卧位:枕骨粗隆、肩胛部、肘部、骶尾部、足跟,尤其好发于骶尾部。

侧卧位:耳廓、肩峰、肘骨、髋部、膝关节内外侧、踝关节内外侧。

俯卧位:面颊、耳廓、肩峰、女性乳房、肋缘突出部、髂前上棘、男性生殖器、膝、脚趾。

坐位:坐骨结节、肩胛骨、足跟等。

(四) 压疮的预防措施

压疮是卧床病人主要并发症之一,但只要护理措施得当,一般都能防止压疮发生。因此,护理压疮的首要措施是预防。

1. 避免局部组织长期受压

(1) 定时翻身,解除局部组织持续受压。间歇性解除压力是有效预防压疮的关键,经常翻身是卧床病人最简单而有效地解除压力的方法。一般每 2 h 翻身一次,必要时 1 h 翻身一次,使身体各部位轮流承担体重的压力,建立翻身记录卡(表 11-8)。

表 11-8　翻身记录卡

姓名:		床号:	
日期/时间	卧位	皮肤情况及备注	执行者

(2) 保护骨隆突处和支持身体空隙处:将病人体位安置妥当后,在身体空隙处垫软枕、海绵垫、气垫褥、水褥支持身体空隙处,扩大支撑面,减少骨隆突处所受的压力。须指出的是,即使使用这些垫褥,仍须经常为病人变换卧位。因为这些虽可使压力减小,但时间过

长,仍可阻碍血流,导致组织损伤。

(3) 正确使用夹板、石膏绷带固定:应随时观察固定部位的情况及指(趾)端的颜色、温度变化,仔细听取病人主诉,及时调整松紧;还应注意衬垫是否平整、松软是否适度。如发现石膏绷带过紧或凹凸不平,应立即通知医生,及时调整。

2. 避免摩擦力和剪切力 滑动易产生摩擦力和剪切力,应尽量防止病人身体滑动。如平卧位需抬高床头者,一般不应高于30°;半坐卧位时,为防止身体下滑移动,可屈髋30°,腘窝下衬垫软枕;长期坐椅时,应适当约束,防止病人身体下滑;协助病人翻身、更换床单及衣服时,一定要抬起病人的身体,避免拖、拉、拽等动作;使用便盆时,应协助病人抬高臀部,不可硬塞、硬拉,必要时在便盆边缘垫以软纸、布垫或撒上滑石粉,防止擦伤皮肤。保持床铺清洁、平整、无碎屑,以免皮肤与床单皱褶及碎屑产生摩擦。

3. 避免潮湿物的刺激 对大小便失禁、出汗及分泌物多的病人,及时擦洗干净、及时更换,保持皮肤、床铺和衣服的清洁干燥;不让病人直接躺卧于橡胶单或塑料布上。

4. 促进局部血液循环

(1) 经常检查,按摩受压部位。

① 局部按摩:蘸少许50%乙醇,用手掌大小鱼际处紧贴皮肤,压力均匀地做向心方向按摩,由轻到重,再由重到轻,每次3~5 min。不主张按已变红的软组织,以免加重组织损伤,可用拇指指腹轻柔按摩损伤周边组织。

② 定期为病人温水擦浴、全背按摩。

③ 电动按摩器按摩:操作者持按摩器,根据不同部位选择合适的按摩头,紧贴皮肤进行按摩。可以代替各种手法按摩。

(2) 红外线灯照射:可起到消炎、干燥作用,有利于组织的再生和修复。

(3) 指导卧床病人进行主动肢体活动,不能活动者应帮助进行被动活动。

5. 增进营养摄入 病情允许者,鼓励病人进食,应给予高蛋白、高维生素、富含锌元素的饮食,因此类饮食可增强机体抵抗力和组织的修复能力。不能进食者,可考虑鼻饲或静脉补充营养;糖尿病和肥胖病人应根据需要补充营养。

总之,预防压疮主要在于采取综合措施,消除诱发因素。护理应做到"六勤一好",即勤翻身、勤观察、勤擦洗、勤按摩、勤整理、勤更换、营养好,同时护士要严格、细致交接皮肤的受压情况。另外,积极治疗原发病也很重要。

(五) 压疮的分期和临床表现

1. 第一期:淤血红润期 压疮初期,局部出现红、肿、热、麻木或有触疼,去除压力30 min后,不能恢复正常。此期皮肤完整性尚未破坏,为可逆性改变,如及时去除病因,可阻止压疮的发展。

2. 第二期:炎性浸润期 受压表面由红变紫,皮下产生硬结,皮肤因水肿而变薄,可出现水疱,极易破溃。病人有疼感。

3. 第三期:浅度溃疡期 表皮水疱逐渐扩大,破溃,露出红润创面,有黄色渗液。伴感染时创面有脓性分泌物覆盖,致使浅层组织坏死,形成溃疡。病人感觉疼痛加重。

4. 第四期:坏死溃疡期 压疮严重期,溃疡向深部和周围组织扩展,可深达骨面,脓性分泌物较多,坏死组织发黑,有臭味。严重者细菌入血可引起败血症,造成全身感染,危及病人生命。

（六）压疮的治疗与护理

压疮发生后，应在积极治疗原发病的同时，实施全身治疗，增加营养摄入，增强机体抵抗力，并加强局部治疗和护理。

1. 淤血红润期 此期应去除致病原因，防止压疮继续发展。主要的护理措施：增加翻身次数，避免局部过度受压；避免摩擦、潮湿物的刺激；改善血液循环，可采用湿热敷、紫外线或红外线照射等方法；改善全身营养等。由于此时皮肤已受损，故不提倡局部按摩，以防造成进一步损伤。

2. 炎性浸润期 此期应保护皮肤，预防感染。继续加强上述措施，避免损伤继续发展。对未破溃的小水疱要减少摩擦，防止破裂感染，使其自行吸收；对大水疱可用无菌注射器抽出疱内液体后，不必剪去表皮，然后消毒局部皮肤，用无菌敷料包扎。

紫外线照射治疗，可起到消炎和干燥作用，对各类细菌感染的疮面均有较好的杀菌效果，对一、二期压疮疗效明显。红外线照射，有消炎、促进血液循环的作用，同时可使疮面干燥，减少渗出，有利于组织的再生和修复。

3. 浅度溃疡期 此期应清洁创面，促进愈合。仍需解除压迫，保持局部清洁、干燥。可采用鹅颈灯、红外线或紫外线照射治疗，照射后采用无菌换药法处理疮面，还可采用新鲜鸡蛋内膜、纤维蛋白膜、骨胶原膜等贴于疮面治疗。内膜能杀死细菌，有消炎杀菌作用。以新鲜鸡蛋内膜为例，将其剪成邮票大小，平整贴于疮面，如内膜下有气泡，用无菌棉球轻轻挤压使之排除，再用无菌敷料覆盖，1～2 天更换一次，直至疮面愈合为止。

4. 坏死溃疡期 此期应解除压迫，去除坏死组织，保持引流通畅，促进创面愈合。有感染时，可用敏感抗生素清洗疮面。目前常用无菌等渗盐水或 1∶5000 呋喃西林溶液清洗，再用无菌凡士林纱布及敷料包扎，1～2 天更换一次敷料。还可采用甲硝唑溶液或用生理盐水清洗疮面后涂磺胺嘧啶银、呋喃西林治疗。对于溃疡较深、引流不畅者，应用 3% 过氧化氢溶液冲洗，以抑制厌氧菌生长。

第四节 晨晚间护理

一、晨间护理

【目的】

使病人清洁舒适，预防并发症；保持环境整洁和空气清新；了解病人病情，增进护患交流。

【护理措施】

(1) 询问睡眠情况，观察病情，做好心理护理。

(2) 对于病情较轻能离床活动的病人，护士应鼓励其自行刷牙、漱口、洗脸、梳头，通过完成这些活动，一方面可促使其离床活动，另一方面可增强病人康复的信心；对于病情较重不能离床活动的病人，护士应协助病人排便，帮助其刷牙、漱口（必要时做口腔护理）、洗脸、洗手、梳头，协助翻身并检查皮肤受压情况，必要时用 50% 乙醇按摩受压部位。

(3) 用消毒毛巾湿式扫床，整理床单位，酌情更换衣服、床单。

(4) 根据室温和病人情况，适当开窗通风，保持病室空气新鲜。

二、晚间护理

【目的】

保持病室安静整洁，使病人清洁舒适，利于睡眠；观察了解病情。

【护理措施】

(1) 鼓励或协助病人刷牙，漱口（必要时做口腔护理），洗脸、梳头，擦洗背部、臀部，热水泡脚，排便，女病人清洗会阴部；检查皮肤受压情况，必要时按摩受压部位。

(2) 创造良好的睡眠环境。保持病室安静，空气流通，减少噪音，调节室内温度和光线；通风换气后酌情关门窗，放下窗帘，关大灯，开地灯，使病人易于入睡。

(3) 经常巡视，了解睡眠情况，观察病情，发现问题及时处理。

三、卧有病人床更换床单法

【目的】

(1) 保持床铺的清洁干燥，使病人舒适，预防压疮等并发症。

(2) 保持病室整洁、美观。

【准备】

1. 护士准备 衣帽整洁，洗手，戴口罩。

2. 病人准备 病情稳定，酌情给予便盆，病情许可时放平床支架和床档。

3. 用物准备 大单、中单、被套、枕套、床刷及床刷套，需要时备清洁衣裤。

4. 环境准备 病室内无病人进餐或治疗，按季节调节室内温度，酌情关好门窗。

【操作步骤】

卧有病人床更换床单法操作步骤及操作要点见表 11-9。

表 11-9 卧有病人床更换床单法

操作步骤	操作要点
核对解释	备齐用物携至床旁，核对床号、姓名，说明目的，取得合作
安置用物	移开床旁桌距床 20 cm，移床旁椅于床旁桌边，治疗车放于床尾正中。或移床旁椅于床尾，将用物按顺序移于床旁椅上
清扫各单	松开床尾盖被，枕头移向对侧，协助病人翻身侧卧，严防坠床，从床头至床尾松开近侧各单，卷中单于病人身下，扫净橡胶单后搭于病人身上，卷污大单于病人身下，扫净床褥，病床湿式清扫，一床一巾一消毒
更换各单	铺清洁大单，将对侧一半塞于病人身下，按铺床法铺好近侧大单（图 11-10）。放下橡胶单，铺清洁中单于橡胶单上，卷对侧一半的中单于病人身下，将近侧橡胶单、中单一起塞入床垫下铺好。请病人平卧，移枕于近侧，协助病人翻身朝向护士，护士转向对侧。松开各层床单，取出污中单放于治疗车下层，清扫橡胶单后搭于病人身上，取出污大单放于治疗车下层。扫净床褥，取下床刷套放于治疗车下层，床刷放于治疗车上层。同法铺好近侧各单。协助病人平卧，移枕于床头正中
更换被套	铺清洁被套于盖被上，打开被套尾端开口，从污被套里取出棉胎，S 形折叠，放于清洁被套内套好。套被套的方法、要求同备用床。整理拉平被套，将近侧被套齐床沿向内折叠，嘱病人屈膝后将近侧被尾压于床垫下。同法折叠对侧
更换枕套	换清洁枕套，拍松枕头，开口背门，污套放于治疗车下层
移回桌椅	移回床旁桌椅。根据病情摇起床支架，竖起床档，协助病人取舒适卧位，酌情开窗通风

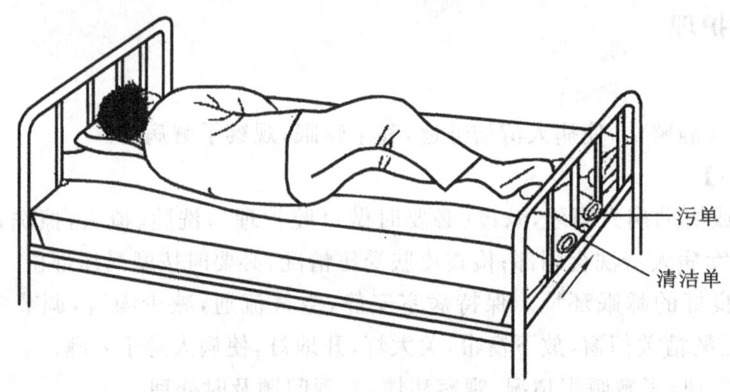

图 11-10 卧有病人床更换床单法

【注意事项】

(1) 污中单、大单污面向内翻卷;清洁大单、中单正面向内翻卷。大单、中单中线与床中线对齐。

(2) 动作轻稳,注意节力。

(3) 病人被服每周更换 1～2 次,如有污染及时更换。

四、便盆使用法

便盆使用法操作步骤及操作要点见表 11-10。

表 11-10 便盆使用法

操作步骤	操作要点
核对解释	备齐用物,携至床旁,核对,说明目的,取得合作
检查准备	检查便盆(图 11-11),便盆清洁无破损方可使用;屏风遮挡或拉起窗帘
安置体位	嘱病人屈膝,帮助病人脱裤,铺橡胶单及中单于病人臀下
放置便盆	护士一手托起腰臀部,同时嘱病人抬高腰骶部,另一手拿便盆扁平端,开口端朝下置于病人臀下(图 11-12(a))。有些病人不习惯平卧排便,如病情允许,可抬高床头。不能自主抬高臀部的病人,先将病人侧卧,扣便盆于臀部,一手扶便盆,另一手帮病人恢复平卧位(图 11-12(b))。也可两人同时抬起病人臀部放置便盆。
协助排便	将手纸、呼叫器放于病人手边,暂离病室,等候呼唤
洗手通风	协助病人洗手,撤去屏风,开窗换气

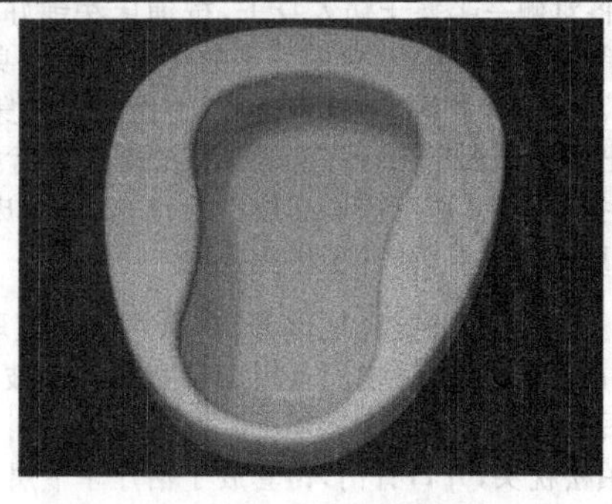
图 11-11 便盆

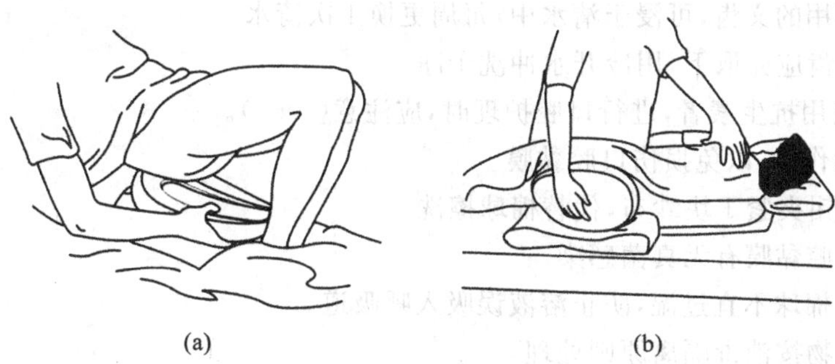

(a) (b)

图 11-12 便盆使用法

小　结

随着社会的发展,病人对清洁质量的需求日益增强,但由于护士人数缺乏、护理观念落后,而使病人的清洁需要无法得到满足,这在一定程度上影响了病人住院期间的生活质量。本章主要从口腔、头发、皮肤等方面详细讲述了身体各个部位清洁、保养的方法,护士如能切实应用于临床,必能使临床护理质量得到较大提升。长期卧床的病人容易发生压疮,但临床上要求病人在住院期间压疮的发生率为零,这就需要护士掌握压疮的发生原因、易发部位、好发人群,从而预防压疮的发生。如若压疮已经发生,护士应对它的分期和表现有明确认识,积极对压疮实施治疗和护理。晨晚间护理是晨间及晚上对病人所进行的生活护理,它能使病人以愉快的心情迎接新的一天,并为病人提供良好的睡眠条件。定时为病人更换床单,不仅能使病人感觉舒适,还能预防压疮等并发症的发生。

能力检测

【A1 型题】

1. 口腔护理目的不包括(　　)。

A. 使口腔湿润　　B. 清洁口腔　　C. 去除口臭

D. 治疗口腔溃疡　　E. 观察口腔黏膜及舌苔

2. 下列哪种用物是为昏迷病人进行口腔护理时必须准备的?(　　)

A. 开口器　　B. 食醋　　C. 液状石蜡　　D. 溃疡散　　E. 吸水管

3. 为禁食病人进行口腔护理的目的是(　　)。

A. 促进口腔血液循环,增进食欲

B. 保持口腔清洁湿润,使病人舒适

C. 维护病人自尊自信,建立良好医患关系

D. 进行心理护理及卫生宣教,满足病人身心需要

E. 协助临床诊断

4. 特殊病人进行口腔护理时,如有活动义齿应(　　)。

A. 口腔护理结束后,取下活动义齿,用温水冲洗干净

B. 先取下活动义齿,用热水冲洗干净

C. 暂时不用的义齿，可浸于热水或乙醇中

D. 暂时不用的义齿，可浸于清水中，每周更换 1 次清水

E. 活动义齿应先取下，用冷开水冲洗干净

5. 长期应用抗生素者，进行口腔护理时，应注意（　　）。

A. 擦洗动作轻，以免损伤口腔黏膜

B. 用止血钳夹紧 1 块纱布，代替棉球擦洗

C. 观察口腔黏膜有无真菌感染

D. 擦洗时棉球不宜过湿，防止溶液误吸入呼吸道

E. 使用用物按消毒隔离原则处理

6. 护士协助生活不能自理的病人梳发时，需带的物品有（　　）。

A. 治疗巾、梳子、30 %乙醇　　B. 治疗巾、梳子、50%乙醇

C. 治疗巾、梳子、30 %乙醇、纸　　D. 治疗巾、梳子、50%乙醇、纸

E. 治疗巾、梳子、30 %乙醇、纸、笔

7. 床上洗发的目的不包括（　　）。

A. 按摩头皮，促进头发血液循环　　B. 保持头发清洁，使病人舒适

C. 维护病人自尊、自信，建立良好的护患关系

D. 预防和灭除虱、虮，防止疾病传播

E. 进行心理护理及卫生宣教，满足病人身心需要

8. 淋浴和盆浴的注意事项正确的是（　　）。

A. 饭后需过半小时才能进行沐浴　　B. 妊娠 5 个月以上的孕妇禁止盆浴

C. 妊娠 7 个月以上的孕妇禁止盆浴　　D. 传染病病人禁止淋浴

E. 患心脏病需卧床休息的病人可给予淋浴或盆浴

9. 给一位左上肢外伤病人床上擦浴，下述何项正确？（　　）

A. 由外眦向内眦擦拭眼部　　B. 脱上衣时先脱左肢　　C. 擦毕按摩骨隆突处

D. 穿上衣时先穿右肢　　E. 擦洗动作要轻慢

10. 用 50%乙醇按摩局部皮肤的目的是（　　）。

A. 消毒皮肤　　B. 润滑皮肤　　C. 降低体温

D. 去除污垢　　E. 预防皮肤炎症

11. 长期卧床病人发生压疮最主要的力学因素是（　　）。

A. 水平压力　B. 垂直压力　C. 摩擦力　D. 剪切力　E. 阻力

12. 发生压疮的最主要原因是（　　）。

A. 局部组织受压过久　　B. 病原微生物侵入皮肤　　C. 机体营养不良

D. 用夹板时衬垫不平　　E. 皮肤受潮湿、摩擦刺激

13. 导致压疮发生的内因是（　　）。

A. 力学因素　B. 水肿　C. 营养不良　D. 使用夹板　E. 大小便失禁

14. 压疮淤血红润期的典型表现是（　　）。

A. 受压皮肤呈紫红色　　B. 局部皮肤出现红、肿、热、痛

C. 局部皮下产生硬结　　D. 皮肤上出现小水疱

E. 皮肤破损，有渗出液

15. 溃疡期局部处理原则不包括(　　)。

A. 解除压迫　B. 清洁创面　C. 去腐生新

D. 促进肉芽组织生长　E. 手术治疗

16. 炎性浸润期压疮出现大水疱,正理的处理方法是(　　)。

A. 涂滑石粉包扎　B. 剪去表皮无菌纱布包扎

C. 抽去水疱内液体消毒包扎　D. 用0.02%呋喃西林溶液清洁创面

E. 选择敏感药物外敷

17. 病人仰卧时间过久,最易发生压疮的部位是(　　)。

A. 足跟部　B. 肩胛部　C. 髋部　D. 骶尾部　E. 膝部

18. 下列体位与压疮好发部位的关系不正确的是(　　)。

A. 仰卧——骶尾部　B. 侧卧——髋部　C. 俯卧——内踝

D. 坐位——坐骨结节　E. 侧卧——肩峰部

19. 护士进行晨间护理的内容不包括(　　)。

A. 问候病人　B. 协助病人排便,收集标本　C. 协助病人进行口腔护理

D. 发放口服药物　E. 整理床单位

20. 晚间护理的目的是(　　)。

A. 保持病室美观、整洁　B. 提醒陪护人员离开病室　C. 做好术前准备

D. 保持病人清洁舒适　E. 进行卫生宣教

21. 晚间护理的内容包括(　　)。

A. 加强巡视病房,了解病人睡眠情况　B. 协助病人排便,收集标本

C. 协助病人进食　D. 整理病室,开窗通风

E. 发放口服药物

【A2 型题】

22. 王女士,57 岁,肝性脑病,护士为其进行口腔护理时,哪种用物不需准备?(　　)

A. 开口器　B. 血管钳　C. 吸水管　D. 手电筒　E. 压舌板

23. 汪某,男,55 岁,左上臂脂肪瘤摘除术后第 4 天,为其更换上衣的合理步骤是(　　)。

A. 先脱左侧后穿右侧　B. 先脱左侧后穿左侧　C. 先脱右侧后穿左侧

D. 先脱左侧后穿右侧　E. 先脱右侧后穿右侧

24. 病人万某,女,58 岁,股骨颈骨折,石膏固定,半小时后护士发现石膏处凹凸不平,局部皮肤颜色发紫,护士应立即(　　)。

A. 报告医生　B. 继续观察　C. 拆松石膏

D. 局部按摩　E. 局部垫海绵垫

25. 某截瘫病人,入院时骶尾部压疮,面积 2.5 cm×2 cm,深达肌层,表面有脓性分泌物,创面周围有黑色坏死组织,护理措施是(　　)。

A. 用 50%乙醇按摩创面及周围皮肤　B. 用生理盐水清洗并敷新鲜鸡蛋膜

C. 暴露创面,红外线每日照射 1 次

D. 剪去坏死组织,用双氧水洗净,置引流纱条

E. 涂厚层滑石粉并包扎

【A3 型题】

(26～27 题共用题干)病人,女,55 岁。截瘫,生活不能自理。护士协助床上擦浴。

26. 擦洗顺序正确的是(　　)。

A. 脸、颈部—上肢、胸腹部—颈、背、臀部—会阴部—双下肢、踝部、双足

B. 会阴部—脸、颈部—上肢、胸腹部—颈、背、臀部—双下肢、踝部、双足

C. 脸、颈部—上肢、胸腹部—会阴部—颈、背、臀部—双下肢、踝部、双足

D. 脸、颈部—上肢、胸腹部—背、臀部—双下肢、踝部、双足—会阴部

E. 脸、颈部—会阴部—上肢、胸腹部—颈、背、臀部—双下肢、踝部、双足

27. 下列注意事项正确的是(　　)。

A. 操作过程中,两腿并拢

B. 水盆远离身体,防止污水溅到身上

C. 严禁擦洗腹股沟

D. 如病人出现寒战、面色苍白等变化,立即停止擦洗

E. 严格遵守消毒隔离原则

(28～29 题共用题干)病人,女,82 岁。截瘫,长期卧床。近期发现其骶尾部皮肤呈紫红色,皮下有硬结,表皮出现一小水疱。

28. 该压疮处于(　　)。

A. 淤血红润期　　B. 炎性浸润期　　C. 浅度溃疡期

D. 深度溃疡期　　E. 坏死期

29. 此期的正确护理措施是(　　)。

A. 无菌纱布包裹,减少摩擦,促进其自行吸收

B. 生理盐水冲洗受损皮肤　　C. 外敷抗生素

D. 清除坏死组织　　E. 剪破表皮,引流

【B 型题】

(30～32 题共用备选答案)

A. 1%～3%过氧化氢　　B. 1%～4%碳酸氢钠溶液　　C. 1%醋酸溶液

D. 甲硝唑溶液　　E. 2%～3%硼酸溶液

30. 口腔有真菌感染时最适宜的口腔护理溶液是(　　)。

31. 口腔有铜绿假单胞菌感染时最适宜的口腔护理溶液是(　　)。

32. 口腔有厌氧菌感染时最适宜的口腔护理溶液是(　　)。

(吴雅飞　王书敏)

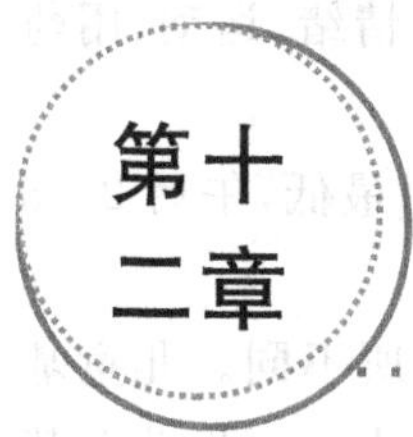

第十二章 生命体征的评估及护理

学习目标

掌握：生命体征的正常范围，生命体征的测量方法及注意事项，异常生命体征的评估及护理。

熟悉：生命体征的生理性变化。

了解：体温单的绘制与填写。

体温(T)、脉搏(P)、呼吸(R)、血压(BP)是机体内在活动的客观反映，也是护士评估病人身心状况的基本资料。临床上统称为生命体征。

正常情况下，生命体征在一定范围内相对稳定，相互联系。而在病理情况下，护士通过对生命体征的评估，可以掌握机体生理状态的基本情况，了解重要脏器的功能，并可预测疾病的发生、发展及转归，为预防、诊断、治疗和护理提供依据。因此，正确进行生命体征的评估及护理是临床护理工作的重要内容之一。

第一节 体温的评估及护理

一、正常体温及生理性变化

（一）正常体温

所谓正常体温是一个温度范围，而不是一个具体的体温点。通常以口腔、直肠、腋窝的温度为标准，其中直肠温度最接近人体深部的温度。但是临床上测量口腔、腋下温度更为常见。

体温正常范围及平均值见表 12-1。

表 12-1 体温正常范围及平均值

部 位	正常范围	平均温度
腋温	36.0～37.0 ℃	36.5 ℃
口温	36.3～37.2 ℃	37.0 ℃
肛温	36.5～37.7 ℃	37.5 ℃

（二）生理性变化

体温虽然保持相对恒定，但并不是固定不变的，可随昼夜、年龄、性别、情绪、运动、用药等诸多因素而出现生理性波动，但其变化范围很小，常在正常范围内。

1. 昼夜变化 体温随昼夜变化出现有规律的变化，一般清晨2—6时最低，午后2—8时最高，但变化不大，可能与机体活动的生物节律有关。

2. 年龄差异 不同年龄的人由于机体基础代谢水平不同，其体温有所不同。儿童基础代谢率高，体温略高于成年人；老年人因基础代谢率低，体温略低于成年人。新生儿尤其是早产儿，由于体温调节中枢尚未发育完善，体温极易受环境温度的影响而波动。

3. 性别差异 女性体温平均比男性高0.3 ℃。女性基础体温随月经周期发生规律性变化，在排卵期因体内孕激素水平周期性的变化，体温较低，排卵日体温最低，排卵后体温逐渐升高。

4. 运动状态 人体活动时体温升高，与肌肉活动时代谢增强、产热量增加有关。因此，临床上应在病人安静状态下测量体温。

5. 用药作用 麻醉药物可抑制体温调节中枢，使体温调节发生障碍，并能扩张血管，导致散热增加，故术中、术后病人要注意保暖；有些药物则可通过抑制汗腺分泌而使体温升高。

6. 其他 情绪激动、精神紧张、进食均可使体温略升高，而安静、睡眠、饥饿等可使体温略有下降，在评估体温时应加以考虑。

二、异常体温的评估及护理

（一）体温过高

1. 概念 机体在致热原作用下，体温调节中枢或体温中枢功能障碍等原因导致体温超出正常范围称为发热。根据引起发热的原因不同可分为感染性发热和非感染性发热，其中以感染性发热为常见。

2. 发热程度分级 以口腔温度为标准，可划分为以下四种。

(1) 低热：37.3～38 ℃。

(2) 中等度热：38.1～39 ℃。

(3) 高热：39.1～41 ℃。

(4) 超高热：体温在41 ℃以上。

3. 发热过程 发热的临床过程可分为以下三个阶段。

(1) 体温上升期：其特点为产热大于散热。病人主要表现为畏寒、皮肤苍白、无汗、有些病人可出现寒战。体温上升的方式有骤升和渐升两种。如体温突然升高，在数小时内迅速升至最高点称为骤升，见于肺炎球菌性肺炎、疟疾；体温逐渐升高，在数日内上升至最高点，称为渐升，见于伤寒等。

(2) 高热持续期：其特点是产热和散热在较高水平上趋于平衡，体温维持在较高状态。病人主要表现为颜面潮红、皮肤灼热、口唇干燥、呼吸和脉搏加快、尿量减少等。此期可持续数小时、数天甚至数周，因疾病和治疗效果而异。

(3) 退热期：其特点是散热大于产热，散热增加而产热趋于正常，体温调节水平恢复至正常。此期病人表现为大量出汗和皮肤温度降低。退热有骤退和渐退两种方式。体温急剧下降称为骤退,骤退时由于体温急剧下降,如大叶性肺炎等;体温逐渐下降,称为渐退,如伤寒等。体温下降时,由于大量出汗体液丧失,年老体弱者和心血管病人易出现血压下降、脉搏细速、四肢厥冷等虚脱或休克现象,应密切观察并及时给予处理。

4. 常见热型 临床上根据各种体温曲线波动的特点进行分型,不同的发热性疾病可表现出不同的热型,加强观察有助于疾病的诊断。常见热型如下(图 12-1)。

(1) 稽留热:体温升高至 39~40 ℃,可持续数日或数周,24 h 波动范围不超过 1 ℃,常见于肺炎球菌性肺炎、伤寒等。

(2) 弛张热:体温在 39 ℃以上,波动幅度大,24 h 内温差超过1 ℃,但最低体温仍高于正常水平,常见于败血症、风湿热、化脓性疾病等。

(3) 间歇热:高热与正常体温交替出现,体温可骤升至 39 ℃以上,持续数小时或更长,然后很快降至正常,经过一段时间的间歇,体温又升高,并反复发作,常见于疟疾等。

(4) 不规则热:体温在 24 h 内变化无规律,且持续时间不定,常见于流行性感冒、肿瘤性发热等。

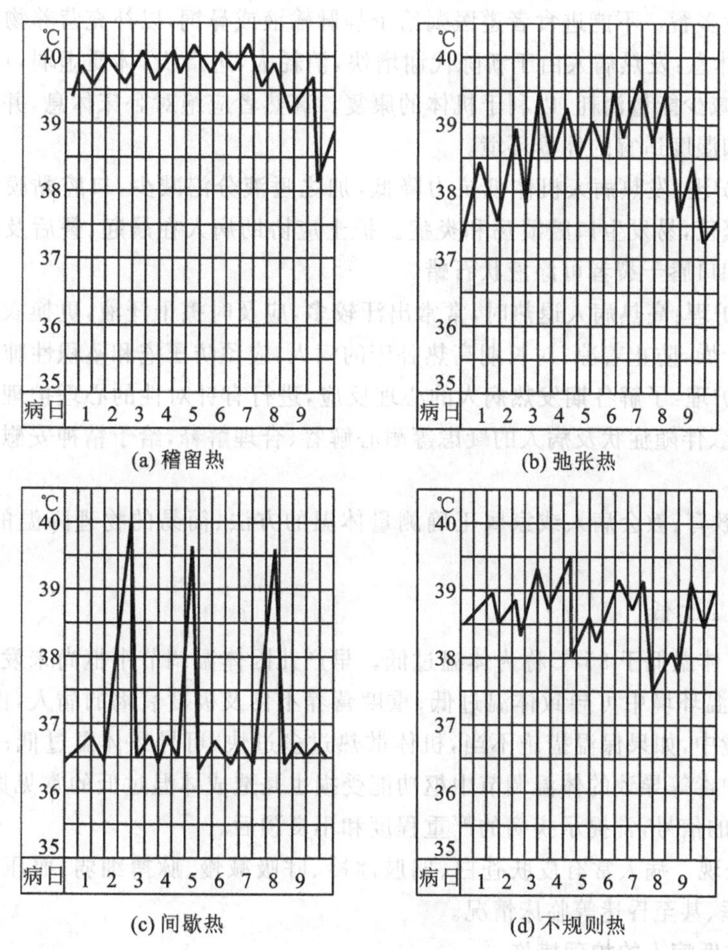

(a) 稽留热　(b) 弛张热

(c) 间歇热　(d) 不规则热

图 12-1 常见热型

5. 体温过高病人的护理措施

(1) 密切观察:测量体温,高热病人每 4 h 测量体温 1 次,待体温恢复正常 3 天后,改为每日 2 次。同时注意发热的临床过程、发热类型、发热程度、伴随症状及治疗效果,特别注意观察呼吸、脉搏、血压、出汗等情况。小儿高热易引起惊厥,应密切观察,如有异常情况,及时发现并处理。

(2) 降低体温:可根据病情采用物理降温或药物降温,较好的降温措施是物理降温。体温超过 39 ℃可用冰袋冷敷头部;体温超过 39.5 ℃,可用乙醇或温水拭浴、大动脉冷敷,以达到降温目的。根据医嘱给予药物降温时应注意药物剂量,防止退热时大量出汗而引起虚脱或休克。行药物降温或物理降温措施 30 min 后应测量体温,并做好记录和交班。

(3) 注意保暖:在体温上升期,病人如果出现寒战,应及时调节室温,可饮热饮料,添加衣服或被褥。

(4) 补充营养和水分:高热病人因呼吸加快,皮肤蒸发水分及出汗,体液大量丧失。应鼓励病人多饮水,必要时按医嘱给予静脉输液以补充水分,促进毒素和代谢产物的排出。给予高热量、高蛋白、高维生素、易消化的流质饮食或半流质饮食。同时注意食物的色、香、味,嘱病人少量多餐。不能进食者遵医嘱给予静脉输液或鼻饲,以补充营养物质及电解质。

(5) 卧床休息:发热病人由于新陈代谢增快,消耗大,进食少,体质虚弱,可酌情减少活动,适当休息,减少能量消耗,以利于机体的康复。高热者应绝对卧床休息,并提供安静、空气流通、温度和湿度适宜的休养环境。

(6) 口腔护理:发热病人机体抵抗力降低,加之唾液分泌减少,口腔黏膜干燥,有利于病原体生长、繁殖,易发生口腔溃疡和炎症。护士应协助病人在晨起、餐后及睡前漱口,保持口腔清洁,如口唇干裂者可涂液状石蜡。

(7) 皮肤护理:高热病人退热时,常常出汗较多,应及时擦干汗液,更换衣服和床单,保持皮肤清洁、干燥,防止着凉;对长期高热卧床的病人,应预防压疮和坠积性肺炎等并发症。

(8) 心理护理:了解各期发热病人的心理反应,进行有针对性的心理护理,经常询问病人,对体温变化、伴随症状及病人的疑虑等耐心解答、合理解释,给予精神安慰和支持,以缓解其紧张情绪。

(9) 健康教育:教会病人或家属正确测量体温的方法、简易的物理降温的方法等有关常识。

(二) 体温过低

1. 概念 体温低于 35 ℃称为体温过低。早产儿因体温调节中枢尚未发育完善,如长时间暴露在低温环境中可导致体温过低;重度营养不良及极度衰竭的病人,由于末梢循环差,在低温环境中,如果保温措施不当,机体散热过多过快,可导致体温过低;颅脑外伤、脊髓受损、药物中毒等导致的体温调节中枢功能受损也是造成体温过低的常见原因。体温过低是一种危险的信号,常提示疾病的严重程度和不良预后。

2. 临床表现 病人常有皮肤苍白、四肢冰冷、呼吸减慢、脉搏细弱、血压下降、感觉和反应迟钝、嗜睡、甚至昏迷等临床情况。

3. 体温过低病人的护理措施

(1) 保暖措施:采取适当的保暖措施,如给病人增加盖被、给予热饮料、足部放置热水袋,以提高机体温度,并提高室温至 24～26 ℃。

(2) 观察病情:加强体温监测,至少每小时测量体温一次,直至体温恢复正常并稳定,密切观察病人呼吸、脉搏、血压的变化。

(3) 病因治疗:采取积极的治疗措施,处理原发病灶,去除引起体温过低的原因,使体温逐渐恢复至正常。

(4) 积极配合医生:随时做好抢救准备工作。

三、体温计的种类、消毒及检测

(一) 种类

1. 玻璃汞柱式体温计 为临床上最常用的体温计。玻璃汞柱式体温计分口表、肛表和腋表三种(图 12-2)。口表和肛表的玻璃管呈三棱柱状,腋表的玻璃管呈扁平状;腋表和口表的储汞槽较细长,有利于测体温时扩大接触面;肛表的储汞槽较粗短,可防止插入肛门时折断或损伤直肠黏膜。

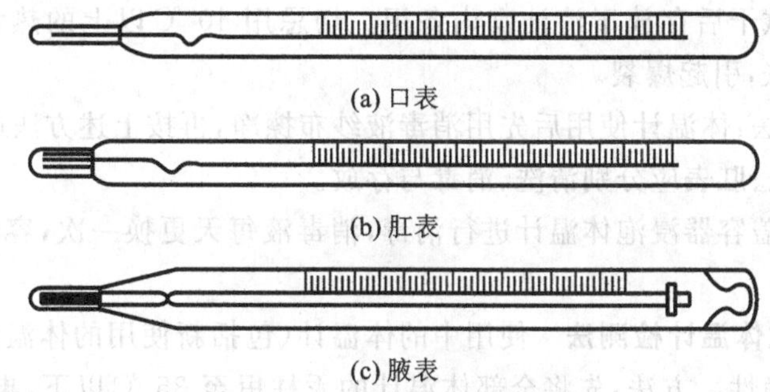

图 12-2 玻璃汞柱式体温计

2. 电子体温计 此种体温计由电子感温器及显示器等部件组成,用电子感温探头测量体温,温度值由数字显示器显示,具有读数直观、使用方便、测量准确、灵敏度高等特点,分医院用和个人用两种(图 12-3),医院用电子体温计使用时需要将探头放入外套内,单人单套使用,以防止交叉感染;个人用电子体温计,形状如钢笔,携带方便。

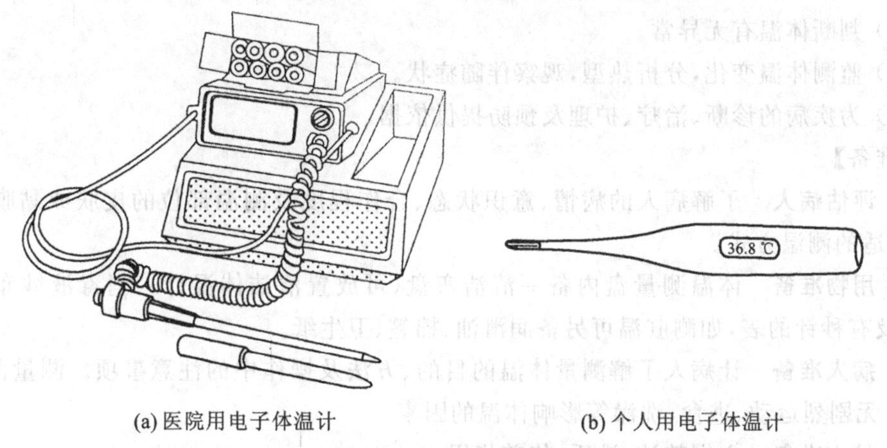

图 12-3 电子体温计

3. 可弃式化学体温计 此体温计为一次性使用体温计,用后丢弃,为对热敏感的化学指示点薄片,每个指示点上都有相对应的化学感温试剂,受热时指示点的颜色会改变,当颜色点由白色变成墨绿色或蓝色时，即为所测的温度(图 12-4)。

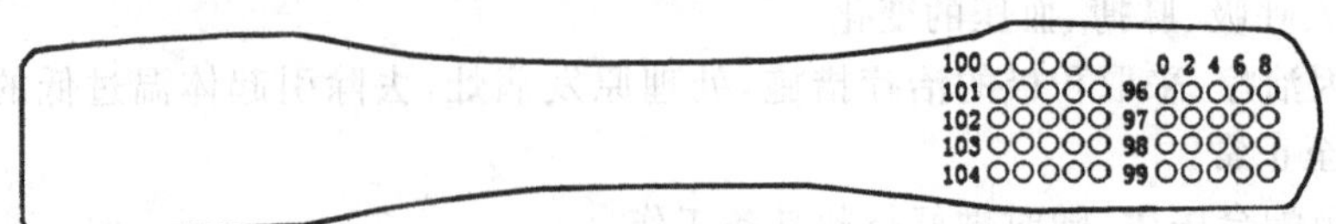

图 12-4 可弃式化学体温计

(二) 体温计的消毒与检测

1. 体温计清洁消毒法 为了防止交叉感染，用后的体温计应进行消毒处理，常用的消毒溶液有 70%乙醇、1%过氧乙酸或其他消毒溶液等。

(1) 口表、腋表消毒法：体温计使用后即浸泡于消毒液中，5 min 后取出用清水冲净、擦干，用手或离心机将汞柱甩至 35 ℃以下，放入另一消毒液容器中，浸泡 30 min 后取出，用冷开水冲洗干净，拭干后存放于清洁盒内备用。切忌用 40 ℃以上的热水浸泡、冲洗体温计，防止汞过度膨胀，引起爆裂。

(2) 肛表消毒法：体温计使用后先用消毒液纱布擦净，再按上述方法进行消毒。

(3) 口表、腋表、肛表应分别清洗、消毒与存放。

(4) 可采用有盖容器浸泡体温计进行消毒，消毒液每天更换一次，容器、离心机等每周消毒一次。

2. 玻璃汞柱式体温计检测法 使用中的体温计(包括新使用的体温计)应定期进行检测，以保证测量准确性。方法：先将全部体温计的汞柱甩至 35 ℃以下，再同时放入已测过的 40 ℃以下的水中，3 min 后取出检视。如读数相差在 0.2 ℃以上、玻璃柱出现裂隙、汞柱自行下降等情况，则不能再使用。

四、体温测量技术

【目的】

(1) 判断体温有无异常。

(2) 监测体温变化，分析热型，观察伴随症状。

(3) 为疾病的诊断、治疗、护理及预防提供依据。

【准备】

1. 评估病人 了解病人的病情、意识状态、合作程度及测温部位的皮肤或黏膜情况，选择合适的测温方式。

2. 用物准备 体温测量盘内备一清洁弯盘(可放置清洁体温计)、消毒液纱布、记录本、笔及有秒针的表，如测肛温可另备润滑油、棉签、卫生纸。

3. 病人准备 让病人了解测量体温的目的、方法及操作中的注意事项。测量前 20～30 min 无剧烈运动、进食、洗澡等影响体温的因素。

4. 护士准备 衣帽整洁，洗手，修剪指甲。

5. 环境准备 环境整洁，光线充足，必要时拉上窗帘或用屏风遮挡。

【操作步骤】

体温测量技术操作步骤及操作要点见表 12-2。

表 12-2 体温测量技术

操作步骤	操作要点
核对解释	携用物至床旁，核对病人信息，向病人解释测温的目的、注意事项及配合方法，取得病人合作，根据病人情况，选择合适测量部位
口温测量	将口表汞端斜放于舌下热窝处(图 12-5)，此处靠近舌动脉，是口腔中温度最高的部位，嘱病人闭唇含住口表，用鼻呼吸，勿用牙咬体温计 测量 3 min，获得准确的测量结果 擦净体温计，正确读数。将体温计浸泡于盛有消毒液的容器中 告知测量结果，感谢病人合作，为病人整理衣被，协助病人取舒适体位 将测量结果绘制在体温单上
腋温测量	擦干汗液，将腋表汞端放于腋窝处(图 12-6)，紧贴皮肤，指导病人曲臂过胸，夹紧体温计。小儿及不合作者由护士协助，夹紧上臂 测量 10 min，获得准确测量结果。擦净体温计，正确读数 其余同口温测量法
肛温测量	病人取侧卧、俯卧或屈膝仰卧位，暴露肛门，便于测量，用屏风遮挡 用肥皂水或油剂润滑肛表汞端，将体温计轻轻插入肛门 3～4 cm，婴儿只需将储汞槽轻插入肛门即可，护士注意扶持并固定肛表(图 12-7) 测量 3 min，获得准确的测量结果。擦净体温计，正确读数 婴幼儿及危重病人测温时护士应协助扶持体温计 为病人擦净肛门，用消毒液纱布擦净体温计，其余同口温测量法

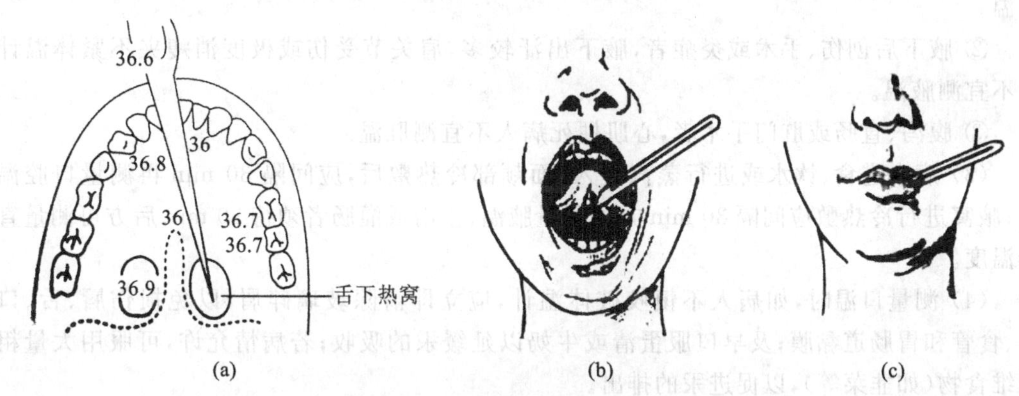

图 12-5 口温测量法(单位:℃)

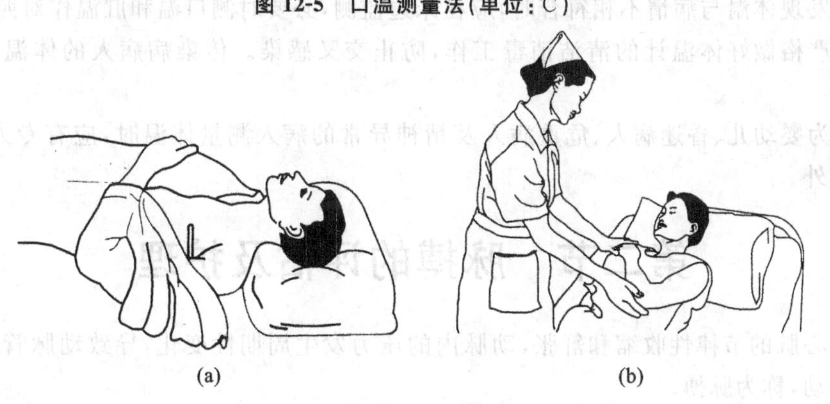

图 12-6 腋温测量法

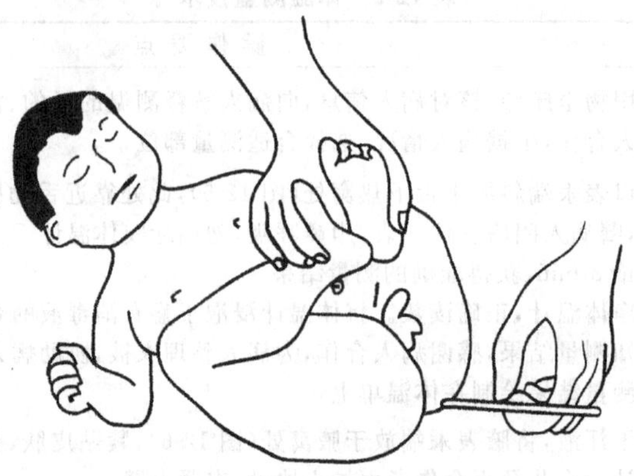

图 12-7 肛温测量法

【注意事项】

(1) 测量体温前,应认真清点体温计的总数,并检查体温计是否完好,汞柱是否在35 ℃以下。甩体温计时应用腕部的力量,勿触及他物,以防撞碎。切忌将体温计放入热水中清洗或浸泡,以免爆裂。

(2) 根据病人病情选择合适的测温方法。

① 精神异常、昏迷、婴幼儿、口腔疾病、口鼻手术或呼吸困难及不能合作者,不宜测口温。

② 腋下后创伤、手术或炎症者,腋下出汗较多,肩关节受伤或极度消瘦夹不紧体温计者不宜测腋温。

③ 腹泻、直肠或肛门手术者,心肌梗死病人不宜测肛温。

(3) 病人进食、饮水或进行蒸汽吸入,面颊部冷热敷后,应间隔 30 min 再测量口腔温度;腋窝进行冷热敷应间隔 30 min 方可测量腋温;坐浴或灌肠者须待 30 min 后方可测量直肠温度。

(4) 测量口温时,如病人不慎咬破体温计,应立即清除玻璃碎屑,以免损伤唇、舌、口腔、食管和胃肠道黏膜;及早口服蛋清或牛奶以延缓汞的吸收;若病情允许,可服用大量粗纤维食物(如韭菜等),以促进汞的排出。

(5) 发现体温与病情不相符合时,应在床边监测,必要时测口温和肛温作对照。

(6) 严格做好体温计的清洁消毒工作,防止交叉感染。传染病病人的体温计应固定使用。

(7) 为婴幼儿、昏迷病人、危重病人及精神异常的病人测量体温时,应有专人守护,以免发生意外。

第二节 脉搏的评估及护理

随着心脏的节律性收缩和舒张,动脉内的压力发生周期性变化,导致动脉管壁产生有节律的搏动,称为脉搏。

一、正常脉搏及生理性变化

（一）正常脉搏

1. 脉率 每分钟脉搏搏动的次数。在安静状态下，正常成人脉率为60～100次/分，它可随多种生理性因素变化而发生一定范围内的波动。在正常情况下，脉率与心率是一致的，如果脉率微弱，不易测量，应测量心率。

2. 脉律 脉搏的节律性。正常脉搏节律均匀、规则，间隔时间相等，它在一定程度上可反映心脏的功能。

3. 脉搏的强弱 血流冲击血管壁的力量强度的大小。正常情况下搏动强弱一致。脉搏的强弱取决于心排出量的大小、动脉的充盈程度、脉压大小及动脉壁的弹性等。

4. 动脉壁的弹性 正常的动脉管壁光滑、柔软，并有一定的弹性。

（二）生理性变化

1. 年龄 一般新生儿、幼儿的脉率较成人快，老年人稍慢。

2. 性别 女性的脉搏比同年龄男性稍快，通常每分钟相差5次左右。

3. 其他 进食、运动或情绪激动时可使脉率增快，休息、睡眠时脉率减慢；使用兴奋剂、饮浓茶或咖啡可使脉率加快，使用镇静剂、洋地黄类药物可使脉率减慢。

二、异常脉搏的评估及护理

（一）异常脉搏

1. 频率异常

（1）速脉：在安静状态下，成人脉率超过100次/分，称为速脉，又称心动过速。常见于发热、甲状腺功能亢进症、大出血前期、休克、疼痛等病人。一般体温每升高1℃，成人脉率每分钟约增加10次。

（2）缓脉：在安静状态下，成人脉率少于60次/分，称为缓脉，又称心动过缓。常见于颅内压增高、房室传导阻滞、甲状腺功能减退症等。

2. 节律异常 脉搏搏动出现间隔时间不等、节律不规则、不均匀等情况。

（1）间歇脉：在一系列正常均匀的脉搏中，出现一次提前而较弱脉搏，其后有一较正常延长的间歇（即代偿性间歇），亦称过早搏动或期前收缩，常见于各种心脏病或洋地黄中毒等病人。少数正常人在过度疲劳、精神兴奋、体位改变时也出现间歇脉。如每隔一个正常搏动后出现一次过早搏动，称二联律；如每隔两个正常搏动后出现一次过早搏动，称三联律。

（2）脉搏短绌：在同一单位时间内脉率少于心率，称为脉搏短绌，也称绌脉。表现为脉搏细数，极不规律，听诊时心率快慢不一，心音强弱不等，心律完全不规则。常见于心房纤维颤动的病人。

3. 强弱异常

（1）洪脉：当心输出量增加、动脉充盈度及脉压较大时，脉搏搏动强而有力，称为洪脉。

常见于高热、甲状腺功能亢进症等病人。

(2) 丝脉:当心输出量减少、动脉充盈度降低时,脉搏搏动细弱无力,扪之如细丝,称为丝脉。常见于大出血、休克及心功能不全等病人。

(3) 交替脉:节律正常而强弱交替出现的脉搏。常见于高血压性心脏病、冠心病、主动脉瓣关闭不全等病人。

(4) 奇脉:病人平静吸气时,脉搏明显减弱或消失称为奇脉。常见于心包积液、缩窄性心包炎的病人。

(5) 水冲脉:脉搏急促而有力,骤起骤落,如潮水涨落样,称为水冲脉。常见于甲状腺功能亢进症、先天性动脉导管未闭、主动脉瓣关闭不全、严重贫血等病人。

4. 动脉壁弹性异常 早期动脉硬化时,表现为动脉壁变硬,失去弹性,触诊呈条索状,如按于琴弦上,严重者出现动脉迂曲或结节。常见于动脉硬化者。

(二) 异常脉搏的护理措施

1. 观察 观察脉搏频率、节律、强弱及动脉壁的弹性。

2. 休息 根据病情指导病人适量活动,必要时增加卧床时间,以减少心肌耗氧量。

3. 给药 遵医嘱给药,做好用药指导,观察药物疗效及不良反应。

4. 急救准备 备齐急救物品、药品,保证抢救仪器处于良好的备用状态。协助有关诊疗检查。

5. 心理护理 进行有针对性的心理护理,以缓解病人的紧张、恐惧情绪。

6. 健康教育 指导病人及家属合理饮食,戒烟、戒酒,掌握脉搏测量方法,学会自我护理。

三、脉搏测量技术

【目的】

(1) 判断脉搏是否正常。

(2) 监测脉搏的变化,了解心脏的功能。

(3) 为疾病的诊断、治疗、护理及预防提供依据。

【准备】

1. 评估病人 了解病人的病情、诊断及合作程度;了解测脉搏部位的肢体活动度及皮肤完整性,选择合适的测量部位。

2. 用物准备 有秒针的表、笔及记录本,必要时备听诊器。

3. 病人准备 让病人了解测量脉搏的目的、方法及应注意的事项。测量前 20～30 min 无剧烈运动、情绪激动或精神紧张等影响脉搏的因素。

4. 护士准备 衣帽整洁,戴口罩,修剪指甲,洗手。

5. 环境准备 病室安静、整洁,光线充足,温度适宜。

【操作步骤】

脉搏的测量操作步骤及操作要点见表 12-3。

表 12-3 脉搏的测量

操作步骤	操作要点
核对解释	核对病人信息。向病人解释测量目的、配合要点。询问有无影响测量脉搏的因素
选择部位	评估病人情况，选择合适的测量部位
以测量桡动脉为例	病人取卧位或坐位，手臂取舒适位置，手腕伸展，便于护士测量。嘱病人放松，以免影响脉率 护士以食指、中指、无名指的指端放在桡动脉搏动处，压力以能清晰触及脉搏搏动为宜。按压过重会阻断脉搏，按压过轻则可能无法感觉脉搏 一般情况下测量 30 s，将所测得数值乘以 2，即为脉率。异常脉搏、危重病人应测 1 min。如触摸不清可用听诊器测量心率 1 min 代替。注意观察脉搏的节律、强弱及动脉壁弹性 记录方式：次/分，如 80 次/分。将脉搏数值绘制在体温单上
测量脉搏短绌	应由 2 名护士同时测量，一人听心率，另一人测脉率，由听心率者发出“起”与“停”的口令，计数 1 min(图 12-8) 记录方式：心率/脉率/时间，如 100/70 次/分。将脉搏数值绘制在体温单上

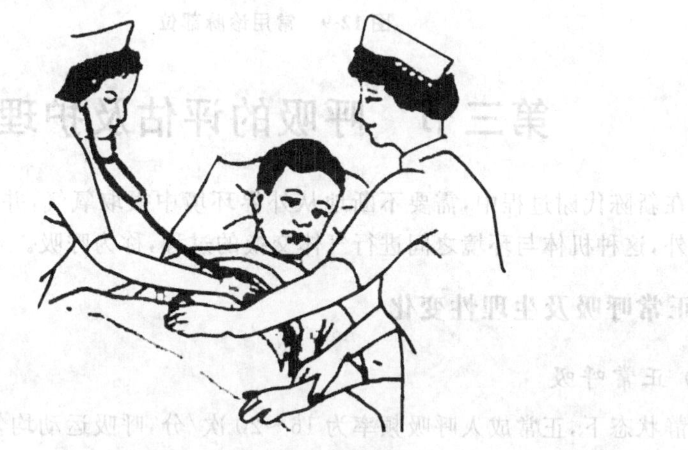

图 12-8 脉搏短绌两人测量法

【注意事项】

(1) 凡浅表靠近骨骼的大动脉均可作为测量脉搏的部位，如桡动脉、颞动脉、颈动脉、肱动脉、腘动脉、足背动脉、胫骨后动脉和股动脉等(图 12-9)。

(2) 不可用拇指诊脉，因拇指小动脉搏动易与病人的脉搏相混淆。

(3) 为偏瘫或肢体有损伤的病人测脉率应选择健侧肢体，以免患侧肢体血液循环不良影响测量结果的准确性。

(4) 测量脉搏前，如病人有情绪激动或剧烈运动时，应休息 20～30 min 再测量。

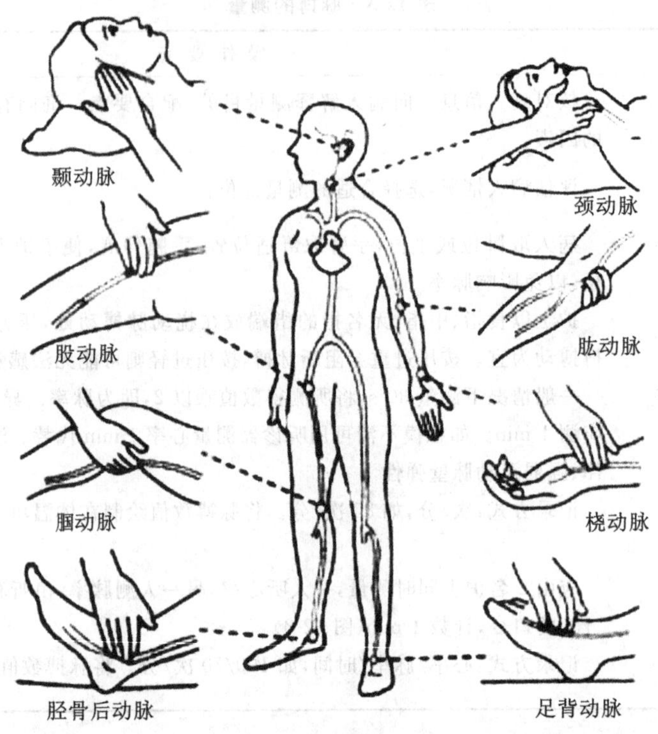

图 12-9 常用诊脉部位

第三节 呼吸的评估及护理

机体在新陈代谢过程中，需要不断地从外界环境中摄取氧气，并把自身产生的二氧化碳排出体外，这种机体与环境之间进行气体交换的过程，称为呼吸。

一、正常呼吸及生理性变化

（一）正常呼吸

在安静状态下，正常成人呼吸频率为 16～20 次/分，呼吸运动均匀、平稳，节律规则，无声且不费力。呼吸与脉搏的比例为(1∶4)～(1∶5)。

（二）生理性变化

1. 年龄 年龄越小，呼吸频率越快，如新生儿呼吸为 40～45 次/分。

2. 性别 女性较同龄男性呼吸稍快。一般情况下，男性及儿童以腹式呼吸为主；女性以胸式呼吸为主。

3. 运动 剧烈的运动，机体代谢增加可引起呼吸加快，休息、睡眠时呼吸则减慢。

4. 情绪 恐惧、愤怒、害怕、悲伤或兴奋等可引起呼吸加快。

5. 其他 环境温度、气压的变化也会影响呼吸。

二、异常呼吸的评估及护理

（一）异常呼吸

1. 频率异常

(1) 呼吸增快：在安静状态下，成人呼吸频率超过 24 次/分，称为呼吸增快或气促。常见于发热、缺氧、疼痛、甲状腺功能亢进症、贫血等病人。发热时，体温每升高 1 ℃，呼吸频率增快 3～4 次/分。

(2) 呼吸过缓：在安静状态下，成人呼吸频率低于 10 次/分，称为呼吸过缓。常见于呼吸中枢受抑制的病人，如巴比妥类药物中毒、颅内压增高等病人(图 12-10)。

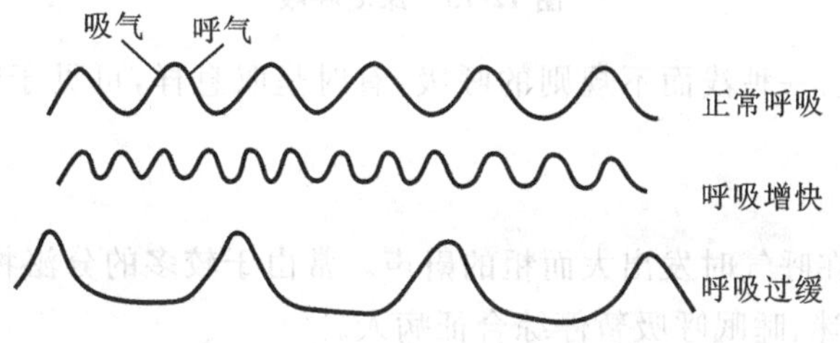

图 12-10 正常呼吸与异常呼吸对比图

2. 节律异常

(1) 潮式呼吸：又称陈-施呼吸，是一种周期性的呼吸异常，表现为呼吸由浅慢逐渐变为深快，再由深快转为浅慢，经一段时间(5～30 s)的呼吸暂停后，再次重复以上的呼吸，如此，周而复始，其呼吸型态呈潮水般涨落，故称潮式呼吸(图 12-11)。多见于中枢神经系统疾病，如脑炎、酸中毒、颅内压增高、巴比妥类药物中毒等病人。

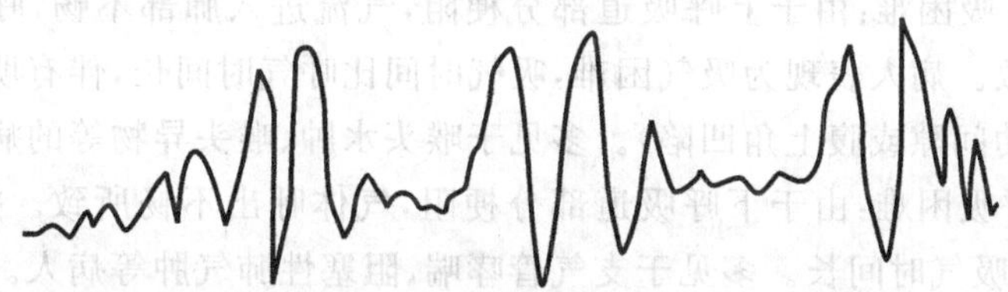

图 12-11 潮式呼吸

发生机制：当呼吸中枢兴奋性减弱和高度缺氧时，呼吸减弱至暂停，血中二氧化碳增高到一定程度，通过颈动脉体和主动脉弓的化学感受器反射性地刺激呼吸中枢，使呼吸恢复。随着呼吸由强到弱，二氧化碳不断排出，呼吸中枢失去有效的刺激，呼吸再次减弱至暂停，形成周期性改变。

(2) 间断呼吸：又称毕奥呼吸，表现为呼吸与呼吸暂停现象交替出现。有规律的呼吸几次后，突然停止，间隔长短不等的一段时间后，又开始呼吸，如此反复交替(图 12-12)。

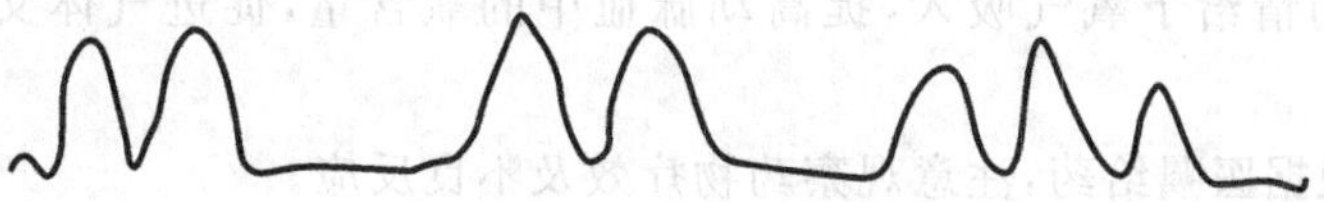

图 12-12 间断呼吸

发生机制:间断呼吸是呼吸中枢兴奋性显著降低的表现。多见于颅内病变或呼吸中枢衰竭的病人,预后严重,常在呼吸完全停止前发生。常见于呼吸中枢衰竭、颅脑病变等情况。

3. 深浅度异常

(1) 深度呼吸:又称库斯莫呼吸,是一种深而规则的大呼吸,常见于糖尿病、尿毒症等引起的代谢性酸中毒的病人(图 12-13)。

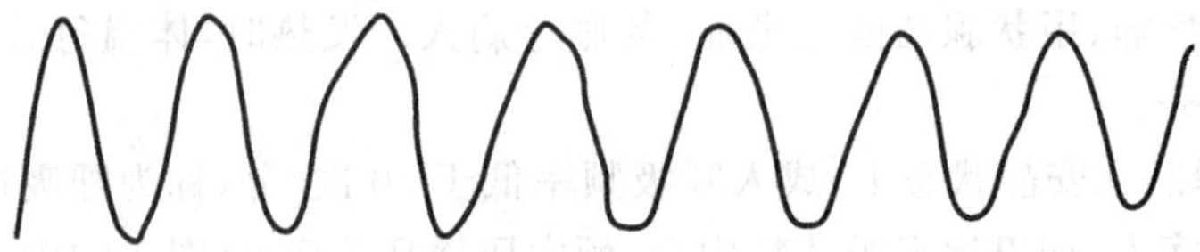

图 12-13 深度呼吸

(2) 浅浮性呼吸:一种浅而不规则的呼吸,有时呈叹息样,可见于呼吸肌麻痹、肋骨骨折、濒死等病人。

4. 声音异常

(1) 鼾声呼吸:在呼气时发出大而粗的鼾声。常由于较多的分泌物聚积在气管或支气管内所致,多见于昏迷、睡眠呼吸暂停综合征病人。

(2) 蝉鸣样呼吸:指吸气时发出一种极高的音响,类似蝉鸣音。多因声带附近阻塞或受压,至空气吸入困难所致。常见于喉头水肿、痉挛、喉头异物等情况。

5. 呼吸困难 呼吸困难是指呼吸频率、节律和深浅度的异常。主要由于气体交换不足、机体缺氧所致。病人主观上感到空气不足,胸闷,客观上表现为呼吸费力,张口耸肩,鼻翼扇动、端坐呼吸及末梢发绀等。

临床上呼吸困难可分为以下 3 种。

(1) 吸气性呼吸困难:由于上呼吸道部分梗阻,气流进入肺部不畅,呼吸肌收缩,肺内负压极度增高所致。病人表现为吸气困难,吸气时间比呼气时间长,伴有明显三凹症(胸骨上窝、锁骨上窝、肋间隙或腹上角凹陷)。多见于喉头水肿、喉头异物等的病人。

(2) 呼气性呼吸困难:由于下呼吸道部分梗阻,气体呼出不畅所致。病人表现为呼气费力、呼气时间比吸气时间长。多见于支气管哮喘、阻塞性肺气肿等病人。

(3) 混合性呼吸困难:由于广泛性肺部病变使呼吸面积减少,影响气体交换功能所致。病人表现为吸气和呼气均感费力,呼吸快而浅。常见于肺部感染、大量胸腔积液、大面积肺不张等病人。

(二) 异常呼吸的护理措施

1. 观察 密切观察呼吸、相关症状及体征。

2. 休息 病人取舒适体位卧床休息,以减少耗氧量。调节室内温度和湿度,保持空气清新、湿润,以减少呼吸道不适感。

3. 吸氧 酌情给予氧气吸入,提高动脉血中的氧含量,促进气体交换,以改善呼吸困难。

4. 治疗 根据医嘱给药,注意观察药物疗效及不良反应。

5. 保持呼吸道通畅 指导病人有效咳嗽,及时清除呼吸道分泌物,必要时进行体位引流,对痰液黏稠者给予雾化吸入以稀释痰液。

6. 心理护理 紧张、恐惧的情绪因素可加重缺氧，应细心安慰和呵护病人，使病人情绪稳定，有安全感，从而配合治疗与护理。

三、呼吸测量技术

【目的】

(1) 判断呼吸是否正常。

(2) 监测呼吸变化，了解呼吸系统功能状态。

(3) 为疾病的诊断、治疗、护理和预防提供依据。

【准备】

1. 评估病人 了解病人的病情、治疗及意识状态等。

2. 用物准备 有秒针的表、笔和记录本，必要时备棉花。

3. 病人准备 测量前 20～30 min 无剧烈运动、情绪激动等影响呼吸的因素。

4. 护士准备 衣帽整洁，洗手，修剪指甲。

5. 环境准备 病室安静、整洁，光线充足、温度及湿度适宜。

【操作步骤】

呼吸测量技术操作步骤及操作要点见表 12-4。

表 12-4 呼吸测量技术

操作步骤	操作要点
核对解释	核对病人信息，解释目的及注意事项，取得病人理解和合作
选择体位	协助病人取舒适体位，精神放松
正确测量	护士测量脉搏后，仍保持诊脉手势，使病人处于自然呼吸状态，观察病人胸部或腹部的起伏(一起一伏计为一次) 每次测量 30 s，将所测得的数值乘以 2，即为呼吸频率。如病人呼吸不规则或婴儿应测 1 min 病情危重时，呼吸微弱不易观察，可用少许棉花置于病人鼻孔前，观察棉花纤维被吹动次数，计数 1 min 记录方式：次/分，如 18 次/分。将呼吸数值绘制在体温单上

【注意事项】

(1) 测呼吸时，应转移病人的注意力，不让病人察觉，使其处于自然呼吸状态，以保持测量的准确性。

(2) 测量呼吸应在病人安静状态下进行，如有剧烈运动或情绪激动时，应休息 30 min 再测量。

(3) 测量呼吸的同时应观察呼吸的深浅度、节律，有无异常声音等，以准确评估病人的整体呼吸状况。

第四节 血压的评估及护理

血压是血管内流动的血液对血管壁产生的侧压力。一般临床上所谓的血压是指动脉血压。当心脏收缩时，血液射入主动脉，此时动脉管壁受到的压力的最高值，称为收缩压。

当心脏舒张时，动脉管壁弹性回缩，此时动脉管壁所受到的压力的最低值，称为舒张压。收缩压与舒张压之差称为脉压。

一、正常血压及生理性变化

（一）正常血压

一般以肱动脉血压为标准，在安静状态下，正常成人的血压范围：收缩压 90～139 mmHg(12～18.5 kPa)，舒张压 60～89 mmHg(8～11.8 kPa)，脉压 30～40 mmHg(4～5.3 kPa)，平均动脉压 100 mmHg(13.3 kPa)左右。

血压计量单位有 kPa 和 mmHg 两种，两者之间的换算关系：1 mmHg＝0.133 kPa，1 kPa＝7.5 mmHg。

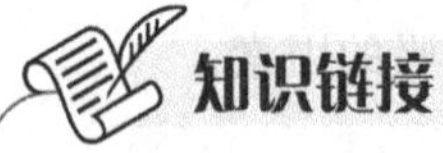

动脉血压形成的条件

第一，血压形成的前提条件是必须有足够的血量。

第二，压力来源于左心室收缩，推动血液在血管内流动。

第三，血液在周围动脉血管内流动时遇到的阻力。

（二）生理性变化

1. 年龄　血压随年龄增加而逐渐增高，并以收缩压升高更为显著。新生儿血压最低，儿童血压较成人低。

2. 性别　更年期以前女性血压略低于男性，更年期后无明显差别。

3. 昼夜和睡眠　通常血压清晨最低，然后逐渐升高，至傍晚最高，夜间睡眠时血压降低，如过度劳累或睡眠不佳时，血压可稍升高。

4. 环境　在寒冷环境中，血压可上升；在高温环境下，血压可略下降。

5. 体位　立位血压高于坐位血压，坐位血压高于卧位血压。但使用降压药物、长期卧床或贫血的病人，若突然由卧位变成立位时，可出现头晕、心慌等直立性低血压的表现。

6. 部位　因左、右肱动脉解剖位置的关系，一般右上肢血压高于左上肢。因股动脉的管径较肱动脉的粗，血流量大，故下肢血压比上肢高。

7. 其他　情绪激动、剧烈运动、兴奋、疼痛及吸烟等均可导致血压升高。此外，饮酒、摄盐过多、应用药物等对血压也有影响。

二、异常血压的评估及护理

（一）异常血压

1. 高血压　正常状态下，成人收缩压≥140 mmHg(18.7 kPa)，和(或)舒张压≥90 mmHg(12 kPa)。

2. 低血压　正常状态下，成人血压低于 90 /50～60 mmHg(12/6.65～8 kPa)，称为低血压。常见于大量失血、休克和急性心力衰竭等病人。

3. 脉压变化 脉压增大常见于主动脉硬化、主动脉瓣关闭不全、甲状腺功能亢进症等；脉压减小常见于心包积液、缩窄性心包炎及心力衰竭、主动脉瓣狭窄等。

（二）异常血压的护理措施

1. 监测血压 如发现血压有异常时，应保持冷静，加强血压监测，与病人的基础血压对照，及时了解血压变化，同时密切观察其伴随症状。

2. 休息与活动 根据血压情况做到劳逸结合，病人血压较高时应嘱其卧床休息，血压过低时，应迅速安置病人取平卧位，并针对病因给予应急处理。

3. 心理护理 对病人进行心理疏导，消除紧张和压抑的心理，保持最佳心理状态，主动配合治疗与护理。

4. 健康教育 帮助病人消除影响血压变化的不良生活方式，如戒烟、戒酒等。低血压的病人应注意适度运动，增强体力，提供营养丰富的食物，必要时应用中药调治。

三、血压计的种类及构造

（一）血压计的种类

常用的血压计主要有汞柱式血压计、表式血压计（弹簧式）和电子血压计三种（图 12-14）。

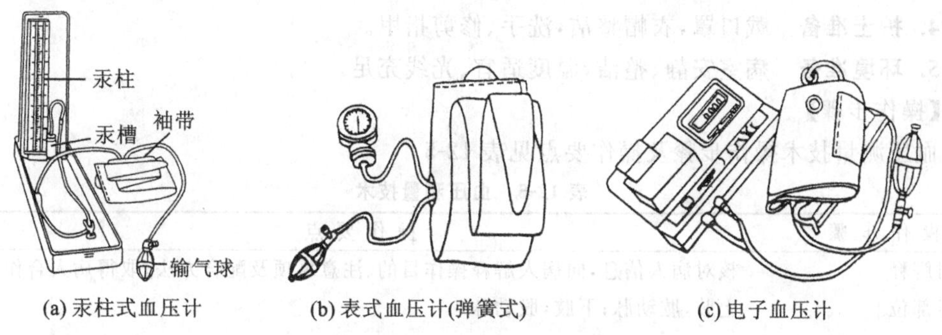

(a) 汞柱式血压计　(b) 表式血压计(弹簧式)　(c) 电子血压计

图 12-14 常用血压计种类

（二）血压计的构造

血压计主要由三部分组成。

(1) 输气球及空气阀门。

(2) 袖带。一般常用的袖带橡胶袋长 24 cm，宽 12 cm，外层布套长 48 cm。下肢袖带长约 135 cm，比上肢袖带宽 2 cm。小儿袖带长 5～10 cm，宽 2.5～4 cm。橡胶袋上有两根橡胶管，一根连输气球，另一根与压力表相接。

(3) 测压计。

① 汞柱式血压计：由玻璃管、标尺、汞槽三部分组成。血压计盒盖内壁上固定有一根玻璃管，管面上标有双刻度，为 0～300 mmHg 和 0～40 kPa，每小格相当于 2 mmHg (0.5 kPa)，玻璃管上端和大气相通，下端和汞槽相通。优点：测得数值准确可靠，缺点：较重、玻璃管易碎。

② 表式血压计（弹簧式）：外形似表，呈圆盘状，正面盘上标有刻度及读数，盘中央有一

指针，以指示血压数值。优点是体积小，便于携带，但应定期和汞柱式血压计校验。

③ 电子血压计：袖带内有一换能器，自动采样，微电脑控制数字运算，自动放气程序，数秒钟内可得到血压数值。优点：清晰直观，使用方便，也可排除测量者及环境等造成的误差，但需定期校验。

四、血压测量技术

【目的】

(1) 判断血压有无异常。

(2) 监测血压变化，了解循环系统的功能状况。

(3) 为诊断、治疗、护理和预防提供依据。

【准备】

1. 评估病人 了解病人的病情、诊断、治疗及基础血压值，了解病人被测肢体功能及皮肤情况，评估病人的心理反应及合作程度。

2. 用物准备 血压计、听诊器、笔及记录本。检查血压计：袖带宽窄合适，玻璃管无破裂，汞充足，管道无漏气。

3. 病人准备 让病人了解测量血压的目的、方法、应注意事项及需要配合的要点。测量前病人无运动、吸烟、情绪变化等影响血压的因素。

4. 护士准备 戴口罩，衣帽整洁，洗手、修剪指甲。

5. 环境准备 病室安静、整洁，温度适宜、光线充足。

【操作步骤】

血压测量技术操作步骤及操作要点见表 12-5。

表 12-5 血压测量技术

操作步骤	操作要点
核对解释	核对病人信息，向病人解释操作目的、注意事项及配合方法，取得病人合作
测量部位	上肢，肱动脉；下肢，股动脉
上肢肱动脉测量法	病人取坐位或仰卧位，露出上臂，手掌向上，肘部伸直，将衣袖挽至肩部，袖口不宜过紧，以免影响血压准确性 放平血压计，打开盒盖，开启汞槽 将袖带平整地缠绕上臂，橡胶管向下正对肘窝，使袖带下缘距肘窝 2～3 cm，松紧以能放入一指为宜 戴好听诊器，触摸肱动脉搏动，将听诊器胸件置于肱动脉搏动最强处（不可塞到袖带内），关闭气门，均匀充气至肱动脉搏动音消失，再升高 20～30 mmHg。充气不可过快过猛，以免汞溢出 缓慢放气，汞柱下落，速度约每秒 4 mmHg，注意肱动脉搏动声音和汞柱刻度变化，视线应与汞柱所指刻度保持同一高度 当听到第一声搏动音时汞柱所指刻度为收缩压；当搏动声突然减弱或消失，此时汞柱所指刻度为舒张压 测量完毕，排尽袖带内余气，整理袖带放入盒内，将血压计盒盖右倾 45°，关闭汞槽开关，以免汞倒流，关闭血压计盒盖，见图 12-15 安置病人，整理床单位 记录：收缩压/舒张压 mmHg。如变音与消失音之间有差异时，两个读数都应记录，记录方法为：收缩压/变音/消失音 mmHg，如 180/90/40 mmHg

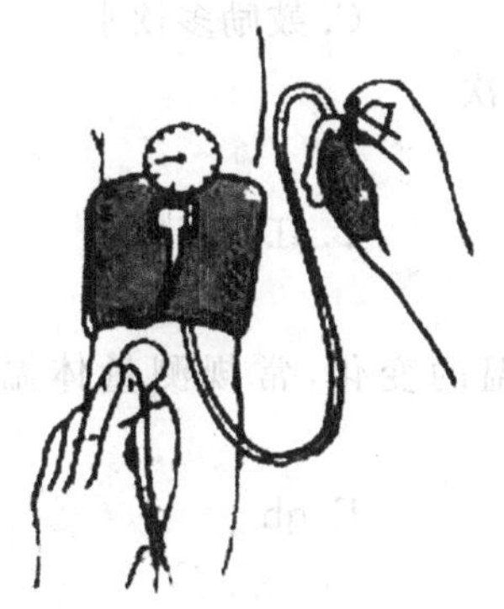
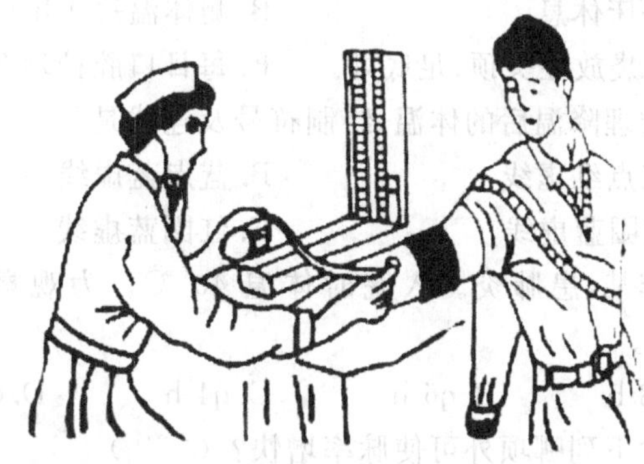

图 12-15　上肢测血压法

【注意事项】

(1) 需长期观察血压的病人,应做到四定:定时间、定部位、定体位、定血压计。以确保所测得血压的准确性和可比性。

(2) 测量血压时,血压计"0"点应与心脏处于同一水平上。坐位时肱动脉平第四肋软骨,卧位时肱动脉平腋中线。

(3) 为偏瘫、肢体外伤或手术的病人测血压时应选择健侧肢体测量。

(4) 排除影响血压的因素:①袖带过宽时测得血压值偏低,袖带过窄时测得的血压值偏高;②袖带过紧时测得血压值偏低,袖带过松时测得血压值偏高;③肱动脉高于心脏水平时,测得血压值偏低,肱动脉低于心脏水平时,测得血压值偏高。

(5) 发现血压异常或听不清时,应重新测量。重测时,应先将袖带内空气驱尽,汞柱降至"0"点处,稍待片刻后再测量,一般连测 2～3 次,取其最低值,必要时可行双侧肢体血压测量对照。

小　结

体温、脉搏、呼吸、血压统称为生命体征。体温是指机体内部的温度,正常人的体温保持相对恒定的状态,临床上常见的体温异常有发热和体温不升,护士应熟练掌握口温、腋温和肛温的测量技术;脉搏是指随着心脏的收缩和舒张在浅表动脉触到的搏动,脉搏可以在频率、节律、强弱和动脉壁的弹性等方面出现异常,护士应熟练掌握测量脉搏的方法;呼吸是指机体与外界环境之间的气体交换过程,呼吸可以在频率、节律、深浅度、音响和呼吸困难等方面出现异常,护士应熟练掌握测量呼吸的方法;血压是血液在血管内流动时对血管壁的侧压力,一般是指动脉血压,血压异常包括高血压、低血压和脉压异常,护士应熟练掌握血压测量的方法。

能力检测

【A1 型题】

1. 体温高低不一,日差大于 1 ℃,但最低体温仍在正常水平以上的热型,称为(　　)。

A. 弛张热　B. 稽留热　C. 间歇热　D. 不规则热　E. 波浪热

2. 在对高热病人的护理中,下列护理措施哪项不妥?(　　)

A. 卧床休息　　B. 测体温每 4 h 1 次　　C. 鼓励多饮水
D. 冰袋放在头顶、足底处　　E. 每日口腔护理 2～3 次

3. 物理降温后的体温，绘制符号及连线是(　　)。
A. 红点红虚线　　B. 蓝点蓝虚线　　C. 红圈红虚线
D. 蓝圈蓝虚线　　E. 红圈蓝虚线

4. 李某，患肺炎。入院时体温 40 ℃。为观察体温的变化，常规测量体温的时间为(　　)。
A. q8 h　　B. q6 h　　C. q4 h　　D. qd　　E. qh

5. 除下列哪项外可使脉率增快？(　　)
A. 发热　　B. 甲亢　　C. 心力衰竭　　D. 伤寒　　E. 缺氧

6. 失血性休克病人的脉搏特征是(　　)。
A. 间歇脉　　B. 细脉　　C. 奇脉　　D. 洪脉　　E. 丝脉

7. 正确测量、记录心脏病病人脉搏的方法是(　　)。
A. 每次记数半分钟　　B. 脉搏短绌应先测脉率后听心率
C. 用拇指诊脉　　D. 记录脉率符号用红点
E. 绌脉记录为脉率/心率

8. 大出血前期的脉搏是(　　)。
A. 间歇脉　　B. 缓脉　　C. 丝脉　　D. 细脉　　E. 速脉

9. 检查体温计不合格的误差是(　　)。
A. 0.1℃以上　　B. 0.2 ℃以上　　C. 0.3 ℃以上
D. 0.4 ℃以上　　E. 0.5 ℃以上

10. 为病人测量血压时，血压计袖带下缘距肘窝的距离是(　　)。
A. 1 cm　　B. 1.5 cm　　C. 2～3 cm　　D. 3.5～4 cm　　E. 5 cm

11. 房室传导阻滞的脉搏是(　　)。
A. 间歇脉　　B. 缓脉　　C. 丝脉　　D. 细脉　　E. 速脉

12. 节律改变的呼吸是(　　)。
A. 潮式呼吸　　B. 呼吸缓慢　　C. 蝉鸣样呼吸
D. 深度呼吸　　E. 鼾声呼吸

13. 心房纤维性颤动病人的脉搏是(　　)。
A. 间歇脉　　B. 缓脉　　C. 丝脉　　D. 细脉　　E. 速脉

14. 乙醇擦浴时在头部放置冰袋的目的是(　　)。
A. 控制炎症的扩散　　B. 减少脑细胞需氧量　　C. 防止头部充血
D. 减少局部疼痛　　E. 控制毒素吸收

【A2 型题】

15. 病人，女，28 岁，感冒发热，体温 40 ℃，神志清楚，此时应选择(　　)。
A. 头部用冰袋　　B. 头部用冷毛巾　　C. 乙醇擦浴
D. 头部置冰槽内　　E. 足部放热水袋

16. 病人，肖某，呼吸由浅慢逐渐加快、加长，后又逐渐变浅、变慢，然后暂停数秒，又出现上述状态呼吸，周而复始，该病人呼吸为(　　)。

A. 间断呼吸　　B. 浮浅性呼吸　　C. 长大呼吸
D. 潮式呼吸　　E. 吸气性呼吸困难

17. 病人，张某，入院 7 天，每日体温波动在 37.8～40 ℃，其热型为(　　)。

A. 间歇热　B. 弛张热　C. 波浪热　D. 稽留热　E. 不规则热

18. 李某，男，40 岁。交通事故致复合创伤后 1 h 入院。病人呼吸呈浅慢逐渐加快、加深，又由深快变为浅慢，继之暂停 30 s 后再出现上述状态的呼吸，该病人的呼吸是(　　)。

A. 间断呼吸　B. 潮式呼吸　C. 毕奥呼吸　D. 鼾声呼吸　E. 呼吸困难

19. 陈女士，66 岁，诊断为心房纤维性颤动(纤颤)。护士为其测血压。动脉搏动不易辨清，需重复测量，下述做法错误的是(　　)。

A. 将袖带内气体驱尽　　B. 使汞柱降到“0”点　　C. 稍等片刻后重测
D. 连续加压直达听清为止　　E. 测量值先读收缩压，后读舒张压

20. 某女士，30 岁，诊断为甲亢。清晨测得脉率 96 次/min，血压 17.3/9.3 kPa(130/70 mmHg)，计算基础代谢率是属于(　)。

A. 正常　　B. 正常范围偏高　　C. 重度甲亢
D. 中度甲亢　　E. 轻度甲亢

(毛红云)

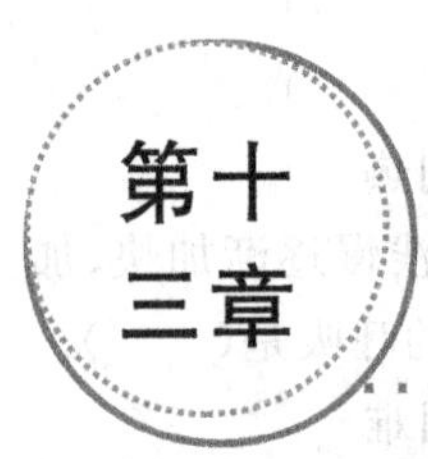

饮食护理技术

学习目标

掌握：病人一般饮食护理，鼻饲法。

熟悉：医院饮食，影响饮食与营养的因素，出入液量记录。

了解：要素饮食。

营养是人体吸收和利用食物或营养物质的过程，包括摄取、消化、吸收和体内利用等。饮食与营养是维持机体正常生长发育、促进组织修复和新陈代谢等生命活动的基本条件。食物是营养的来源，合理的饮食调配和适当的营养供给不仅能满足人们生理需求，而且是协助临床诊断和治疗，促进疾病康复的有效的手段之一，不合理的饮食会加重病情，甚至危及生命。在现代治疗方法中，营养治疗被认为是一种特殊的治疗形式，其作用与医疗、护理具有同等重要的意义。因此，护士必须具备一定的饮食和营养方面的知识，并在饮食护理中做到：正确评估病人营养状况和需要，指导病人选用合理饮食，采取有效措施满足病人的饮食和营养需要。

人体所需要的营养素有碳水化合物、蛋白质、脂肪、水、维生素、矿物质和膳食纤维等七大类。这些营养素的主要功能是供给能量，构成及修复组织，调节生理功能等。其中水是构成人体最重要的成分，碳水化合物、蛋白质、脂肪是提供热能的主要营养素，又称"热能营养素"。

第一节　医院饮食

由于病人疾病和营养状况不同，所需的营养素也有所差异，因此，依据病人病种类别、不同时期病情需要，可将医院饮食分为三大类，即基本饮食、治疗饮食、试验饮食。

一、基本饮食

基本饮食是其他饮食的基础，它包括普通饮食、软质饮食、半流质饮食、流质饮食四种（表 13-1）。

表 13-1 基本饮食

饮食种类	适用范围	饮食原则	用法
普通饮食	无饮食限制、消化吸收功能正常、无消化道疾病、病情较轻或在疾病恢复期、体温正常者	易消化、无刺激性食物，营养均衡，美观可口	每日3餐，蛋白质70～90 g/d，总热量9.5～11 MJ/d
软质饮食	咀嚼困难、胃肠功能紊乱、老人及幼儿、术后和肠道疾病恢复期的病人	以软、烂、无刺激性、易消化的食物为主，如面条、软饭等。菜、肉切碎煮烂	每日3～4餐，蛋白质约70 g/d，总热量8.5～9.5 MJ/d
半流质饮食	发热、咀嚼与吞咽困难、口腔及消化道疾病及术后病人	少食多餐，主食定量；无刺激，容易咀嚼和吞咽；营养素齐全，膳食纤维含量少；食物呈半流体状，如粥、面条、馄饨、蛋羹、肉末、菜末、豆腐等	每日5～6餐，每次300 mL，蛋白质50～70 g/d，总热量6.5～8.5 MJ/d
流质饮食	高热、口腔疾病、急性感染、大手术后、吞咽困难、急性胃肠道疾病及其他重症病人	易吞咽和消化，食物呈液体样，如奶类、豆浆、米汤、菜汁、果汁、肉汁、稀藕粉等；注意甜咸搭配；因此饮食所含热量及营养素不足，只能短期使用	每日6～7餐，每餐液体量200～300 mL，蛋白质40～50 g/d，总热量3.5～5.0 MJ/d

二、治疗饮食

治疗饮食是指在基本饮食的基础上，根据病情的需要，适当调整总热量和某些营养，从而达到辅助治疗或治疗目的(表13-2)。

表 13-2 医院常用治疗饮食

饮食种类	适用范围	饮食原则及用法
高热量饮食	热能消耗较高的病人，如甲状腺功能亢进症、大面积烧伤、结核病、肝脏疾病、体重不足病人及产妇等	在基本饮食的基础上加餐2次，如牛奶、鸡蛋、蛋糕、水果、巧克力及甜食等，产妇每餐应有汤；总热量约为12.5MJ/d
高蛋白饮食	长期消耗性疾病(如结核病)、恶性肿瘤、甲状腺功能亢进症、营养不良、贫血、大面积烧伤、大手术前后、肾病综合征、低蛋白血症病人，孕妇，哺乳期妇女等	在基本饮食的基础上增加高蛋白质的食物，如肉类、鱼类、乳类、蛋类、豆类等；摄入蛋白质量为1.5～2.0g/(kg·d)，每日总量不超过120g，总热量为10.5～12.5MJ/d

续表

饮食种类	适用范围	饮食原则及用法
低蛋白饮食	限制蛋白质摄入的病人，如急性肾炎、尿毒症、肝性脑病等病人	成人饮食中蛋白质的摄入量不超过40g/d，视病情需要也可20～30g/d；应尽量提供优质蛋白，如乳类、禽蛋、鱼类；肾功能不全的病人应多摄入动物性蛋白，忌用豆制品；而肝性昏迷的病人应以植物蛋白为主
低脂肪饮食	肝、胆、胰疾病及高脂血症、动脉硬化、冠心病、肥胖症、腹泻等病人	食物清淡、少油，禁食肥肉、奶油、蛋黄、动物脑、煎炸食物；高脂血症和动脉硬化者不必限制植物油（椰子油除外）；脂肪总量＜50 g/d；肝、胆、胰疾病病人＜40 g/d，尤其要限制动物脂肪摄入量
低胆固醇饮食	高胆固醇血症、高脂血症、动脉硬化、高血压、冠心病等病人	限制高胆固醇食物如蛋黄、动物内脏和脑、鱼子、熏肉、肥肉、动物油等；胆固醇摄入总量＜300 mg/d
低盐饮食	高血压、充血性心力衰竭、腹水、先兆子痫、心脏病、急慢性肾炎及各种原因所致的水钠潴留病人	成人每日进食盐量＜2 g（含钠0.8 g）或酱油10 mL，但不包括食物内自然存在的氯化钠；禁食腌制食品，如咸菜、皮蛋、火腿、咸肉、香肠、虾米等
无盐低钠饮食	适用范围同低盐饮食者，但病情较重者	无盐饮食是指除食物内自然含钠外，烹调时不放食盐；低钠饮食除无盐外，还须控制食物中自然存在的钠盐含量（＜0.5g/d），二者均禁用腌制品及含钠高的食物和药物，如含碱食品（油条、挂面、汽水等）、苏打、碳酸饮料等；烹调时可采用增加糖、醋、无盐酱油、少钠酱油等调味
高纤维素饮食	肠蠕动减慢、便秘、肥胖、高脂血症、糖尿病等病人	选用含纤维素多的食物，如韭菜、芹菜、卷心菜、粗粮、豆类、竹笋、香蕉、菠菜等，多食水果，多饮水；成人食物纤维素摄入量＞30g/d
少渣饮食	腹泻、肠炎、伤寒、痢疾、风湿热、肛门疾病、食管胃底静脉曲张、咽喉部及消化道手术后的病人	禁用或限用含纤维素多的食物，如粗粮、竹笋、芹菜等，不用强烈刺激性调味品和坚硬带碎骨的食物。告诉病人含热量高的食物一般含渣量低

三、试验饮食

试验饮食是指在特定的时间内，通过对饮食内容的调整，达到协助疾病的诊断和提高实验室检查结果正确性的目的，又称诊断饮食（表13-3）。

表 13-3 医院常用试验饮食

饮食种类	适用范围	食用方法及注意事项
潜血试验饮食	用于大便潜血试验准备，以协助诊断有无消化道出血或原因不明的贫血	试验前3天禁食造成潜血试验假阳性结果的食物，如肉类、肝脏、血类食品、含铁药物、食物及绿叶蔬菜等。可食用牛奶、豆制品、白菜、土豆、冬瓜、粉丝、萝卜、米、馒头等食品。第四天留取病人粪便做潜血试验检查
胆囊造影饮食	适用于需要进行造影检查胆囊、胆管、肝胆管有无结石、慢性炎症及其他疾病的病人	检查前一日中午进食高脂肪饮食(如油煎荷包蛋2只或奶油巧克力40～50g，脂肪量25～50g)，以刺激胆囊收缩和排空，有助于显影剂进入胆囊；晚餐进无脂肪、低蛋白、高碳水化合物饮食；晚餐后口服造影剂，禁食水、禁烟至检查日上午。检查日免早餐，第一次摄X线片后，如胆囊显影良好，可进高脂肪餐，30 min后第二次摄X线片观察
甲状腺^{131}I试验饮食	用于协助检查甲状腺功能，排除外源性摄入碘对检查结果的干扰，明确诊断	试验期为2周，在试验期间禁食含碘食物及其他一切影响甲状腺功能的药物及食物，如海带、海蜇、紫菜、虾、鱼、加碘食盐等，禁止用碘消毒皮肤，2周后做甲状腺^{131}I试验

第二节 一般饮食护理

饮食是人类的基本需要，护士对病人进行饮食护理时必须将护理学、其他学科的知识、以前的护理经验、从病人及其家庭中收集的资料及最近的饮食记录等进行整合，同时应能识别营养不良的征象，并采取措施加以改变，与病人及其家庭保持良好的互动，以更及时地观察病人的身体状况、饮食状况、体重的变化及治疗后的反应，促进病人早日恢复健康。

一、影响饮食与营养的因素

影响饮食与营养的因素有生理因素、心理-社会文化因素、病理因素、环境因素、药物的使用与饮酒等。

(一) 生理因素

1. 年龄 年龄不仅影响个人对食物的喜好，同时也影响每日所需的食物量和特殊营养素的量。如婴幼儿、处于生长发育期的儿童及青少年生长发育较快，所需热量、各种维生素及微量元素较多；老年人由于新陈代谢减慢，所需热量及营养素也在逐渐减少，但对钙的需求量增加。

2. 活动量 各种活动是能量代谢的主要因素，活动量大的人所需热能及营养素高于活动量小的人。

3. 身高和体重 一般情况下，体格健壮、高大的人对营养素的需求量较高。

4. 特殊生理情况 妊娠期和哺乳期的女性对营养素的需求量明显增加，并有饮食习惯的改变。

（二）心理-社会文化因素

1. 心理因素 不良的情绪（如焦虑、抑郁、痛苦与悲哀等）会使机体的食欲减退，进食量减少甚至厌食；愉悦的情绪状态（如快乐、激情等）会促进食欲。另外，各种感观因素（如食物的色、香、味、形等）、个体认知因素、个人喜好等均可影响食欲。

2. 社会文化因素 人的饮食习惯受许多因素的影响，如对营养知识的了解、家庭饮食习惯、经济状况、生活方式、地域等。不良的饮食习惯如偏食或食物选择不当，都会使某种营养素摄入过多或过少，而导致营养失衡，影响人的健康甚至引起疾病。如北方人口味偏重，偏爱腌制品，摄入盐量较高，容易引发高血压等脑血管疾病。

（三）病理因素

1. 疾病 各种疾病均可使机体对饮食和营养的需要发生改变。疾病本身所带来的焦虑、悲哀等不良情绪以及疼痛等因素可使病人食欲减退；某些高代谢性疾病，如发热、甲状腺功能亢进症、慢性消耗性疾病等，由于代谢增加，所需营养也高于平时；某些疾病可引起机体营养素流失，如肾炎病人，通过尿液可流失大量蛋白质，则所需营养也应增加。

2. 对食物过敏和不耐受 某些人对某种特定的食物会发生过敏反应或不耐受。对食物的过敏反应常与免疫因素有关，一般是指在体外异种抗原的作用下所出现的异常组织反应，如有些病人食入虾蟹等海产品可引起腹泻、哮喘和荨麻疹等。而人对食物的不耐受性很少与免疫因素有关，它往往引起对特定食物的厌恶，一般是由于体内某种特定酶的遗传缺陷而引起对食物的色素、添加剂或食物中天然含有的物质不耐受，如有的病人空肠的乳糖酶缺乏，引起机体对乳类及乳制品不耐受，食用乳制品后可发生腹泻及酸性便等症状。

（四）环境因素

1. 自然环境 不同地域和气候环境等都会影响人们对食物的选择，并可由此形成特定的饮食文化。如我国南方许多地区喜食辣味，北方许多地区饮食偏咸等。

2. 社会环境 食物、饮料常常成为许多社交活动的辅佐物，如人们常喜欢用聚餐的方式来交流情感，表达亲朋相聚、人逢喜事的愉快心情并享受饮食的乐趣。相反，一些住院病人单独用餐会出现食欲不佳而影响进食。此外，社会还通过媒体宣传等引导人们的饮食方式。

3. 进餐环境 进餐环境整洁、空气新鲜、无不良刺激、餐具清洁等均可促进食欲。

（五）药物的使用和饮酒

在疾病的治疗过程中，药物的使用对饮食的影响是多方面的：有的药物可增进食欲与胃纳，有的药物可降低食欲，有的药物则影响营养素的吸收等。如盐酸赛庚啶可增加饥饿感从而促进食欲和胃纳；非肠溶性红霉素可降低食欲；苯妥英钠则可干扰维生素D的吸收和代谢，引起钙的吸收不良等。长期大量饮酒可危及全身各个系统和器官，造成酒精性肝病、胰腺炎、心肌病等，致使食欲减退、对营养的摄入造成影响，导致机体受到非常大的危害，甚至危及生命。

二、病人一般饮食护理

根据对病人的营养评估资料，护士对病人进行有针对性的饮食护理，从而使病人获得充足、合理的营养。病人的一般饮食护理包括进食前护理、进食时护理和进食后护理。

（一）进食前护理

1. 做好病人的饮食健康教育 一般饮食习惯在幼年时期即以养成，改变病人的饮食习惯是非常困难的，护士应根据病人入院后医嘱确定的饮食种类进行解释和指导，说明此饮食的意义，合理营养的作用，可选用的食物种类及不宜选用的食物，每日进餐的次数、时间、量等，使病人对入院饮食计划有所了解，以取得病人的主动配合，逐渐适应饮食习惯的改变。

2. 环境准备 优美整洁的进餐环境、适宜的温度和湿度、清新的空气、清洁美观的餐具、轻松愉快的氛围都可增进病人的食欲。

(1) 整理床单位，餐前半小时开窗通风，移去便器等，去除一切不良的气味和视觉刺激。

(2) 餐前暂停非紧急治疗、检查和护理操作。

(3) 同病室若有危重病人应以屏风遮挡，病情允许时可在餐厅进餐，集体进餐可促进食欲和病友之间的相互交流，使进餐在轻松愉悦的氛围中进行。

3. 病人准备

(1) 减少或去除不舒适的因素：疼痛者遵医嘱给予适时的止痛；高热者适时降温；抑郁和焦虑者应给予心理疏导，减轻病人的心理压力；病人因采取特定卧位所导致的疲劳应在进餐前协助病人更换卧位或做相应部位的按摩等。

(2) 确定病人是否需要大小便，需要时，协助其去卫生间或提供便器。协助病人洗手和口腔护理。

(3) 协助病人采取舒适的进餐姿势。病情允许时可协助病人下床进食；不能下床者，可安排坐位或半坐卧位，放置跨床桌(图 13-1)及餐具；卧床病人安排侧卧位或仰卧位（头偏向一侧），并给予适当支托。

(4) 经病人同意，将治疗巾或餐巾围于病人胸前，以保护衣服和被单的清洁，并嘱病人做好进食的准备。

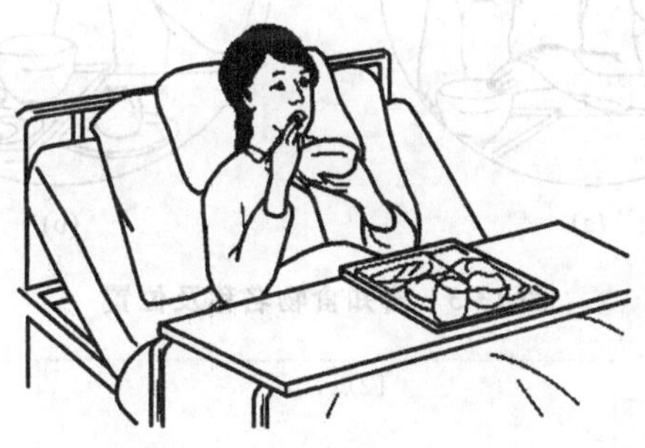

图 13-1 跨床桌

（二）进食时护理

(1) 核对病人床号、姓名及饮食单，并检查病人的饮食类型，避免发错饮食。

(2) 护士洗净双手，衣帽整洁，督促并协助配餐员及时将热饭、热菜分发给每位病人。

(3) 对于禁食病人，应告知原因，以取得配合，在床头卡上做好标记，并作交接班。

(4) 巡视病人：观察病人进餐情况，鼓励病人进食。督促治疗饮食、试验饮食的实施并检查落实情况，适时给予督促。家属及访客带来的食物，需经护士检查，符合治疗和护理原则时方可食用。

(5) 鼓励并协助病人进餐。

① 鼓励卧床病人自行进餐，并协助将餐具、食物放到易取处。不能进食时者应给予喂食(图 13-2)。喂食要求护士有耐心，喂食量及喂食速度适中，温度适宜，饭和菜、固体和液体食物应轮流喂食。为避免呛咳应将病人头部稍垫高并偏向一侧。进流质者，可用吸管吸吮。

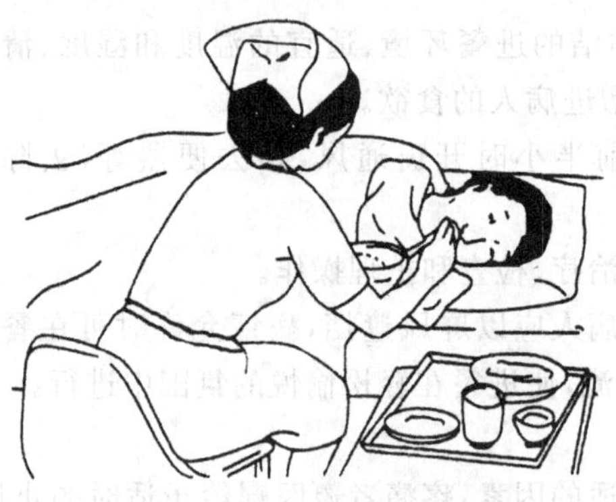

图 13-2　喂食法

②对双目失明或双眼被遮盖的病人，除遵循上述喂食要求外，还应告知喂食内容以增加进食的兴趣，促进消化液的分泌。如病人要求自己进食，可按时钟平面图放置食物，并告知方向、食物名称(图 13-3)，以利于病人取用食物。如主食放在 6 点的位置，汤放在 12 点位置，菜放在 3 点和 9 点的位置等，并帮助病人确认(图 13-4)。

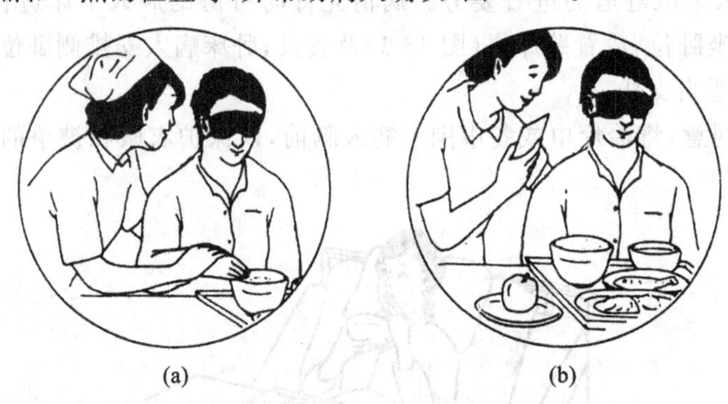

图 13-3　告知食物名称及位置

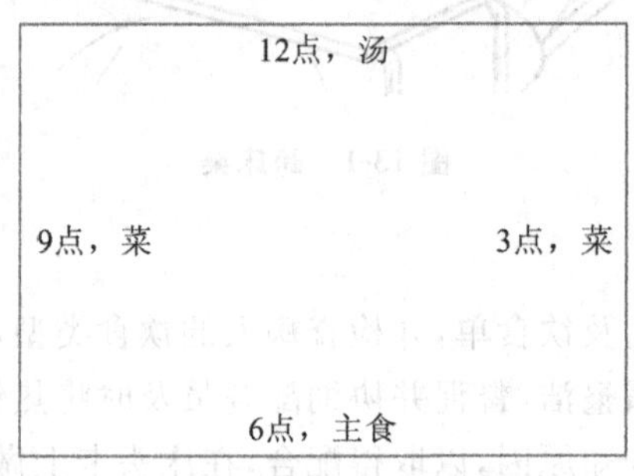

图 13-4　食物放置平面图

(6) 进食中特殊情况的处理:某些病人在进食时如出现恶心时,应及时指导病人做深呼吸,并暂停进食;如发生呕吐、溢食应及时用手托住额头,提供盛装呕吐物的用具,平卧者,头偏向一侧,防止呕吐物进入气管并尽快清除呕吐物,给予凉开水漱口,必要时做口腔护理;对不愿意再进食者,应将剩余的食物保存,待其愿意进食时再给予,若饮食已凉应再次加热后送给病人食用。

(7) 健康教育:进食期间,护士应有针对性地、有目的性地适时对病人进行健康教育。及时向病人解答和讲解饮食方面的问题,帮助病人纠正不良饮食习惯及违反医疗原则的饮食行为。

(三) 进食后护理

(1) 及时收回餐具,清理食物残渣,督促和协助病人洗手、漱口或做口腔护理,整理床单位。

(2) 协助病人饮水。协助病人摄取足够的液体也是合理营养的内容之一。生活不能自理的病人,护士应按时给予饮水;对于需要增加饮水量的病人应督促病人白天完成 24 h 总水量的 3/4,以免夜间饮水多,增加排尿而影响睡眠;对于限制饮水者应向病人讲清限水的目的,以取得合作,并制订饮水计划。

(3) 餐后及时做好护理记录,如进食种类、量、病人进食时和进食后的反应以及出入液量等,以了解病人的进食是否满足营养要求。

(4) 对需暂时禁食或延迟进食的病人做好交接班。

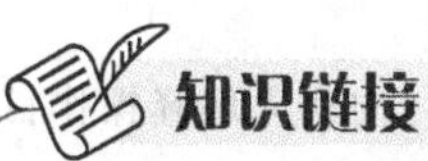

合理营养

合理营养是指膳食中所含的营养素种类齐全,数量充足,比例适当,通俗地讲就是五谷杂粮、荤素食物都要吃,这样才能使膳食中所含营养素的质和量符合机体的需要,两者保持平衡。中国营养学会提出 8 条膳食指南:食物要多样化、饥饱要适当、油脂要适量、粗细要搭配、食盐要限量、甜食要少吃、饮酒要节制、三餐要合理。

第三节 特殊饮食的护理

对于病情危重、消化吸收功能障碍、不能经口或不愿经口进食的病人,如单纯依靠静脉输液提供营养,超过 7 天就会有营养不足的危险,因此临床上为改善病人的营养状态、促进康复,常根据病人情况不同而采用不同的特殊饮食护理。

一、鼻饲法

鼻饲法是将导管经鼻腔插入胃内,从导管内灌注流质饮食或营养液、水和药物的方法。

【目的】

供给不能经口进食的病人充足的营养素和药物,以满足病人的营养需求和治疗的需要,促进康复。主要适用于以下病人。

(1) 不能经口进食者,如昏迷、口腔疾病、口腔手术后、食管狭窄、食管-气管瘘的病人。

(2) 不能张口者,如破伤风病人。

(3) 早产儿及病情危重的病人。

(4) 拒绝进食者。

【准备】

1. 护士准备 衣帽整洁、洗手、戴口罩。

2. 病人准备 让病人了解鼻饲的目的、意义及插管过程中可能出现的不适感,使病人能够配合插管,学会深呼吸及吞咽动作。如戴眼镜或有活动义齿者应取下,妥善放置。

3. 环境准备 病室光线充足、安静、整洁、无异味,必要时可遮挡。

4. 用物准备

(1) 鼻饲包:普通胃管或硅胶胃管、治疗碗、压舌板、纱布、治疗巾、50 mL 注射器、镊子、弯盘。

(2) 治疗盘:液状石蜡、棉签、调节夹或血管钳、听诊器、温开水、卫生纸、胶布、别针、鼻饲液、水温计、松节油或汽油、乙醇、漱口液或口腔护理用物等。

【操作步骤】

鼻饲法操作步骤及操作要点见表 13-4。

表 13-4 鼻饲法

操作步骤	操作要点
(1)插管法	
①核对解释	洗手、戴口罩,备齐用物携至病人床前,核对病人床号、姓名,向病人解释操作目的、过程及配合方法
②安置卧位	根据病情,协助病人取半卧位、坐位或仰卧位;无法坐起者取右侧卧位,头颈部自然伸直;昏迷病人取去枕仰卧位,头向后仰
③清洁鼻腔	将治疗巾围于病人颌下,置弯盘于口角旁,备胶布,观察鼻腔,选择通畅一侧鼻孔,用湿棉签清洁鼻腔
④测量胃管	打开胃管包,用纱布和镊子夹持胃管,用空注射器注入少量空气,检查胃管是否通畅,测量胃管长度(鼻尖至耳垂再至剑突或前额发际至剑突的距离,成人为 45～55 cm)并标记需插入的长度(图 13-5)
⑤润管插入	用液状石蜡润滑胃管前端 10～20 cm,用血管钳或调节夹夹闭胃管 一手持纱布托住胃管,另一手持镊子夹住胃管前端,沿选定侧鼻孔先稍向上平行再向后下缓缓插入 插入至咽喉部时(14～16 cm),嘱病人做吞咽动作,迅速将胃管插入所需长度 为昏迷病人插管时,为提高成功率,操作时应取去枕仰卧位,头向后仰,当胃管插入到 15 cm 时,左手将病人头部托起,使其下颌紧贴胸骨柄,将胃管沿后壁滑行缓缓插入至预定长度(图 13-6)
⑥验证固定	验证胃管是否在胃内:a. 用注射器抽吸胃内容物,有胃液抽出;b. 将听诊器放于胃部,用注射器从胃管末端快速注入 10 mL 空气,能听到气过水声(图 13-7);c. 将胃管末端放入水中,无气体逸出,如有大量气体逸出,表示误入气管 用胶布固定胃管于鼻翼及面颊(图 13-8)

续表

操作步骤	操作要点
⑦灌注食物	接注射器于胃管末端,注入少量温开水,不少于 10 mL,再遵医嘱缓慢注入鼻饲液或药物,每次用注射器抽吸鼻饲液时,应反折胃管末端,鼻饲毕,应再次注入少量温开水
⑧反折固定	将胃管末端反折,用纱布包好,橡皮圈系紧或用夹子夹紧,用别针固定于病人衣领、大单或枕旁
⑨整理记录	协助病人清洁口、鼻腔,整理床单位,嘱病人维持原卧位 20～30 min,洗净注射器,放于治疗盘内,用纱布盖好备用,所有用物每日消毒一次 洗手,记录插管时间、病人反应、胃潴留情况、鼻饲液的种类及量
(2)拔管法	
①核对解释	洗手、戴口罩,备齐用物携至病人床前,核对病人床号、姓名,向病人解释拔管目的、过程及配合方法 铺治疗巾,弯盘置于病人颌下,夹紧胃管末端放于弯盘内,轻轻揭去胶布
②拔管	用纱布包裹近鼻孔处胃管,嘱病人做深呼吸,在病人呼气时,一手反折胃管拔管,边拔管边用纱布擦拭,至咽喉部处快速拔出,以免液体滴入气管 包住拔出的胃管,弯曲放于弯盘中,迅速移出病人视线
③清洁面部	清洗病人口、鼻及面部,用松节油或汽油擦净胶布痕迹,再用乙醇将松节油或汽油擦去,协助病人漱口或做口腔护理
④整理	整理床单位,清理用物,协助病人取舒适卧位
⑤记录	洗手,记录拔管时间和病人反应

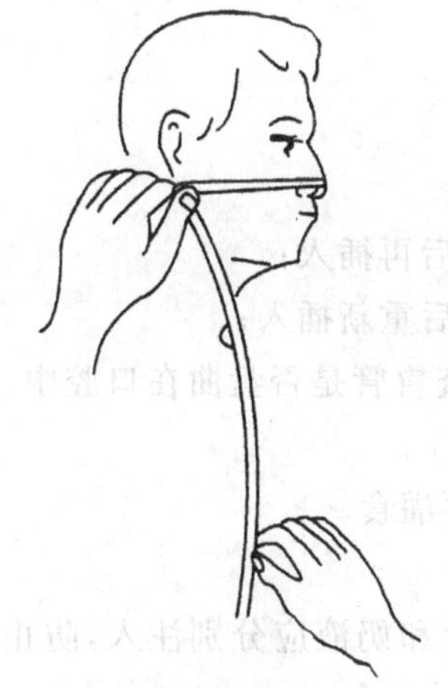

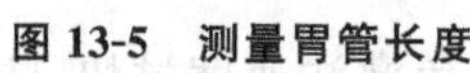

图 13-5　测量胃管长度

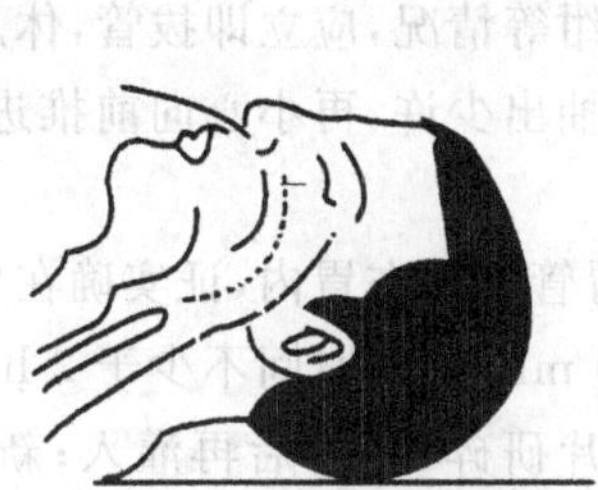

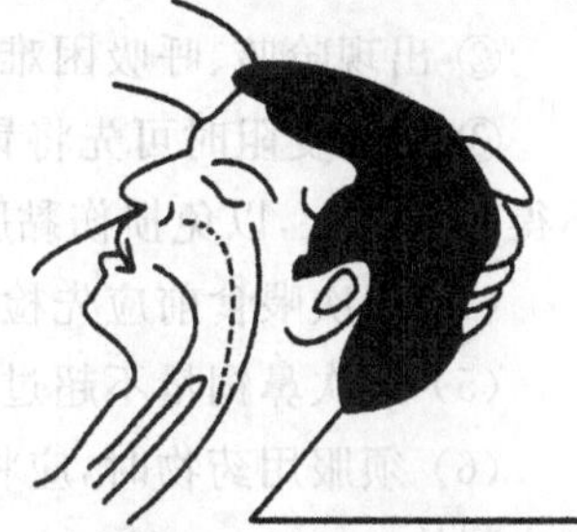

图 13-6　昏迷病人插管法

【注意事项】

(1) 鼻饲前应向病人解释鼻饲的目的及配合方法,以取得病人的理解与合作。

(2) 操作动作应轻稳,防止损伤鼻腔及食管黏膜或误入气管。

(3) 插管过程中应密切观察病人反应,正确处理操作中遇到的问题:

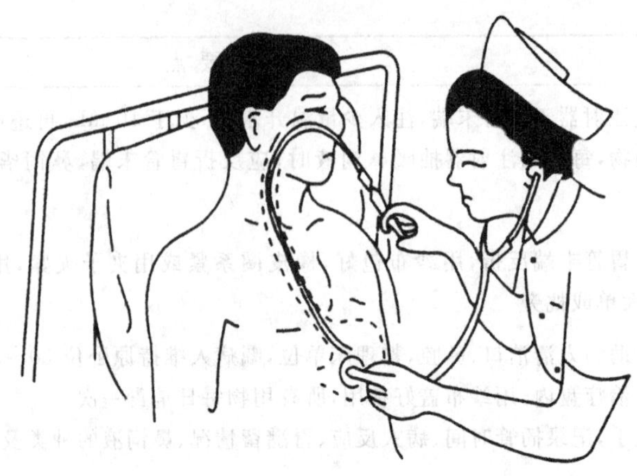

图 13-7　证实胃管插入胃内的方法之一

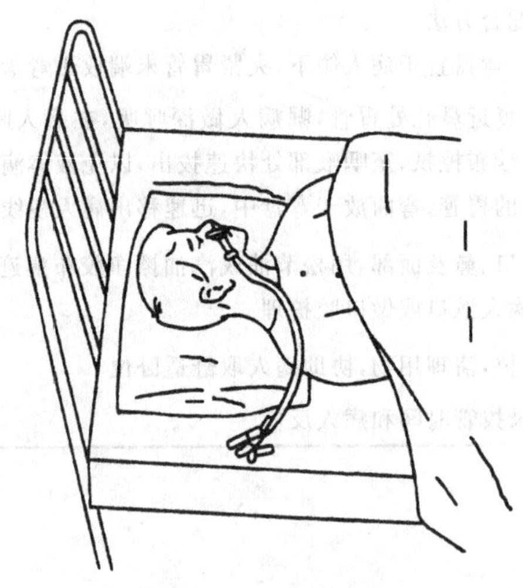

图 13-8　胃管固定法

① 出现恶心、呕吐症状，可暂停片刻，嘱病人做深呼吸，缓解后再插入；

② 出现呛咳、呼吸困难、发绀等情况，应立即拔管，休息片刻后重新插入；

③ 插入受阻时可先将胃管抽出少许，再小心向前推进或检查胃管是否盘曲在口腔中，不得强行插入，以免损伤黏膜。

(4) 每次喂食前应先检查胃管是否在胃内，证实确在胃内，再灌食。

(5) 每次鼻饲量不超过 200 mL，间隔时间不少于 2 h。

(6) 须服用药物时，应将药片研碎，溶解后再灌入；新鲜果汁和奶液应分别注入，防止产生凝块。

(7) 鼻饲过程中应做到"三避免"：避免注入空气，以防腹胀；避免灌注速度过快，防止不适应；避免鼻饲液过冷和过热，防止胃部不适和烫伤黏膜。

(8) 长期鼻饲者应每日进行口腔护理，每周更换胃管一次，于晚间末次喂食后拔出，翌晨从另一侧鼻孔插入。

(9) 食管梗阻，食管癌，食管胃底静脉曲张的病人禁忌鼻饲。

二、要素饮食

要素饮食是各种营养素齐全，很少消化或不经消化即可吸收的无渣饮食，包含游离氨基酸、单糖、必需脂肪酸、维生素、无机盐类和微量元素。其特点是营养价值高，营养成分明确、全面、平衡，不含纤维素，不需消化即可被小肠吸收。干粉制剂还具有携带方便、易于保存等优点。根据病人病情的需要，供给病人适宜浓度和剂量的要素饮食，可经口服、鼻饲、经胃或空肠造瘘处滴入(图 13-9)的方式摄入。本书重点介绍经造瘘处滴注法的操作步骤。

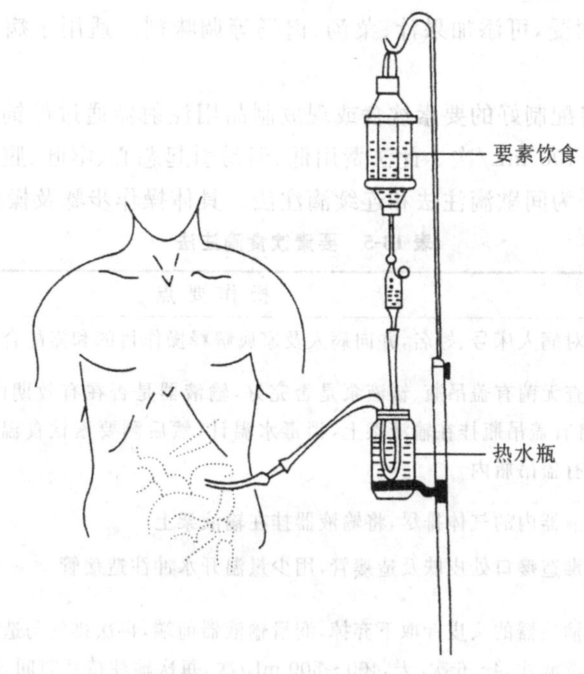

图 13-9　经空肠造瘘滴入饮食

(一) 目的

用于临床营养治疗，可提高危重病人的能量及氨基酸等营养素的摄入，促进伤口愈合，改善病人营养状况，以达到辅助治疗的目的。适用于下列病人。

(1) 严重烧伤及创伤、严重化脓性感染、多发生性骨折等超高代谢状态者。

(2) 某些手术前后需要营养支持者。

(3) 消化和吸收不良的病人，如肠炎及其他腹泻、消化道瘘、急性胰腺炎及短肠综合征等病人。

(4) 肿瘤或其他消耗性疾病引起的慢性营养不良病人。

(5) 其他，如脑外伤、免疫功能低下者。

(二) 评估

评估病人的病情及对营养素的需求。根据营养需求选择要素饮食的营养成分的构成以及浓度、用量、输入速度及摄入方式。

（三）应用方法

要素饮食常用剂量一般为6.8～8.4 MJ/d，多适用于营养不良病人；最大剂量可达12.6～16.7 MJ/d，用于超高代谢和消化道瘘病人；辅助剂量最小在2.09 MJ左右，用于慢性疾病和恶性肿瘤病人的放疗和化疗期间。使用时按病情需要将粉状要素膳食按比例添加水（视需要可用蒸馏水、生理盐水或温开水），配制成5%、10%、15%、20%或25%的液体。

1. 口服法 口服剂量50 mL/次，逐渐增加至100 mL/次，依病情可6～10次/天，由于口感欠佳，病人不易耐受，可添加果汁、菜汤、肉汤等调味剂。适用于病情较轻且能经口进食者。

2. 分次注入 将配制好的要素饮食或现成制品用注射器通过鼻饲管或造瘘口注入胃内，4～6次/天，250～400 mL/次。此法费用低、但易引起恶心、呕吐、腹胀等胃肠道反应。

3. 滴注法 可分为间歇滴注法和连续滴注法。具体操作步骤及操作要点见表13-5。

表13-5 要素饮食滴注法

操作步骤	操作要点
1. 核对解释	核对病人床号、姓名，并向病人及家属解释操作目的和需配合事项，以取得合作
2. 准备液体	检查无菌有盖吊瓶、输液泵是否完好，输液器是否在有效期内，有无漏气，并连接好，将有盖吊瓶挂在输液架上，消毒水温计，然后测要素饮食温度，温度适宜即倒入无菌有盖吊瓶内
3. 排气冲管	输液器内的气体排尽，将输液器挂在输液架上
4. 消毒冲管	消毒造瘘口处皮肤及造瘘管，用少量温开水冲注造瘘管
5. 接管调速	将输液器的头皮针取下弃掉，润滑输液器前端，再次排气与造瘘管连接 间歇滴注，4～6次/天，400～500 mL/次，每次输注持续时间30～60 min，多数病人可耐受 连续滴注，12～24 h内持续滴注，或用输液泵保持恒定滴速。宜从5%的浓度、40～60 mL/h的速度开始，逐渐递增至120 mL/h，最高可达150 mL/h，浓度可逐渐调至20%～25%，并保持温度在41～42 ℃
6. 拔管固定	滴注毕，将输液器和造瘘管分开，再用少量温开水冲注造瘘管，并将造瘘管反折用无菌纱布包好，橡胶圈缠绕并固定
7. 整理、记录	整理床单位，记录滴注次数、剂量及病人反应

（四）注意事项

(1) 配制要素饮食时，应严格执行无菌操作原则，所有配制用物均需严格消毒灭菌后使用，配制好的溶液需保存在4 ℃冰箱内，24 h内必须用完，超过24 h不可再用，避免放置过久而变质。

(2) 要素饮食原则是由低浓度、少量、速度慢开始，逐渐增加，停用时需逐渐减量，不可骤停，以免引起低血糖反应。长期应用者需补充维生素和矿物质。

(3) 要素饮食的口服温度为37 ℃左右，鼻饲或经造瘘口注入时的温度以41～42 ℃

为宜。

(4) 滴注前后都应用温开水或生理盐水冲净管腔,以防食物积滞管腔而腐败变质。

(5) 使用期间应定期检测血糖、尿糖、血尿素氮、电解质、肝功能等指标,观察尿量、大便次数及性状,并记录体重,做好营养评估。

(6) 滴注过程中应经常巡视病人,如发现恶心、呕吐、腹胀、腹泻等症状,应及时查明原因,按需要调整速度、温度及量。反应严重者可暂停滴入。

(7) 3个月内婴儿、消化道出血病人应禁用;糖尿病病人应慎用;胃切除术后病人大量使用要素饮食可引起倾倒综合征,应慎用。

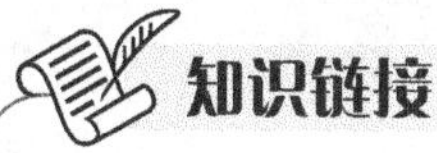

知识链接

胃肠外营养

肠外营养(PN)是指通过静脉途径提供人体所需的营养素。当病人被禁食,所需营养素均经静脉途径提供时,称为全胃肠外营养(TPN)。当外科病人在营养不良、胃肠道功能障碍、因疾病或治疗限制不能经胃肠道摄食或摄入不足、严重感染或创伤等高分解代谢状态时、抗肿瘤治疗期间等情况,胃肠道不能充分利用时,可考虑提供肠外营养支持。胃肠外营养液是一种混合液,包括10%～50%葡萄糖、氨基酸及特殊添加剂(如维生素、矿物质、微量元素)。应在洁净的环境和严格无菌技术操作条件下配制,有层流罩装置则更为理想。配制后最好立即应用,若不能立即应用,须储存于4℃冰箱内,24 h内用完。目前临床上常采用经颈内静脉、锁骨下静脉、颈外静脉等途径将导管送入上腔静脉的方法,若输入高渗营养液,宜选用中心静脉,以免高渗溶液刺激静脉内膜导致静脉炎和血栓形成。

第四节 出入液量记录

正常人每天的液体摄入量与排出量保持动态平衡。当病人休克、大面积烧伤、大手术后或患有心脏病、肾脏病、肝硬化腹水等疾病时,需记录病人24 h摄入和排出的液体量,作为了解病人病情、协助诊断、决定治疗方案的重要依据。因此,护理人员应根据诊断和治疗的需要,及时、准确地记录出入液量。

一、记录内容与要求

临床上对于出入液量的记录内容包括每日摄入量和排出量(见表13-6)。

表13-6 出入液量记录内容与记录要求

类别	记录内容	记录要求
每日摄入量	饮水量、食物中的含水量、输液量、输血量等	病人饮水或进食时,应选用固定的已测量过的容器,以便准确记录。固体食物应记录固体单位数量及换算出的固体食物含水量,如馒头1个(50 g)等

续表

类别	记录内容	记录要求
每日排出量	尿量、粪便量、胃肠减压吸出液体量、胸腹腔引流液量、呕吐液量、痰液量、咯血量、伤口渗出液量、胆汁引流量等	为了准确记录尿量，对尿失禁的病人应采取接尿措施或留置导尿管，能自行排尿者记录其每次尿量，24 h后总计，也可将每次排出的尿液集中倒在一容器内，定时测量记录。婴幼儿预先测定干尿布重量，然后测量湿尿布重量，二者之差即为尿量。记录过程中，除大便记录次数外，液体均以毫升为单位进行记录

二、记录方法

(1) 用蓝钢笔填写出入液量记录单的眉栏项目，如床号、姓名、住院号、日期等。

(2) 出入液量记录，晨7时到晚7时用蓝钢笔记录，晚7时到晨7时用红钢笔记录。

(3) 一般每日晚7时进行12 h小结，次日晨7时进行24 h总结，并用蓝钢笔将24 h总出入液量填写于体温单的相应栏内。

(4) 记录应及时、准确、详细、具体、完整、字迹清楚。

小　结

人体需要的营养素很多，有40多种，大约可分为七大类，它们都存在于天然食物中，发挥各自的生理作用。合理饮食能从食物中摄取各类营养素，以维持人体正常的生理、免疫功能以及生长发育、新陈代谢等生命活动，并能为预防疾病及延年益寿奠定良好的物质基础。根据疾病治疗的需要，适当调整食物组成，恰当采用烹调方法改变食物的性状或提供特殊饮食(如要素饮食等)，可改变疾病应激状态时出现的营养素或热能的消耗增加或减轻脏器负担，控制疾病的发展，为疾病恢复创造条件。因此，要根据病人的病情选择合适的治疗饮食。如：大面积烧伤病人能量消耗增加，水、蛋白质大量丢失，应给予高热量、高蛋白饮食并保证足够水分的摄入，可促进伤口愈合；糖尿病病人必须控制糖类的摄入量。此外，还可通过试验饮食如胆囊造影饮食、大便潜血试验饮食、甲状腺^{131}I饮食等辅助临床诊断。对于不能经口进食的病人可采用鼻饲法，以保证病人摄入足够的热能、营养素，促进身体早日康复。记录病人的出入液量是护士的重要工作，既是治疗疾病的依据，也是估计病情是否好转及治疗是否有效的方法，还是衡量护理质量高低的标志。因此，对出入液量的记录应及时、准确。

能力检测

【A1型题】

1. 烧伤病人应采用的饮食是(　　)。

A. 高脂肪、高热量饮食　　B. 高热量、低脂肪饮食　　C. 高蛋白、高热量饮食

D. 低蛋白、高维生素饮食　　E. 高维生素、高脂肪饮食

2. 禁忌使用鼻饲法的病人是(　　)病人。

A. 人工冬眠　　B. 口腔手术　　C. 破伤风

D. 上消化道出血　　E. 昏迷

3. 为病人鼻饲灌食后，再注入少量温开水的目的是(　　)。

A. 使病人温暖舒适　　B. 便于准确记录入量　　C. 防止病人呕吐

D. 冲净胃管，避免食物积存　　E. 防止胃液反流

4. 腹泻、肝、胆、胰腺疾病病人宜进食(　　)。

A. 高热量饮食　　B. 高蛋白饮食　　C. 低盐饮食

D. 低蛋白饮食　　E. 低脂肪饮食

5. 下列哪类病人应使用鼻饲法？(　　)

A. 婴幼儿　　B. 经常呕吐者　　C. 拒绝进食者

D. 食欲低下者　　E. 拔牙者

6. 肝硬化腹水的病人应给予(　　)。

A. 高热量饮食　　B. 低盐饮食　　C. 低胆固醇饮食

D. 高脂肪饮食　　E. 少渣饮食

7. 急性肾炎的病人应给予(　　)。

A. 低盐饮食　　B. 高脂肪饮食　　C. 低胆固醇饮食

D. 高蛋白饮食　　E. 少渣饮食

8. 大手术后的病人开始进食时应给予(　　)。

A. 低脂饮食　B. 普通饮食　C. 软质饮食　D. 流质饮食　E. 半流质饮食

9. 下列关于要素饮食的护理，错误的是(　　)。

A. 每日冲洗鼻饲管 2 次　　B. 要素饮食配制后要在 24 h 内用完

C. 由小量、低浓度、低速度开始输入　　D. 要素饮食配制后要在室温下保存

E. 使用后观察有无水、电解质紊乱发生

10. 肾病综合征的病人应给予(　　)。

A. 高热量饮食　　B. 低脂饮食　　C. 低胆固醇饮食

D. 高蛋白饮食　　E. 少渣饮食

11. 潜血试验饮食论述不妥的是(　　)。

A. 在试验前一个月禁食肉类、血类等食物　　B. 可诊断胃肠道有无出血

C. 试验前三天禁食蔬菜及含铁剂药物　　D. 可进食牛奶、冬瓜

E. 第四日起连续三天留大便标本

【A2 型题】

12. 病人，男，55 岁，有胃溃疡史十余年，近日来，上腹部疼痛加剧，医嘱：大便潜血试验。适宜病人进食的菜谱是(　　)。

A. 卷心菜，五香牛肉　　B. 油豆腐，鸭血汤　　C. 青菜，炒猪肝

D. 油菜、红烧鲢鱼　　E. 茭白，豆腐

13. 病人，男，66 岁因营养不良收治入院，给予高蛋白饮食，每日蛋白供应量为(　　)。

A. 不超过 180g　　B. 不超过 160g　　C. 不超过 120g

D. 不超过 100g　　E. 不超过 80g

14. 病人，女，25 岁，阑尾炎手术后卧床休息，意识清晰，生活不能自理，进行饮食护理时，下列哪项不妥？(　　)

A. 食物的温度要适宜　　B. 每次一汤匙盛 1/3 满的食物
C. 为防止食物变冷，喂食动作应敏捷迅速　　D. 卧床病人头转向一侧
E. 固态及液态食物交替喂食

15. 病人，女，52 岁，需做胆囊造影，错误的一项是（　　）。
A. 检查前一天午餐进无脂肪低蛋白的清淡饮食，晚餐进高脂肪餐
B. 检查前一天午餐进高脂肪餐，晚餐进无脂肪、低蛋白的清淡饮食
C. 检查前当日早餐禁食
D. 检查时第一次摄片后如胆囊显影良好则进高脂肪餐
E. 30 min 后第二次摄片观察

16. 孕妇，24 岁，孕 28 周出现便秘，应鼓励病人多进食（　　）。
A. 芹菜、水果　　B. 牛奶、豆浆　　C. 蛋糕、奶油
D. 肉类、动物内脏　　E. 鸡蛋、鱼

【A3/A4 型题】

（17～24 题共用题干）

病人，女，55 岁，因车祸脑外伤致昏迷，需要长期鼻饲。

17. 护士在进行鼻饲操作时，当胃管插到 15 cm 时，应该（　　）。
A. 嘱病人做吞咽动作　　B. 使病人头后仰
C. 加快插管动作，使胃管顺利插入　　D. 将病人置于平卧位，头偏向护士一侧
E. 将病人头部托起，使下颌靠近胸骨柄

18. 上述做法的目的是（　　）。
A. 避免损伤食管黏膜　　B. 使喉部肌肉收缩，以便于插入
C. 避免恶心、呕吐　　D. 加大咽部通道的弧度
E. 减轻病人痛苦

19. 胃管插入长度是（　　）。
A. 耳垂至鼻尖的长度　　B. 耳垂至剑突的长度　　C. 鼻尖至剑突的长度
D. 前额发际至剑突的长度　　E. 鼻尖至胸骨柄的长度

20. 插入胃管后，护士应仔细检查胃管是否在胃内，叙述错误的是（　　）。
A. 胃管末端放入水中无气体逸出，证明胃管在胃内
B. 抽吸胃液，能抽出胃液，证明胃管在胃内
C. 注入少量温开水，同时听胃部的气过水声，证明胃管在胃内
D. 注入少量空气，同时听胃部的气过水声，证明胃管在胃内
E. 如胃管在胃内，抽吸出液体用石蕊纸检测，呈红色

21. 为病人灌食后，再注入少量温开水的目的是（　　）。
A. 使病人温暖舒适　　B. 防止胃液反流　　C. 防治病人呕吐
D. 冲净胃管，避免食物积存　　E. 便于准确记录入量

22. 每次经胃管灌入流质饮食的量及间隔时间分别是（　　）。
A. 200 mL，120 min　　B. 250 mL，30 min　　C. 300 mL，60 min
D. 350 mL，90 min　　E. 400 mL，150 min

23. 该病人因长期鼻饲，胃管更换时间是（　　）。

A. 每天 2 次　B. 每天 1 次　C. 每周 2 次　D. 每周 1 次　E. 每月 1 次

24. 病人清醒后，能自行进食，停用鼻饲，拔胃管时下列哪项操作不妥？（　　）

A. 病人取坐位和卧位，撕去胶布　B. 将胃管末端置于颌下弯盘内

C. 松开开口端夹子，拔管至咽喉部迅速拔出　D. 边拔管边用纱布擦净胃管

E. 清洁面部，用汽油擦去胶布痕迹

（25～28 题共用题干）

病人，女，55 岁，风湿性心脏病伴心功能不全，双下肢及身体下垂部位严重水肿。

25. 该病人每日饮食中应控制（　　）。

A. 食盐量不超过 2g　B. 食盐量不超过 5g　C. 食盐量不超过 0.5g

D. 含钠量不超过 2g　E. 含钠量不超过 0.5g

26. 该病人可进食下列哪种食物？（　　）

A. 油条　B. 米饭　C. 挂面　D. 馒头　E. 汽水

27. 为该病人记录出入液量的内容不包括（　　）。

A. 饮水量，食物含水量　B. 尿、粪便量　C. 输液、输血量

D. 痰液、汗液　E. 漱口液量

28. 夜班护士应按规定时间总结 24 h 的总出入液量，并填写在（　　）。

A. 体温单专栏内　B. 护理记录单的专栏内　C. 治疗单末栏内

D. 出入液量的记录单专栏内　E. 医嘱单专栏内

（王　波）

第十四章 排泄护理

学习目标

掌握：尿液的评估，排尿异常的护理，粪便的评估，排便异常的护理，男、女病人导尿术，留置导尿术，大量不保留灌肠术。

熟悉：尿液异常的观察、排便异常的观察、小量不保留灌肠、清洁灌肠、简易通便术、口服高渗溶液清洁肠道。

了解：与排尿有关的解剖和生理、与排便有关的解剖和生理。

排泄是机体将新陈代谢的产物排出体外的生理过程，是维持生命的必要条件，同时，也是人体的一个基本生理需要。人体的排泄途径有皮肤、呼吸道、消化道及泌尿道，其中消化道和泌尿道是主要的排泄途径。病人因疾病等诸多因素影响，不能正常进行排便、排尿活动，护士需运用与排泄有关的护理知识和技能，指导并帮助病人维持或恢复正常的排泄功能，满足排泄这一基本的需要，使病人获得最佳的健康和舒适状态。

第一节 排尿护理

一、排尿的评估

（一）正常尿液的观察

1. 尿量与次数 成人 24 h 排出尿量 1000～2000 mL，一般日间排尿 3～5 次，夜间排尿 0～1 次，每次尿量 200～400 mL。

2. 颜色和透明度 正常新鲜尿液呈淡黄色、澄清、透明，放置后可出现微量絮状沉淀物。

3. 比重 成人正常情况下，尿比重为 1.015～1.025。

4. 酸碱性 正常人尿液 pH 值为 4.5～7.5，平均值为 6。

5. 气味 新鲜尿液有特殊气味，来源于尿内的挥发性酸。

（二）异常尿液的观察

1. 尿量异常

(1) 多尿：成人 24 h 尿量超过 2500 mL。常见于糖尿病病人。

(2) 少尿:成人 24 h 尿量少于 400 mL 或每小时尿量少于 17 mL。常见于心脏、肾脏疾病和发热、休克等病人。学龄前儿童少于 300 mL,婴幼儿少于 200 mL,即为少尿。

(3) 无尿(尿闭):成人 24 h 尿量少于 100 mL 或 12 小时内无尿。常见于严重的心脏、肾脏疾病和发热、休克等病人。小儿每日尿量少于 50 mL 为无尿。

2. 颜色异常 尿液颜色异常(图 14-1)包括以下几种情况。

(1) 血尿:尿液呈红色或棕色,颜色深浅与尿液中红细胞的多少有关。尿液中含红细胞量多时呈洗肉水样,血尿常见于急性肾小球肾炎、输尿管结石、泌尿系统肿瘤、结核、感染等情况。

(2) 血红蛋白尿:尿液呈酱油色或浓茶色。常见于溶血、恶性疟疾等情况。

(3) 胆红素尿:尿液呈黄褐色。常见于阻塞性黄疸和肝细胞性黄疸。

(4) 脓尿:尿液呈白色浑浊样。常见于泌尿系统感染。

(5) 乳糜尿:尿液呈乳白色。常见于丝虫病。

3. 透明度异常 尿中含有红细胞、脓细胞和大量上皮细胞、管型、黏液等,新鲜尿即出现浑浊。常见于泌尿系统感染等病人。

4. 比重异常 当尿比重固定在 1.010 左右,提示肾功能严重受损。

5. 气味异常 新鲜尿液有氨臭味,提示泌尿道感染;糖尿病酮症酸中毒时,因尿内含有丙酮,尿液有烂苹果味。

6. 膀胱刺激征 表现为尿频、尿急、尿痛,常见于膀胱及尿道感染的病人。

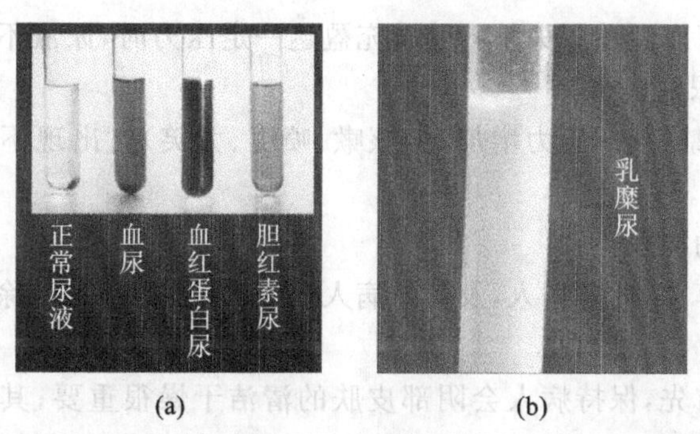

图 14-1 尿液颜色异常

二、影响排尿的因素

1. 心理因素 心理因素对正常排尿的影响较大,如果没有合适的环境和机会时,排尿活动可受到大脑皮层的抑制;当人处于焦虑、紧张的状态时,会出现尿频、尿急、尿潴留。另外,排尿还可受到暗示的影响,如听觉、视觉或身体局部的刺激均可诱发排尿。

2. 饮食与气候 液体的摄入量以及液体的性质可直接影响尿量和排尿的次数。如:饮用咖啡、浓茶、含糖类饮料可引起排尿增加;饮食中如含钠和盐类成分较高,则会引起尿量减少。夏季气候炎热,人体大量出汗、呼吸增快可引起尿液浓缩和尿量减少;冬季气候寒冷,人体血管收缩,皮肤水分蒸发减少则表现为尿量增加。

3. 治疗与检查 因为疾病的原因,如失血、失液等,导致尿液减少,外科手术中使用麻醉剂可干扰排尿反射,导致尿潴留。某些检查可能会引起尿道损伤(水肿),也可引起排尿障碍。有些药物(如止痛剂、镇静剂)的使用可导致神经系统受到干扰,从而影响排尿。

4. 疾病 神经系统病变和损伤可导致排尿意识障碍,出现尿失禁;肾脏病变可导致尿液生成障碍,出现少尿、无尿;泌尿系统的疾病(结石、肿瘤)可导致排尿障碍,出现排尿困难和尿潴留。

5. 排尿习惯 个人长期的生活习惯,如排尿的姿势、环境的要求、是否有夜间排尿的习惯等均能影响排尿。

6. 其他 婴儿因大脑发育不完善,排尿反射作用的产生不受意识的支配,通常在2~3岁后才能达到自我控制;老年人因膀胱肌肉张力减弱,出现尿频现象;妇女可因为月经周期或妊娠的原因出现液体潴留、尿量减少或排尿次数增多。男性前列腺增生压迫尿道可引起排尿困难。

三、排尿异常的护理

(一) 尿失禁

尿失禁是指排尿失去意识控制,尿液不自主的流出。

1. 分类

(1) 真性尿失禁(完全性尿失禁):膀胱完全不能储存尿液,处于空虚状态,持续发生滴尿现象,可见于昏迷、截瘫病人;手术或分娩等原因引起的膀胱括约肌损伤或支配括约肌的神经损伤。

(2) 假性尿失禁(充溢性尿失禁):膀胱充盈达一定压力时,尿液不自主的溢出或滴出,多见于前列腺增生、尿道狭窄。

(3) 压力性尿失禁:腹部压力增加(如咳嗽、喷嚏、大笑)时出现不自主的排尿,多见于妊娠后期或老年女性。

2. 尿失禁病人的护理

(1) 心理护理:尊重、理解病人,及时给病人提供必要的帮助,消除病人的不良情绪,树立战胜疾病的信心。

(2) 皮肤护理:首先,保持病人会阴部皮肤的清洁干燥很重要;其次,要保持病床的清洁与干燥,特别要注意观察病人会阴部的皮肤的状况,做到勤观察、勤整理、勤清洗、勤更换,这样可有效地防止、避免压疮的发生。

(3) 尿液管理:女病人可用女式尿壶紧贴外阴接取尿液,或使用一次性成人尿布垫和纸尿裤;男病人可使用尿壶接尿,也可用阴茎套连接集尿袋,接取尿液,但这种方法不宜长期使用;长期尿失禁的病人,可采用留置导尿管的方法。

(4) 室内环境:定期打开门窗通风换气,去除不良气味。

(5) 健康教育。

① 鼓励病人适当摄入液体:在病情的允许下,指导病人每日白天摄入2000~3000 mL液体,以促进排尿反射,预防泌尿系统感染。

② 训练膀胱功能:定期使用便器,开始白天每隔1~2 h送一次便器,以后逐渐延长憋尿时间,以训练有意识排尿。

③ 锻炼盆底肌:指导病人进行收缩和放松盆底肌肉的训练,以增强控制排尿的能力。具体方法:病人可取立、坐、卧位,试做排尿(排便)动作,缓慢收紧盆底肌肉,再缓慢放松,每

次持续 10 s，连续做 10 次，每天可练习数次，前提是病人不感到疲劳。在病情许可的情况下，鼓励病人做床上翻身、抬腿运动或下床活动，以增强腹部肌肉张力。

（二）尿潴留

尿潴留是指大量尿液留存在膀胱内不能自主排出。病人膀胱高度膨胀至脐部，膀胱容积可达到 3000～4000 mL。病人主诉下腹部胀痛、尿意强烈但排尿困难。体检可见耻骨上膨隆，可扪及囊性包块，叩诊呈实音，有压痛。

1. 分类

（1）机械性梗阻：膀胱颈部或尿道有梗阻性病变，造成排尿受阻，如肿瘤压迫尿道。

（2）动力性梗阻：排尿功能障碍引起，如外伤、疾病、使用麻醉剂等。

（3）其他：如不习惯床上排尿、某些心理因素（焦虑、紧张）、大量饮酒后。

2. 尿潴留病人的护理

（1）心理护理：尿潴留病人常表现为急躁、紧张、痛苦和焦虑，护士给予安慰和解释，消除病人不良情绪，鼓励其树立战胜疾病的信心，使病人积极配合治疗和护理。

（2）姿势和环境：尽量使病人以习惯的体位和姿势排尿，在病情许可的情况下取适当的姿势排尿。对需绝对卧床休息或某些手术病人应有计划地提前训练在床上排尿，以免因改变排尿姿势而发生尿潴留。护士还应为病人提供隐蔽的排尿环境，如用屏风或床帘遮挡、关闭门窗、请探视人员回避等。

（3）诱导排尿：利用条件反射诱导排尿，如让病人听流水声或用温水冲洗会阴部，以诱导排尿。

（4）热敷、按摩：热敷、按摩下腹部，可解除肌肉紧张，促使排尿。膀胱高度膨胀时，按摩应注意力度（以免造成膀胱破裂），使肌肉放松，促进排尿。

（5）针灸、药物：采用针灸治疗（常用中极、三阴交、曲骨等穴），刺激排尿；必要时遵医嘱肌肉注射卡巴胆碱。

（6）导尿术：如经上述措施处理无效，则需采用导尿术。

（7）健康教育：教育病人预防尿潴留，如养成定时、及时排尿的习惯，前列腺肥大病人勿过度劳累和饮酒，并注意预防感冒等。

四、导尿术

导尿术是在严格无菌操作下，将无菌导尿管经尿道插入膀胱引出尿液的技术。

【目的】

（1）为尿潴留病人放出尿液，以减轻痛苦。

（2）协助临床诊断，如留取无菌尿标本，做细菌培养；测量膀胱容量、压力，检查残余尿，进行尿道或膀胱造影等。

（3）治疗膀胱和尿道疾病，为膀胱肿瘤的病人进行膀胱内化疗等。

【准备】

（1）护士准备：衣帽整洁、洗手、戴口罩。

（2）病人准备：告知病人和家属导尿的目的及安全性。

（3）用物准备：

无菌导尿包：弯盘 2 个，粗、细硅胶导尿管各 1 根（8 号和 10 号），止血钳 2 把，小药杯 1

个(内置棉球若干),液状石蜡棉球置于瓶内,标本瓶1个,有孔巾1块,纱布2块(男病人使用),快速手消毒液。

其他:弯盘1个,治疗碗1个(内置棉球若干),止血钳1把,一次性清洁手套1副,无菌手套1副,一次性中单1块,大毛巾1条,无菌持物钳1把及容器1个,便器和便器巾,无床帘则准备屏风,无菌纱布2块(男病人使用)。

(4) 环境准备:环境清洁,调节室温,酌情关闭门窗、床帘以遮挡病人。

【操作步骤】

1. 女病人导尿术

女性尿道(图14-2)特点:短、粗、直,长4～5 cm,且富扩张性,尿道外口(图14-3)位于阴蒂下方,阴道口的上方,呈矢状裂。

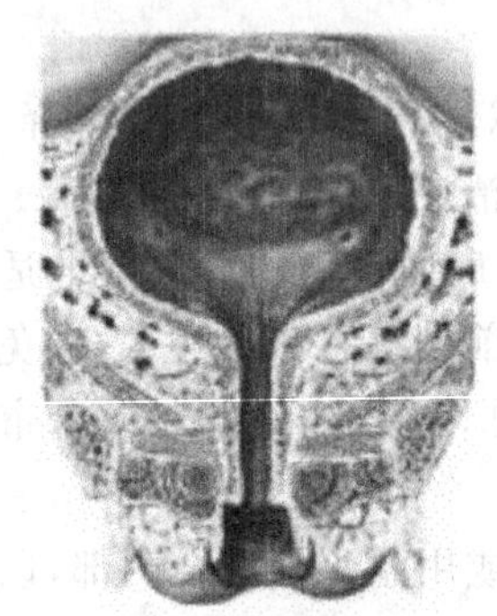

图14-2 女性尿道

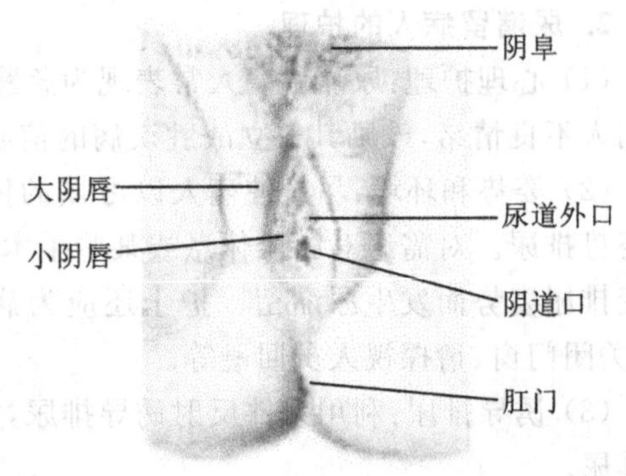

图14-3 女性外阴

女病人导尿术操作步骤和操作要点见表14-1。

表14-1 女病人导尿术

操作步骤	操作要点
核对评估	备好用物携至床旁,核对评估病人,向病人解释操作目的、配合方法等 关闭门窗,拉好床帘或使用屏风遮挡病人
病人准备	生活能自理的病人,嘱其用温热水清洗外阴;生活不能自理的病人,由护士协助其清洗外阴
安置体位	协助病人脱去对侧裤腿,盖在近侧裤腿上,并用大毛巾盖好,对侧用盖被遮盖,会阴部充分暴露。洗手
垫治疗巾	病人取屈膝仰卧位,臀下垫一次性中单,弯盘置于病人会阴部下方,治疗碗置于弯盘后,操作者左手戴一次性无菌手套
初步消毒	将备好的消毒用物放于病人两腿中间,右手持血管钳夹消毒棉球,进行初步消毒,其原则是由上向下,由外向内,一个棉球限用一次。顺序:阴阜→大阴唇→左手分开大阴唇→消毒小阴唇→尿道口。消毒完毕,脱下手套放于弯盘内,治疗碗及弯盘移至床尾。洗手
开包倒液	在病人两腿中间,打开无菌导尿包外层,用无菌持物钳打开导尿包内层,取出小药杯放在导尿包边缘,倒消毒液于小药杯中,浸湿棉球
戴手套、铺巾	戴无菌手套后铺上一次性有孔巾,使之与无菌导尿包形成一无菌区
检查及润管	整理好用物,选择合适型号的导尿管,用润滑油湿润导尿管的前端

操作步骤	操作要点
再次消毒	小药杯置于外阴处，左手固定并分开小阴唇，右手持血管钳夹取棉球再次消毒。其原则是由上向下，由内向外，一个棉球限用一次。顺序：尿道口→小阴唇→尿道口（消毒尿道口需要停留片刻）。整理用物，将污染棉球、血管钳、小药杯移至弯盘内并放于床尾
插导尿管	将另一个无菌弯盘置于有孔巾旁，左手固定小阴唇，嘱咐病人做张口呼吸，右手持血管钳夹取准备好的导尿管，对准尿道口轻轻插入 4～6 cm，见尿流出再插入 1 cm（图 14-4）
引流尿液	松开左手，固定导尿管，将尿液引入弯盘内 如需留取尿培养标本，可用无菌标本瓶或试管接取尿液 5 mL
拔管	导尿完毕夹紧导尿管末端，拔出导尿管，脱下手套，清理用物，将医疗垃圾放入医疗垃圾袋内
整理	协助病人穿好裤子，整理床单位。洗手。询问病人感觉，交代需注意的事项，感谢病人的配合
消毒双手	取适量速干洗手液，消毒双手
记录	记录导尿时间、尿液性状、引流量、病人反应
垃圾处理	垃圾分类处理，放入医疗垃圾桶或生活垃圾桶内

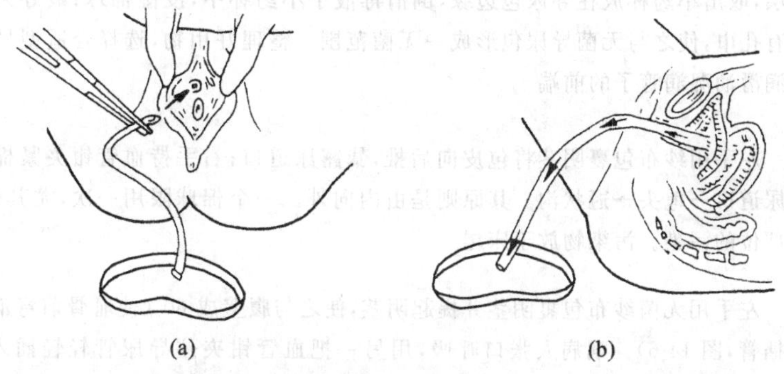

图 14-4 女病人导尿术

2. 男病人导尿术

男性尿道（图 14-5）特点：成人男性尿道长 18～20 cm，有两个弯曲（耻骨前弯和耻骨下弯）、三个狭窄（尿道外口、膜部和尿道内口）。

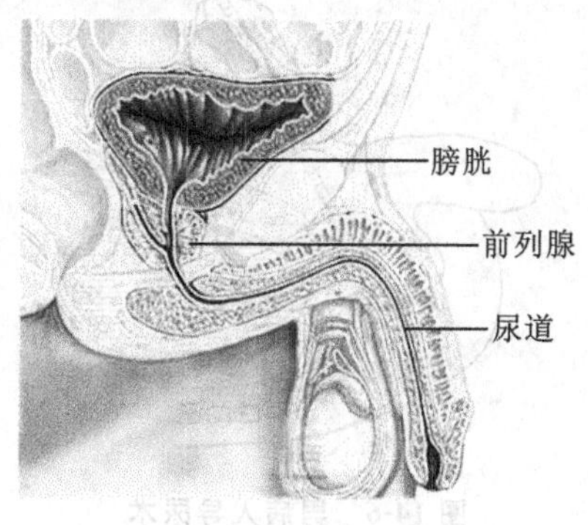

图 14-5 男性尿道

男病人导尿术操作步骤和操作要点见表 14-2。

表 14-2 男病人导尿术

操作步骤	操作要点
核对评估	备好用物携至床旁,核对评估病人,向病人解释目的、配合方法等 关闭门窗,拉好床帘或使用屏风遮挡病人
病人准备	生活能自理的病人,嘱其用温热水清洗外阴;生活不能自理的病人,由护士协助其清洗外阴
安置体位	病人取仰卧位,臀下垫一次性中单。协助病人脱去裤子至膝部,暴露外阴,两腿放平略分开
初步消毒	弯盘置于病人两腿中间,操作者左手戴一次性无菌手套,将已备好的物品置于病人两腿中间。右手持血管钳夹取棉球进行初步消毒。消毒顺序:阴阜→阴茎(阴茎根部向尿道口方向)→阴囊;左手用纱布裹住阴茎将包皮向后推暴露尿道口,从尿道口向外旋转擦拭尿道口、龟头、冠状沟。需仔细擦拭,预防感染,整理用物,将污染棉球和血管钳、小药杯移至弯盘内放于床尾
开包倒液	导尿包置于病人两腿中间,先打开无菌导尿包外层,再用无菌持物钳打开导尿包内层,取出小药杯放在导尿包边缘,倒消毒液于小药杯中,浸湿棉球;戴好无菌手套,铺上有孔巾,使之与无菌导尿包形成一无菌范围。整理好用物,选择合适型号的导尿管,用润滑油湿润管子的前端
再次消毒	左手用纱布包裹阴茎将包皮向后推,暴露尿道口;右手持血管钳夹紧棉球,仔细擦洗尿道口→龟头→冠状沟。其原则是由内向外。一个棉球限用一次,尤其避免已消毒的部位的污染。污染物放于床尾
插导尿管	左手用无菌纱布包裹阴茎并提起阴茎,使之与腹壁成 60°(使耻骨前弯消失,便于顺利插管,图 14-6)。嘱病人张口呼吸,用另一把血管钳夹住导尿管轻轻插入尿道 20～22 cm,见尿液流出后再插入 2 cm。松开左手,固定导尿管,将尿液引入弯盘内。如需留取尿培养标本,可用无菌标本瓶或试管接取尿液 5 mL
其余步骤	其余同女病人导尿术

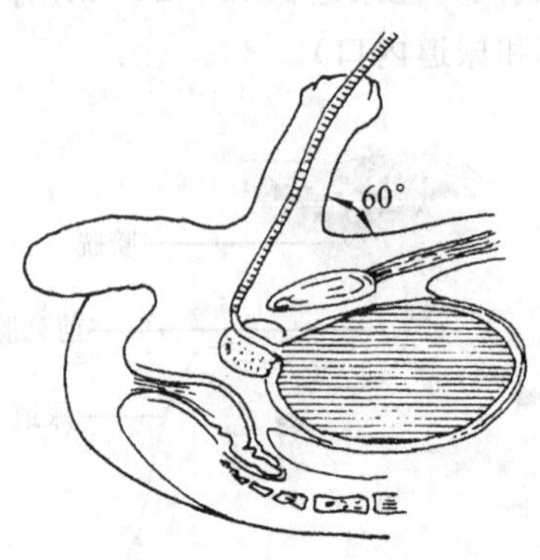

图 14-6 男病人导尿术

【注意事项】

(1) 严格执行无菌技术操作,防止泌尿系统感染。

(2) 注意保护病人隐私,维护病人自尊,操作前作好解释与沟通,遮挡操作环境并采取适当的措施防止病人着凉。

(3) 选择光滑和粗细适宜的导尿管。插管和拔管时注意动作要轻柔、准确,避免损伤尿道黏膜。

(4) 为男病人插导尿管时,因膀胱颈部肌肉收缩产生阻力,应稍停片刻,嘱病人做张口呼吸后,再慢慢插入。

(5) 为女病人导尿时,若导尿管误入阴道,必须更换导尿管,重新消毒尿道口后再插入。

(6) 对膀胱高度膨胀且又极度虚弱的病人,首次放尿量不得超过 1000 mL。因大量放尿可导致腹腔内压力突然降低,大量血液滞留在腹腔血管内,引起病人血压突然下降产生虚脱;还可使膀胱内压突然降低,引起膀胱黏膜急剧充血而发生血尿。

六、导尿管留置术

导尿管留置术是指在导尿后,将导尿管保留在膀胱内持续引流出尿液的技术(图 14-7)。

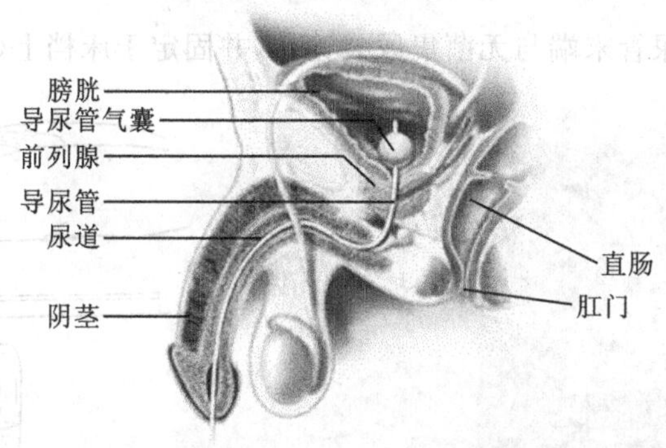

图 14-7 导尿管留置术图

【目的】

(1) 用于抢救休克、危重病人时能准确记录尿量,测量尿比重,以密切观察病情的变化。

(2) 为盆腔内脏器手术病人引流尿液,以排空膀胱,避免术中误伤。

(3) 某些泌尿系统的病人手术后留置导尿管,可用于持续引流和冲洗,同时可减轻手术切口的张力,以促进伤口的愈合。

(4) 对昏迷、瘫痪等尿失禁病人或会阴部有伤口的病人留置导尿管,可保持会阴部的清洁干燥。预防压疮的发生。

【准备】

(1) 护士准备:衣帽整洁,洗手、戴口罩。

(2) 病人准备:病人和家属知道留置导尿管的目的、注意事项。

(3) 用物准备:同导尿术用物,导尿管为气囊导尿管,备 10 mL 无菌注射器及无菌生理盐水，另备无菌集尿袋、别针、胶布、快速手消毒液。

(4) 环境准备：环境清洁、调节室温、酌情关闭门窗、床帘以遮挡病人。

【方法】

剃去阴毛，行导尿术(同男、女病人导尿术)，固定尿管。

(1) 气囊固定法：使用双腔气囊导尿管(图 14-8)时，插入导尿管后，见尿液流出后再插入 5～7 cm，在根据导尿管上注明的气囊容积，向气囊内注入 0.9%无菌氯化钠注射液 5～10 mL。轻轻回拉有阻力，即可证实导尿管已固定(图 14-9)。

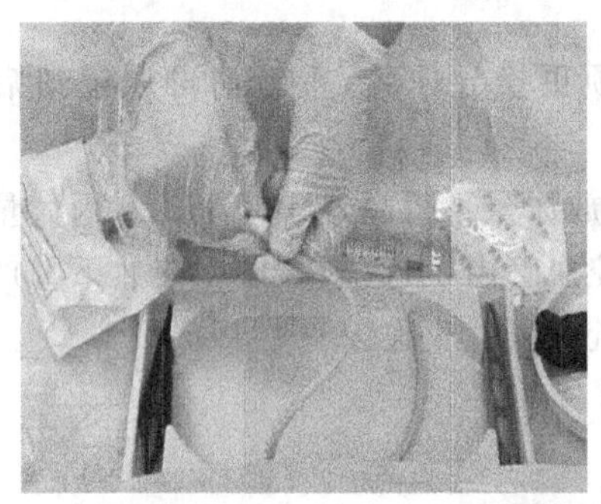

图 14-8 双腔气囊导尿管

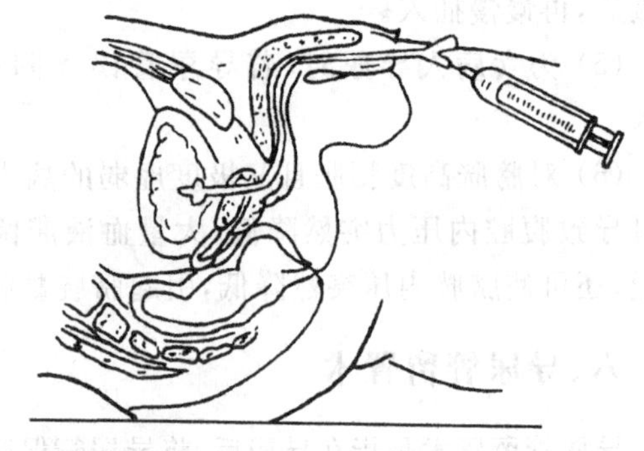

图 14-9 气囊导尿管固定方法

(2) 固定后，经导尿管末端与无菌集尿袋连接，并固定于床档上(图 14-10、图 14-11)。

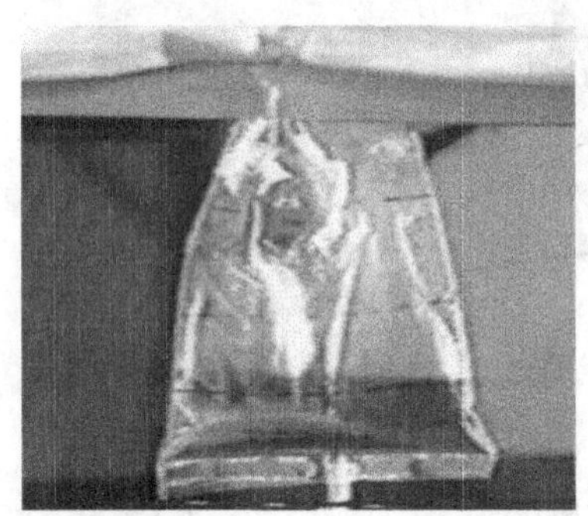

图 14-10 集尿袋固定于床旁

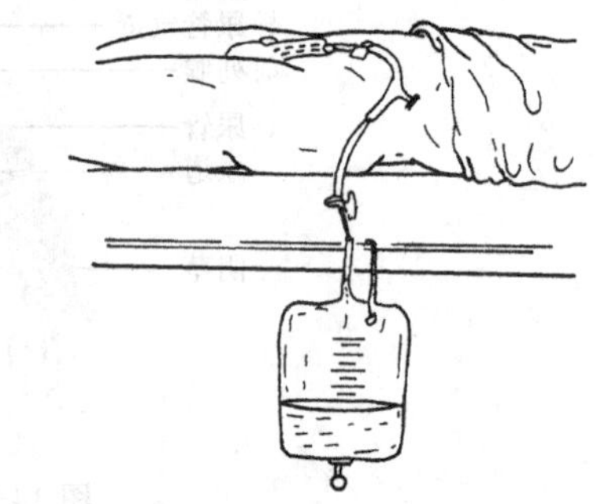

图 14-11 导尿管、引流管和集尿袋的固定

【护理措施】

(1) 向病人解释留置导尿术的重要性，使其主动配合护理。

(2) 保持引流通畅，引流管要妥善固定，避免受压、扭曲、堵塞。

(3) 防止逆行感染。①保持尿道口清洁：女病人用消毒棉球擦拭外阴和尿道口，男病人用消毒棉球擦拭尿道口、阴茎头和包皮。每日 1～2 次。②每日定期更换集尿袋，及时观察并排空集尿袋，注意记录尿量。③长期留置导尿管的病人，每周更换导尿管 1 次。④病人如离床活动，需注意安置好引流管和集尿袋，高度应在耻骨联合以下，以防尿液逆流，导致泌尿系统感染。⑤在病情允许的情况下，可鼓励病人多饮水，达到冲洗尿道的目的。⑥每周查 1 次尿常规。如发现尿液浑浊、沉淀、结晶，应及时做膀胱冲洗。⑦训练膀胱功能：可采用间歇式夹管方式，使膀胱定时充盈、排空，以促进膀胱功能的恢复。

第二节 排便护理

食物通过胃和小肠的吸收后，食物残渣储存在大肠内，一部分水分经大肠吸收，其余经细菌发酵和腐败作用后形成粪便。粪便的性质、形态可反映消化系统的功能。护士通过对病人排便活动、粪便的观察，可以及时了解病人的病情，可为诊断和治疗、护理提供依据。

一、粪便的观察

（一）正常粪便的观察

1. 量与次数 每日排便量与食物的种类、数量及消化器官的功能有关。一般成人每日排便1～3次（婴幼儿3～5次），平均量150～200g。

2. 形状与颜色 正常粪便柔软成形，呈黄褐色，婴儿的粪便呈黄色或金黄色。粪便的颜色可因摄入的食物和药物的不同而发生不同的变化。

3. 气味和混合物 粪便的气味是由于蛋白质经细菌分解发酵而产生，气味因摄入食物的种类而异。粪便中含有少量黏液，有时可伴有未消化的食物残渣。

（二）异常粪便的观察

1. 次数 成人每日排便超过3次或每周少于3次且形状改变，为排便异常。

2. 形状 当出现消化不良或急性肠炎时，病人的粪便表现为糊状或水样；当出现便秘时，病人的粪便表现为干结、坚硬、栗子样；当直肠、肛门狭窄或肠道部分梗阻时，病人的粪便表现为扁平状或带状。

3. 颜色 ①柏油样便，见于上消化道出血；②暗红色便，见于下消化道出血；③陶土色便，见于胆道完全梗阻；④果酱样便，见于阿米巴痢疾或肠套叠；⑤粪便表面有鲜血或便后有鲜血滴出，多见于直肠息肉、肛裂或痔疮；⑥霍乱、副霍乱粪便为白色“米泔水”样。

4. 气味 消化不良时粪便呈酸臭味；直肠溃疡、直肠癌时呈腐臭味；上消化道出血时呈腥臭味。

5. 混合物 粪便中混有大量黏液常见于肠炎；粪便中伴有脓血常见于直肠癌、痢疾；肠道寄生虫感染时粪便中可见蛔虫、蛲虫等。

二、影响排便的因素

1. 年龄 年龄影响个体对排便的控制，主要表现在：①2～3岁以下的婴幼儿因神经系统发育不完善，不能控制排便；②老年人因腹壁肌肉张力的下降、胃肠蠕动减慢、肛门括约肌松弛等原因出现排便功能异常。

2. 饮食 均衡的食物、充足的液体以及含有足够的纤维素的食物是维持正常排便的重要条件。当摄入不够、食物中缺少纤维素和水分时，可导致粪便变硬、排便减少。

3. 活动 适当的活动可较好的维持肌肉的张力，并能刺激肠道的蠕动，这些均有助于维持正常的排便功能。长期卧床、缺乏活动的病人，可出现肠蠕动减弱、排便困难。

4. 个人排便习惯 每个人有自己的排便习惯，如一定的排便环境、排便时间等，当这些习惯受到影响或外界环境的干扰时，正常的排便规律可受到影响。

5. 心理因素 不良的心理因素,如紧张、恐惧、焦虑、抑郁可导致排便异常。

6. 治疗因素 某些治疗和检查可引起机体疼痛和肠道平滑肌的麻痹而导致排便困难。某些药物的使用可直接影响肠道活动,如:过度使用泻药可引起严重的腹泻;长期服用缓泻剂,可导致肠道感受器的敏感性降低,出现慢性便秘;长期服用抗生素,可干扰肠道正常菌群,引起腹泻或便秘。

7. 社会文化因素 社会文化教育可影响个体的排便习惯。排便是个人隐私,当个体因排便问题需要医务人员协助而丧失隐私时,个体会出现压抑排便需要而导致排便障碍。

三、排便异常的护理

(一) 腹泻

腹泻是指肠蠕动增快,排便次数增多,粪便稀薄而不成形,甚至呈水样。

1. 去除病因 停止进食被污染的饮食,对肠道感染的病人可遵医嘱给予治疗。对病人进行耐心的解释和安慰,做好清洁护理,提高病人的自信心。

2. 卧床休息 减少体力消耗,减少肠蠕动。

3. 饮食护理 鼓励病人多饮水,酌情给予清淡、流质或半流质饮食。腹泻严重时可暂时禁食。

4. 皮肤护理 做好肛周皮肤清洁护理,每次便后用软纸擦净肛门,再用温水清洗,肛门周围涂以油膏,减少局部刺激,以保护肛周皮肤。

5. 防止水、电解质紊乱 遵医嘱使用止泻剂、并补充电解质。必要时可采取静脉输液以维持水、电解质平衡。

6. 观察记录 注意观察粪便的颜色、次数、性质,及时记录,需要时留取标本送检。疑为传染病时,按肠道隔离原则护理。

7. 健康教育 ①向病人解释引起腹泻的原因和防治措施;②鼓励病人多饮水,饮食宜清淡并注意饮食卫生;③指导病人观察排便情况,有异常及时与医护人员联系。

(二) 便秘

便秘是指排便次数减少,粪质干干燥、坚硬,排便困难。

1. 心理护理 解释便秘的原因及护理措施,消除病人思想顾虑及紧张情绪。

2. 提供排便环境 用屏风或床帘遮挡,以保护病人隐私。

3. 选取适宜排便姿势 如病情许可的情况下,病人取坐位或蹲位。能下床的病人,可扶助下床在床旁或卫生间排便。不能下床的病人,可适当抬高床头,以便于排便。

4. 腹部按摩 病人排便时,可按结肠解剖位置做按摩(升结肠→横结肠→降结肠),刺激肠蠕动,增加腹压,帮助排便。

5. 口服缓泻剂 遵医嘱给口服缓泻剂,如番泻叶、果导片等。

6. 使用简易通便剂 常用的有开塞露、甘油栓等。目的是软化粪便,润滑肠壁,促使排便。

7. 灌肠术 如经上述措施处理无效时,则需采用灌肠术。

8. 健康教育 ①向病人讲解有关排便知识,养成定时排便习惯的重要性;②建立合理的食谱,多吃蔬菜、粗粮等富含纤维素的食物,多饮水,适当摄取油脂类食物;③安排适当活动，如散步、体操、打太极拳等。

（三）大便失禁

大便失禁是指由于肛门括约肌不受意识控制而不自主地排便。

1. 心理护理 护士应尊重和理解病人，消除病人自卑、紧张、羞涩、焦虑等不良情绪，开导、安慰病人。

2. 保持室内空气清新 定时开窗通风换气，除去室内不良气味，使病人舒适。

3. 皮肤护理 重点保护肛周皮肤清洁，及时更换被污染的被单和衣裤，保持床铺清洁、干燥、平整；病床上加铺一次性中单，病人可使用成人纸尿裤，使用期间，要注意经常更换，每次更换时用温热水清洗会阴部，必要时可在肛门周围涂油膏给予保护；注意观察病人骶尾部皮肤情况，定时翻身按摩，防止压疮的发生。

4. 重建排便能力 了解病人排便时间、规律，观察排便的表现，酌情给病人使用便器。如病人因进食刺激肠蠕动而引起排便，则应在饭后及时给予便器；如病人排便无规律，则可定时给病人使用便器，以试行排便，帮助病人重建排便的控制能力。

5. 健康教育 ①向病人及家属解释排便失禁的原因及肛周皮肤护理方法。②对病人及家属进行饮食卫生知识指导。③教会病人肛门括约肌及盆底肌肉收缩锻炼的方法。

四、灌肠术

灌肠术是将一定量的溶液由肛门经直肠灌入结肠，以帮助病人清洁肠道、排便、排气，或由肠道供给药物或营养，达到确定诊断和进行治疗目的的技术。

（一）大量不保留灌肠术

【目的】

(1) 软化和清除粪便，解除便秘和肠胀气。

(2) 清洁肠道，为手术、检查或分娩作准备。

(3) 稀释、清除肠道内有毒物质，减少肠道吸收。

(4) 为高热病人降温。

【准备】

(1) 护士准备：衣帽整洁、洗手、戴口罩。

(2) 病人准备：评估病人，使病人和家属清楚灌肠的目的及灌肠过程中的感觉，学会深呼吸和取合适的卧位，并嘱病人排空膀胱。

(3) 用物准备：一次性灌肠袋1个或灌肠筒1套、肛管（18～22号）1根、弯盘1个、止血钳1把、液状石蜡1瓶、棉签1袋、纸巾、水温计、一次性尿布（治疗巾）、一次性手套、快速手消毒液。

常用灌肠溶液：0.9%氯化钠溶液 0.1～0.2%肥皂液。

灌肠溶液的量及温度：成人每次为500～1000 mL，小儿每次为200～500 mL。溶液的温度为39～41 ℃；降温时温度为28～32 ℃；中暑病人灌肠溶液（0.9%氯化钠溶液）温度为4 ℃。

(4) 环境准备：关闭门窗，调节室温，用床帘或屏风遮挡病人。

【操作步骤】

大量不保留灌肠（图14-12）操作步骤及操作要点见表14-3。

表 14-3 大量不保留灌肠术

操作步骤	操 作 要 点
核对解释	携带用物至床沿,核对病人,解释目的及操作方法
安置卧位	协助病人取左侧卧位,双膝屈曲,臀部移至床沿。一次性尿布(治疗巾)垫于病人臀下
润管排气	挂灌肠筒或一次性灌肠袋于输液架上,液面距离肛门 40～60 cm,戴手套,润滑肛管前端,排尽肛管内空气,关闭开关
插管灌液	一手垫纸巾分开病人肛门,一手持血管钳将肛管轻轻插入直肠 7～10 cm,同时嘱病人做深呼吸。小儿插入直肠 4～7 cm。固定肛管,打开开关,使灌肠液缓慢流入
密切观察	观察灌肠筒或袋内液面下降的情况及病人的反应,如流入不畅,可轻轻转动或挤压肛管。如病人感到腹胀和便意,应适当放低灌肠筒(袋),并嘱病人做张口呼吸
拔管	灌肠溶液完全流尽,关闭开关,用纸巾包住肛管轻轻拔出,放入医疗垃圾袋内。擦净肛门
安置病人	协助病人取舒适卧位,嘱咐病人尽可能忍 5～10 min 后再排便 协助病人排便,安置病人,分类处理垃圾,整理床单位,开窗通风
洗手记录	取速干洗手消毒双手。记录方法:灌肠后排便 1 次记为 1/E;灌肠后未排便记为 0/E

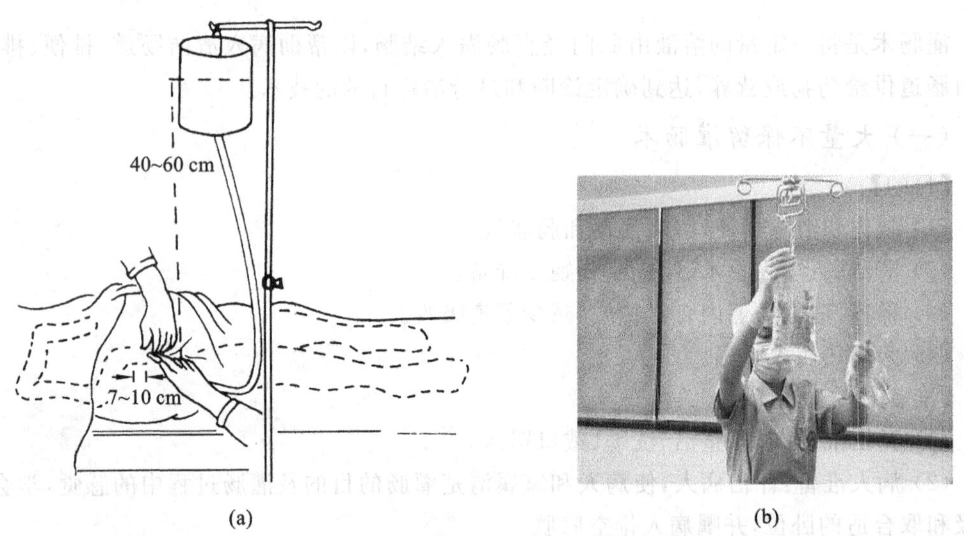

图 14-12 大量不保留灌肠术

【注意事项】

(1) 禁忌证:妊娠、急腹症、严重心血管疾病、消化道出血等病人。

(2) 准确掌握灌肠溶液的温度、浓度、流速、压力和溶液的量。肝性脑病病人,禁用肥皂水灌肠,以减少氨的吸收;伤寒病人灌肠,溶液量不得超过 500 mL,压力要低(即液面高度不超过肛门 30 cm);充血性心力衰竭或水钠潴留的病人,禁用 0.9%氯化钠溶液灌肠,以减少钠的吸收。

(3) 灌肠过程中应严密观察病人的病情变化,如病人出现脉速、面色苍白、出冷汗、剧烈腹痛、心慌气急时,应立即停止灌肠,并与医生联系给予紧急处理。

(4) 降温灌肠时,应保留 30 min 后再排出。排便后隔 30 min 测量体温并记录。

(5) 注意保护病人自尊,尽量减少病人肢体暴露。

(二) 小量不保留灌肠术

【目的】

(1) 用于腹部、盆腔术后,保胎孕妇,危重病人,病儿,年老体弱等病人,可软化粪便,解除便秘。

(2) 排出肠道内积气,减轻腹胀。

【准备】

(1) 护士准备:衣帽整洁、洗手、戴口罩。

(2) 病人准备:使病人和家属知道灌肠的目的、操作程序和配合要点,排尽尿液、学会深呼吸并取合适的卧位。

(3) 用物准备:①治疗盘内备:注洗器、量杯或灌肠筒(小容量)、肛管(14～16 号)、温开水 5～10 mL、水温计、纸巾、棉签、液状石蜡、血管钳、弯盘、快速手消毒液。另备:一次性治疗巾、一次性手套、便器、便盆巾、大毛巾。②灌肠溶液:a.“1、2、3 溶液”(50%硫酸镁 30 mL、甘油 60 mL、温开水 90 mL);b. 油剂(温开水 50 mL 和肝油 50 mL)。

(4) 环境准备:关闭门窗,调节室温,用床帘或屏风遮挡。

【操作步骤】

小量不保留灌肠术(图 14-13)操作步骤及操作要点见表 14-4。

表 14-4 小量不保留灌肠术

操作步骤	操作要点
核对解释	携带用物至床旁,核对病人,解释操作目的、操作方法及配合方法
安置卧位	协助病人取舒适卧位
润管排气	戴手套,将肛管前端润滑,用注洗器吸取灌肠液,连接好肛管,排尽注洗器及肛管内空气后,用血管钳夹紧肛管。或挂小容量灌肠筒于输液架上,液面距离肛门不超过30 cm,戴手套,润滑肛管前端,排尽肛管内空气,关闭开关
插管灌液	一手垫纸巾分开病人肛门,一手持血管钳将肛管轻轻插入直肠 7～10 cm,同时嘱病人做深呼吸,固定肛管,打开开关或血管钳,让灌肠液缓慢流入。最后注入 5～10 mL 温开水,完毕将肛管末端抬高,直至全部流入
拔管	灌肠完毕,用纸巾包裹反折的肛管并拔出,放入医疗垃圾袋
交代病人	协助病人穿好裤子,嘱咐病人尽可能保留溶液 10～20 min 后排便
整理	整理床单位
洗手记录	洗手,记录。观察大便性状,必要时留取标本送检

【注意事项】

(1) 灌肠时插管深度为 7～10 cm,压力宜低,灌肠液注入的速度不得过快。

(2) 每次抽吸灌肠液时应夹住肛管,防止空气进入肠道,导致腹胀。

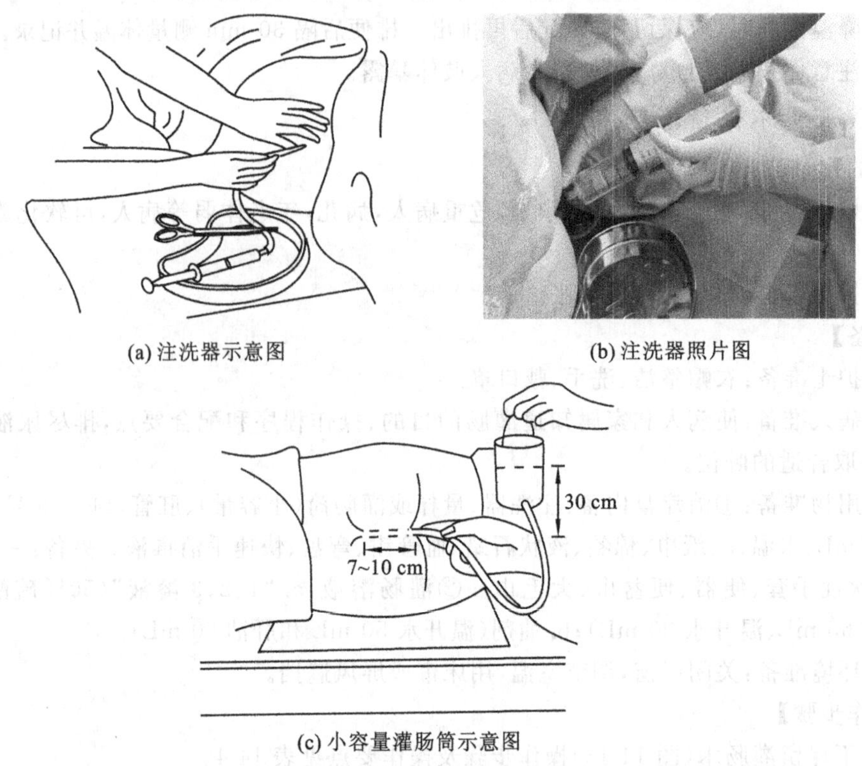

(a) 注洗器示意图
(b) 注洗器照片图
(c) 小容量灌肠筒示意图

图 14-13　小量不保留灌肠术

（三）清洁灌肠术

清洁灌肠术是反复多次进行大量不保留灌肠的方法。方法：先用 0.1%～0.2%肥皂液行大量不保留灌肠，再用 0.9%氯化钠溶液灌肠数次，直至排出液体为澄清透明、无粪块。由于清洁灌肠持续时间长，病人感到疲劳、痛苦，同时清洁肠道不彻底，临床上此方法已不常用，现多采用口服高渗溶液清洁肠道法。

（四）口服高渗溶液清洁肠道法

口服高渗溶液后，肠道内水分大量增加，可达到软化粪便、刺激肠蠕动，促使排便、清洁肠道的目的。

方法：病人术前 3 天进半流质饮食，术前 1 天进流质饮食，术前 1 天下午 2：00—4：00 口服 20%甘露醇 200 mL+5%葡萄糖 1000 mL，温度为 10～20 ℃，服后 15～30 min 可反复排便。

（五）保留灌肠术

保留灌肠术是指将药液灌入到直肠或结肠内，通过肠黏膜吸收以达到治疗疾病目的的技术。

【目的】

（1）用于镇静、催眠治疗。

（2）肠道感染等。

【准备】

(1) 护士准备：衣帽整洁、洗手、戴口罩。

(2) 病人准备：使病人和家属了解保留灌肠的目的，取合适卧位，排净粪便和尿液。

(3) 用物准备：①治疗盘内备：注洗器、量杯或小容量灌肠筒、肛管(12～14 号)温开水 5～10 mL、弯盘、纸巾、温度计、一次性治疗巾、一次性手套、快速手消毒液。②灌肠溶液：镇静催眠常用10%水合氯醛；肠道感染常用2%小檗碱、0.5% ～1%新霉素及其他抗生素；药物剂量遵医嘱。药液量限制在 200 mL 以内，温度 39～41 ℃。

(4) 环境准备：关闭门窗，用床帘或屏风遮挡病人，酌情调节室温。

【操作步骤】

保留灌肠术操作步骤和操作要点见表 14-5。

表 14-5 保留灌肠术

操作步骤	操作要点
核对解释	核对病人，向病人及家属解释操作目的和需配合事项，以取得合作，协助病人排尿、排便，减轻腹压，清洁肠道，便于药物保留和吸收
安置卧位	根据病情选择不同选择卧位：慢性痢疾者病变在直肠和乙状结肠，故应取左侧卧位；阿米巴痢疾者病变在回盲部，采用右侧卧位，可提高疗效。协助病人脱裤至膝部，抬高臀部约 10 cm，臀下垫橡胶单及治疗巾或一次性治疗巾，臀边放弯盘
润管排气	戴手套，用注洗器抽吸药液，连接肛管并润滑肛管前端，排尽空气，用血管钳夹闭管子
插管灌液	左手垫纸巾分开臀部，显露肛门，右手持管轻轻插入 10～15 cm，固定肛管，松开血管钳，缓缓注入药液，药液注入完毕后，再注入 5～10 mL 温开水，抬高肛管末端并夹管
拔管	用纸巾包裹肛管轻轻拔出置于弯盘内，擦净肛门，垫纸巾在肛门处轻轻按揉。嘱病人取舒适体位，让病人尽量忍耐，保留药液 1 h 以上
整理	分类处理垃圾，将肛管等医疗垃圾放入医疗垃圾袋内，脱手套，洗手，整理床单位，开窗通风
洗手记录	再次洗手后记录

【注意事项】

(1) 正确评估病人，了解灌肠的目的和病变部位，采取灌肠的正确的卧位和掌握插管的深度。

(2) 肠道感染的病人，最好在晚上睡觉前灌肠，因为此时活动量小，药液易于保留吸收。

(3) 灌肠前嘱病人排便，选用的肛管要细，插管要深，液量要小，液面距肛门不超过 30 cm，使灌入药液能保留较长时间，以利于肠黏膜对药液的充分吸收。

(4) 肛门、直肠、结肠等手术后及排便失禁的病人均不宜做保留灌肠。

(六) 简易通便术

简易通便术是指使用开塞露、甘油栓等简易通便剂，帮助病人软化粪便、润滑肠壁、刺激肠蠕动、排出粪便的方法。

【目的】

软化粪便、润滑肠壁、刺激肠蠕动、排出粪便。

【准备】

(1) 护士准备：衣帽整洁、洗手、戴口罩。

(2) 病人准备：使病人和家属了解简易通便的目的与配合的方法。

(3) 用物准备：治疗盘内备通便剂、纸巾、剪刀、一次性手套、快速手消毒液、便盆。

【操作方法】

(1) 开塞露法：将用物携带至床旁，核对病人，解释操作目的。协助病人取左侧卧位，暴露肛门，用剪刀剪去开塞露顶端并修圆(图 14-14)，挤出少量液体润滑开口处，嘱病人深呼吸，戴好一次性手套，把开塞露前端轻轻插入肛门，将药液全部挤入直肠(图 14-15)，嘱病人忍耐 5～10 min 后再排便。洗手、整理、记录。

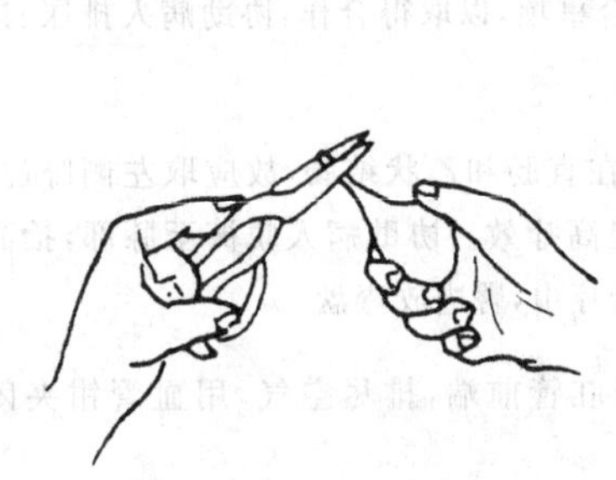

图 14-14 剪开塞露法

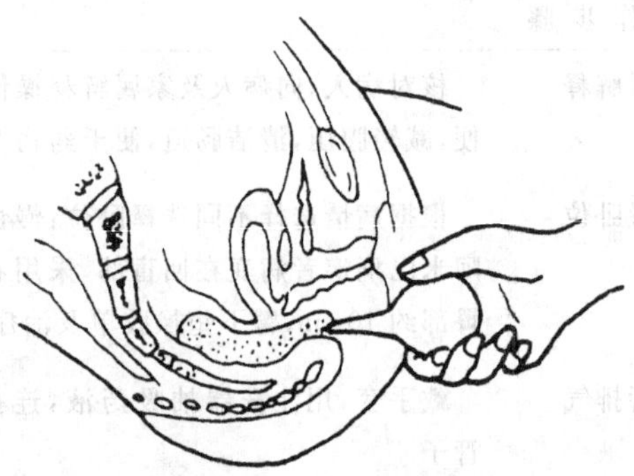

图 14-15 开塞露通便术

(2) 甘油栓法：将用物携带至床旁，核对病人，解释操作目的。协助病人取左侧卧位，暴露肛门，戴好一次性手套，将甘油栓轻轻插入肛门至直肠，并用手轻轻按揉病人肛门部(图 14-16)，嘱病人忍耐 5～10 min 后再排便。洗手、整理、记录。

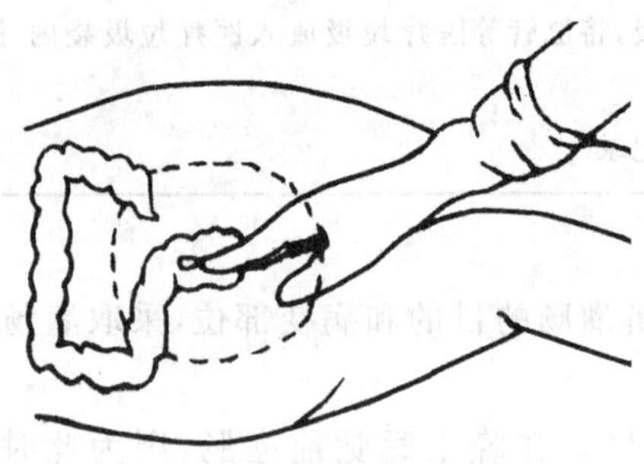

图 14-16 甘油栓通便术

【注意事项】

(1) 操作时，注意手法轻柔，以免损伤病人直肠黏膜。

(2) 嘱病人忍耐 5～10 min 后再排便，以免因大便干硬，用力排便而造成病人肛裂、出血。发生大便嵌顿的病人如经简易通便或灌肠后仍无效时，可采用人工取便法，解除病人的痛苦。

第三节 排气护理

肠胀气是指胃肠道内有过多的气体积聚，不能排出。病人腹部膨隆，感觉腹胀、腹痛。

一、肠胀气病人的护理

(1) 心理护理：向病人解释肠胀气的原因、治疗及护理措施，缓解病人紧张、焦虑情绪。

(2) 适当活动：鼓励病人在病情的允许下，进行适当的活动，如床上翻身、下床活动等。

(3) 必要时遵医嘱给药或行肛管排气。

(4) 健康教育：指导病人调整食谱，注意合理的饮食，尽量不食用易产气的食物和饮料。教会病人腹部按摩的方法。

二、肛管排气法

肛管排气法是将肛管从肛门插入直肠，以排除肠内积气的方法。

【目的】

帮助病人排出肠腔积气，减轻腹胀，缓解不适。

【准备】

(1) 护士准备：衣帽整洁、洗手、戴口罩。

(2) 病人准备：使病人和家属了解肛管排气法的目的、注意事项和配合的方法。

(3) 用物准备：治疗盘内备弯盘、肛管(26 号)玻璃接头、橡胶管、玻璃瓶(盛 3/4 的水)、棉签、润滑油、纸巾、一次性手套、瓶口的系带、胶布、快速手消毒液。

(4) 环境准备：关闭门窗，用床帘或屏风遮挡病人。

【操作步骤】

肛管排气法操作步骤和操作要点见表 14-6。

表 14-6 肛管排气法

操作步骤	操作要点
核对解释	携带用物至床旁、核对病人，交代操作目的及注意事项、配合的方法
安置卧位	协助病人取仰卧位或左侧卧位、将裤子退至膝部露出肛门，注意遮挡、保护病人
系瓶连管	将肛管(26 号)、玻璃接头、橡胶管连接好，橡胶管的另一端放于玻璃瓶内(液面以下)，玻璃瓶用系带固定于床边
插管固定	润滑肛管前端，戴手套，嘱病人深呼吸，左手垫纸巾分开病人臀部，右手持肛管轻轻插入直肠 15～18 cm，用胶布将肛管固定(图 14-17)
观察排气	如有气体排出，玻璃瓶内可观察到气泡逸出 排气不明显时，可协助病人翻身、改变体位、按摩或做腹部热敷
拔出肛管	保留肛管时间不超过 20 min 拔管后，将肛管等放于医疗垃圾袋内，清洁肛门，协助病人穿好裤子，取舒适体位
整理记录	整理床单位，开窗通风。洗手，记录

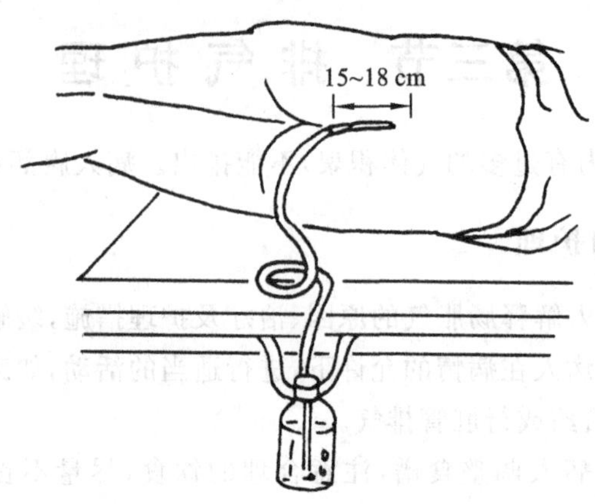

图 14-17　肛管排气法

【注意事项】

(1) 肛管保留时间在 20 min 以内，因为时间过长，会降低肛门括约肌反应，导致肛门括约肌永久性松弛，必要时可间隔 2～3 h 后重新插管排气。

(2) 注意遮挡，保护病人隐私。

小　结

本章节主要从排尿和排便两个方面阐述排泄的护理，包括排泄的评估，影响排泄的因素，排泄异常的护理等内容。在临床护理工作中，护士要做好对病人排泄活动的观察，通过评估发现病人存在的问题，如尿失禁、尿潴留、腹泻、便秘、大便失禁、肠胀气等，采取有效的措施进行护理。导尿术、导尿管留置术、膀胱冲洗法、灌肠术等不仅是解决病人排泄问题的技术，也是临床上一些手术和检查常用的方法，是护理人员必须掌握的护理技术。

能力检测

【A1 型题】

1. 正常尿液颜色呈(　　)。

A. 鲜红色　B. 黄褐色　C. 乳白色　D. 酱油色　E. 淡黄色

2. 正常尿液的比重是(　　)。

A. 1.010～1.020　B. 1.015～1.025　C. 1.025～1.030

D. 1.030～1.035　E. 1.040～1.050

3. 正常尿液的 pH 值是(　　)。

A. 3.5～4.0　B. 4.0～5.0　C. 4.5～6.0　D. 4.5～7.5　E. 5.5～7.5

4. 多尿是指(　　)。

A. 24 h 尿量 1000～2000 mL　B. 24 h 尿量大于 2500 mL

C. 24 h 尿量大于 3500 mL　D. 24 h 尿量为 400 mL 左右

E. 24 h 尿量少于 100 mL

5. 少尿是指(　　)。

A. 24 h 尿量 1000～2000 mL B. 24 h 尿量大于 2500 mL C. 24 h 尿量少于 400 mL
D. 24 h 尿量少于 100 mL E. 24 h 尿量少于 17 mL

6. 给女病人导尿，导尿管插入的长度是（　　）。
A. 1～2 cm B. 2～4 cm C. 4～6 cm D. 6～8 cm E. 10 cm

7. 给男病人导尿，导尿管插入的长度是（　　）。
A. 10～12 cm B. 12～16 cm C. 16～18 cm D. 18～20 cm E. 20～22 cm

8. 为男病人导尿时，提起阴茎，使之与腹部呈 60°，目的是（　　）。
A. 使尿道内口扩张 B. 使尿道外口扩张 C. 消除耻骨下弯
D. 消除耻骨前弯 E. 使尿道膜部扩张

9. 尿潴留病人第一次放尿不应超过（　　）。
A. 500 mL B. 1000 mL C. 1500 mL D. 2000 mL E. 2500 mL

10. 留置导尿管的病人，出现尿液浑浊、沉淀时应（　　）。
A. 每天清洁尿道口 B. 静脉输入抗生素
C. 每天更换导尿管 D. 鼓励多饮水，并做膀胱冲洗
E. 鼓励病人在病情的允许下，做膀胱功能训练

11. 肝性脑病病人不宜选用肥皂水的原因是（　　）。
A. 防止发生腹胀 B. 防止发生水钠潴留 C. 减少氨的吸收
D. 减少对肠黏膜的刺激 E. 防止发生酸中毒

【A2 型题】

12. 病人，男性，60 岁。因尿频、尿急、尿痛来医院就诊，该病人排出的新鲜尿液有氨臭味，考虑是（　　）。
A. 尿毒症 B. 膀胱炎 C. 肾结石
D. 糖尿病酮症酸中毒 E. 肾积水

13. 病人，女性，30 岁，24 小时尿量为 14 mL/h，该病人应视为（　　）。
A. 正常尿量 B. 少尿 C. 无尿 D. 尿潴留 E. 多尿

14. 病人，女性，30 岁，因尿潴留需行导尿术，外阴初次消毒时，首先消毒的部位是（　　）。
A. 阴阜 B. 大阴唇 C. 小阴唇 D. 尿道口 E. 肛门

15. 病人，男性，30 岁，因外伤呈休克状态，护士遵医嘱留置导尿管，其目的是（　　）。
A. 放出尿液，减轻痛苦 B. 记录尿量、观察病情变化 C. 测量膀胱容量
D. 留取未污染的尿标本做细菌培养 E. 训练膀胱功能

16. 病人，男性，60 岁，5 天未排便，遵医嘱给予简易通便法（使用开塞露），嘱病人保留药液的时间为（　　）。
A. 5～10 min B. 10～20 min C. 20～25 min
D. 30～40 min E. 60 min

17. 病人出现上消化道出血时，粪便可呈（　　）。
A. 柏油样 B. 陶土色 C. 果酱样 D. 鲜血样 E. 暗红色

18. 病人，女性，20 岁，确诊为阿米巴痢疾，护士灌肠时为其安置右侧卧位，其目的是（　　）。

A. 便于操作　B. 降低压力　C. 减轻痛苦　D. 提高效果　E. 无特殊目的

19. 为病人行大量不保留灌肠，当病人有便意时，处理的方法是(　　)。

A. 转动肛管　　B. 嘱病人做张口呼吸　　C. 立即停止灌肠

D. 抬高灌肠筒　　E. 放低灌肠筒

20. 病人，男性，30 岁，行剖腹探查术后 3 天出现腹部胀痛，体检：腹部膨隆，叩诊呈鼓音。最佳的处理方法是(　　)。

A. 肛管排气　　B. 保留灌肠　　C. 小量不保留灌肠

D. 大量不保留灌肠　　E. 清洁灌肠

(沈　珣)

药物治疗及过敏试验技术

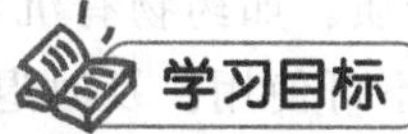

掌握:给药和注射的原则,配药、发药的方法,雾化吸入操作程序及注意事项,药液抽吸及皮内、皮下、肌内、静脉注射法,常用药物过敏试验技术。

熟悉:药物保管的要求,超声波雾化器的基本结构。

了解:药物的种类及领取方法,雾化吸入疗法的目的及其常用药物,局部给药。

药物疗法在预防、诊断和治疗疾病中起着重要作用。护士应正确运用药理学知识,熟练掌握正确给药技术,准确评估病人用药后的疗效与反应,指导病人合理用药,防止和减少不良反应;并做好病区药品的管理工作,确保临床用药正确、有效、安全。

第一节　给药的基本知识

一、药物的种类、领取和保管

(一) 药物的种类

1. 内服药　有片剂、胶囊、溶剂、酊剂、散剂及丸剂等。

2. 注射药　有溶剂、混悬剂、油剂、结晶及粉剂等。

3. 外用药　有溶剂、软膏、酊剂、洗剂、搽剂、粉剂、栓剂、滴剂及膜剂等。

4. 其他类　植入慢释药片、胰岛素泵、粘贴敷片等。

(二) 药物的领取

1. 病区　病区内设有药柜,备有一定数量的常用药物,由专人负责,按规定进行领取和补充,以确保药物的正常使用。病人使用的贵重药物或特殊药物,凭医生的处方领取。剧毒药、麻醉药及抢救药品,病区应有固定基数,凭医生的专用处方领取和补充。

2. 中心药房　医院内设中心药房,病区病人的日间用药由中心药房专人负责配药,病区护士负责核对领回。

3. 电子计算机联网管理　目前,有一些条件好的医院已开始实行计算机联网管理,即病人用药从医生开出医嘱,到医嘱处理、药物计价、记账、药品的消耗结算等均经计算机处理,从而提高管理效率。

（三）药物的保管

1. 药柜管理 药柜应放在通风、干燥、光线充足处，避免阳光直射，由专人保管，并保持清洁。

2. 分类放置 按内服药、注射药、外用药等分类放置，视有效期的先后次序有计划地使用。麻醉药品、剧毒药品、精神药品，应加锁保管，用专本登记，列入交班内容。病人个人专用的特种药物，应注明床号、姓名，单独存放。

3. 标签明确 内服药标签为蓝色边、外用药标签为红色边、剧毒药标签为黑色边；标签上应标明药名（中英文对照）、剂量和浓度。

4. 定期检查 按规定定期检查药品质量、有效期，防止积压变质。如药物有沉淀、混浊、异味、潮解、霉变或标签脱落、标签模糊、药物已过期等现象，均不可使用。及时退回药房处理。

5. 按性质保存

(1) 易挥发、潮解、风化或氧化的药物应装密封瓶内盖紧。如乙醇、碘酊、糖衣片、甘草片等。

(2) 遇光易变质的药物，应置于有色瓶内，针剂应放在避光纸盒内保存。如氨茶碱、维生素 C、肾上腺素等。

(3) 易被热破坏的生物、生化制品应冷藏（2～10 ℃）保存。如疫苗、抗毒血清、胎盘球蛋白、血液制品和青霉素皮试液等。

(4) 易燃、易爆的药物应单独存放，注意密闭并置于阴凉处，远离火源。如乙醇、乙醚、环氧乙烷等。

二、药疗原则

（一）准确执行给药医嘱

药疗护士必须遵医嘱给药，但应避免盲目执行医嘱。应具备所给药物的有关知识，包括常用药物的作用、用量、药效、给药途径与方法、副作用、配伍禁忌、中毒表现及处理方法等。对有疑问的医嘱，应了解清楚后方可执行。

（二）安全用药

(1) 严格执行“三查七对”制度，以达到“五准确”。

三查：操作前、操作中、操作后查（查七对内容）。

七对：核对床号、姓名、药名、浓度、剂量、方法和时间。

五准确：将准确的药物，按准确的剂量，用准确的方法，在准确的时间内，给准确的病人。

(2) 严格检查药物质量，如发现药物有变质、密封瓶有裂痕、瓶盖有松动，或已过期，均不可使用。

(3) 易过敏药物，给药前应询问有无过敏史，必要时做药物过敏试验。用多种药物时，要注意有无配伍禁忌。

(4) 发现给药错误，应及时报告，并予以处理。

(三) 正确实施给药

(1) 熟练掌握正确的给药方法与技术。

(2) 指导病人合理用药,向病人讲解所用药物的名称、剂量、用法、时间安排等。教会病人自己评价治疗效果,并了解药物可引起的不良反应以及基本处置方法等。

(四) 密切观察

注意观察病人用药后的效果及不良反应(如副反应、毒性反应、停药反应、后遗反应及过敏反应等),必要时做好记录。

三、给药途径

给药途径根据药物的性质、剂型、组织对药物的吸收情况及治疗需要而定,分为舌下含化、吸入、口服、注射(皮内注射、皮下注射、肌内注射和静脉注射)、直肠给药和外敷等。

护理常用外文缩写及中文译意见表 15-1。

表 15-1 护理常用外文缩写及中文译意

外文缩写	中文译意	外文缩写	中文译意
qm	每晨一次	q3h	每 3 h 一次
am	上午	q4h	每 4 h 一次
pm	下午	q6h	每 6 h 一次
ac	饭前	q8h	每 8 h 一次
pc	饭后	prn	必要时(长期)
12n	中午 12 点	sos	需要时(限用一次,12 h 内有效)
12 mn	午夜 12 点	St	立即
hs	临睡前	Dc	停止
qn	每晚一次	gtt	滴
qd	每日一次	ID	皮内注射
bid	每日两次	H	皮下注射
tid	每日三次	IM 或 im	肌内注射
qid	每日四次	IV 或 iv	静脉注射
qod	隔日一次	IV gtt	静脉滴注
biw	每周两次	MAN	生产日期
qh	每小时一次	LOT.	生产批号
q2h	每 2 h 一次	EXP.	有效期至

给药时间缩写与时间安排见表 15-2。

表 15-2 给药时间缩写与时间安排

给药时间	安排	给药时间	安排
qm	6am	qid	8am,12n,4pm,8pm
qd	8am	q2h	6am,8am,10am,12n,2pm……
qn	8pm	q3h	6am,9am,12n,3pm……
bid	8am,4pm	q4h	8am,12n,4pm,8pm,12 mn……
tid	8am,12n,4pm	q6h	8am,2pm,8pm,2am……

第二节 口服给药法

口服给药法是最常用、最方便的给药方法，药物经口服后，被胃肠道吸收、利用，起局部作用或全身作用。因吸收较慢，故不适用于急救，也不适用于意识不清、频繁呕吐、禁食等病人。

【目的】

(1) 协助病人遵医嘱安全、正确地服药。

(2) 预防、诊断和治疗疾病，维持正常生理功能。

【准备】

1. 护士准备 衣帽整洁，洗手，戴口罩。

2. 病人准备 了解口服给药的目的及注意事项。

3. 用物准备 发药盘、服药本、小药卡、药杯、量杯、药匙、滴管、研钵、包药纸、湿纱布、治疗巾、饮水管、水壶(内盛温开水)及发药车。

4. 环境准备 光线适宜、整洁、无干扰。

【操作步骤】

口服给药法操作步骤及操作要点见表 15-3。

表 15-3 口服给药法

操作步骤	操作要点
(1)备药	
核对	核对服药本和小药卡(七对内容) 按床号顺序将小药卡和药杯放入发药盘内
正确配药	按床号顺序及小药卡上的药名、剂量、时间进行配药
严格查对	查七对内容，查药物质量 三查：从药柜取药瓶(袋)时；从药瓶(袋)取出药物时；取药后放回原处时
配固体药	用药匙取药，放在一个药杯内(粉剂和口含药用纸包好)
配水剂药	同时配几种药液，应分别放置
量杯计量	左手持量杯，拇指置于所需刻度，并与视线平齐；右手持药瓶，将药液摇匀，标签朝上，倒药液至所需刻度处(图 15-1)，倒毕以湿纱布擦净瓶口 更换药液品种时，应将量杯洗净后再用

续表

操作步骤	操作要点
滴管计量	(药液不足 1 mL 时,用滴管计量) 滴管尖与药液水平面成 45°,使计量准确(按 1 mL 为 15 滴计算) 先在药杯内置少量冷开水,再滴入所需药液(使服药量准确) 不宜稀释的药物,可用固定滴管,直接滴入病人口中 方法同配水剂药
配油剂药	先在药杯中加少量冷开水,以免药液附着杯壁而影响服药剂量
再次查对	配药完毕,须将药物、小药卡与服药本核对一遍,用治疗巾遮盖药盘
整理	整理、清洁药柜及用物
(2)发药	按规定时间发药
两人查对	发药前须经两人一起按服药本上医嘱认真查对配好的药物,以确保用药安全
备物	携服药本、发药盘、温开水、吸管等至病人床旁
再次查对	核对床头卡,称呼病人全名,再查看药名、剂量、时间、给药途径是否正确
核对解释	解释用药目的及注意事项 更换药物或停药时,应告知病人
协助服药	协助病人服药,重症病人喂服;鼻饲病人应将药物研碎、溶解后经胃管注入 视病人服下后方可离开(特别是麻醉药、催眠药、抗肿瘤药) 服药后,收回药杯,浸泡消毒后冲洗清洁,消毒后备用
整理用物	一次性药杯集中消毒处理后销毁 盛油剂的药杯,先用纸擦净后再消毒 清理药杯,清洁药盘、药车
观察	观察药物疗效及反应,若有异常,及时报告医生,并酌情处理

注:目前,有的大医院已与国际接轨,护士不参与配药,病区也不设药柜。由药房专人负责配药、核对。由病区护士定时核对、发药。

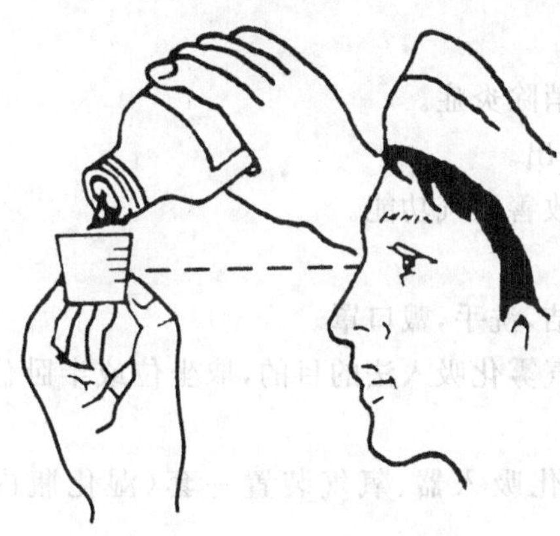

图 15-1 倒药液法

【注意事项】

(1) 当病人对药物提出疑问时应重新核对,无误后方可服用。

(2) 若病人不在病室或因故暂不能服药,应将药物取回,适时再发或交班。

(3) 根据药物性能合理安排给药时间及次序,并做好健康教育。

① 对牙齿有腐蚀作用或使牙齿染色的药物,服用时应避免与牙齿直接接触,可用饮水管吸入,服后再漱口。

② 增进食欲的健胃药,宜在饭前服(饭前 15～30 min),以利于胃液分泌而增进食欲。

③ 助消化药和对胃黏膜有刺激性的药物,宜饭后服,有利于食物消化及减少对胃黏膜的刺激。

④ 磺胺类和发汗类药物服后应多饮水,防止磺胺类药因尿少析出结晶,堵塞肾小管,并有利于增强发汗药的药效。

⑤ 止咳糖浆服后不宜立即饮水,同时服用多种药物时,应最后服用止咳糖浆,以防降低其对呼吸道黏膜的安抚作用。

⑥ 服强心苷类药物前应先测脉率(心率)及其节律,脉率低于 60 次/分或节律异常时,则不可服用,及时报告医生。

⑦ 有配伍禁忌的药物,不宜同时或在短时间内服用,如胃蛋白酶溶液忌与碳酸氢钠、复方氢氧化铝等碱性药物同时服用。

第三节 吸入给药法

吸入给药法是利用雾化装置将药液形成细小雾滴,通过鼻或口腔吸入呼吸道,达到预防和治疗疾病的目的。常用的方法有氧气雾化吸入法、手压式雾化吸入法和超声波雾化吸入法。

一、氧气雾化吸入法

氧气雾化吸入法是利用高速氧气气流使药液形成气雾,随吸气进入呼吸道而产生疗效的方法。

【目的】

(1) 治疗呼吸道感染,消除炎症。

(2) 稀化痰液以利于排出。

(3) 解除支气管痉挛,改善通气功能。

【准备】

1. 护士准备 衣帽整洁,洗手,戴口罩。

2. 病人准备 了解氧气雾化吸入法的目的,取坐位或半卧位,病人清楚配合要点及注意事项。

3. 用物准备 氧气雾化吸入器、氧气装置一套(湿化瓶内不放水)、药液、5 mL 注射器。

雾化吸入器结构及原理:

(1) 玻璃管式雾化器(图 15-2):有五个管口,从口含管注入药液,接气口接上氧气。当用手指堵住出气口时，气流即被迫从内管1管口冲出，此时，内管2管口附近空气压力突然降低，形成负压，药液经内管2被吸出，当上升到内管2管口时，又被来自内管1管口的急速气流吹散，形成雾状微粒从口含管口喷出。

(2) 射流式塑料雾化器(图15-3)：射流式塑料雾化器借助高速气流通过毛细管孔(射流孔)并在管口产生负压，将药液由邻近管道吸出，所吸出的液体冲击前方阻挡口而被撞击成雾滴。治疗作用及效果同玻璃管式氧气雾化吸入法。操作简单，不需要病人用手指堵、放出气口。

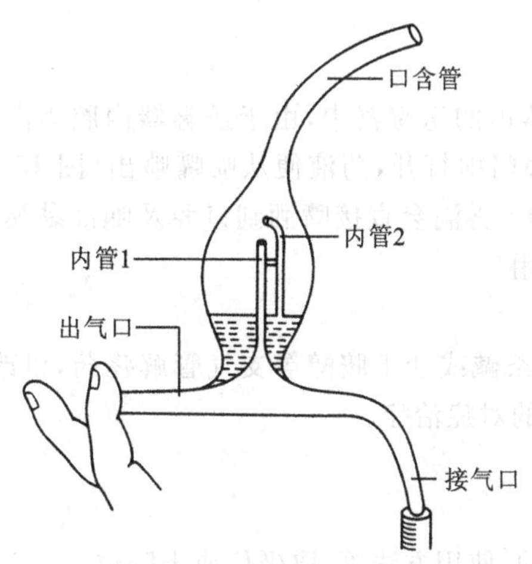

图15-2 玻璃管式雾化器

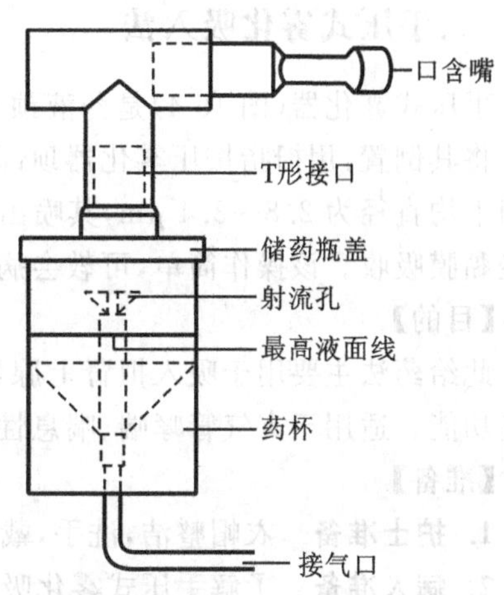

图15-3 射流式塑料雾化器

4. 环境准备 治疗室或病室整洁，氧气筒放置安全。

【操作步骤】

氧气雾化吸入法操作步骤及操作要点见表15-4。

表15-4 氧气雾化吸入法

操作步骤	操作要点
准备药液	核对并配制好药液，将药液稀释至5 mL，玻璃管式雾化器从口含管注入药液
核对解释	携用物至病床旁，核对床号、姓名，解释，以取得合作
	教会病人使用雾化器
安置病人	协助病人取舒适的体位(坐位或半卧位)，并漱口
连接氧气	雾化器的接气口连接氧气，调节氧流量至6～8 L/min
吸入治疗	
玻璃管式雾化器	指导病人手持雾化器，口含管放入口中，紧闭口唇
	吸气时，以手指按压出气口，同时深吸气
	呼气时，手指移开(避免药液丢失)反复进行至药液喷完为止
射流式塑料雾化器	指导病人手持雾化器，把口含嘴放入口中
	紧闭口唇深吸气，用鼻呼气，反复进行至药液喷完为止
关闭氧气	吸入毕，取出雾化器，关闭氧气开关
整理消毒	帮助病人卧于舒适体位，协助漱口
	清理用物，雾化器浸泡消毒1 h，清洗擦干后备用
观察记录	观察并记录治疗效果与反应

【注意事项】

1. 正确使用供氧装置 注意用氧安全，操作时严禁接触明火和易燃品，以保证安全。氧气湿化瓶内勿放水，以免液体进入雾化器内而使药液稀释。

2. 指导病人深呼吸 指导病人深吸气，使药液充分到达支气管和肺内，屏气1～2 s，再轻松呼气，治疗效果更佳。

3. 观察及协助排痰 注意观察病人痰液排出情况，如痰液仍未咳出，可予拍背、吸痰等方法协助排痰。

二、手压式雾化吸入法

手压式雾化器（图15-4）是药液预置于雾化器内的送雾器中，由于送雾器内腔为高压，因此将其倒置，用拇指按压雾化器顶部，其内的阀门即打开，药液便从喷嘴喷出（图15-4）。雾滴平均直径为2.8～3.4 μm，其喷出速度快，80%雾滴会直接喷洒到口腔及咽部黏膜，药物经黏膜吸收。该操作简单，可教会病人自行使用。

【目的】

此给药法主要用于吸入拟肾上腺素类药、氨茶碱或沙丁胺醇等支气管解痉药，以改善通气功能。适用于支气管哮喘、喘息性支气管炎的对症治疗。

【准备】

1. 护士准备 衣帽整洁，洗手，戴口罩。

2. 病人准备 了解手压式雾化吸入法的目的、使用方法等，取坐位或半卧位。

3. 用物准备 按医嘱准备手压式雾化器（内含药物）。

4. 环境准备 环境清洁、安静，光线、温湿度适宜。

【操作步骤】

手压式雾化吸入法操作步骤及操作要点见表15-5。

表15-5 手压式雾化吸入法

操作步骤	操作要点
准备药液	核对并取下雾化器保护盖，充分摇匀药液
核对解释	携用物至病床旁，核对床号、姓名，向病人解释，以取得合作 教会病人手压式雾化器使用方法
安置病人	协助病人取舒适的体位（坐位或半卧位），并漱口
放入口中	将雾化器倒置，接口端放入双唇间，平静吸气
按压喷药	指导病人在吸气开始时，按压气雾瓶顶部，使之喷药，随着深吸气的动作，药物经口吸入
指导吸入	指导病人尽可能延长屏气（坚持10 s左右），然后呼气
清洁保存	其塑料外壳应定期用温水清洁

【注意事项】

(1) 雾化器使用后应放置在阴凉处（30 ℃以下）保存，外壳定期清洁。

(2) 使用前检查各部件是否完好，有无松动、脱落等情况。

(3) 药液随着深吸气的动作经口腔吸入，尽可能延长屏气时间，最好坚持10 s左右，然

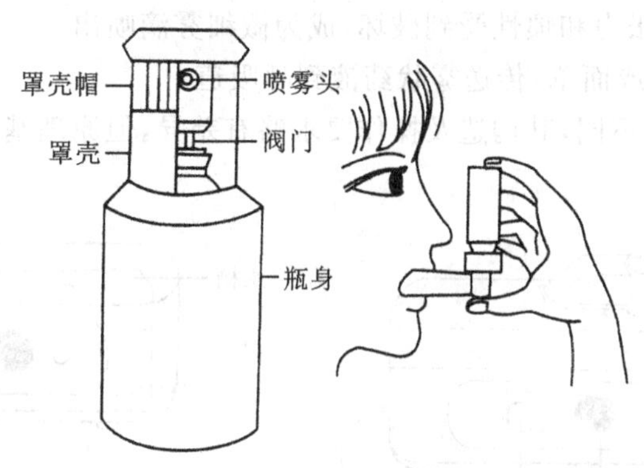

图 15-4 手压式雾化器

后再呼气。

(4) 每次 1～2 喷，两次使用间隔时间不少于 3～4 h。

三、超声波雾化吸入法

超声波雾化吸入法是应用超声波声能，使药液变成细微的气雾，由呼吸道吸入的方法。其特点是：雾量大小可以调节；雾滴小而均匀（直径小于 5 μm），药液可随深而慢的吸气到达终末支气管和肺泡，治疗效果好。

【目的】

1. 湿化呼吸道 常用于呼吸道湿化不足、呼吸道黏膜干燥者，也是气管切开术后病人常规治疗方法。

2. 稀释和松解黏稠的分泌物液 常用于痰液黏稠、气道不通畅者，通过雾化吸入药物可稀释痰液，帮助痰液咳出。

3. 解除支气管痉挛 保持气道通畅，常用于支气管哮喘等病人。

4. 减轻呼吸道炎症反应 预防和治疗呼吸道感染，消除炎症，减轻呼吸道黏膜水肿，常用于胸部手术前后的病人。

【准备】

1. 护士准备 衣帽整洁，洗手，戴口罩。

2. 病人准备 了解超声波雾化吸入法的目的，取坐位或卧位，病人清楚配合要点及注意事项。

3. 用物准备

(1) 超声波雾化器 1 套（图 15-5）、水温计、治疗巾、符合国家标准（简称国标）的自来水或饮用水，有的雾化器需使用冷蒸馏水（按说明书要求）。

超声波雾化器的结构及作用原理：

① 超声波发生器：通电后输出高频电能，其面板上有电源、雾量开关、定时器、指示灯及启动键。

② 水槽与晶体换能器：水槽盛冷水，其底部有一晶体换能器，接受发生器的高频电能，将其转化为超声波声能。

③ 雾化罐（杯）：盛药液，雾化罐（杯）底部为透声膜，超声波声能可透过此膜与罐内药

液作用，使药液表面的张力和惯性受到破坏，成为微细雾滴喷出。

④ 螺纹管、口含嘴或面罩：传送雾状药液到呼吸道。

超声波雾倾器型号不同，其构造及操作要求略有差异，但原理基本相同。

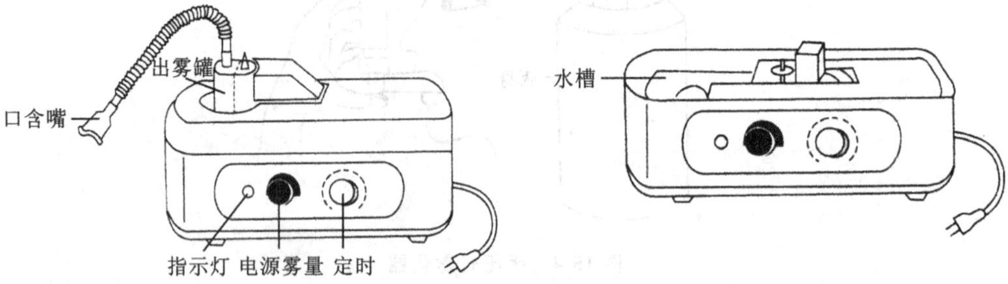

图 15-5　超声波雾化吸入器

(2) 常用药液。

① 控制呼吸道感染，消除炎症：常用抗生素，如庆大霉素、卡那霉素等。

② 解除支气管痉挛：常用氨茶碱、沙丁胺醇(舒喘灵)等。

③ 稀释痰液，帮助祛痰：常用 a-糜蛋白酶、乙酰半胱氨酸(易咳净、痰易静)等。

④ 减轻呼吸道黏膜水肿：常用地塞米松等。

4. 环境准备　环境清洁、安静，光线、温度和湿度适宜。

【操作步骤】

超声波雾化吸入法操作步骤及操作要点见表 15-6。

表 15-6　超声波雾化吸入法

操作步骤	操作要点
检查连接	使用前检查雾化器各部件是否完好，连接雾化器主件与附件，水槽内按要求加入符合国标的自来水(<40 ℃)或冷蒸馏水至水位线
配制药液	核对药物并稀释至 30～50 mL，注入雾化罐内，检查无漏水后，放入水槽中，盖紧水槽盖，插上螺纹管与口含嘴或面罩
核对解释	携用物至病床旁，核对床号、姓名，向病人解释，以取得合作
安置病人	协助病人取舒适的体位(坐位、半坐位或侧卧位)，颌下铺治疗巾
调节雾量	接通电源，打开电源开关、调整定时开关至所需时间(一般为 15～20 min)将雾量开关调至所需量，大挡 3 mL/min、中挡 2 mL/min、小挡 1 mL/min
吸入药液	将口含嘴放入病人口中，或将面罩置于病人口鼻部，指导病人闭口做深呼吸
观察处理	注意观察病人反应及装置情况，使用过程中，如发现水槽内水温超过 60 ℃，应关机更换冷蒸馏水，如发现雾化罐内液体过少影响正常雾化时，应增加药量
关闭机器	治疗毕，取下口含嘴或面罩，先关雾量开关，再关电源开关，拔下插头
安置病人	擦干病人面部，帮助病人卧于舒适体位，并协助排痰
清理用物	将水槽中水倒出，用纱布擦净换能器上和水槽中的积水，雾化罐(杯)、口含嘴、面罩及螺纹管浸泡消毒 1 h，清洗擦干后备用
观察记录	观察并记录治疗效果与反应

【注意事项】

1. 正确使用雾化器 熟悉雾化器性能，水槽内保持有足够的水，虽有缺水保护装置，但不可在缺水状态下长时间开机，水温不宜超过 60 ℃。

2. 注意保护换能器及透声膜 因水槽底部的晶体换能器和雾化罐底部的透声膜薄而质脆，易破碎，在操作及清洗过程中，动作要轻，防止损坏。

3. 连续使用雾化器 连续使用雾化器时，中间需间隔 30 min。

4. 观察及协助排痰 注意观察病人痰液排出是否困难，有时因干稠的分泌物经湿化而膨胀，导致痰液不易咳出时，应予拍背，以协助痰液排出，必要时吸痰。

第四节 注射给药法

注射法将无菌药液或生物制剂注入体内的方法，以达到诊断、预防和治疗疾病的目的。注射给药的优点是药物吸收快，适用于需要药物迅速发挥作用或不宜口服给药的病人；但注射给药对组织有一定程度的损伤。常用注射法包括皮内注射、皮下注射、肌内注射及静脉注射。

一、注射原则

（一）严格遵守无菌操作原则

(1) 注射前洗手、戴口罩、剪指甲，保持衣帽整洁。

(2) 注射部位按要求消毒并保持无菌。

消毒方法：①用棉签蘸 2%碘酊，以注射点为中心向外螺旋式旋转消毒，直径 5 cm 以上，待碘酊干后，再用 70%乙醇脱碘，范围大于碘酊消毒面积，乙醇挥发后方可注射；②用 0.5%碘伏或安尔碘以同法涂擦消毒 1～2 遍，无需脱碘。

（二）严格执行查对制度

(1) 做好“三查七对”，确保给药安全无误。

(2) 仔细检查药液质量，发现药液混浊、沉淀、变质、变色、过期或安瓿有裂痕等现象，则不可应用。

(3) 同时注射多种药物，应查对有无配伍禁忌。

（三）严格执行消毒隔离制度

注射时做到一人一针、一人一止血带、一人一棉垫，严格防止交叉感染。所用物品须先消毒，后处理。对一次性物品应按规定分类、消毒后集中处理，不可随意丢弃。

（四）选择合适的注射器和针头

根据药物剂量、黏稠度、刺激性强弱、注射方法以及注射对象等选择合适的注射器和针头(表 15-7)。注射器应完整无裂缝，不漏气；针头应锐利、无钩、无弯曲，型号合适；注射器和针头的衔接须紧密。一次性注射器的包装应密封且在有效期内。

表 15-7 各种注射法选用注射器和针头的规格

注射器规格	针头型号	注射方法
1 mL	$4\frac{1}{2}$	皮内注射、注射小剂量药液
1 mL、2 mL	5～6	皮下注射
2 mL、5 mL	6～7	肌肉注射、静脉采血
5 mL、10 mL、20 mL、30 mL、50 mL	6～9	静脉注射

（五）选择合适的注射部位

注射部位应避开血管、神经处。不可在炎症、化脓感染、瘢痕、硬结、患皮肤病处进针。对长期注射的病人应有计划地更换注射部位。

（六）注射药液现配现用

注射药物应按规定的时间临时抽取，防止药物污染或药效降低。

（七）进针前排尽空气

进针前排尽注射器内空气，以防空气进入血管形成栓塞。排气时应防止药液浪费。

（八）进针后检查回血

进针后、注射药液前应抽动活塞检查有无回血。静脉注射必须见回血方可注入药液；皮下、肌内注射无回血方可注入药液，如有回血，应拔出针头重新进针，不可将药液注入血管内。

（九）掌握无痛注射技术

(1) 解除病人思想顾虑，分散注意力；取合适体位，使肌肉放松，易于进针。

(2) 注射时做到“二快一慢”，即进针快、拔针快，推药速度慢且均匀，以减轻对组织的刺激。

(3) 注射刺激性强的药物，选择粗长针头，且需深部注射。同时注射多种药物，一般先注射刺激性比较弱的药物，再注射刺激性较强的药物，推药速度宜更慢，以减轻疼痛，长期注射应更换注射部位。

二、注射用物

1. 注射盘 常规准备下列物品。

(1) 无菌持物镊：浸泡于消毒液内或盛放于灭菌后的干燥容器内。

(2) 皮肤消毒液：2%碘酊，70%乙醇，0.5%碘伏或安尔碘，喷雾式消毒液等。

(3) 无菌棉签、砂轮、弯盘、开瓶器，静脉注射时加止血带、小垫枕及治疗巾。

2. 注射器和针头

(1) 注射器的构造(图 15-6)：注射器的构造由乳头、空筒、活塞(活塞体、活塞轴、活塞柄)构成。其中乳头部、空筒内壁、活塞体应保持无菌，不得用手接触。注射器的规格有 1、2、5、10、20、30、50、100 mL 等 8 种。

(2) 针头的构造：针头分针尖、针梗和针栓三部分，除针栓外壁以外，其余部分须保持无菌，不得用手接触。针头的规格有 4、4.5、5、5.5、6、6.5、7、8、9 号等数种。不同规格注射器和针头的用途见表15-7。

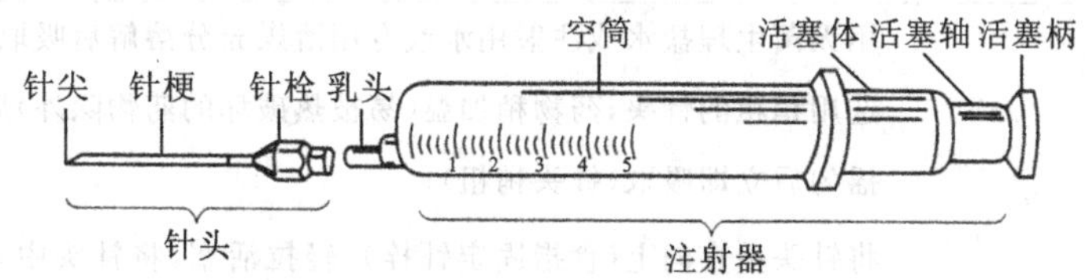

图 15-6　注射器和针头的构造

3. 注射药液　根据医嘱准备,常用的有溶液、油剂、混悬液、结晶和粉剂等。

三、药液抽吸技术

【目的】

应用无菌技术,使用注射器从安瓿或密封瓶内准确抽取适量药液,为注射作准备。

【准备】

1. 护士准备　衣帽整洁,洗手,戴口罩。

2. 物品准备

(1) 注射盘一套(消毒液、砂轮、启瓶器、无菌棉签、弯盘)。

(2) 注射卡、药物(按医嘱)。

(3) 不同规格的注射器数个。

3. 环境准备　按无菌操作要求进行。

【操作步骤】

药液抽吸技术操作步骤及操作要点见表15-8。

表 15-8　药液抽吸技术

操作步骤	操作要点
准备查对	在注射盘内铺无菌治疗巾,仔细查对药液的名称、浓度、剂量、失效期及质量
自安瓿内吸取药液	将安瓿尖端的药液弹至体部,用砂轮在安瓿颈部凹陷处划一痕迹,用70%乙醇棉签消毒后,用无菌棉球或纱布按住颈部,折断安瓿
消毒折断	若安瓿颈部有蓝点标记,则为易折安瓿,无须划痕。消毒颈部后,用无菌棉球或纱布按住颈部,折断安瓿
抽吸药液	一手持注射器,将针尖斜面向下置于安瓿内液面下,另一手持活塞柄,抽动活塞,吸取药液(图15-7～图15-9)
自密封瓶中吸取药液	除去铝盖中心部分,常规消毒瓶塞,待干
消毒瓶塞 注入空气	注射器内吸入与所需药液等量的空气,食指固定针栓将针头插入瓶内,注入空气,以增加瓶内压力,便于抽吸
抽吸药液	倒转药瓶,使针尖在液面下,吸取药液至所需量,食指固定针栓,拔出针头
	吸取以下剂型需注意

操作步骤	操作要点
结晶或粉剂	用无菌生理盐水或注射用水或专用溶媒充分溶解后吸取
黏稠油剂	选用稍粗的针头，药物稍加温(易被热破坏的药物除外)后吸取
混悬剂	摇匀后立即吸取(针头稍粗)
排尽空气	将针头垂直向上(食指固定针栓)，轻拉活塞，将针头中药液回抽至注射器内，并使气泡聚集在注射器乳头根部，排出气体(图 15-10) 如注射器乳头偏向一侧，排气时使注射器乳头向上倾斜，使气泡聚集在乳头根部，轻推活塞，排出气体(勿浪费药液)
保持无菌	将空药瓶或空安瓿套在针头上(避免针栓进入安瓿内)；或套针头套，安瓿或药瓶放其旁边，以便查对 再次查对后放于无菌巾中准备注射

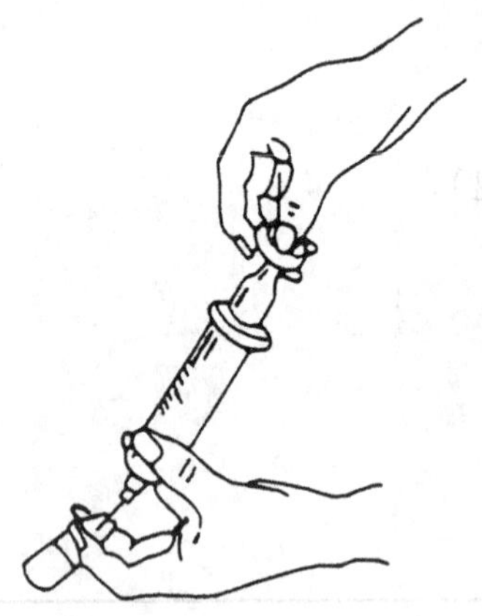

图 15-7　自小安瓿内吸取药液

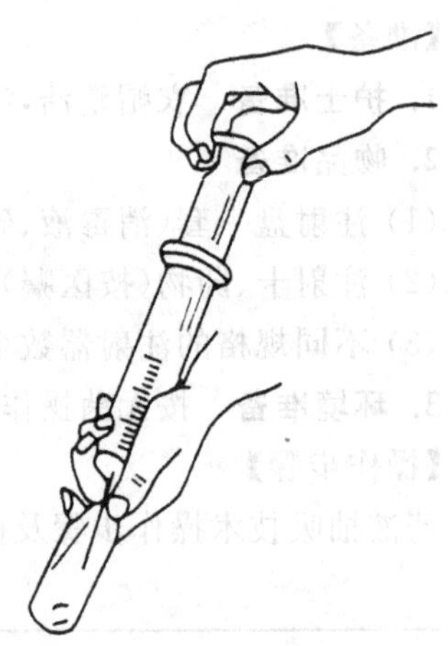

图 15-8　自大安瓿内吸取药液

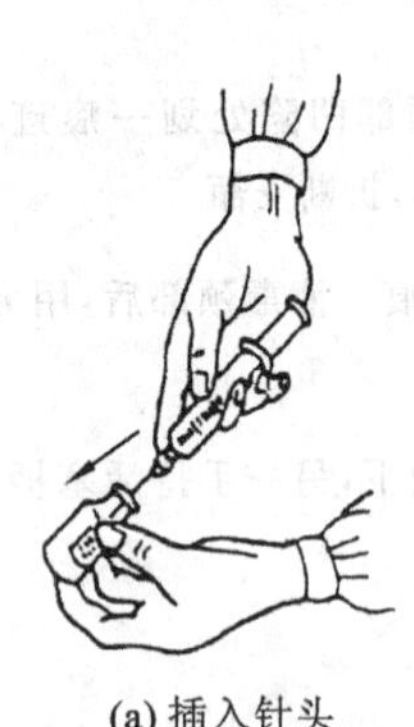

(a) 插入针头

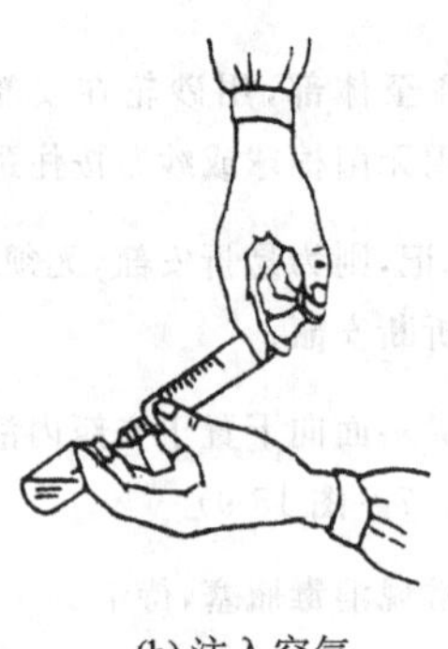

(b) 注入空气

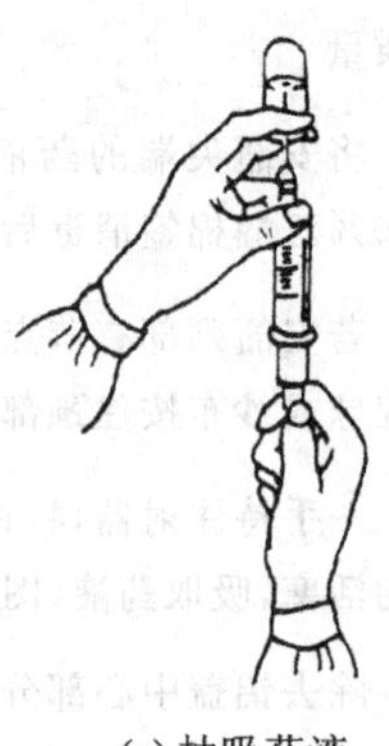

(c) 抽吸药液

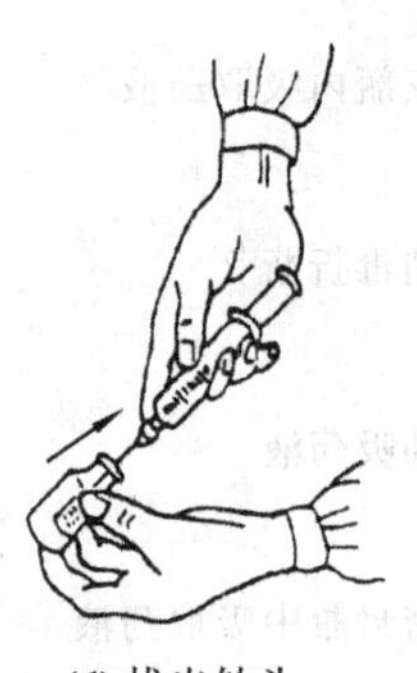

(d) 拔出针头

图 15-9　自密封瓶内吸取药液

【注意事项】

(1) 认真贯彻查对制度，特别需检查药液质量。

(2) 严格执行无菌操作原则，防止污染，抽药时不可用手握住活塞，以免污染空筒内面

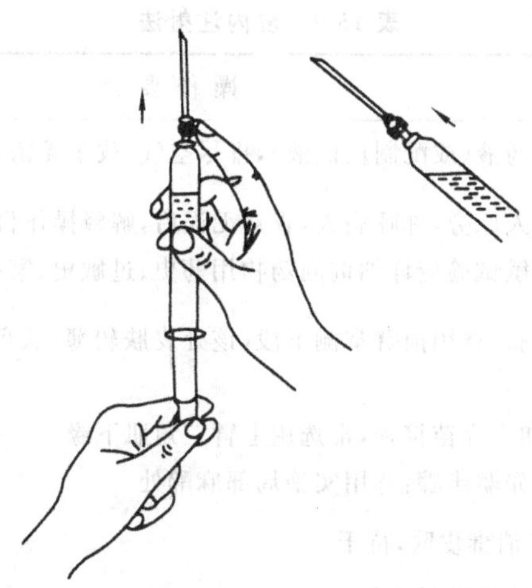

图 15-10 排尽空气

和药液。

(3) 根据药液的性质正确抽取药液，避免造成药液浪费或效价降低。

(4) 抽尽药液的安瓿或空药瓶不可立即丢弃，以备查对。

(5) 药液应现用现抽吸，避免药液污染或效价降低。

四、常用的注射法

(一) 皮内注射法

皮内注射法(ID)是将小量药液或生物制剂注射于表皮与真皮之间的方法。

【目的】

(1) 进行药物过敏试验，以观察有无过敏史。

(2) 预防接种。

(3) 局部麻醉的先驱步骤。

【部位】

(1) 皮内试验：前臂掌侧下段。

(2) 预防接种：上臂三角肌下缘。

(3) 局部麻醉：实施局部麻醉处。

【准备】

1. 护士准备 衣帽整洁，洗手，戴口罩。

2. 病人准备 了解皮内注射的目的、方法、注意事项及配合要点，取舒适体位并暴露注射部位。

3. 用物准备 注射盘内用物，另加 1 mL 注射器、4～5 号针头、注射卡，按医嘱备药液，做药物过敏试验时备 0.1%盐酸肾上腺素。

4. 环境准备 清洁、安静，光线适宜或有足够的照明。

【操作步骤】

皮内注射法操作步骤及操作要点见表 15-9。

表 15-9　皮内注射法

操作步骤	操作要点
抽吸药液	按医嘱抽吸药液(或配制皮试液),排尽空气,放于无菌盘内
核对解释	携用物至病人床旁,称呼病人,查对无误后,解释操作目的和过程 如为药物过敏试验应详细询问药物用药史、过敏史、家族史
选择部位	药物过敏试验:选用前臂掌侧下段(该处皮肤较薄,肤色较淡,易于注射,且易观察局部反应) 预防接种:如卡介苗接种,常选用上臂三角肌下缘 局部麻醉的先驱步骤:选用实施局部麻醉处
消毒皮肤	用 70%乙醇消毒皮肤,待干
核对排气	再次核对药物并排尽空气
进针推药	左手绷紧局部皮肤,右手以平执式(图 15-11)持注射器,针尖斜面向上,与皮肤成 5°角刺入皮内(图 15-12) 待针尖斜面完全刺入皮内后,放平注射器,左手拇指固定针栓,右手推入药液 0.1 mL,使局部隆起呈半球状皮丘,皮肤变白并显露毛孔
拔针观察	注射完毕,迅速拔出针头,勿用棉签按压,再次核对床号、姓名 嘱病人勿按揉局部,药物过敏试验者,勿离开病室(或注射室),观察 20 min 后判断结果(与病人核对时间),如有不适立即告知护士
整理记录	安置病人于舒适卧位,密切观察病人用药后全身反应和局部反应,记录皮试结果 整理床单位、清理用物

【注意事项】

(1) 行皮内过敏试验前应询问病人有无药物过敏史,如病人对该药物过敏,则不应做皮试并与医生联系,更换其他药物。

(2) 忌用含碘消毒剂,以免着色影响对局部反应的观察及与碘过敏反应相混淆。

(3) 进针角度不宜太大,以免将药液注入皮下,影响药物作用的效果及反应观察。

(4) 做皮内过敏试验时,应嘱病人拔针后勿按揉注射部位,以免影响对反应结果的判断。

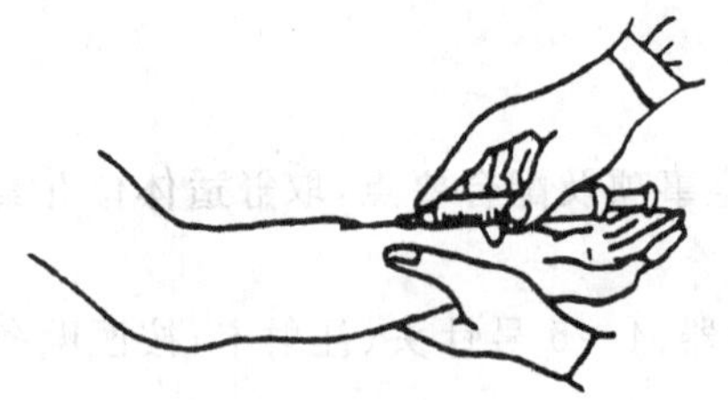

图 15-11　皮内注射进针方法

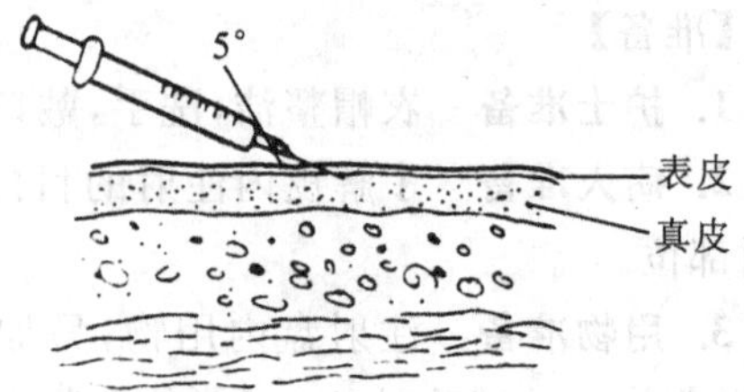

图 15-12　皮内注射进针角度

(二) 皮下注射法

皮下注射法(H)是将小量药液或生物制剂注射于皮下组织的方法。

【目的】

(1) 用于不宜口服而需在一定时间内发挥药效的药物。如肾上腺素、胰岛素等药物注射。适合小剂量及刺激性弱的药物注射，以免吸收不良造成局部硬结、疼痛等反应。

(2) 预防接种，如接种各种菌苗、疫苗。

(3) 局部供药，如局部麻醉、封闭疗法。

【部位】

常选用上臂三角肌下缘、两侧腹壁、后背、大腿前侧和外侧。

【准备】

1. 护士准备 衣帽整洁，洗手，戴口罩。

2. 病人准备 了解皮下注射的目的、方法、注意事项及配合要点，取舒适体位并暴露注射部位。

3. 用物准备 基础注射盘，另加 1～2 mL 注射器、5～6 号针头、注射卡，按医嘱备药液。

4. 环境准备 清洁、安静，光线适宜或有足够的照明。

【操作步骤】

皮下注射法操作步骤及操作要点见表 15-10。

表 15-10 皮下注射法

操作步骤	操作要点
抽吸药液	按医嘱抽吸药液，排尽空气，放于无菌盘内
核对解释	携用物至病人床旁，称呼病人，核对并解释，取得病人合作 若注射胰岛素应告知病人本人及家属，在餐前半小时注射
选择部位	协助病人取舒适体位并显露注射部位 常用部位：上臂三角肌下缘、两侧腹壁、后背、大腿前侧及外侧等(图 15-13) 预防接种：常在上臂三角肌下缘注射 局部麻醉及封闭疗法：在需要麻醉及治疗的局部注射
消毒皮肤	常规消毒皮肤或用安尔碘消毒皮肤，待干
核对排气	再次核对药物并排尽空气
进针推药	左手绷紧局部皮肤，右手持注射器，食指固定针栓，针尖斜面向上(图 15-14)，与皮肤成 30°～40°角迅速刺入针梗的 2/3(图 15-15) 右手固定针栓，左手抽动活塞，无回血即可缓慢推药
拔针按压	注射完毕，用无菌干棉签按压针刺处，快速拔针，按压片刻并再次核对
整理观察	安置病人于舒适卧位，整理床单位，清理用物，洗手，记录 密切观察病人用药后全身反应和局部反应

【注意事项】

(1) 对长期皮下注射的病人，应有计划地更换注射部位，以免产生硬结，并有利于药物吸收。注意观察局部对药物的吸收情况，如吸收差及有硬结，可热敷局部。

(2) 刺激性强的药物不宜做皮下注射。

(3) 注射药液少于 1 mL 时，必须使用 1 mL 注射器，以保证剂量的准确。

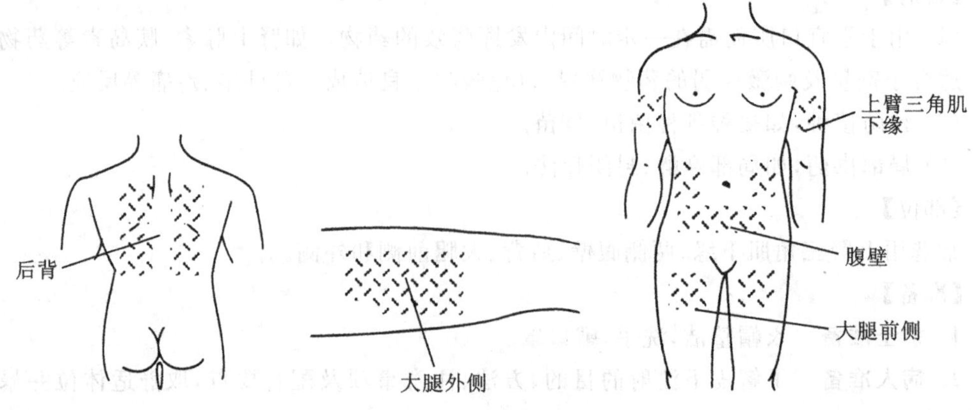

图 15-13　皮下注射部位

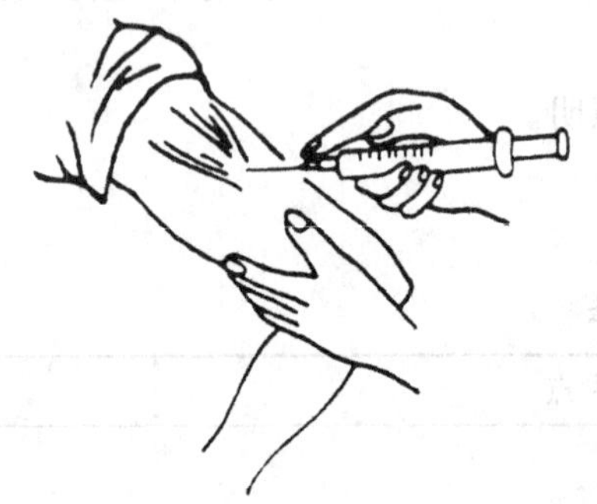

图 15-14　皮下注射进针方法

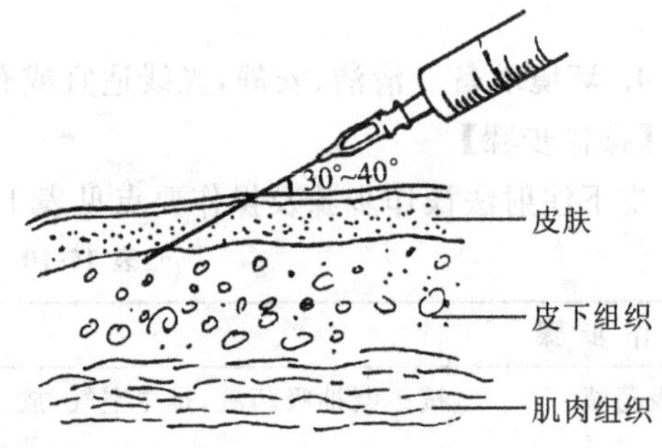

图 15-15　皮下注射进针角度

(4) 进针角度不宜大于 45°，过瘦者捏起注射部位并减小进针角度。

(5) 拔针时，勿用干棉签用力按压进针点，避免针尖斜面对组织造成切割伤而增加拔针时的疼痛感。

（三）肌内注射法

肌内注射法(IM)是将一定量药液注入肌肉组织的方法。

【目的】

(1) 用于需较短时间内发挥药效，但不宜采用口服或静脉注射的药物。

(2) 用于注射刺激性较强或药量较大，且不宜作静脉注射的药物。

(3) 药物不宜或不能作静脉注射，要求比皮下注射更迅速发生疗效时采用。

【部位】

肌内注射时，注射部位一般选择肌肉丰厚且远离大血管、神经处。最常用的部位为臀大肌，其次为臀中肌、臀小肌、股外侧肌及上臂三角肌。

1. 臀大肌注射定位法

(1) 十字法：从臀裂顶点向左或向右划一水平线，然后从髂嵴最高点作一垂直线，将一侧臀部分为四个象限，其外上象限，避开内角（髂后上嵴与股骨大转子连线）为注射区(图 15-16(a))。

(2) 连线法：取髂前上棘与尾骨连线的外上 1/3 处为注射部位(图 15-16(b))。

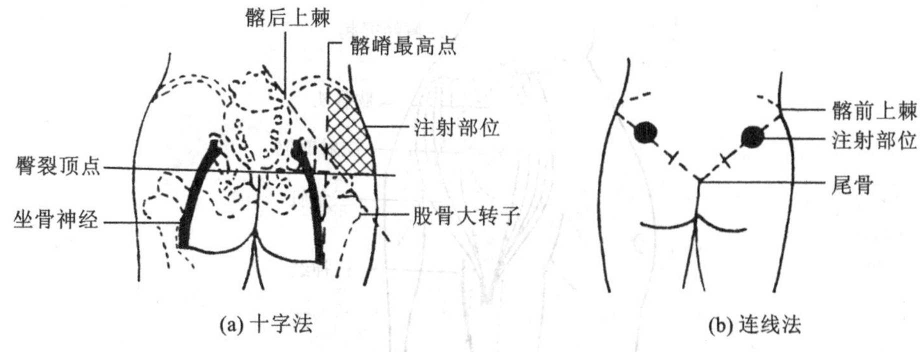

(a) 十字法　　(b) 连线法

图 15-16　臀大肌注射定位法

2. 臀中肌、臀小肌注射定位法

(1) 二指法:以食指尖和中指尖分别置于髂前上棘和髂嵴下缘处,在食指、中指、髂嵴之间构成一三角区域,注射部位在食指和中指构成的角内(图 15-17)。

(2) 三指法:髂前上棘外侧三横指处(为患儿注射时,以患儿自己的手指宽度为标准)为注射部位。

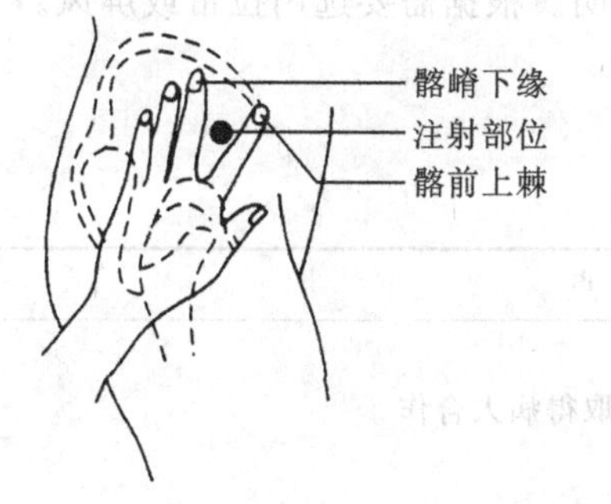

图 15-17　臀中肌、臀小肌注射定位法

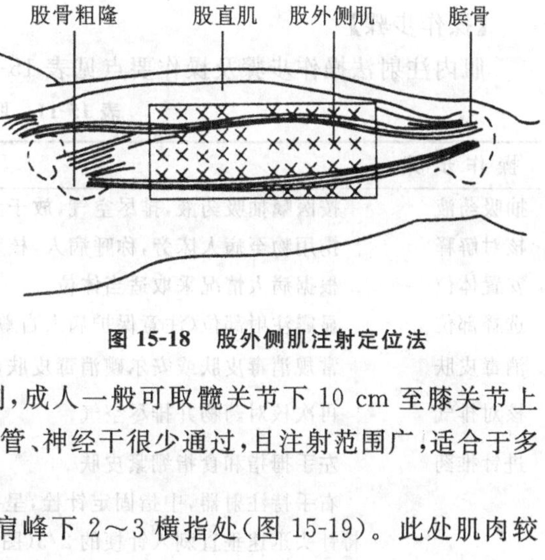

图 15-18　股外侧肌注射定位法

3. 股外侧肌注射定位法　大腿中段外侧,成人一般可取髋关节下 10 cm 至膝关节上 10 cm、宽约 7.5 cm 处(图 15-18)。此处大血管、神经干很少通过,且注射范围广,适合于多次注射。

4. 上臂三角肌注射定位法　上臂外侧,肩峰下 2～3 横指处(图 15-19)。此处肌肉较薄,只能用于小剂量药液注射。

【准备】

1. 护士准备　衣帽整洁,洗手,戴口罩。

2. 病人准备　了解肌内注射的目的、方法、注意事项及配合要点,取舒适体位并暴露注射部位。为了使注射部位肌肉放松,减轻疼痛与不适,肌内注射时病人可采用以下体位。

(1) 侧卧位:病人侧卧,上腿伸直,放松,下腿稍弯曲,是臀中肌、臀小肌注射的最佳体位。

(2) 俯卧位:病人俯卧,足尖相对,足跟分开,头偏向一侧,是臀大肌注射的最佳体位。

(3) 仰卧位:常用于危重及不能翻身的病人,采用臀中肌、臀小肌注射较为方便,嘱病人自然平躺,肌肉放松。

(4) 坐位:门诊病人注射时常采用。取坐位时椅要稍高,以便于操作。

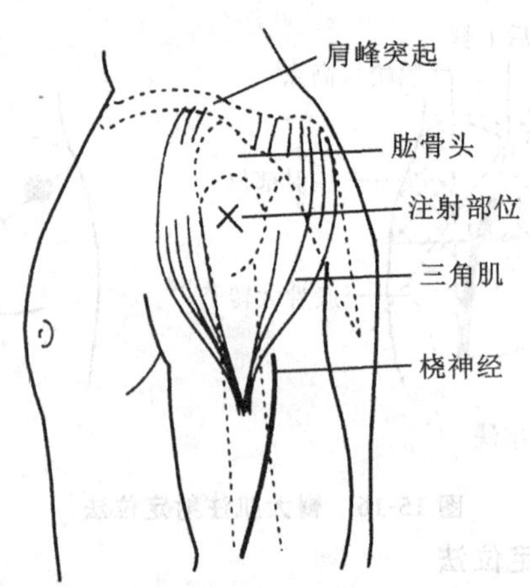

图 15-19　上臂三角肌注射定位法

3. 用物准备　注射盘用物，另加 2～5 mL 注射器、6～7 号针头、注射卡，按医嘱备药液。

4. 环境准备　清洁、安静，光线适宜或有足够的照明。根据需要选用拉帘或屏风。

【操作步骤】

肌内注射法操作步骤及操作要点见表 15-11。

表 15-11　肌内注射法

操作步骤	操作要点
抽吸药液	按医嘱抽吸药液，排尽空气，放于无菌盘内
核对解释	携用物至病人床旁，称呼病人，核对并解释，取得病人合作
安置体位	根据病人情况采取适当体位
选择部位	显露注射部位(注意保护病人自尊)，并准确定位(以防损伤血管及神经)
消毒皮肤	常规消毒皮肤或安尔碘消毒皮肤，待干
核对排气	再次核对药物并排尽空气
进针推药	左手拇指和食指绷紧皮肤 右手持注射器，中指固定针栓，呈握毛笔状姿势(图 15-20)，用前臂带动腕部的力量，将针头迅速垂直刺入针梗的 2/3(图 15-21)。松开左手抽动活塞，如无回血，固定针头，缓慢注入药液(图 15-22)
拔针按压	注射完毕，用无菌干棉签轻压针刺处，快速拔针，按压片刻至不出血，并再次核对
整理观察	安置病人于舒适卧位，整理床单位，清理用物，洗手，记录 密切观察病人用药后全身和局部反应

【注意事项】

(1) 严格执行查对制度和无菌操作原则。

(2) 对 2 岁以下的幼儿不宜选用臀大肌注射，因臀大肌尚未发育完善，注射时有损伤坐骨神经的危险，一般常选择臀中肌、臀小肌注射。

(3) 注射时切勿将针梗全部刺入，以防发生断针。一旦发生断针，保持局部与肢体不动，以防针头移位，用一手捏紧局部肌肉，并尽快用止血钳将断端取出。

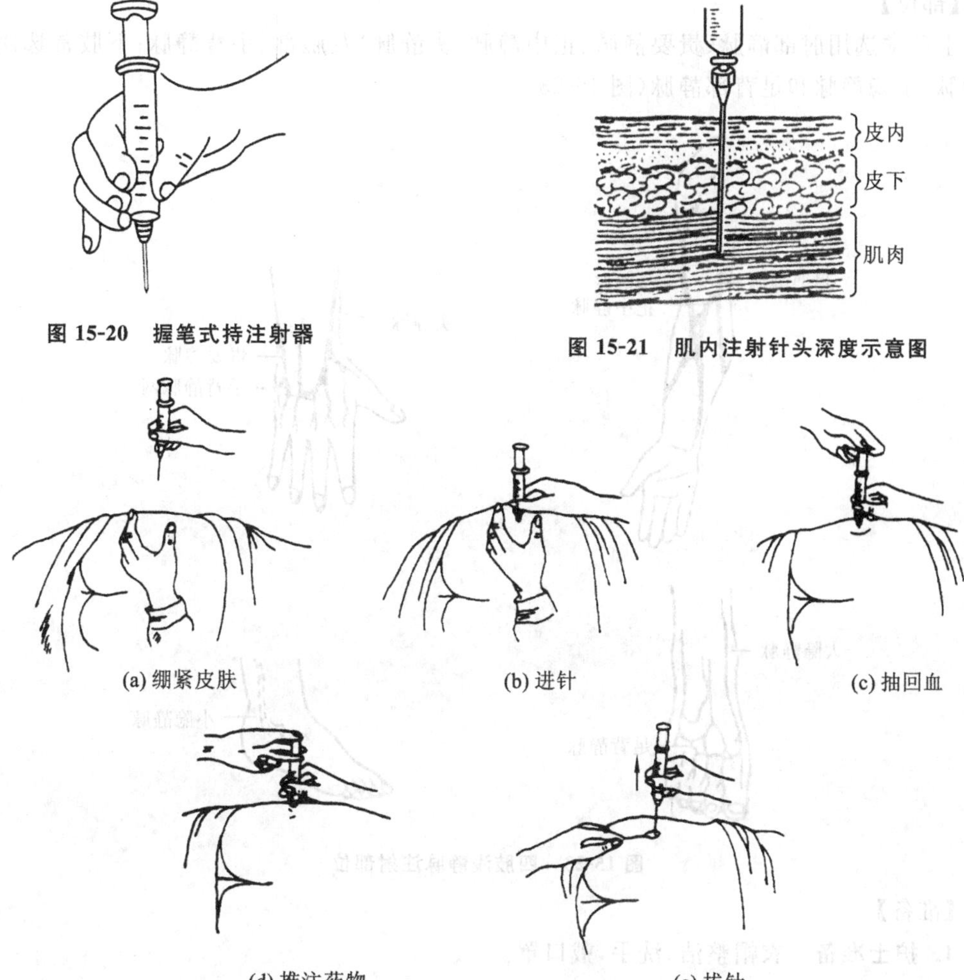

图 15-20 握笔式持注射器

图 15-21 肌内注射针头深度示意图

(a) 绷紧皮肤 (b) 进针 (c) 抽回血

(d) 推注药物 (e) 拔针

图 15-22 肌内注射

(4) 对需长期注射者,应有计划的交替更换注射部位,以避免和减少硬结的发生。

(5) 多种药物同时注射时,应注意药物的配伍禁忌。

(四) 静脉注射法

静脉注射法(IV)是将一定量无菌药液自静脉注入体内的方法。药液直接进入血液循环,是发挥药效最快的给药方法。

四肢浅静脉注射

【目的】

(1) 药物不宜口服、皮下或肌内注射,需迅速发生药效时,可采用静脉注射法。

(2) 药物因浓度高、刺激性大、量多而不宜采取其他注射方法。

(3) 进行诊断、试验检查时,由静脉注入药物,如为肝、肾、胆囊等进行 X 线摄片。

(4) 采集血标本、静脉输液和输血。

(5) 用于静脉营养治疗。

【部位】

上肢常选用肘部静脉(贵要静脉、正中静脉、头静脉)及腕部、手背静脉;下肢常选用大隐静脉、小隐静脉和足背部静脉(图 15-23)。

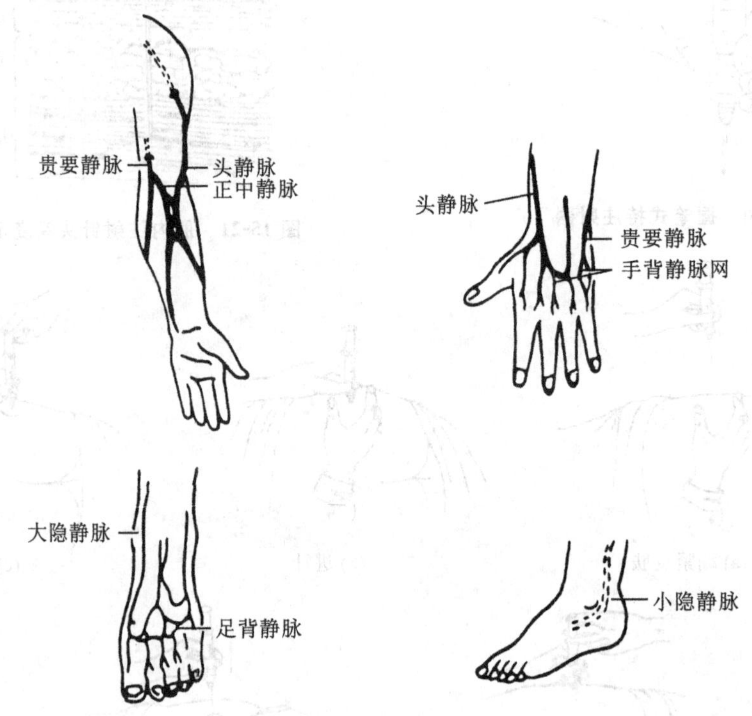

图 15-23　四肢浅静脉注射部位

【准备】

1. 护士准备　衣帽整洁,洗手,戴口罩。

2. 病人准备　了解静脉注射的目的、方法、注意事项及配合要点,协助病人取坐位或卧位。

3. 用物准备　注射盘用物,根据药液量选择注射器、6~9 号针头或头皮针、止血带、小垫枕及治疗巾、胶布、按医嘱备药液、注射卡。

4. 环境准备　清洁、安静,温度适宜,光线充足或有足够的照明。

【操作步骤】

四肢浅静脉注射法操作步骤及操作要点见表 15-12。

表 15-12　四肢浅静脉注射法

操作步骤	操作要点
抽吸药液	按医嘱抽吸药液,排尽空气,放于无菌盘内
核对解释	携用物至病人床旁,称呼病人,核对并解释,取得病人合作
选择静脉	常用肘部、腕部、手背、足背、踝部等处浅静脉(图 15-23) 选择粗直、弹性好、易于固定的静脉,避开关节及静脉瓣 对长期静脉用药的病人,为保护血管,要有计划的自远心端到近心端选择血管注射 以手指探明静脉方向及深浅,在穿刺部位肢体下放置小垫枕,上铺治疗巾 如采用头皮针穿刺,此时应备好胶布

续表

操作步骤	操作要点
扎止血带	在穿刺部位上方约 6 cm 处扎止血带，末端向上。嘱病人握拳，使静脉充盈
消毒皮肤	病人取适当卧位，常规消毒皮肤，待干
核对排气	再次核对药物并排尽空气
穿刺静脉	左手绷紧静脉下端皮肤，使其固定，右手持注射器（或头皮针针柄），食指固定针栓，针尖斜面向上，与皮肤成 15°～30°角，由静脉上方或侧方刺入皮下，再沿静脉走向潜行刺入静脉（图 15-24），见回血，可再顺静脉方向进针少许
两松固定	松开止血带，嘱病人松拳，固定针头（头皮针用胶布固定）
注药观察	缓慢注入药液（图 15-25），注药过程中应试抽回血以确定针头是否在静脉内，并随时听取病人的主诉，观察局部情况及病情变化
拔针按压	注射完毕，将无菌干棉签放于针刺点上方，快速拔出针头，按压片刻或嘱病人屈肘，并再次核对
整理观察	安置病人于舒适卧位，整理床单位，清理用物，洗手，记录

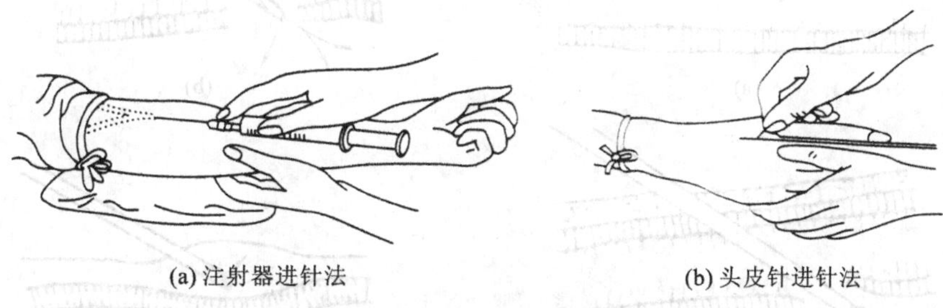

(a) 注射器进针法　　(b) 头皮针进针法

图 15-24　静脉注射进针法

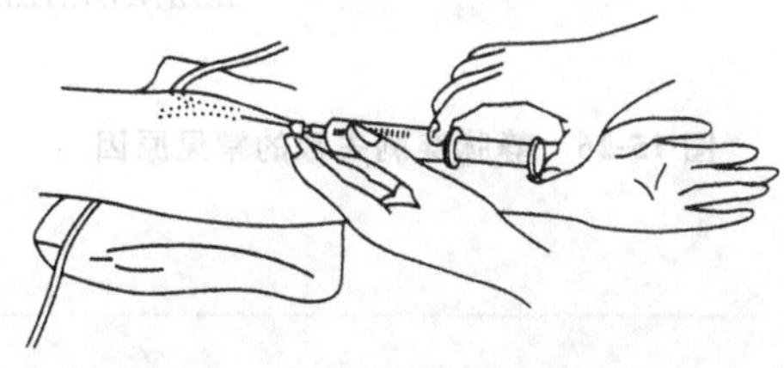

图 15-25　静脉注射推药法

【注意事项】

(1) 静脉注射时应选择粗直、弹性好、不易滑动的静脉。如需长期静脉给药者，应由远心端到近心端选择血管进行注射。

(2) 根据病人年龄、病情及药物性质，掌握注入药液的速度，并随时听取病人的主诉，观察病人病情变化及注射局部情况。

(3) 注射对组织有强烈刺激性的药物时，应选择较粗的静脉进行注射并另备盛有生理盐水的注射器和头皮针，注射穿刺成功后，先注入少量等渗盐水，证实针头确在静脉内，再推注药物，以防药液外溢而致组织发生坏死。

(4) 静脉注射常见失败的原因。

① 针头(尖)未完全进入血管内，针头斜面一半在血管内，另一半在血管外，部分药液溢出至皮下。临床判断：抽吸可有回血，但推药时局部隆起并有痛感（图 15-26(a)）。

② 针头刺入较深，斜面一半穿破对侧血管壁，部分药液溢出至深层组织。临床判断：抽吸有回血，局部不一定隆起，但推药时病人有痛感(图 15-26(b))。

③ 针头刺入过深，穿透对侧血管壁，药物注入深层组织。临床判断：抽吸无回血，如只推注少量药液局部不一定隆起，但推药时病人有痛感(图 15-26(c))。

以上三种失败原因中任意一种情况发生，均应立即拔针，以无菌棉签或棉球压迫止血，选择血管重新穿刺。

④ 针头未刺入血管内，刺入过浅，或因静脉滑动，针头未刺入血管。临床判断：抽吸无回血，推注药液局部隆起，病人有痛感(图 15-26(d))。如遇此种情况发生，不必贸然拔针，也不可推注药液，应调整进针角度或固定穿刺段静脉后再行进入血管。

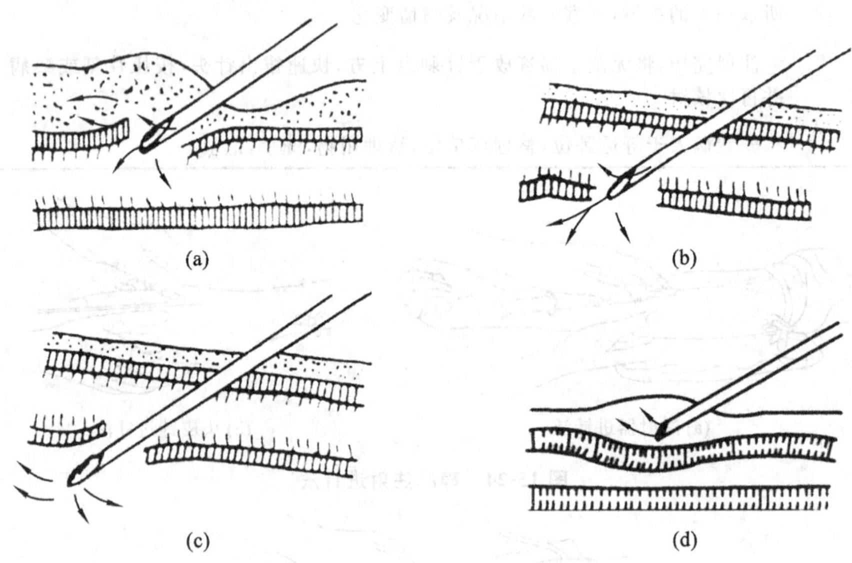

图 15-26　静脉穿刺失败的常见原因

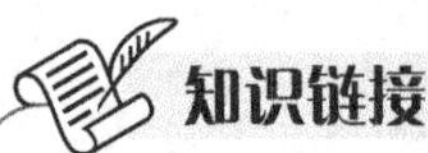

知识链接

特殊病人的静脉穿刺要点

(1) 肥胖病人：肥胖者的皮下脂肪多，静脉较深，难以辨认，但较固定。注射时，在摸清血管走向后在静脉上方进针，进针角度应稍大(30°～40°)

(2) 消瘦病人：消瘦者皮下脂肪少，静脉较滑动，但较明显，穿刺时须固定静脉，从正面或侧面刺入。

(3) 水肿病人：水肿病人静脉不明显，可沿静脉走行的解剖位置，用手指按揉局部，以暂时驱散皮下水分，使静脉充分显露后再行穿刺。

(4) 脱水病人：脱水病人静脉萎陷，充盈不良，穿刺困难。可做局部热敷、按摩，待血管扩张显露后再穿刺。

(5) 老年病人：老年病人皮下脂肪少，皮肤松弛，静脉硬化常见，脆性增加，血管易滑动，针头不易刺入。注射时可采用手指固定穿刺段静脉上下两端后在静脉上方直接穿刺。

股静脉注射法

【目的】股静脉注射法适用于抢救危重病人时注入药物或置管加压输血、输液；股静脉穿刺也适用于采集血标本做化验检查。

【部位】

在股三角区，髂前上棘和耻骨结节连线的中点为股动脉，股动脉内侧 0.5 cm 处为股静脉。

【准备】

1. 护士准备 衣帽整洁，洗手，戴口罩。

2. 病人准备 了解股静脉注射的目的、方法、注意事项及配合要点，协助病人取仰卧位，暴露注射部位。

3. 用物准备 注射盘用物，根据需要选择大小合适的注射器、6～8 号针头、按医嘱备药液、注射卡。

4. 环境准备 清洁、安静，温度适宜，光线充足或有足够的照明。用拉帘或屏风遮挡病人。

【操作步骤】

股静脉注射法操作步骤及操作要点见表 15-13。

表 15-13 股静脉注射法

操作步骤	操作要点
抽吸药液	按医嘱抽吸药液，排尽空气，放于无菌盘内
核对解释	携用物至病人床旁，称呼病人，核对并解释，取得病人合作
安置体位	帮助病人取仰卧位，下肢略屈，膝外展外旋，必要时臀下垫小枕，暴露注射部位。如为小儿注射，需用尿布覆盖会阴，以防其排尿打湿穿刺部位
准确定位	于股三角区扪及股动脉搏动最明显处或以髂前上棘和耻骨结节连线中点作为股动脉的定位，股静脉位于股动脉内侧 0.5 cm 处(图 15-27)
消毒皮肤	常规消毒局部皮肤，待干；同时消毒操作者左手食指和中指
核对排气	再次核对药物并排尽空气
进针推药	左手食指和中指扪及股动脉搏动最明显处并固定，右手持注射器，针头和皮肤成 45°～90°角，在股动脉内侧 0.5 cm 处刺入，抽动活塞，见抽出暗红色血，提示针头已进入股静脉，固定针头，根据需要注入药液或采集血标本
拔针按压	注射完毕，拔出针头，局部用无菌纱布加压止血 3～5 min，确认无出血，用胶布固定
整理记录	安置病人于舒适卧位，整理床单位，清理用物，洗手，再次核对，记录结果 如采集血标本应及时送检

【注意事项】

(1) 严格执行无菌操作，以防感染。

(2) 有出血倾向的病人不宜采用此法注射。

(3) 如抽出鲜红色血说明进入股动脉，应立即拔出针头，用无菌纱布紧压穿刺处 5～10 min，直至不出血，改由另一侧穿刺。

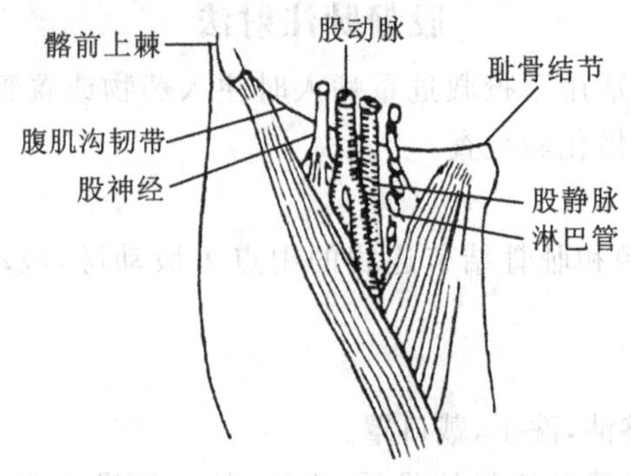

图 15-27　股静脉解剖位置

第五节　药物过敏试验法

药物可以治疗疾病，但过敏体质的人在使用某些药物时，常可引起不同程度的过敏反应，甚至发生过敏性休克，危及生命。为了合理使用药物，充分发挥药效，防止发生过敏反应，在使用某些致敏性较高的药物前，除应详细询问用药史、过敏史、家族史外，还需做药物过敏试验。护士应正确掌握试验液配制和试验方法，认真观察，正确判断试验结果，且事前做好急救准备并熟练掌握过敏反应的急救技术，以防止发生过敏性休克而危及生命。

一、药物过敏反应的特点

药物过敏反应(也称变态反应或超敏反应)属于异常的免疫反应，发生药物过敏反应的基本原因是抗原和抗体的相互作用。药物作为一种抗原，进入机体后，有些个体体内会产生特异性抗体(IgE、IgG、IgM)，使T淋巴细胞致敏，当再次应用同类药物时，抗原和抗体在致敏淋巴细胞上作用，引起过敏反应。药物过敏反应具有以下特点。

1. 仅发生于用药人群中的少数　虽然各种药物引起过敏反应的发生率有高有低，但一般发生于用药人群中的少数人，不具有普遍性。

2. 很小的剂量即可发生过敏反应　一旦病人对药物过敏，即使用很小的剂量也足以引起过敏反应，因此可作为与药物中毒反应相鉴别的重要依据。

3. 与正常药理反应或毒性无关　药物过敏反应是在用法、用量都正常的情况下的不正常反应，其临床表现与正常药理反应或毒性无关。

4. 一般发生于再次用药过程中　药物过敏反应的发生需有致敏阶段，即过敏原来源于过敏发生前的多次药物接触，因此药物过敏反应通常不发生在首次用药，一般在再次用药后发病。

5. 过敏的发生与体质因素有关　药物过敏反应的发生与过敏体质有关，因此是对某些药物“质”的过敏，而不是“量”的中毒。

二、常用药物过敏试验技术

(一) 青霉素过敏试验

青霉素是从青霉菌培养液中获取的一种具有抗菌作用的药物。青霉素的发明为人类健康作出了巨大贡献，开创了抗生素治疗的新纪元。青霉素具有疗效高、毒性低的优点，广泛被临床治疗所选用，但在使用中较易发生过敏反应，发生率可达3%～6%，过敏性休克更是威胁病人的生命。因此，在使用各种剂型青霉素制剂前，务必做皮肤过敏试验（简称皮试），结果阴性者方可用药，尽可能预防青霉素过敏反应的发生。

1. 发生机制 青霉素是一种半抗原，进入人体后与组织结合形成全抗原，抗原刺激机体产生相应的抗体（IgE），使机体处于致敏状态，此阶段不发生过敏反应，但有免疫反应，故称为致敏阶段。当机体再次接受青霉素时，抗原和抗体结合，引发过敏反应，从而产生荨麻疹、哮喘、喉头水肿、休克等一系列过敏反应的临床表现。

2. 预防措施

(1) 使用青霉素前必须做过敏试验：对青霉素过敏的人，任何给药途径（如注射、口服、外用等），任何剂量和任何途径均可发生过敏反应。因此，使用各种剂型的青霉素都应做过敏试验。用药前详细询问病人的用药药史、过敏史和家族史，无过敏史者用药前必须做皮试，已知有过敏史者禁止做皮试。

(2) 对接受青霉素治疗的病人，停药3天以上，或在用药过程中更换批号时，须重新做皮试。

(3) 正确实施皮试：青霉素皮试液要现用现配，皮试液浓度与注射剂量要准确，配制青霉素皮试液或稀释青霉素的生理盐水、注射器及针头应专用，皮试后应及时观察并准确判断皮试结果。

(4) 皮试结果阳性的处理：试验结果为阳性反应时，禁用青霉素，并在体温单、医嘱单、门诊卡、病历卡、注射卡及床头卡上醒目地标明“青霉素（＋）”，同时告知病人及其家属。

(5) 护士应加强工作责任心：严格执行“三查七对”制度。做青霉素皮试前或注射前均应做好急救准备工作（备好盐酸肾上腺素和氧气等），注射后严密观察病人反应，首次注射青霉素者需观察30 min，以防迟发性过敏反应的发生。

3. 试验方法

(1) 试验液的配制：青霉素试验液以每毫升含青霉素G 200～500 U为标准，用等渗盐水作为稀释液。各地对注入剂量的规定不一，具体配制方法见表15-14。

表15-14 青霉素试验液的配制方法(200～500 U/mL)

青　霉　素	加生理盐水	青霉素/(U/mL)	要　求
40万U或80万U	2 mL或4 mL	20万	溶解
取上液0.1 mL	0.9 mL	2万	摇匀
取上液0.1 mL	0.9 mL	2000	摇匀
取上液0.25/0.1 mL	0.75/0.9 mL	500/200	摇匀

青霉素1瓶40万U或80万U，注入等渗盐水溶解。

每次配制时均需将溶液混匀。青霉素皮试液不稳定，在室温下可保存4 h，在冰箱中冷藏可保存24 h，过时则不可再用。

(2) 试验方法：皮内注射青霉素皮试液0.1 mL（含青霉素G 20 U或50 U），20 min后观察结果并记录。

(3) 结果判断：

阴性：皮丘无改变，周围无红肿，无红晕，无自觉症状。

阳性：局部皮丘隆起，出现红晕、硬块，直径大于 1 cm，或周围出现伪足、有痒感。严重时可有头晕、心慌、恶心，甚至出现过敏性休克。

将结果记录在两单（体温单、医嘱单）、四卡（病历卡、床头卡、门诊卡、注射卡）上，结果为阳性时要告诉病人和家属。

4. 过敏反应的临床表现

（1）过敏性休克：属于Ⅰ型变态反应，发生率为 5～10 人/万人，是最严重的反应。可发生在青霉素皮试或注射药物过程中，一般在用药后数秒或数分钟内发生，呈闪电般出现，有时也可在用药后半小时后发生，极少数病人发生于连续用药过程中。主要表现如下。

① 呼吸道阻塞症状：由喉头水肿、支气管痉挛和肺水肿引起，病人表现为胸闷、呼吸困难、哮喘、气促伴濒死感。

② 循环衰竭症状：由于周围血管扩张，导致有效循环血量不足引起，表现为面色苍白、出冷汗、发绀、脉细弱、血压下降等。

③ 中枢神经系统症状：由脑组织缺血、缺氧引起，表现为头晕眼花、四肢麻木、意识丧失、抽搐、大小便失禁等。

④ 皮肤过敏反应：瘙痒、荨麻疹等。

上述症状中常以呼吸道症状或皮肤瘙痒最早出现，因此需注意倾听病人的主诉。

（2）血清病型反应：属于Ⅲ型变态反应，一般于用药后 7～14 天发生，临床表现和血清病相似，有发热、关节肿痛、全身淋巴结肿大、皮肤瘙痒、荨麻疹、腹痛等。

血清病型反应一般预后良好，只要停用药物，多能自行缓解，必要时可用抗组胺类药。

（3）各器官或组织的过敏反应：

① 皮肤过敏反应：轻者荨麻疹，严重者可发生剥脱性皮炎。

② 呼吸道过敏反应：可引起哮喘或促发原有的哮喘发作或发作加重。

③ 消化系统过敏反应：可引起过敏性紫癜，以腹痛和便血为主要症状。

5. 过敏性休克的急救措施 一旦发生过敏性休克必须争分夺秒、迅速及时、就地抢救。

（1）立即停药、就地平卧、保暖，同时报告医生。

（2）立即皮下注射 0.1%盐酸肾上腺素 0.5～1 mL，如症状不缓解，可每隔 30 min 再行皮下或静脉注射该药 0.5 mL，也可从气管内滴入，可重复使用，直至病人脱离危险期。此药是抢救过敏性休克的首选药物，具有收缩血管、增加外周阻力、兴奋心肌、增加心排出量及松弛支气管平滑肌的作用。

（3）改善缺氧症状：给予氧气吸入，改善病人缺氧。如发生心跳、呼吸停止，立即行心肺复苏。呼吸受抑制时，应立即行口对口人工呼吸，并肌内注射尼可刹米或洛贝林等呼吸兴奋剂。喉头水肿影响呼吸时，应立即准备气管插管或配合施行气管切开。

（4）根据医嘱给药：地塞米松 5～10 mg 静脉推注或氢化可的松 200 mg 加入 5%或 10%葡萄糖液 500 mL 静脉滴注，此药有抗过敏作用，能迅速缓解症状；并根据病情给予升压药多巴胺、间羟胺等；纠正酸中毒；应用抗组胺药物等。

（5）密切观察病人的生命体征、尿量及神志等变化，并记录。不断评价治疗与护理效果，为进一步处理提供依据。病人未脱离危险期前不宜搬动病人。

(二) 头孢菌素过敏试验方法

头孢菌素是一类高效、低毒、应用广泛的抗生素。因可致过敏反应,故用药前需做皮试。头孢菌素和青霉素之间呈现不完全的交叉过敏反应,对青霉素过敏者有10%~30%的对头孢菌素过敏,而对头孢菌素过敏者绝大多数对青霉素过敏。

1. 试验方法

以先锋霉素为例,皮试液以每毫升含先锋霉素500 μg的等渗盐水溶液为标准,皮试液注入剂量为0.1 mL(含先锋霉素50 μg),具体配制方法见表15-15。

表15-15 先锋霉素皮试液的配制方法(500 μg/mL)

先锋霉素V	加生理盐水	先锋霉素/(mg/mL)	要求
0.5g	2 mL	250 mg/mL	溶解
取上液0.2 mL	0.8 mL	50 mg/mL	摇匀
取上液0.1 mL	0.9 mL	5 mg/mL	摇匀
取上液0.1 mL	0.9 mL	500 μg/mL	摇匀

2. 其他 皮试的准备、结果的判断以及过敏反应的处理,参阅青霉素皮内试验有关内容。

(三) 破伤风抗毒素过敏试验及脱敏注射

破伤风抗毒素(TAT)由破伤风抗毒素免疫马血清经物理、化学方法精制而成,能中和病人体液中的破伤风毒素。破伤风抗毒素对人体是一种异种蛋白,具有抗原性,注射后容易出现过敏反应。因此用药前需做过敏试验。停药超过1周者,如需再用应重新做过敏试验。

1. 过敏试验法

(1) 试验液配制:试验液以每毫升含破伤风抗毒素150IU的为标准,用等渗出盐水作为稀释液。TAT注射液每支为1 mL,含破伤风抗毒素1500IU。取0.1 mL,加等渗出盐水至1 mL,摇匀即得。

(2) 试验方法:皮内注射TAT试验液0.1 mL(TAT 15IU),20 min后观察结果。

(3) 结果判断:

阴性:局部皮丘无变化,全身无反应。

阳性:局部皮丘红肿、硬结,直径大于1.5 cm,红晕超过4 cm,有时出现伪足、痒感;全身过敏反应、血清病型反应与青霉素过敏反应的相同。

当试验结果不能肯定时,应在另一手的前臂内侧用生理盐水做对照试验,对照试验为阴性者,可将余液0.9 mL做肌内注射。对照试验为阳性者,须用脱敏注射法。

2. 脱敏注射法

(1) 原理:以少量抗原,在一定时间内多次消耗体内的抗体,避免因其一次性大量释放而致过敏,从而达到脱敏目的(但这种脱敏只是暂时的,故再使用TAT时,还需重做皮试)。

(2) 原则:少量,多次,逐渐增加用量。施行脱敏注射前,可应用苯海拉明等抗组胺药物,以减少过敏反应的发生。

(3) 方法:给过敏者分多次小剂量肌内注射药液(表15-16)每隔20 min注射一次,每次

注射后均须密切观察。在脱敏注射过程中如发现病人有全身反应，如气促、发绀、荨麻疹及过敏性休克时，应立即停止注射，并迅速处理。如反应轻微，待消退后，酌情将剂量减少，注射次数增加，使其顺利注入所需的全量。

表 15-16　破伤风抗毒素脱敏注射

次数	TAT/mL	加等渗盐水/mL	注射
1	0.1	0.9	IM 或 H
2	0.2	0.8	IM 或 H
3	0.3	0.7	IM 或 H
4	余量	稀释至 1 mL	IM 或 H

也可将 1 mL TAT 稀释成 10 mL TAT 等渗盐水溶液，分别以 1 mL、2 mL、3 mL、4 mL 做 4 次肌内注射，每次间隔 20 min。

（四）链霉素过敏试验

链霉素(SM)由于本身的毒性作用及所含杂质具有释放组胺的作用，可引起中毒反应和过敏反应，使用时应引起重视。链霉素可引起皮疹、发热、荨麻疹、血管神经性水肿等较为常见的过敏反应。过敏性休克发生率虽然较青霉素低，但死亡率很高，故使用链霉素时，应做皮试。

1. 皮试的配制　试验液以每毫升含链霉素 2500 U 为标准，用等渗出盐水作为稀释液(表 15-17)。

表 15-17　链霉素试验液配制方法(2500 U/ mL)

链霉素	加等渗盐水/mL	链霉素含量/(万 U/ mL)	要求
100 万 U	3.5 mL	25 万 U/ mL	溶解
取上液 0.1 mL	0.9 mL	2.5 万 U/ mL	摇匀
取上液 0.1 mL	0.9 mL	2500 U/ mL	摇匀

2. 皮试方法　皮内注射链霉素试验液 0.1 mL(含 250 U)，20 min 后判断结果并记录。判断方法同青霉素过敏试验。

3. 过敏反应及其处理　链霉素过敏反应的临床表现与青霉素过敏反应大致相同。轻者表现为发热、皮疹、荨麻疹，重者可致过敏性休克。一旦发生过敏性休克，其救治措施与青霉素过敏性休克基本相同。此外，因链霉素可与钙离子络合而使链霉素的毒性症状减轻或消失，故可同时应用钙剂，以 10% 葡萄糖酸钙或稀释一倍的 5% 氯化钙溶液静脉推注。

（五）普鲁卡因过敏试验

普鲁卡因是一种常用局部麻醉药，可作浸润麻醉、传导麻醉、腰椎麻醉及硬膜外麻醉。偶可引起过敏反应。当首次因手术或特殊检查需用普鲁卡因时，须先做皮试，结果阴性方可使用。

普鲁卡因皮试液质量浓度：0.2%～0.25%(2.0～2.5 mg/ mL)。

试验方法为：取 0.25%（即 2.5 mg/ mL）普鲁卡因液 0.1 mL（含 0.25 mg）做皮内注射，20 min 后观察试验结果并记录。结果判断和过敏反应的处理同青霉素过敏试验。

目前临床所用普鲁卡因每支 2 mL 含 40 mg（每 mL 含 20 mg，即 2%），配制方法为：取普鲁卡因（每支 2 mL 含 40 mg）0.1 mL 加等渗盐水至 1 mL，即每毫升含 2.0 mg。

（六）细胞色素 C 过敏试验

细胞色素 C 是一种细胞呼吸激活剂，常作为组织缺氧治疗的辅助用药。偶见过敏反应发生，用药前须做过敏试验。过敏试验常用方法有以下两种。

1. 皮内试验 取细胞色素 C 溶液（每支 2 ml，内含 15 mg）0.1 mL，加等渗盐水至 1 mL（1 mL 内含细胞色素 C 0.75 mg），皮内注射 0.1 mL（含细胞色素 C0.075 mg）。20 min 后观察反应结果。局部发红、直径大于 1 cm，出现丘疹者为阳性。

2. 划痕试验 在前臂下段内侧，用 70%乙醇常规消毒皮肤。取细胞色素 C 原液 1 滴，滴于皮肤上，用无菌针头在表皮上划痕两道，长度约 0.5 cm，深度以使微量渗血为度。20 min 后观察反应，结果判断同上述皮内试验法。

（七）碘过敏试验

临床上常用碘化物造影剂做肾脏、胆囊、膀胱等造影，此类药物可发生过敏反应，因此，造影前 1～2 天需做过敏试验，试验结果阴性者方可做碘造影检查。

1. 试验方法

（1）口服法：口服 5%～10%碘化钾 5 mL，每日 3 次，共 3 天，观察结果。

（2）皮内注射法：皮内注射碘造影剂 0.1 mL，20 min 后观察结果。

（3）静脉注射法：静脉注射碘造影剂（30%泛影葡胺）1 mL，5～10 min 后观察结果。

在静脉注射造影剂前，必须先做皮内注射，结果阴性者方可进行碘剂造影。

2. 结果判断

（1）口服法：有口麻、头晕、心慌、恶心、呕吐、流涕、流泪、荨麻疹等症状为阳性。

（2）皮内注射法：局部有红肿、硬结，直径超过 1 cm 为阳性。

（3）静脉注射法：有血压、脉搏、呼吸和面色等改变为阳性。

有少数病人试验结果为阴性，但在注射碘造影剂时发生过敏反应，故造影时仍需备好急救药品。过敏反应的处理同青霉素过敏试验。

第六节 局部给药法

一、滴药技术

滴药技术是将药液滴入眼、耳、鼻等处，以达到局部或全身的治疗作用或某些诊断检查目的方法。以下对眼、耳、鼻的滴药技术逐一作简单的介绍。

（一）滴眼药法

【目的】

用滴管或眼药滴瓶将药液滴入结膜囊，以达到杀菌、收敛、消炎、麻醉、散瞳、缩瞳等治疗或诊断作用。

【操作方法】

(1) 指导或协助病人取坐位或卧位。

(2) 备齐用物携至床旁,用药前严格查对,保证准确给药。

(3) 用棉签或棉球拭尽眼部分泌物。

(4) 病人头稍向后仰,眼向上看,以便于滴药。

(5) 一手将病人下眼睑向下方牵引,另一手持滴管或滴瓶,手掌根部轻轻置于病人前额上;滴管距离眼睑 1～2 cm,将药液 1 滴滴入眼下部结膜囊内(图 15-28)。

(6) 轻轻提起上眼睑,使药液均匀扩散于眼球表面,以干棉球拭干流出的药液,并嘱病人闭目 2～3 min,以利于药液充分发挥作用。

(7) 用棉球紧压泪囊部 1～2 min,以免药液流入泪囊和鼻腔后经黏膜吸收引起全身不良反应。

(二) 滴耳药法

【目的】

将滴耳剂滴入耳道,以达到清洁、消炎的目的。

【操作方法】

(1) 备齐用物携至床旁,用药前严格查对,保证准确给药。

(2) 指导或协助病人取坐位或卧位,头偏向健侧,患耳朝上。

(3) 吸净耳内分泌物,必要时用 3%过氧化氢溶液反复清洗至清洁,用棉签拭干,以利于药物发挥作用。

(4) 用一手将耳廓向后上方轻轻牵拉,使耳道变直,以便于药液流入耳内(图 15-29)。如为小儿滴药,需将其耳廓向下牵拉,方可使耳道变直。一手持滴瓶,将药液 2～3 滴滴入耳道,轻压耳屏,使药液充分进入中耳。

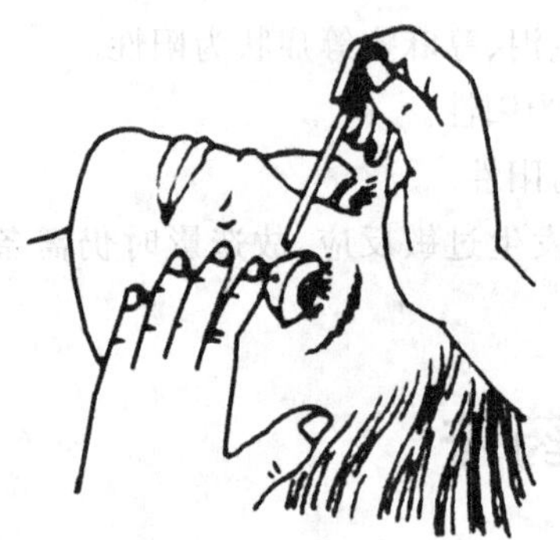

图 15-28　滴眼药法

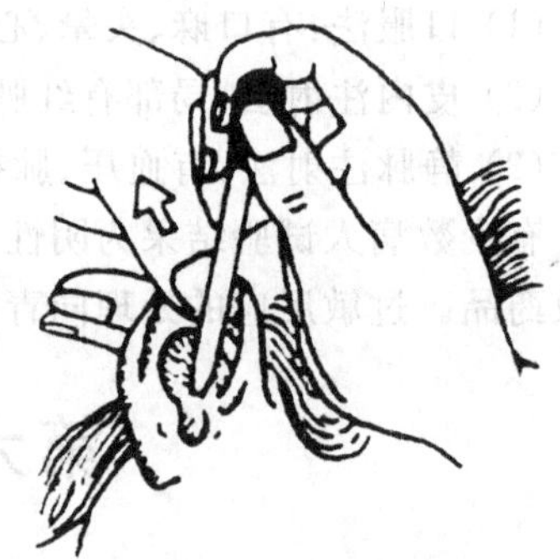

图 15-29　滴耳药法

(5) 将小棉球塞入外耳道口,以免药液流出。注意避免滴管触及外耳道,污染滴管及药物。

(6) 嘱病人保持原体位 1～2 min,使药物充分发挥作用。

(7) 观察有无出现迷路反应,如眩晕、眼球震颤等。注意避免由于药液过凉而引起迷路反应。

（三）滴鼻药法

【目的】

通过鼻腔滴入药物，治疗上颌窦、额窦炎，或滴入血管收缩剂，减少分泌，减轻鼻塞症状。

【操作方法】

(1) 备齐用物携至床旁，用药前严格查对，保证准确给药。

(2) 指导病人取坐位，头垂直向后仰，鼻孔向上或取垂头仰卧位。如治疗上颌窦、额窦炎时，则头后仰并向患侧倾斜(图 15-30)。擤鼻，以纸巾抹净，解开衣领。

(3) 用一手轻轻推鼻尖以充分显露鼻腔，另一手持滴管距鼻孔约 2 cm 处滴入药液 3～5 滴。

(4) 轻捏鼻翼，使药液均匀布于鼻腔黏膜。

(5) 稍停片刻才恢复如常体位，用纸巾揩去外流的药液。

(6) 观察疗效反应，并注意有无出现反跳性黏膜充血加剧，其原因与血管收缩剂连续使用时间过长(超过 3 天)有关，应注意避免。

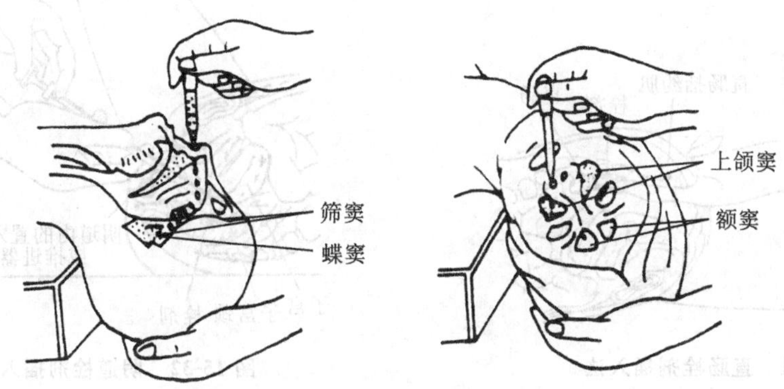

图 15-30 滴鼻药法

二、插入治疗技术

插入治疗技术常用的药物为栓剂，包括直肠栓剂和阴道栓剂。栓剂是药物与适宜基质制成的供腔道给药的固体制剂。其熔点为 37 ℃左右，插入体腔后栓剂缓慢融化而产生疗效。

（一）直肠栓剂插入法

【目的】

(1) 直肠插入甘油栓，软化粪便，以利于排出。

(2) 栓剂中有效成分被直肠黏膜吸收，产生全身治疗作用，如解热镇痛药栓剂。

【操作方法】

(1) 备齐用物携至床旁，用药前严格查对，保证准确给药。

(2) 指导或协助病人取侧卧位，膝部弯曲，暴露出肛门括约肌。

(3) 戴上指套或手套，嘱病人张口深呼吸，尽量放松。

(4) 将栓剂插入肛门，用食指将栓剂沿直肠壁朝脐部方向送入。

(5) 置入栓剂后，保持侧卧位 15 min，以防药物栓滑脱或融化后渗出肛门外（图 15-31）。

(6) 观察是否产生预期药效，若栓剂滑脱出肛门外，应重新插入。

该方法较简单，可教会病人或家属使用的方法，并说明置入药物后至少平卧 15 min。

（二）阴道栓剂插入法

【目的】

阴道插入栓剂，以起到局部治疗的作用，如插入消炎、抗菌药物栓剂治疗阴道炎。

【操作方法】

(1) 备齐用物携至床旁，用药前严格查对，保证准确给药。

(2) 指导或协助病人取仰卧位，双腿分开，屈膝仰卧于检查床上，支起双腿。

(3) 一手戴指套或手套取出栓剂，嘱病人张口深呼吸，尽量放松。

(4) 利用置入器或戴上手套将阴道栓剂沿阴道下后方轻轻送入 5 cm，达阴道穹隆（图 15-32）。

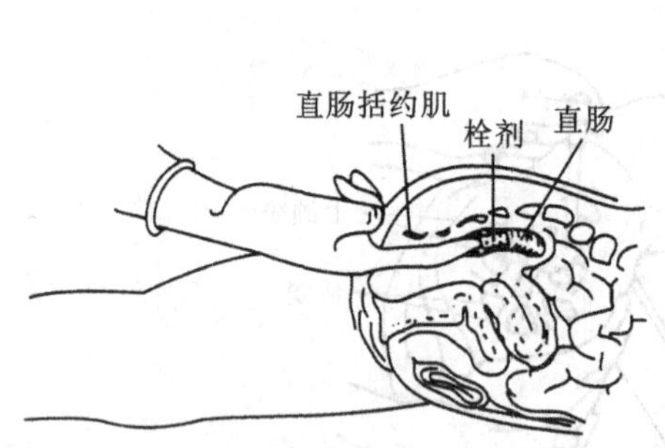

图 15-31 直肠栓剂插入法

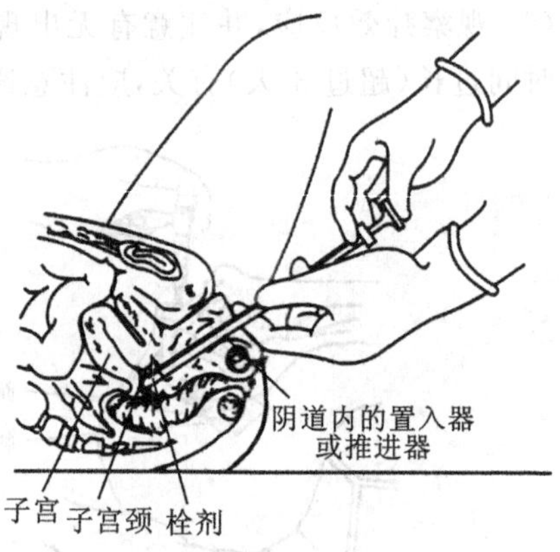

图 15-32 阴道栓剂插入法

(5) 嘱病人至少平卧 15 min，以利于药物扩散至整个阴道组织和利于药物吸收。

(6) 为避免药物或阴道渗出物弄污内裤，可使用卫生棉垫。

(7) 指导病人在治疗期间避免性交，观察用药效果。

三、皮肤给药技术

皮肤用药的剂型有多种，如溶液、油膏、粉剂、糊剂等。

【目的】

皮肤给药是将药物直接涂于皮肤，以起到局部治疗的作用。

【操作方法】

(1) 涂搽药物前先用温水与中性肥皂清洁皮肤，如患皮炎则仅用清水清洁即可。

(2) 根据药物剂型的不同，采用相应的护理方法。

① 溶液剂：一般为非挥发性药物的水溶液，如 3% 硼酸溶液、依沙吖啶溶液，有清洁、收敛、消炎等作用，主要用于急性皮炎伴有大量渗液或脓液者。方法：用塑料布或橡胶单垫于患部下面，用钳子夹持沾湿药液的棉球洗抹患处，至清洁后用干棉球抹干。亦可用湿敷法给药。

② 糊剂：为含有多量粉末的半固体制剂，如氧化锌糊、甲紫糊等，有保护皮损、吸收渗液和消炎等作用，适用于亚急性皮炎、有少量渗液或轻度糜烂者。方法：用棉签将药糊直接

涂于患处，不宜涂得太厚，亦可先将糊剂涂在纱布上，然后贴在受损皮肤处，外加包扎。

③ 软膏：为药物与适宜基质制成的有适当稠度的膏状制剂，如硼酸软膏、硫黄软膏等。具有保护、润滑和软化痂皮等作用。一般用于慢性增厚性皮损。方法：用搽药棒或棉签将软膏涂于患处，不必过厚，如为角化过度的皮损，应略加摩擦，除用于溃疡或大片糜烂受损皮肤外，一般不需包扎。

④ 乳膏剂：药物与乳剂型基质制成的软膏，分为霜剂（如樟脑霜）和脂剂（如尿素脂）两种，具有止痒、保护、消除轻度炎症的作用。方法：用棉签将乳膏剂涂于患处，禁用于渗出较多的急性皮炎。

⑤ 酊剂和醑剂：不挥发性药物的乙醇溶液为酊剂，如碘酊；挥发性药物的乙醇溶液为醑剂，如樟脑醑。二者均具有杀菌、消毒、止痒等作用。适用于慢性皮肤病人的苔藓样变。方法：用棉签蘸药涂于患处，注意因药物有刺激性，不宜用于有糜烂面的急性皮炎，黏膜及眼、口的周围。

⑥ 粉剂：为一种或数种药物的极细粉均匀混合制成的干燥粉末样制剂。如滑石粉、痱子粉等。能起干燥，保护皮肤的作用。适用于急性或亚急性皮炎而无糜烂渗液的皮损。方法：将药粉均匀地扑撒在受损皮肤处。注意粉剂多次应用后常有粉块形成，可用等渗盐水湿润后除去。注意观察用药后局部皮肤反应并了解病人主观感觉（如痒感是否减轻或消除），动态地评价用药效果。

四、舌下给药技术

药物通过舌下口腔黏膜丰富的毛细血管吸收，可避免胃肠刺激、吸收不全和首过消除作用，而且生效快。如目前常用的硝酸甘油片剂，舌下含服 2～5 min 即可发挥作用，心绞痛病人心前区的压迫感或疼痛感可减轻或消除。告知病人此类药物应放在舌下，让其自然溶解吸收，不可嚼碎吞下，否则会影响药效。

小　结

药物疗法是临床上最常用的一种治疗手段。为了合理、安全、有效地用药，护士在理论上必须掌握给药的基本知识，包括：药物的种类、领取和保管；给药的基本原则；用药指导等。还要熟练地掌握各种给药的技术，包括：口服给药；雾化吸入给药；各种注射技术（皮内注射法、皮下注射法、肌内注射法、静脉注射法）。同时护士还应掌握青霉素过敏反应的预防、过敏反应临床表现、过敏性休克的抢救技术、过敏试验技术，其他药物的皮试液的配制和试验结果判断，破伤风抗毒素脱敏注射法等。

能力检测

【A1 型题】

1. 关于药物管理错误的是(　　)。

A. 药柜整洁　　B. 药品要有清晰的标签　　C. 麻醉药需放在易取处

D. 药品应分类保管　　E. 药品应定期检查

2. 易氧化和遇光易变质的药品是(　　)。

A. 乙醇、过氧乙酸　B. 胰岛素、抗毒血清　C. 糖衣片、干酵母
D. 胎盘球蛋白　E. 维生素 C、氨茶碱

3. 下列需放在冰箱内保存的药物是(　　)。
A. 盐酸肾上腺素　B. 乙醚　C. 糖衣片
D. 疫苗　E. 氨茶碱

4. “三查、七对”的内容不包括(　　)。
A. 床号、姓名　B. 药名、浓度　C. 剂量
D. 方法、时间　E. 配伍禁忌

5. 发挥药效最快的给药途径是(　　)。
A. 静脉注射　B. 吸入　C. 舌下含化　D. 皮下注射　E. 肌内注射

6. 备口服药时不正确的操作是(　　)。
A. 先摆水剂、油剂，后摆片剂、胶囊　B. 片剂药物用药匙取
C. 摆水剂药物时应用量杯计量　D. 药液不足 1 mL 时用滴管吸取
E. 发药前由另一护士再次核对一次

7. 给婴儿喂药时，下列选项错误的是(　　)。
A. 婴儿哭时不可喂药　B. 不可将药物与乳汁混合哺喂
C. 可捏住幼儿双侧鼻孔喂药　D. 给婴儿喂药应抬高其头及肩部
E. 不合作患儿可轻轻捏动双颊，使之吞咽

8. 发口服药时，如果病人不在应将药品(　　)。
A. 收回保管并交班　B. 放在床旁桌上　C. 交同室病友转交
D. 包好后同下一次药一起分发　E. 交病人家属保管

9. 服磺胺类药需多饮水的目的是(　　)。
A. 减轻服药引起的消化道症状　B. 避免结晶析出堵塞肾小管
C. 避免头晕、头痛等中枢神经系统反应　D. 增强药物疗效
E. 避免影响造血功能

10. 进行氧气雾化吸入时，氧流量应调至(　　)。
A. 2～6 L/min　B. 4～8 L/min　C. 6～8 L/min
D. 10～12 L/min　E. 10～14 L/min

11. 婴儿接种卡介苗的正确方法和部位是(　　)。
A. ID，前臂掌侧下段　B. ID，三角肌下缘　C. H，三角肌下缘
D. H，股外侧　E. IM，臀大肌

12. 链霉素过敏反应抢救不同于青霉素过敏休克抢救的措施是(　　)。
A. 立即停药、就地抢救　B. 立即皮下注射 0.1%的肾上腺素
C. 氧气吸入　D. 静脉注射 10%的葡萄糖酸钙
E. 遵医嘱用血管活性药

13. 抢救青霉素过敏性休克，最关键措施是(　　)。
A. 立即通知医生　B. 立即皮下注射肾上腺素 0.5～1 mg
C. 针刺人中、内关等穴位　D. 立即停药，平卧、保暖
E. 立即注射尼克刹米(可拉明)兴奋呼吸中枢

14. 股静脉穿刺点位于(   )。

A. 股动脉外侧 1 cm 处　B. 股神经外侧 1 cm 处　C. 股动脉外侧 0.5 cm 处

D. 股神经外侧 0.5 cm 处　E. 股动脉内侧 0.5 cm 处

15. 下列哪项不符合无痛注射原则?(   )

A. 分散病人注意力　B. “两快一慢”的注射技术　C. 注意配伍禁忌

D. 正确的体位,使肌肉松弛　E. 刺激性强的药液,快速推入,以免疼痛

16. 链霉素过敏反应的急救措施中可选用哪种药物?(   )

A. 葡萄糖酸钙　B. 草酸钙　C. 溴化钙

D. 乳酸钙　E. 碳酸钙

17. 青霉素过敏性休克,最早、最常见的症状是(   )。

A. 烦躁不安、血压下降　B. 四肢麻木、头晕眼花　C. 腹痛、腹泻

D. 发绀、面色苍白　E. 皮肤瘙痒、呼吸道症状

18. 超声波雾化吸入的特点不包括(   )。

A. 利用高速气流喷出　B. 雾滴小而均匀　C. 温度接近体温

D. 雾量大小可以调节　E. 药液可被吸至终末支气管及肺泡

19. 以连线法为臀大肌肌内注射部位的定位法是(   )。

A. 髂前上棘外侧三横指处　B. 髂嵴与脊柱连线外 1/3 处

C. 髂嵴与尾骨连线外 1/3 处　D. 髂前上棘与脊柱连线外 1/3 处

E. 髂前上棘和尾骨连线的外上 1/3 处

20. 下列青霉素皮试结果,哪一种情况可以注射青霉素?(   )

A. 局部红晕直径 1 cm 以上,无自觉症状

B. 局部红晕直径 0.5 cm 以上,有胸闷、头晕

C. 局部红晕直径 0.5 cm 以上,周围有伪足,有痒感

D. 局部红晕直径 0.7 cm,无自觉症状

E. 以上都不能注射

【A2 型题】

21. 患儿,王某,6 个月,因佝偻病用鱼肝油治疗,医嘱:鱼肝油 6 滴口服,一日一次。取药前护士在杯中放少量温开水的目的是(   )。

A. 防止药物刺激　B. 避免油腻　C. 减少药量损失

D. 影响服后吸收　E. 避免药液挥发

22. 郝女士,32 岁,因急性咽炎,服磺胺药,护士嘱其要多饮水,其目的是(   )。

A. 促进药物吸收　B. 减少药物副作用　C. 冲淡药味

D. 防止结晶析出堵塞肾小管　E. 增加药物疗效

23. 李女士,68 岁,患慢性充血性心力衰竭,医嘱地高辛 0.25 mg,po qd,护士发药时首先应注意(   )。

A. 视病人服下后再离开　B. 给药前测心率及心律　C. 嘱病人服药后多饮水

D. 将药研碎再喂服　E. 给药前测呼吸节律

24. 某病人,急性化脓性扁桃体炎,高热,来院就诊,医嘱:青霉素 80 万 U IM bid,每天正确的执行时间为(   )。

A. 8am 3pm　B. 8am 4pm　C. 12n 4pm　D. 9am 2pm　E. 8am 5pm

25. 赵某，男，25岁，患化脓性扁桃体炎，在注射青霉素数秒钟后出现胸闷、气促、面色苍白、出冷汗及有濒危感，测血压75/45 mmHg，护士首先采取的急救措施是（ ）。

A. 给予氧气吸入　　B. 针刺人中、内关等穴位

C. 皮下注射0.1%肾上腺素1 mL　　D. 给予静脉输液

E. 报告医师

26. 李大爷，患慢性支气管炎、肺气肿，近几天咳嗽加剧，痰液黏稠，不易咯出，做超声雾化吸入，药液首选（ ）。

A. 舒喘灵　　B. 地塞米松　　C. 青霉素

D. α-糜蛋白酶　　E. 氨茶碱

27. 病人，女，60岁。因哮喘发作去医院就诊。医嘱：氨茶碱0.25g加入25%葡萄糖20 mL静脉推注，护士在下列操作中错误的是（ ）。

A. 穿刺部位的肢体下垫小枕　　B. 在穿刺部位上方约6 cm处扎止血带

C. 消毒皮肤范围直径在5 cm以上　　D. 针头斜面向上

E. 进针角度大于30°

28. 民工小胡，因左足底被铁钉扎伤来院就诊，医嘱：TAT，1500 U IM，皮试结果：局部红晕直径＞5 cm，硬结＞2 cm，此时应采取何种措施？（ ）

A. 按常规注射TAT　　B. 将TAT稀释分两次注射

C. 按常规注射TAT并注射肾上腺素　　D. 报告医生，改用其他药物

E. 将TAT稀释分四次注射

【A3型题】

（29～31题共用题干）

患儿，女，11个月，因食欲下降1个月来院就诊。面色苍白，Hb 90g/L，诊断为“营养性缺铁性贫血”，需补充铁剂治疗。

29. 为提高疗效可同时服用（ ）。

A. 维生素B_1　B. 维生素B_2　C. 维生素C　D. 维生素D　E. 维生素E

30. 服用铁剂的最佳时间是（ ）。

A. 餐前　B. 餐后　C. 晨起时　D. 临睡时　E. 两餐之间

31. 若同时服用下列药物，应最后服用的是（ ）。

A. 谷维素　B. 硫酸亚铁　C. 维生素C　D. 感冒通　E. 止咳糖浆

（32～33题共用题干）

病人，女，35岁，患化脓性扁桃体炎，医嘱青霉素皮试，护士在做青霉素皮试后约5 min，病人突然感到胸闷、气促，面色苍白，出冷汗，脉细弱，血压下降，呼之不应。

32. 抢救时首选的药物为（ ）。

A. 异丙肾上腺素　　B. 肾上腺素　　C. 呼吸兴奋剂

D. 地塞米松　　E. 升压药物

33. 抢救中该病人突然心跳骤停，急救方法为（ ）。

A. 立即做心电图　　B. 心内注射异丙肾上腺素

C. 行心脏胸外按压建立循环　　D. 给予氧气吸入，纠正缺氧

E. 注射洛贝林以兴奋呼吸

（34～36题共用题干）

张某，患化脓性扁桃体炎，医嘱青霉素静脉点滴，用药前做过敏试验。

34. 护士给病人做青霉素皮试采取何种注射方法？（　　）

A. ID　B. H　C. IM　D. IV　E. IV. gtt

35. 为该病人选择前臂掌侧下端做皮试的原因是（　　）。

A. 没有大血管　B. 远离大神经　C. 皮下脂肪薄

D. 皮肤薄、颜色浅　E. 操作较方便

36. 皮内注射过程中，不正确的操作是（　　）。

A. 皮肤用70%的乙醇消毒　B. 针尖与皮肤成5°角刺入　C. 推注药量为0.1 mL

D. 注射毕用干棉签轻压进针处　E. 严格执行“三查七对”

【B 型题】

（37～40 题共用备选答案）

A. 针头与皮肤成5°角　B. 针头与皮肤成30°～40°角

C. 针头与皮肤成90°角　D. 针头与皮肤成15°～30°角

E. 针头与皮肤成45°角

37. 肌内注射时：（　　）。

38. 静脉注射时：（　　）。

39. 皮下注射时：（　　）。

40. 皮内注射时：（　　）。

（41～44 题共用备选答案）

A. 0.1 mL，15 U　B. 0.1 mL，50 U　C. 0.1 mL，250 U

D. 0.1 mL，0.25 mg　E. 0.1 mL，0.075 mg

41. 破伤风抗毒素过敏试验皮内注射：（　　）。

42. 青霉素过敏试验皮内注射：（　　）。

43. 链霉素过敏试验皮内注射：（　　）。

44. 普鲁卡因过敏试验皮内注射：（　　）。

【X 型题】

45. 注射器及针头的哪些部分手不可接触？（　　）

A. 针尖　B. 针梗　C. 乳头　D. 针栓　E. 活塞

46. 青霉素引起血清病型反应的临床表现有（　　）。

A. 四肢麻木　B. 皮肤瘙痒、荨麻疹　C. 过敏性紫癜

D. 发热、关节肿痛　E. 全身淋巴结肿大

47. 肌内注射部位错误的是（　　）。

A. 臀大肌　B. 臀中肌　C. 臀小肌

D. 腹外侧肌　E. 上臂三角肌下缘

48. 不是注射原则的是（　　）。

A. 严格执行查对制度　B. 选择合适的注射器和针头　C. 注射前排尽空气

D. 为减少麻烦多种药物可同时注射

E. 刺激性强的药物可快速注射

（任艳萍）

第十六章 静脉输液与输血技术

学习目标

掌握：静脉输液技术，输液故障排除技术，输液反应与护理，输液微粒污染及防护，静脉输血技术，输血反应与护理。

熟悉：静脉输液的目的，常用溶液及其作用，静脉输血的目的，血液制品的种类。

了解：颈外静脉插管输液法，静脉输液泵输液法，自体输血法。

静脉输液和输血是临床病人疾病治疗与抢救常用的重要措施之一。护士应准确运用有关静脉输液与输血的知识，熟练掌握静脉输液和输血的操作技术，正确判断和及时处理输液和输血过程中的反应，使病人获得安全、有效的治疗，以促进病人康复。

第一节 静脉输液

静脉输液是利用大气压和液体静压形成的输液系统内压高于人体静脉压的原理，将一定量的无菌溶液或药液直接滴入静脉的方法。

一、静脉输液的目的

(1) 补充水分和电解质，预防和纠正水、电解质及酸碱平衡紊乱。常用于各种原因导致的脱水、酸碱平衡失调者，如腹泻、剧烈呕吐、大手术后的病人。

(2) 补充营养，供给热能。常用于慢性消耗性疾病、不能经口进食(如昏迷、禁食、口腔疾病等)及胃肠道吸收障碍的病人。

(3) 补充血容量，改善微循环，维持血压。常用于严重烧伤、大出血、休克等病人。

(4) 输入药物，治疗疾病的。如输入抗生素控制感染、输入解毒药物达到解毒作用、输入脱水剂降低颅内压等。

二、常用溶液及作用

(一) 晶体溶液

晶体溶液的分子小，在血管内存留时间短，对维持细胞内、外水分的相对平衡有重要作用，对纠正体内水、电解质紊乱效果显著。

1. 葡萄糖溶液 常用5%葡萄糖溶液、10%葡萄糖溶液，用于补充水分和热量。

2. 等渗电解质溶液 常用0.9%氯化钠溶液、5%葡萄糖氯化钠溶液、复方氯化钠溶液(即林格氏液，内含氯化钠、氯化钾和氯化钙)等。用于补充水和电解质。

3. 高渗溶液 常用20%甘露醇、25%山梨醇、25%～50%葡萄糖溶液等。用于利尿脱水，可在短时间内提高血浆渗透压、回收组织水分进入血管内，消除水肿；同时可降低颅内压，改善中枢神经系统的功能。

4. 碱性溶液 常用5%碳酸氢钠溶液、11.2%乳酸钠溶液。用于纠正酸中毒，调节酸碱平衡。

(二) 胶体溶液

胶体溶液的分子大，在血管内存留时间长，对维持血浆胶体渗透压、增加血容量、改善微循环、提升血压效果显著。

1. 右旋糖酐 常用的溶液有中分子右旋糖酐(又称右旋糖酐-70)和低分子右旋糖酐(又称右旋糖酐-40)。中分子右旋糖酐能提高血浆胶体渗透压，扩充血容量；低分子右旋糖酐能降低血液黏稠度，减少红细胞凝聚，改善血液循环和抗血栓形成。

2. 代血浆 常用羟乙基淀粉(706代血浆)、氧化聚明胶和聚维酮等溶液。作用与低分子右旋糖酐相似，但其扩容效果良好，能增加循环血量和心输出量，在急性大出血时可与全血共用，此类液体体内停留时间较右旋糖酐长，过敏反应少，安全性好。

3. 血液制品 常用5%白蛋白和血浆蛋白。可补充蛋白质和抗体，有助于组织修复和增加机体免疫力；能维持血浆胶体渗透压，减轻组织水肿。

(三) 静脉高营养溶液

常用溶液有复方氨基酸、脂肪乳剂等。凡不能经消化道供给营养或营养摄入不足者都可用静脉插管输注静脉高营养的方法来维持营养的供给。高营养溶液能供给病人热量，维持正氮平衡，补充各种维生素和矿物质，主要由氨基酸、脂肪乳、维生素、矿物质、高浓度葡萄糖或右旋糖酐以及水分组成。输注时应严格执行无菌操作，同时在溶液内不得添加与营养素无关的物质。

三、临床输液技术

临床上常采用的输液技术有周围静脉输液法和颈外静脉置管输液法。周围静脉输液法目前临床上常采用密闭式输液法和静脉留置针输液法。在输液方法中还有开放式静脉输液法，但由于采用此方法时药液易被污染，故目前临床上较少应用。

【常用输液部位】

输液时应根据病人的年龄、神志、体位、病情状况、病程长短、溶液种类、输液时间、静脉情况或即将进行的手术部位等情况来选择穿刺部位。常用的输液部位如下所述。

1. 周围浅静脉 上肢常用的浅静脉有肘正中静脉、头静脉、贵要静脉、手背静脉网。手背静脉网是成人病人输液时的首选部位；肘正中静脉、贵要静脉和头静脉可以用来采集血标本、静脉推注药液或作为经外周中心静脉插管(PICC)的穿刺部位。

下肢常用的浅静脉有大隐静脉、小隐静脉和足背静脉网。但下肢的浅静脉不作为静脉输液时的首选部位，因为下肢静脉有静脉瓣，输注药液容易引起血栓性静脉炎。但小儿常用足背静脉输液。

2. 头皮静脉 由于头皮静脉分布较多，互相沟通，交错成网，且表浅易见，不易移动，便于固定，因此，常用于小儿的静脉输液。管径较粗的头皮静脉有颞静脉、额静脉、枕静脉和耳后静脉(图 16-1)。

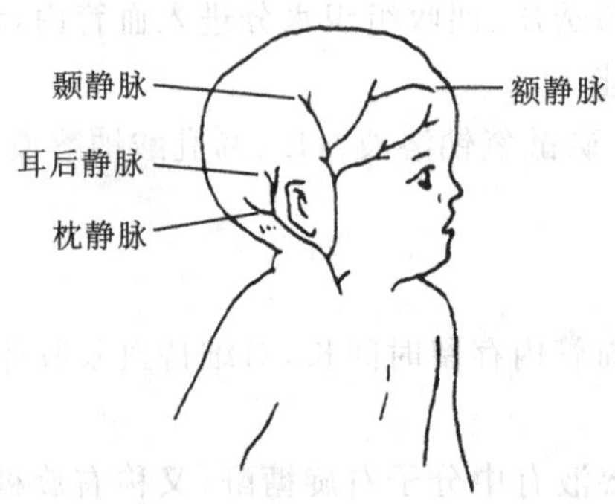

图 16-1 小儿头皮静脉分布

3. 锁骨下静脉和颈外静脉 常用于进行中心静脉插管。需要长期持续输液或需要静脉高营养的病人多选择此部位。此静脉管径粗大、不易塌陷，硅胶管插入后保留时间长。

护理人员在为病人进行静脉输液前要认真选择合适的穿刺部位，在选择穿刺部位时要注意以下几个问题：①老年人的血管脆性较大，应尽量避开易活动或凸起的静脉；②穿刺部位应避开皮肤表面有感染、渗出的部位，以免将皮肤表面的细菌带入血管；③避免使用血液透析的端口或瘘管进行输液；④需要长期输液者，应有计划地更换输液部位，以保护静脉，选择静脉应从远心端开始，逐渐向近心端使用。

(一) 周围静脉输液法

【目的】

同“静脉输液目的”。

【准备】

1. 评估病人并解释

(1) 评估病人：①年龄、病情、意识状态及营养状况等；②心理状态及合作程度；③穿刺部位的皮肤、血管状况及肢体活动度。

(2) 向病人解释输液目的、方法、注意事项及配合要点。

2. 病人准备

(1) 了解静脉输液的目的、方法、注意事项及配合要点。

(2) 输液前排尿或排便。

(3) 取舒适卧位。

3. 护士准备 衣帽整洁，修剪指甲，洗手，戴口罩。

4. 用物准备

(1) 治疗盘内备：基础治疗盘用物 1 套、输液溶液及药物按医嘱准备、加药用注射器 1 副、无菌纱布 1 块、止血带 1 根、胶布 1 卷、治疗巾 1 块、止血钳(视需要而备)、小垫枕 1 个、输液架及网套 1 套、砂轮 1 个、开瓶器 1 个、输液器 1 副、输液巡视卡 1 张、静脉留置针(输液时需备)静脉留置针一套、封管液(无菌生理盐水或稀释肝素溶液)。

(2) 治疗盘外备:小夹板、棉垫及绷带(必要时)、输液泵(必要时)、手消毒液 1 瓶、污物桶(按需要备)、锐器收集器。

5. 环境准备 整洁、安静、舒适、安全。

【操作步骤】

1. 密闭式静脉输液法 利用原装密封瓶插入输液器进行输液的方法(见表 16-1)。

表 16-1 密闭式静脉输液法

操作步骤	操作要点
核对检查	核对药液瓶签(药名、浓度、剂量和时间);检查药液的质量
填写、粘贴输液卡	根据医嘱填写输液卡,并将填好的输液卡倒贴于输液瓶上
加入药液	套上瓶套;用开瓶器开启输液瓶铝盖的中心部分,常规消毒瓶塞;按医嘱加入药物;根据病情需要有计划地安排输液顺序
插输液器	检查输液器质量,无问题后取出输液器,将输液管和通气管针头同时插入瓶塞直至针头根部,关闭调节器
输液前核对	携用物至病人床旁,核对病人床号、姓名、腕带及所用药物;再次洗手
初步排气	将输液瓶挂于输液架上;将穿刺针的针柄夹于左手两手指之间,右手倒置茂菲滴管,并挤压滴管使输液瓶内的液体流出,当茂菲滴管内的液面达到滴管的 1/2～2/3 时,迅速转正滴管,打开调节器,使液体缓慢下降(图 16-2),直至液体流入头皮针管内即关闭调节器,将输液管放置妥当
皮肤消毒	铺治疗巾,将小垫枕置于穿刺肢体下,用消毒液消毒皮肤,备输液贴,在穿刺点上方 6 cm 处扎止血带,再次消毒皮肤
进针前核对	核对病人床号、姓名、腕带及输入药物
静脉穿刺	再次排气;嘱病人握拳;一手拇指绷紧并固定静脉下端皮肤,另一手持针柄,按静脉注射的方法进行穿刺
三松、固定	见回血后,一手固定针头,另一手松开止血带、松开调节器、嘱病人松拳,待液体滴入通畅后用输液贴分别贴在针柄、针梗和针头下段输液管处(图 16-3),必要时用夹板固定关节,取出止血带、小垫枕、治疗巾
调节滴速	根据病人年龄、病情及药液的性质调节输液滴速(图 16-4),成人 40～60 滴/分,儿童 20～40 滴/分
输液后查对	再次核对病人床号、姓名、腕带及输入药物
记录挂卡	在输液卡上记录输液的时间、滴速、病人的全身及局部状况,并签全名
整理、嘱咐	整理床单位,协助病人取舒适卧位;将呼叫器放于病人易取处;交代输液过程中的注意事项;回治疗室清理用物,洗手
更换液体	多瓶液体连续输入时,常规消毒第二瓶液体,拔出第一瓶内的通气管和输液导管,迅速插入第二瓶内;检查滴管液面高度是否合适、输液管中有无气泡,待输液通畅后方可离去
按压拔针	确认全部液体输入完毕后,关闭输液器,轻揭胶布,用无菌干棉签或无菌小胶布轻压穿刺点上方,快速拔针,局部按压 1～2 min 至无出血为止
整理记录	整理床单位,协助病人取舒适卧位;回治疗室清理用物后洗手;记录
	再次核对病人床号、姓名、腕带及输入药物

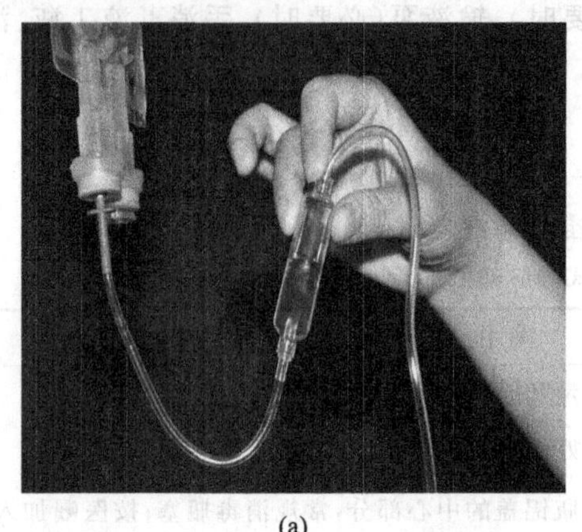
(a)

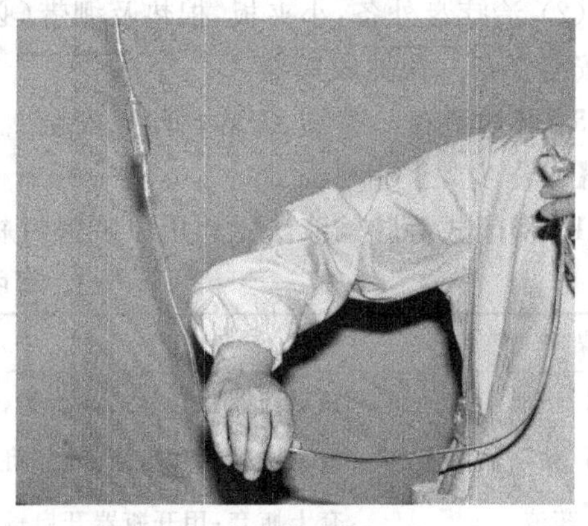
(b)

图 16-2 输液管排气法

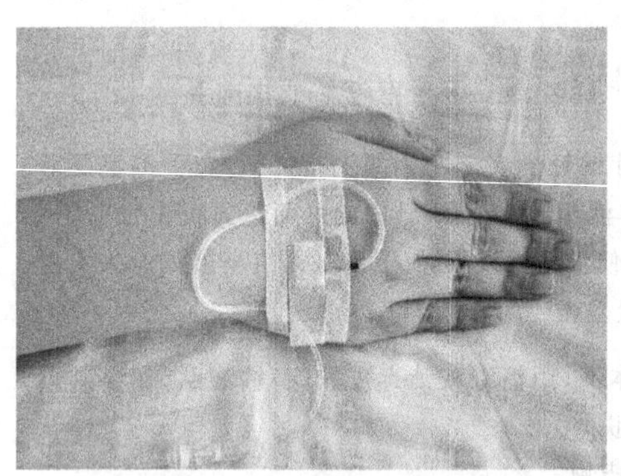

图 16-3 输液针头固定法

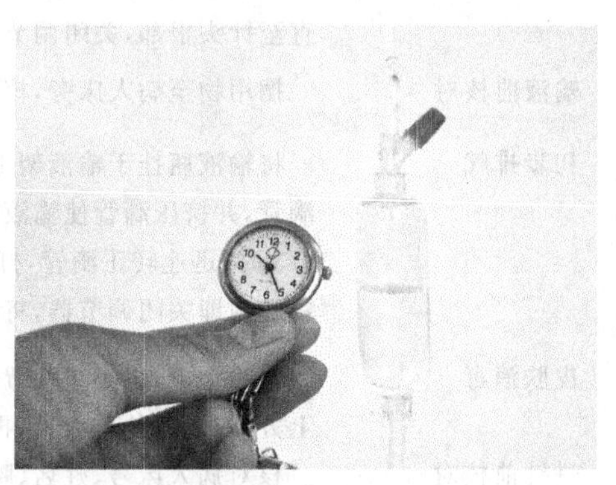

图 16-4 调节滴速法

2. 静脉留置针输液法 输液时采用静脉留置针进行穿刺的方法(见表 16-2)。

表 16-2 静脉留置针输液法

操作步骤	操作要点
连接、排气	同密闭式输液法核对检查至初步排气 取出静脉留置针(图 16-5),将输液器上的针头插入留置针的肝素帽内,将留置针内的气体排尽,关闭调节器
选择静脉	选择弹性好、粗直的静脉,在穿刺点上方 10 cm 处扎止血带
皮肤消毒	按常规消毒穿刺部位的皮肤,消毒范围为 8 cm×10 cm,待干,备输液贴及透明敷贴,并在透明敷贴上写上日期和时间
进针前核对	再次核对病人床号、姓名、腕带及输入药物
静脉穿刺	取下针套,旋转针芯松动外套管(图 16-6);右手拇指与食指夹住两翼,再次排气;嘱病人握拳,绷紧皮肤,固定静脉,右手持留置针针翼,使针头与皮肤成 15°～30°进针;见回血后放平针翼,压低角度,顺静脉走行再继续进针 0.2 cm;左手持 Y 形接口,右手后撤针芯约 0.5 cm,持针座将针芯与外套管一起送入静脉内

续表

操作步骤	操作要点
三松、固定	一手松开止血带、松开调节器、嘱病人松拳；左手固定两翼，右手迅速将针芯抽出，放于锐器收集器中；用无菌透明敷贴对留置针管作密闭式固定，用注明置管日期和时间的透明胶布固定三叉接口，再用胶布固定留置针及输液管(图 16-7)
调节滴速	同密闭式静脉输液法
输液后查对	核对病人床号、姓名、腕带及所用药物
记录挂卡	同密闭式静脉输液法
整理嘱咐	同密闭式静脉输液法
完毕封管	输液完毕，需要封管。拔出输液针头；常规消毒肝素帽的胶塞；用注射器向肝素帽内注入封管液
再次输液	常规消毒肝素帽，将输液针头插入肝素帽内完成输液

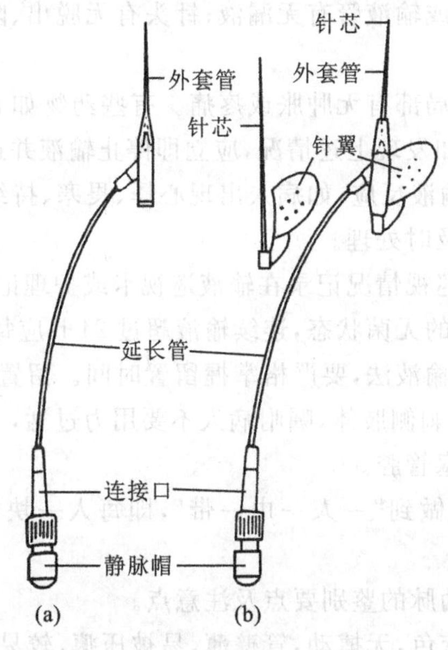

图 16-5 静脉留置针

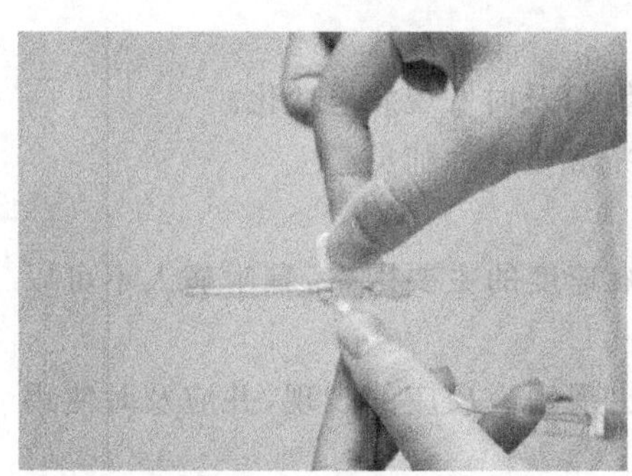

图 16-6 旋转针芯松动外套管

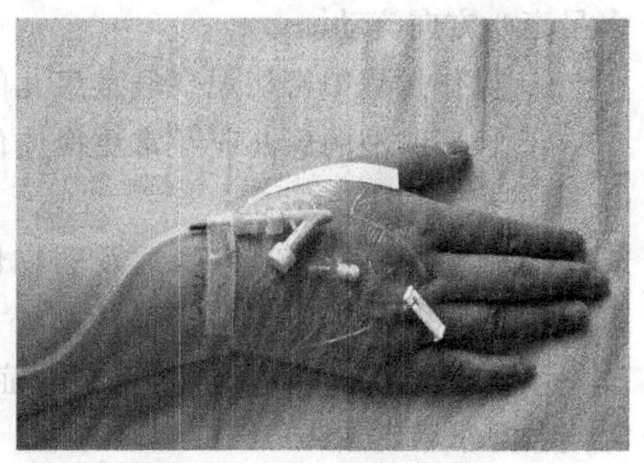

图 16-7 静脉留置针固定法

【注意事项】

(1) 严格执行无菌操作及查对制度,预防感染及差错事故发生。

(2) 长期输液者,注意合理使用和保护静脉,一般先从四肢远端小静脉开始穿刺(抢救时可例外)。

(3) 根据病情需要安排输液顺序,根据治疗原则,按急、缓及药物半衰期等情况合理分配药物,并注意药物配伍禁忌。

(4) 预防空气栓塞。输液前必须排尽输液管及针头内的空气,药液滴尽前按需要及时更换输液瓶或拔针。

(5) 进针后,应确保针头在静脉内再输入药液,以免造成组织损害。

(6) 严格掌握输液速度。对有心、肺、肾疾病的病人,老年病人,婴幼儿及输注高渗、含钾或升压药物的病人,要根据具体情况减慢输液速度;对严重脱水,心肺功能良好者可适当加快输液速度。

(7) 输液过程中应加强巡视,注意观察下列情况。

① 滴入是否通畅;针头或输液管有无漏液;针头有无脱出、阻塞或移位;输液管有无扭曲、折叠。

② 有无溶液外溢,注射局部有无肿胀或疼痛。有些药物如甘露醇、去甲肾上腺素等外溢后会引起局部组织坏死,如发现上述情况,应立即停止输液并通知医生进行处理。

③ 密切观察病人有无输液反应,如病人出现心悸、畏寒、持续性咳嗽等情况,应立即减慢或停止输液,并通知医生及时处理。

每次观察巡视后,应将巡视情况记录在输液巡视卡或护理记录单上。

(8) 保持输液器及药液的无菌状态,连续输液超过 24 h 应每日更换输液器。

(9) 若采用静脉留置针输液法,要严格掌握留置时间。留置针一般可保留 3～5 天,最多不超过 7 天。注意保护穿刺侧肢体,嘱咐病人不要用力过猛,一旦发现针管内有回血,应立即用肝素液冲洗,以免堵塞管腔。

(10) 防止交叉感染,应做到“一人一巾一带”,即每人一块治疗巾(或小垫)和一条止血带。

(11) 小儿头皮静脉和动脉的鉴别要点及注意点。

① 小儿静脉外观呈微蓝色,无搏动,管壁薄,易被压瘪,较易固定,不易滑动,血液呈向心方向流动;动脉外观呈正常皮肤色或浅红色,有搏动,管壁厚,不易被压瘪,易滑动,血液多呈离心方向流动。

② 操作过程中密切观察危重患儿的面色和一般情况,及时发现病情变化。

③ 长期输液的患儿应经常更换体位,以防发生压疮和坠积性肺炎。

【健康教育】

(1) 向病人说明年龄、病情及药物性质是决定输液速度的主要因素,嘱咐病人不可以自行随意调节输液滴速,以免发生意外。

(2) 向病人介绍常见输液反应的症状,告知病人出现输液反应的表现,并应及时使用呼叫器寻求帮助。

(3) 对于需要长期输液的病人,护士应做好病人的心理护理,消除其焦虑和厌烦情绪。

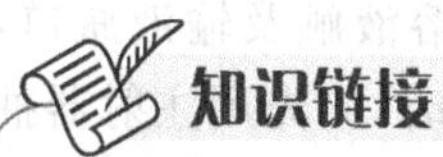

静脉输液泵

静脉输液泵(图 16-8)是一种电子输液控制装置,它可将药液精确、均匀、持续地输入血管内,达到控制输液速度的目的。适用于危重病人、心血管疾病病人及患儿的治疗和抢救。

临床上常用的定容型输液泵特点:

(1) 只监测实际输入的液量,不受溶液的浓度、黏度以及导管内径的影响,输液滴数可调节在 4～88 滴/分,速率控制范围在 1～90 mL/h;

(2) 使用时只需将输液管放于输液泵管道槽内,设定输液速度及输液量即可开始输液;

(3) 当输液遇到阻力、15 s 内无药液滴注或其他故障,都会自动报警或自动紧闭输液管道,以保证病人安全。

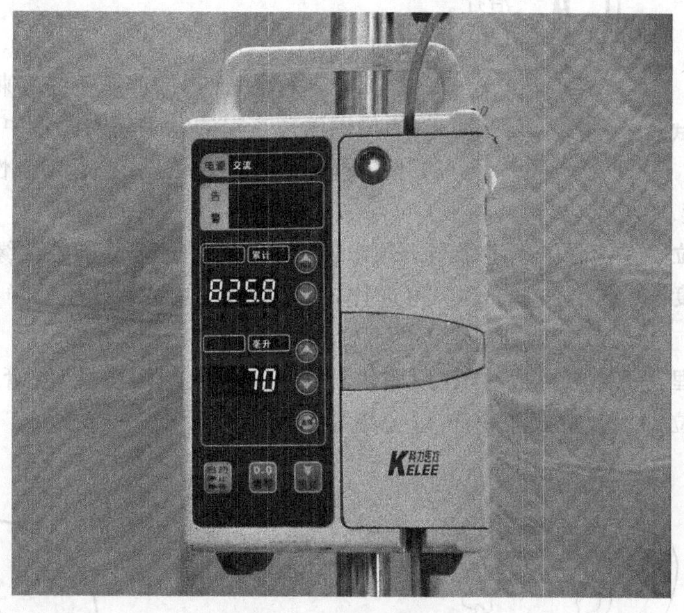

图 16-8 静脉输液泵

3. 开放式静脉输液法 将药液倒入开放式输液瓶内进行输液的方法。此方法的优点是能灵活变换输液种类及数量,并可随时添加药物。

操作时,同密闭式静脉输液法,根据医嘱准备并检查药液,除去溶液瓶的铝盖,常规消毒瓶塞及瓶颈,按照无菌操作要求打开瓶塞,再打开输液瓶包装,检查输液瓶装置是否完好,同时关闭调节器。护士一手持输液瓶,并将连接输液瓶的滴管根部(输液滴管和注射针头的连接处)夹于指缝间,另一手按取用无菌溶液法将少量无菌溶液(30～50 mL)倒入输液瓶内(图 16-9),冲洗输液瓶和导管后,将液体排入弯盘内。然后向输液瓶内倒入所需溶液,盖好瓶盖。

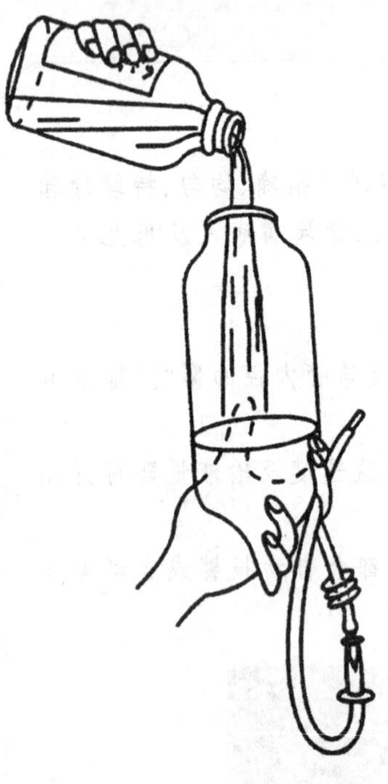

图 16-9　开放式静脉输液法

向输液瓶内倒入液体时，注意勿使溶液触及输液瓶口，以免溶液被污染。如需向输液瓶内加药时，应先用注射器抽吸药液，取下针头后，在距离输液瓶口 1 cm 处注入药液并摇匀，以免针头脱落至输液瓶内污染药液。此外，应注意当输液瓶内溶液滴完时要及时添加药液或拔针，以防空气进入形成栓塞。

开放式静脉输液法适用于危重疾病病人抢救以及病情变化快、手术、儿科等病人，但由于此方法易被污染，故目前临床上已较少应用。

（二）颈外静脉插管输液法

颈外静脉插管输液法是指选用硅胶管插入静脉内进行输液的方法。颈外静脉属于颈部最大的浅静脉，位于颈外侧皮下，位置较固定，易于穿刺。可保留较长时间，以保证治疗。

1. 目的

(1) 需要长期输液，而周围静脉不易穿刺者。

(2) 为周围循环衰竭的危重病人测量中心静脉压。

(3) 长期静脉内滴注高浓度的、有刺激性的药物或行静脉高价营养输液。

2. 穿刺部位　在锁骨中点上缘与下颌角连线的上 1/3 颈外静脉外侧缘（图 16-10）。

3. 进针角度　针头与皮肤成 45°角进针，入皮后改为 25°角沿颈外静脉方向刺入（图 16-11）。

4. 局部护理　每天更换敷料，并用碘伏消毒穿刺点及周围皮肤；置管后，如发现硅胶管内有回血，应立即用肝素溶液冲洗，以免堵塞管腔。

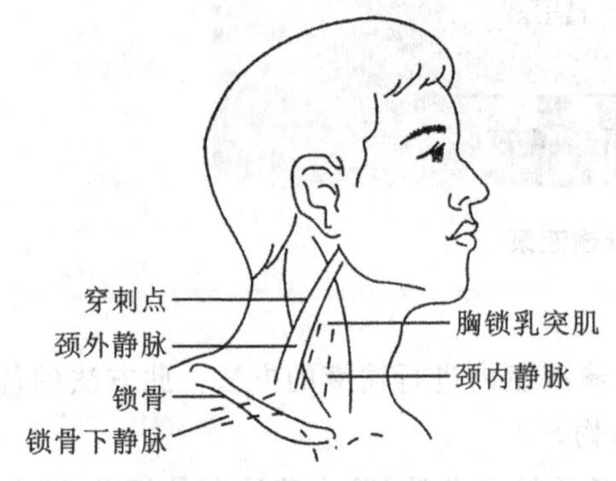

图 16-10　颈外静脉穿刺点

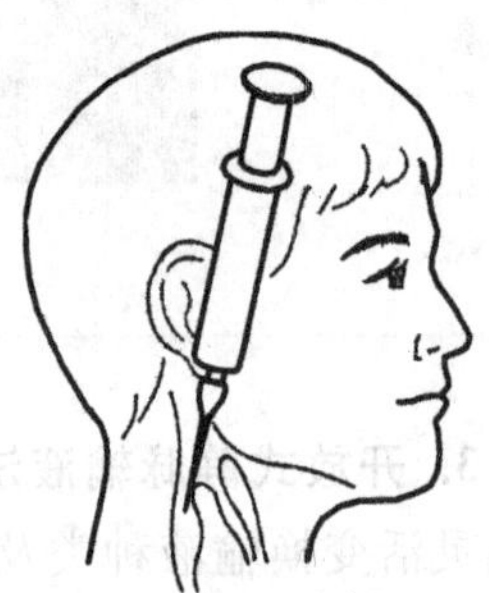

图 16-11　颈外静脉穿刺

四、输液速度与输液时间的计算

静脉输液的速度和时间可按下列公式计算。

(1) 已知输入液体总量与计划需用时间，计算每分钟滴数：

$$每分钟滴数=\frac{液体总量(mL)\times 点滴系数}{输液时间(分)}$$

例：病人输液 1600 mL，需用 10 h 输完，输液器点滴系数为 15 滴/mL，问每分钟滴数是多少？

$$每分钟滴数=\frac{1600\ mL\times 15\ 滴/mL}{10\times 60\ 分}=40(滴/分)$$

(2) 已知每分钟滴数与输液总量，计算输液所需用的时间：

$$输液时间(h)=\frac{液体总量(mL)\times 点滴系数}{每分钟滴数\times 60}$$

例：病人输液 1600 mL，每分钟滴数为 40 滴，所用点滴系数为 15 滴/mL，需用多长时间输完液体？

$$输液时间(h)=\frac{1600\ mL\times 15\ 滴/mL}{40\ 滴/分\times 60}=10(h)$$

点滴系数是指每毫升溶液的滴数，目前常用的静脉输液器的点滴系数有 10、15、20 滴/mL 等几种。

五、输液常见故障处理方法

(1) 溶液不滴。

① 针头滑出血管外：液体注入皮下组织，表现为局部肿胀、疼痛；应更换针头，另选血管重新穿刺。

② 针头斜面紧贴血管壁：表现为液体滴入不畅或不滴；应调整针头位置或适当变换肢体位置，直到滴入通畅为止。

③ 针头阻塞：表现为药液不滴，轻轻挤压输液管有阻力、无回血；此时应更换针头重新穿刺，切忌强行挤压导管或冲洗。

④ 压力过低：表现为滴液缓慢或不滴，可因病人肢体抬举过高或病人周围血液循环不良所致；可适当抬高输液架高度，加大压力，或降低病人肢体位置。

⑤ 静脉痉挛：表现为滴液不畅，但有回血抽出，可能由于穿刺肢体在寒冷的环境中暴露时间过长或输入的液体温度过低所致。可在肢体穿刺部位上方实施热敷、按摩。

⑥ 输液管扭曲受压：检查病人肢体位置，排除扭曲、受压因素，保持输液管通畅。

(2) 茂非滴管内液面过高。

① 滴管侧壁有调节孔者，可夹住滴管上端的输液管，打开调节孔，待液面降至可见滴液时，关闭调节孔，松开上端的输液管。

② 滴管侧壁无调节孔者，可将输液瓶取下，倾斜输液瓶，使输液导管插入瓶内的针头露出液面，但须保持点滴通畅，待滴管内液体下降至可见滴液，再挂回输液架上即能继续点滴。

(3) 滴管内液面过低

① 滴管侧壁有调节孔者，可夹住滴管下端的输液管，打开调节孔，当液面升高至适当水平时再关闭调节孔，松开下端输液管即可。

② 滴管侧壁无调节孔者，可夹住滴管下端的输液管，用手挤压茂非滴管，待茂非滴管内液面升至适当水平时，松开下端输液管即可。

(4) 茂非滴管内液面自行下降。输液过程中，如果茂非滴管内液面自行下降，则应检查滴管上端输液管与茂菲滴管有无漏气或裂隙，必要时更换输液管。

六、输液反应及预防

（一）发热反应

1. 原因 发热是最常见的输液反应，常因输入致热物质（致热原、死菌、游离的菌体蛋白或药物成分不纯等）。多由于输液瓶清洁灭菌不完善或再次被污染；输入液体消毒、保管不善而变质；输液器消毒不严格或被污染，输液过程中未能严格执行无菌操作等所致。

2. 症状 多发生于输液后数分钟至 1 h。病人表现为畏寒、寒战和高热。轻者发热常在 38 ℃左右，停止输液后数小时可自行恢复正常；严重者初起寒战，继之高热，可达 40～41 ℃，并伴有恶心、呕吐、头痛、脉快、周身不适等症状。

3. 护理措施

(1) 反应轻者立即减慢输液速度，通知医生，同时注意观察体温变化。

(2) 重者须立即停止输液；病人寒战时给予保暖，高热者给以物理降温，必要时按医嘱给予抗过敏药物或激素治疗，密切观察生命体征。

(3) 保留剩余药液和输液器进行检测，查找发热反应的原因。

4. 预防 输液前应认真检查药液的质量、输液器具的包装与灭菌日期，严格执行无菌技术操作。

（二）急性肺水肿（循环负荷过重）

1. 原因 由于输液速度过快，在短时间内输入液体量过多，使循环血容量急剧增加，心脏负担过重所致；病人原有心肺功能不良，多见于急性左心功能不全者。

2. 症状 病人突然感到胸闷、气促、呼吸困难，咯粉红色泡沫样痰；严重时痰液可由口鼻涌出，两肺部听诊布满湿啰音，心率快，心律不齐。

3. 护理措施

(1) 出现症状时，立即停止输液，并通知医生，病情允许时安置病人取端坐位，两腿下垂，以减少静脉回流，减轻心脏负担。

(2) 给予高流量氧气吸入（氧流量 6～8 L/min），以提高肺泡内氧分压，增加氧的弥散，并减少肺泡内毛细血管渗出液的产生；同时，可在湿化瓶内加入 20%～30%乙醇，再进行氧气吸入，以降低肺泡内泡沫的表面张力，使泡沫破裂消散，从而改善肺部气体交换，减轻缺氧症状。

(3) 遵医嘱给予扩血管药、平喘药、强心剂、利尿剂等。

(4) 必要时用止血带或血压计袖带轮流适当加压四肢，以阻断静脉血流，减少回心血量，减轻心脏负担，但动脉血仍可通过。每隔 5～10 min 轮流放松一个肢体的止血带，症状缓解后，止血带应逐渐解除。

4. 预防 严格控制输液速度和输液量，对心肺功能不良、老年人和儿童输液时更要慎重。

（三）静脉炎

1. 原因 长期输注浓度较高、刺激性较强的药物，静脉内放置刺激性较强的塑料导管时间过长，输液过程中无菌操作不严。

2. 症状 沿静脉走向出现条索状红线，局部组织红、肿、灼热、疼痛，有时伴有畏寒、发热等全身症状。

3. 护理措施

(1) 立即停止局部输液，抬高患肢并制动，局部用95%乙醇或50%硫酸镁进行湿敷(早期冷敷，晚期热敷)。

(2) 用中药如意金黄散局部外敷，或用其他可消肿、促进血液循环的药物外敷。

(3) 超短波理疗，用TDP治疗器照射，每日2次，每次10～20 min。

(4) 如合并感染，可遵医嘱给予抗生素治疗。

4. 预防 严格执行无菌操作，静脉内置管时间不宜过长，对刺激性强、浓度高的药物充分稀释后再输入，并减慢滴速，防止药物漏出血管外，有计划的更换输液部位。

(四) 空气栓塞

1. 原因 输液管内空气未排尽，导管连接不紧，有漏缝；加压输液、输血无人在旁看守，液体输完未及时更换药液或拔针。

进入静脉的空气，首先被带到右心房，再进入右心室。如空气量少，则被右心室压入肺动脉，并分散到肺小动脉内，最后到毛细血管，因而损害较小；如空气量大，则空气在右心室内阻塞肺动脉入口(图16-12)，使血液不能进入肺内进行气体交换，引起机体严重缺氧而立即死亡。

2. 症状 病人感觉胸部异常不适，胸骨后疼痛，随即出现呼吸困难和严重发绀，有濒死感。听诊心前区，可闻及响亮的、持续的“水泡声”，心电图可表现心肌缺血和急性肺源性心脏病的改变。

3. 护理措施

(1) 立即停止输液，通知医生进行抢救，同时安置病人左侧卧头低足高位，此体位在吸气时可增加胸腔内压力，减少空气进入静脉，同时使肺动脉的位置低于右心室，使阻塞肺动脉入口的气泡向上漂移(图16-13)，气泡随着心脏的舒缩混成泡沫，分次小量进入肺动脉内，弥散至肺泡逐渐被吸收。

(2) 给予高流量氧气吸入，可提高病人血氧浓度，改善严重的缺氧状态。

(3) 有条件者可通过中心静脉导管抽出空气。

(4) 密切观察病情变化，做好病情的动态记录。

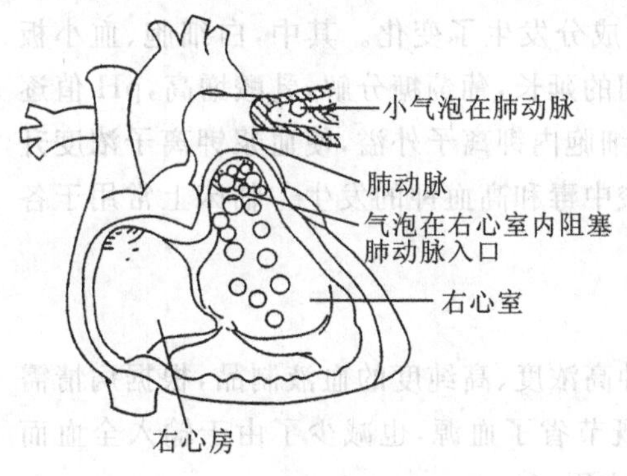

图16-12 气泡阻塞肺动脉入口

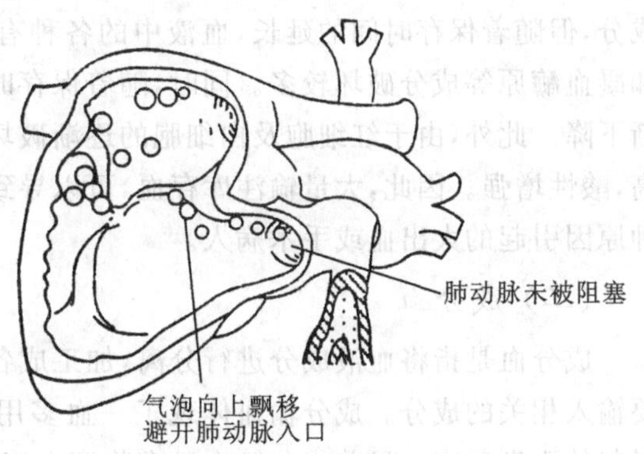

图16-13 左侧卧头低足高位时气体避开肺动脉入口

4. 预防

输液前认真检查输液器的质量，排尽输液导管内的空气；输液中及时更换输液瓶并及时添加药液；输液完毕及时拔针；加压输液时要有专人守护；输液过程中注意加强巡视。

第二节　静脉输血

静脉输血是将全血或成分血如血浆、红细胞、白细胞或血小板等通过静脉输入人体内的方法。它是急救和治疗疾病的一项重要措施。

一、静脉输血目的

1. 补充血容量　可增加有效循环血量，增加心排出量，升高血压，促进血液循环。常用于急性大出血、休克病人。

2. 纠正贫血　可增加血红蛋白含量，促进携氧功能。常用于因血液系统疾病而引起的严重贫血和某些慢性消耗性疾病的病人。

3. 补充各种凝血因子和血小板　可改善凝血功能，有助于止血，常用于凝血功能障碍的病人。

4. 补充血浆蛋白　增加蛋白质，维持胶体渗透压，减少组织渗出和水肿。常用于低蛋白血症的病人。

5. 补充抗体、补体等血液成分　可增强机体的免疫能力，提高机体抗感染的能力。常用于严重感染、免疫力低下的病人。

二、血液制品的种类

（一）全血

全血是将采集的血液不经任何加工而存入保养液血袋中的血液。分为新鲜血和库存血两种。

1. 新鲜血　新鲜血是指在 4 ℃的冰箱中保存 1 周内的血。它保留了血液中原有的各种成分。输入新鲜血可补充各种血细胞、凝血因子及血小板。多用于血液病病人。

2. 库存血　库存血是指在 4 ℃的冰箱中保存 2～3 周的血。它虽然含有血液的各种成分，但随着保存时间的延长，血液中的各种有效成分发生了变化。其中，白细胞、血小板和凝血酶原等成分破坏较多。同时，随着保存时间的延长，葡萄糖分解，乳酸增高，pH 值逐渐下降。此外，由于红细胞及白细胞的逐渐破坏，细胞内钾离子外溢，使血浆钾离子浓度升高，酸性增强。因此，大量输注库存血，可以导致酸中毒和高血钾的发生。临床上常用于各种原因引起的大出血或手术病人。

（二）成分血

成分血是指将血液成分进行分离，加工成各种高浓度、高纯度的血液制品，根据病情需要输入相关的成分。成分输血体现了一血多用，既节省了血源，也减少了由于输入全血而引起的不良反应。目前成分输血已在临床上广泛应用。

1. 血浆　血浆是全血分离后所得的液体部分，主要成分为血浆蛋白，不含血细胞，无凝集原，分为以下三种。

(1) 新鲜血浆：含所有凝血因子，适用于凝血因子缺乏的病人。

(2) 保存血浆：除血浆蛋白外，其他成分逐渐破坏，一般可保存 6 个月。适用于低血容量、低血浆蛋白的病人。

(3) 冰冻血浆：在 −30 ℃低温下保存，有效期一般为 1 年，使用时放在 37 ℃温水中溶化，并在 6 h 内输入。

(4) 干燥血浆：冰冻血浆放在真空装置下加以干燥而成，有效期为 5 年，使用时可加适量 0.9%氯化钠溶液或 0.1%枸橼酸钠溶液进行溶解。

2. 红细胞 可增加血液的携氧能力，可用于贫血、失血多的手术或疾病，也可用于心功能衰竭的病人补充红细胞，以避免心脏负荷过重。红细胞包括以下三种。

(1) 浓缩红细胞：新鲜全血经离心或沉淀分离血浆后的余下部分。适用于携氧功能缺陷和血容量正常的贫血病人。

(2) 洗涤红细胞：红细胞经生理盐水洗涤三次后，再加入适量的生理盐水。适用于免疫性溶血性贫血、一氧化碳中毒及输全血或血浆过敏的病人等。

(3) 红细胞悬液：提取血浆后的红细胞加入等量红细胞保养液制作而成，适用于战地救护和中、小手术的病人。

3. 白细胞浓缩悬液 由新鲜全血经离心后而成的白细胞，在 4 ℃的温度下保存，有效期为 48 h。适用于粒细胞缺乏合并严重感染的病人。

4. 血小板浓缩悬液 由全血离心后所得，在 22 ℃的温度下保存，有效期为 24 h。适用于功能障碍性出血或血小板减少的病人。

(三) 其他血液制品

1. 清蛋白液 从血浆中提纯而得，能提高机体血浆蛋白和胶体渗透压，适用于低蛋白血症的病人。

2. 凝血制剂 如凝血酶原复合物、抗血友病因子以及浓缩Ⅷ、Ⅺ因子。用于各种凝血因子缺乏的病人。

3. 免疫球蛋白和转移因子 含多种抗体，可增强机体免疫力。

三、静脉输血的适应证与禁忌证

(一) 静脉输血的适应证

1. 各种原因引起的大出血 为静脉输血的主要适应证，一次出血量<500 mL 时，机体可自我代偿，不必输血；失血量在 500～800 mL 时，需要立即输血。一般首选晶体溶液、胶体溶液或少量血浆增量剂输注。失血量>1000 mL 时，应及时补充全血或血液成分。需注意的是，血或血浆不宜用做扩容剂，晶体溶液结合胶体溶液扩容是治疗失血性休克的主要方案。血容量补足之后，输血目的是提高血液的携氧能力，此时应首选红细胞制品。

2. 贫血或低蛋白血症 输注浓缩红细胞、血浆、清蛋白。

3. 严重感染 输入新鲜血以补充抗体和补体，切忌使用库存血。

4. 凝血功能障碍 输注相关血液成分。

(二) 静脉输血的禁忌证

静脉输血的禁忌证包括：急性肺水肿、充血性心力衰竭、肺栓塞、恶性高血压、真性红细胞增多症、肾功能极度衰竭及对输血有变态反应者。

四、血型及交叉配血试验

(一) 血型

根据红细胞表面特异性抗原(又称凝集原)的类型将血液分为多种血型,有代表性的即ABO血型和Rh血型。

1. ABO血型 根据红细胞膜上是否含有A凝集原和B凝集原将人的血液分为四型,各种血型个体的血浆中分别含有不同的抗体(又称凝集素)(表16-3)。在输血前,献血者和受血者的血型必须进行交叉配血试验,以免产生抗原-抗体反应,造成红细胞破坏或溶解。

表16-3 ABO血型系统

血　　型	红细胞膜上抗原(凝集原)	血清中的抗体
A	A	抗B
B	B	抗A
AB	A、B	无
O	无	抗A+抗B

2. Rh血型 Rh血型系统,其中含有6种抗原,即C、c、D、d、E、e。其中以D抗原最为突出,因此,凡人体血液红细胞含D抗原(又称Rh抗原)为Rh阳性,否则为阴性。这样就使已发现的红细胞A、B、O及AB四种主要血型的人,又都分别一分为二地被划分为Rh阳性和阴性两种。中国汉族人的Rh阴性率为0.34%,绝大多数人为Rh阳性,故由Rh血型不合引起的输血反应相对较ABO血型少。Rh血型系统一般不存在天然抗体,故第一次输血时不会发现Rh血型不合。但Rh阴性的受血者接受了Rh阳性血液后,可产生免疫性抗Rh抗体,如再次接受Rh阳性血液时,即可发生溶血性输血反应。Rh阴性母亲第二次孕育Rh阳性胎儿时也可导致婴儿患溶血性疾病。

(二) 血型鉴定和交叉配血试验

为了避免输入不相容的红细胞,献血者与受血者之间必须进行血型鉴定和交叉配血试验。血型鉴定主要是鉴定ABO血型和Rh血型。交叉配血试验(表16-4)是先将受血者血清和供血者红细胞混合(直接交叉配血试验),再将供血者血清和受血者红细胞混合(间接交叉配血试验),检验结果为两者均无凝集现象,方可输血。

表16-4 交叉配血试验

	直接交叉配血试验	间接交叉配血试验
供血者	红细胞	血清
受血者	血清	红细胞

从理论上讲,O型血可作为其他任何血型的输入血,AB型血可接受其他各型血,但临床上仍以输入同型血为原则。而Rh阳性者可接受Rh阳性血和Rh阴性血的输入,Rh阴性者只能接受Rh阴性血的输入。

五、静脉输血技术

（一）输血前准备

1. 备血 根据医嘱备血，抽取血标本 2 mL（采血时禁止同时采集两个病人的血标本，以免发生混淆）和已填写的输血申请单、血型交叉配合检验单一并送交血库做血型鉴定和交叉配血试验。除血浆和其他血制品外，输血前均需做血型鉴定和交叉配血试验。

2. 取血 凭提血单到血库取血，应与血库人员共同做好“三查八对”工作。“三查”即查血液的有效期、血液质量和输血装置是否完好。“八对”即对病人床号、姓名、住院号、血袋号、供血者及受血者血型、交叉配血试验结果、血制品的种类和血量。核对完毕，确认血液没有过期，血袋完整无破漏或裂缝，血液分为明显的两层（上层为浅黄色的血浆，下层为暗红色的红细胞，两者边界清楚，无红细胞溶解），血液无变色、浑浊，无血凝块、气泡或其他异常物质，护士在交叉配血单上签全名后方可取回使用。

3. 取血后 勿剧烈震荡血液，以免红细胞被大量破坏而引起溶血。另外，血液不能加温，以免血红蛋白凝固变性而引起输血反应，取回的库存血可在室温下放置 15～20 min 后再输入。

4. 核对 输血前，须经第二名护士再次核对，确认无误后方可输血。

5. 知情同意 输血前，病人应该理解并同意接受输血，签署知情同意书。

（二）静脉输血技术

目前临床上均采用密闭式静脉输血法，密闭式静脉输血法有间接静脉输血法和直接静脉输血法两种。

【目的】

详见输血目的。

【准备】

1. 评估病人并解释

（1）评估病人：①病情、治疗情况；②病人血型、输血史及过敏史；③心理状态及对输血相关知识的了解程度；④穿刺部位皮肤、血管状况。

（2）向病人解释输血目的、方法、注意事项及配合要点。

2. 病人准备

（1）了解静脉输血的目的、方法、注意事项及配合要点。

（2）采血标本以验血型和做交叉配血试验。

（3）签写知情同意书。

（4）排空大小便，取舒适卧位。

3. 护士准备 衣帽整洁，修剪指甲，洗手，戴口罩。

4. 用物准备

（1）间接静脉输血法：同密闭式输液法用物，仅将一次性输液器换为一次性输血器（输血器中以滤血器替代茂菲滴管，滤血器可以通过血细胞、血浆和凝血因子，而大的细胞碎屑和纤维蛋白等微粒可被清除，输血器穿刺针头为 9 号针头）。

（2）直接输血法：同静脉注射用物，另在无菌注射盘内放 50 mL 注射器数支及针头数个(根据输血量而定)、9号穿刺针头、3.8%枸橼酸钠溶液、血压计袖带。

(3) 生理盐水、血液制品(根据医嘱准备)、一次性手套。

5. 环境准备 整洁、安静、舒适、安全。

【操作步骤】

1. 间接输血法 将已经备好的血液,按静脉输液法输给病人(表16-5)。

表16-5 间接输血法

操作步骤	操作要点
核对检查	将用物携至病人床旁,与另一位护士按"三查八对"内容再次核对检查
建立静脉通道	将输血器插入0.9%氯化钠溶液,按静脉输液方法建立静脉通道,并输入少量0.9%氯化钠溶液,冲洗输血器管道
摇匀血液	以手腕旋转动作将血袋内的血液轻轻摇匀
连接血袋	戴手套,打开储血袋封口,常规消毒或用安尔碘消毒开口处塑料管,将输血器针头从0.9%氯化钠溶液瓶上拔下,插入储血袋的输血接口,缓慢将储血袋倒挂于输液架上
调节滴速	开始输入时速度宜慢,一般不超过20滴/分,观察15 min左右,如无不良反应后再根据病情及年龄调节滴速(成人一般40~60滴/分,儿童酌减)
整理安置	撤去治疗巾,取出止血带和小垫枕,整理床单位,协助病人取舒适卧位。将呼叫器放于病人易取处。整理用物,洗手
观察记录	记录输血开始时间、种类、血量、血型、血袋号(储血号)、滴速、病人的全身情况及局部情况,并签全名,经常巡视病房
续血处理	如果需要输入2袋以上的血液时,应在上一袋血液即将滴尽时,常规消毒或用安尔碘消毒0.9%氯化钠溶液瓶塞,然后将针头从储血袋中拔出,插入0.9%氯化钠溶液瓶中,输入少量0.9%氯化钠溶液,然后再按与第一袋血相同的方法连接血袋继续输血
输血完毕	用上述方法继续滴入0.9%氯化钠溶液,直至将输血器内的血液全部输入体内再拔针,拔针后延长按压时间
整理记录	输血器及针头按要求放入医用垃圾袋中统一处理;所有输完血的血袋保留24 h后送血库;安置卧位,护士洗手后做好输血记录

2. 直接输血法 将供血者血液抽出后,立即输给病人(表16-6)。适用于无血库条件而病人急需输血时,也适用于婴幼儿的少量输血。

表16-6 直接输血法

操作步骤	操作要点
核对检查	认真核对供血者和病人的姓名、血型及交叉配血结果
准备卧位	请供血者和病人分别卧于相邻的两张床上,露出各自供血或受血的一侧肢体
抽取抗凝剂	用备好的注射器抽取一定量的抗凝剂,一般50 mL血中需加入3.8%枸橼酸钠溶液5 mL

续表

操作步骤	操作要点
抽、输血液	将血压计袖带缠于供血者上臂并充气，压力维持在13.3 kPa(100 mmHg)左右，使静脉充盈，便于操作 选择穿刺静脉，常规消毒皮肤 操作时三人配合：一人用加入抗凝剂的注射器抽取供血者的血液，一人传递，另一人立即行静脉注射将抽出的血液输给病人，如此连续进行 连续抽血时，不必拔出针头，只需更换注射器，并在更换时放松血压计袖带，用手指按压静脉前端，以减少出血
拔针、记录	输血完毕，拔出针头，用无菌纱布按压穿刺点至无出血，安置卧位，整理用物，护士洗手后做好输血记录

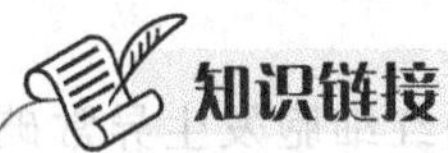

自体输血法

自体输血法是指收集病人自体血液，在需要时回输给本人。

自体输血的优点：节约血源；不需做血型鉴定和交叉配血试验，不会产生免疫、发热等输血反应；避免因输血而引起的疾病传播；降低医疗费用等。

自体输血的方法，主要有自体血液预存法、术前血液稀释法和术中失血回收法三种，其中以自体血液预存法应用最为广泛。

1. 自体血液预存法　适用于病人身体情况良好，择期手术，自愿合作者。在术前2～3周内，定期反复采血保存，待手术时回输给病人。一般每周或隔周采血一次，最后一次采血时间应在手术前72 h内完成，以保证机体恢复正常的血浆蛋白水平。

2. 术前血液稀释法　适用于手术的病人。在手术开始前采集病人血液的同时，根据采血量的多少输入替代的血浆制品，使病人血容量保持不变，血液处于稀释状态，以减少术中红细胞丢失，采集的血液可在术中或术后再回输给病人。

3. 术中失血回收法　适用于脾破裂、输卵管破裂大出血，血液流入腹腔6 h内，无污染和无凝血的病人。在手术中收集失血，采用自体输血装置，加入适量抗凝剂，经过滤后回输给病人，总量应限制在3500 mL以内。大量回输自体血时，应适量补充新鲜血浆和血小板。有严重贫血、凝血因子缺乏、肝肾功能不全、菌血症等病人禁忌采用自体输血法。

【注意事项】

(1) 在取血和输血过程中，护士应以高度责任心，严格执行无菌操作及查对制度。在输血前，必须由两名护士根据需要查对的项目再次进行查对，避免差错事故的发生。

(2) 输血前、后及输入两袋血液之间均须输入少量生理盐水，以防发生不良反应。

(3) 输入血液中不可随意加入其他药物，如钙剂、酸性或碱性药品、葡萄糖、高渗或低渗溶液，以防止血液凝集或溶解。

(4) 输血过程中,应加强巡视,注意倾听病人的主诉,观察有无输血反应。如发生严重反应,须立即停止输血,报告医生,并保留余血以备检查、分析原因。

(5) 输完的血袋送回输血科保留 24 h,以备病人在输血后发生输血反应时检查、分析原因。

【健康教育】

(1) 向病人说明输血速度调节的依据,告知病人勿擅自调节滴速。

(2) 向病人介绍常见输血反应的症状和防治方法。告知病人一旦出现不适症状,应及时使用呼叫器寻求帮助。

(3) 向病人介绍输血的适应证和禁忌证。

(4) 向病人介绍有关血型的知识及做血型鉴定和交叉配血试验的意义。

六、输血反应及处理

(一) 溶血反应

它是输血中最严重的一种反应。由于所输入血的红细胞和病人的红细胞发生异常破坏和溶解,而使机体产生一系列临床症状。

1. 原因

(1) 输入异型血:由于 ABO 血型不相容引起,即供血者与受血者血型不符而造成血管内溶血,反应发生快,后果严重。

(2) 输入变质血:输血前红细胞已变质溶解,如血液储存过久、保存温度过高或过低、血液受细菌污染、输血前血液被加热或震荡过剧、血液内加入高渗或低渗溶液或加入能影响血液 pH 值变化的药物等因素,致使血液中红细胞大量破坏所致。

(3) 输入 Rh 因子不同的血:Rh 因子不合所引起的反应,可在输血后几小时至几天后发生,反应发生较慢。

2. 症状 典型症状是在输血 10～15 mL 后发生,随着输入血量的增加症状加重,临床表现可分为三个阶段。

(1) 开始阶段:由于病人血浆中的凝集素和所输血中红细胞的凝集原发生凝集反应,导致红细胞凝集成团,阻塞部分小血管,从而造成组织缺血缺氧;病人表现为头胀痛、四肢麻木、胸闷、腰背部剧烈疼痛等。

(2) 中间阶段:由于凝集的红细胞发生溶解、大量血红蛋白散布到血浆中,病人出现黄疸和血红蛋白尿(酱油色),同时伴有寒战、高热、呼吸困难、血压下降。

(3) 最后阶段:由于大量的血红蛋白从血浆进入肾小管,遇酸性物质而变成结晶体,从而阻塞肾小管;同时由于抗原抗体相互作用,使肾小管内皮细胞缺血、缺氧,致坏死脱落,进一步使肾小管阻塞。病人出现急性肾衰竭症状,表现为少尿、无尿,严重者可致死亡。

3. 护理措施

(1) 立即停止输血,给予氧气吸入,并通知医生进行紧急处理。

(2) 维持静脉通道,以备急救时静脉给药。

(3) 保护肾脏:为解除肾血管痉挛,可行双侧腰部封闭,或用热水袋在双侧肾区进行热敷。

(4) 碱化尿液:遵医嘱口服或静脉滴注 5%碳酸氢钠溶液,使尿液碱化,增加血红蛋白的溶解度，以减少结晶，防止阻塞肾小管。

(5) 密切观察并记录病人的生命体征及尿量的变化，出现休克症状，立即配合抢救；一旦出现尿少、尿闭，按急性肾衰竭处理，控制入水量，纠正水、电解质紊乱，必要时行透析疗法。

(6) 保留余血，并采集病人血标本，重新做血型鉴定及交叉配血试验。

4. 预防 加强责任心，认真做好血型鉴定、交叉配血试验；严格“三查八对”，认真履行操作规程，做好输血前的核对工作，以避免发生差错；严格执行血液采集、保存的要求，以防血液变质。

(二) 发热反应

1. 原因

(1) 主要由致热原引起，当保养液或输血用具被致热原污染，输血后即可发生发热反应。

(2) 输血过程中，操作者违反无菌原则，造成污染而引起发热反应。

(3) 多次输血后，病人血液中产生一种白细胞抗体和血小板抗体，当再次输血可发生抗原抗体反应，从而引起发热反应。

2. 症状 多发生在输血过程中或输血后 1～2 h 内；病人有发冷或寒战，继而发热，体温可达 38～41 ℃甚至 41 ℃以上，持续时间由 30 min 至数小时不等；可伴有皮肤潮红、头痛、恶心、呕吐等全身症状，严重的可出现呼吸困难、血压下降，甚至昏迷。

3. 护理措施

(1) 反应轻者减慢输血速度或暂停输血，一般症状可自行缓解；严重者应立即停止输血，给予生理盐水静脉滴入，以维持静脉通路通畅。

(2) 对症处理：寒战时注意保暖，给热饮料，加盖被；高热时给物理降温，并密切观察生命体征的变化。

(3) 遵医嘱给予退热药、抗过敏药或糖腺皮质激素。

(4) 将输血器、储血袋及剩余血液一同送血库进行检验，以便查明原因。

4. 预防 严格管理血液制品和输血器，输血过程中严格执行无菌操作，防止污染。

(三) 过敏反应

1. 原因

(1) 病人为过敏体质，平时对某些物质过敏，血液中的异体蛋白质与过敏机体的组织细胞(蛋白质)结合，形成完全抗原而致敏。

(2) 输入血液中含有致敏物质，如供血者在献血前用过可致敏的药物或食物。

(3) 多次输血产生过敏性抗体，当再次输血时，这种抗体和抗原相互作用而发生过敏反应。

2. 症状 大多数病人的过敏反应发生在输血后期或即将结束时，其表现轻重不一，一般症状出现越早，反应越严重；轻者为皮肤瘙痒、局部或全身出现荨麻疹，也可出现血管神经性水肿(眼睑、口唇水肿明显)；重者因喉头水肿、支气管痉挛而导致呼吸困难，两肺可闻及哮鸣音，甚至发生过敏性休克。

3. 护理措施

(1) 轻者可减慢滴速，重者应立即停止输血，及时通知医生。

(2) 遵医嘱给药，可皮下注射 0.1%肾上腺素 0.5～1 mL，或给予异丙嗪、苯海拉明、地塞米松等抗过敏药物。

(3) 对症处理：呼吸困难者给予氧气吸入；如有喉头水肿并伴严重呼吸困难，应配合气管插管或进行气管切开，循环衰竭者给予抗休克治疗；如发生过敏性休克，立即配合抢救。

(4) 严密观察病情及生命体征变化。

(5) 保留余血及输血器等，以便查明过敏原因。

4. 预防 不选用有过敏史的献血者的血液；献血者在采血前 4 h 内不宜吃富含蛋白质和脂肪的食物，可饮糖水或仅进食少量清淡饮食，且不宜服用易致敏的药物，以免血中含有致敏物质；对有过敏史的病人，在输血前给予抗过敏药物。

(四) 大量输血后反应

大量输血是指在 24 h 内紧急输血，输血量大于或等于病人总血容量。常见的反应有急性肺水肿、出血倾向、枸橼酸钠中毒等。

1. 急性肺水肿 同静脉输液反应。

2. 枸橼酸钠中毒

(1) 原因：由于大量输血随之输入大量枸橼酸钠，如果病人肝功能不全，枸橼酸钠未完全氧化即与血中钙结合而使血钙下降，导致凝血功能障碍、毛细血管张力降低、血管收缩不良、心肌收缩无力等。

(2) 症状：病人出现手足抽搐、出血倾向、心率缓慢、血压下降、心室纤维颤动，甚至出现心跳骤停。

(3) 护理措施：严密观察病人反应，出现症状及时通知医生紧急处理，根据医嘱给药，配合医生采取治疗。

(4) 预防：每输库存血 1000 mL 以上时，遵医嘱给予 10%葡萄糖酸钙或 10%氯化钙 10 mL 静脉注射，以补充钙离子，减少低血钙的发生。

3. 出血倾向

(1) 原因：长期反复输血或短时间内输入库存血较多，库存血中的血小板数量和活性均减低，凝血因子不足；输血的同时随之输入了大量枸橼酸钠，导致血钙降低、毛细血管张力减低、血管收缩不良。

(2) 症状：皮肤、黏膜淤点或淤斑，穿刺部位可见大块淤血或手术伤口渗血。

(3) 护理措施：在短时间内大量输入库存血时，应密切观察病人意识、血压、脉搏等变化，注意皮肤、黏膜或手术伤口有无出血倾向。

(4) 预防：遵医嘱间隔输入新鲜血或血小板悬液，以补充足够的血小板和凝血因子。

4. 酸中毒和高钾血症

大量输入库存血时，应防止引起高血钾和酸中毒。

(五) 其他反应

输血不当，还可以引起空气栓塞、细菌污染反应以及输血传播的疾病，如病毒性肝炎、疟疾、艾滋病、梅毒等。因此必须严格筛选供血员，严格管理血液及血液制品，严格把握采血、储血和输血操作的各个环节，以保证病人输血安全。

小 结

静脉输液与输血已成为临床医疗工作中最主要的治疗手段之一，通过静脉输液和输血可以纠正人体因疾病造成的水、电解质紊乱与酸碱平衡失调，增加血容量，维持血压；通过静脉输入药物，达到治疗疾病的目的。但同时，由于它存在对病人的微创，所以在操作时可能给病人带来一定的痛苦甚至意外。护理人员学习本章节后应注意：①熟练掌握穿刺技能及无痛穿刺技术，尽量减少病人的痛苦；②对于各种输液、输血反应应以预防为主，护理人员应具备良好的职业道德，对病人的用药认真查对，对每一项无菌技术操作一丝不苟、精益求精，在病人输液过程中做到经常巡视，随时注意观察，如有输液、输血反应应及时采取必要的相应措施，才能确保病人安全。

能力检测

【A1 型题】

1. 大量液体输入静脉利用的物理原理是（　　）。

A. 正压作用　B. 负压作用　C. 液体静压　D. 虹吸作用　E. 空吸作用

2. 对严重烧伤、大出血、休克病人采用静脉输液治疗的目的是（　　）。

A. 补充水分及电解质　B. 补充营养，供给热量　C. 输入药物，治疗疾病

D. 增加循环血量，改善微循环　E. 改善心脏功能

3. 下列哪种属胶体溶液？（　　）

A. 羟乙基淀粉　B. 甘露醇　C. 氯化钠

D. 葡萄糖　E. 乳酸钠

4. 为了改善病人的微循环，应选用的溶液是（　　）。

A. 5%葡萄糖溶液　B. 0.9%氯化钠溶液　C. 低分子右旋糖酐

D. 10%葡萄糖溶液　E. 5%碳酸氢钠

5. 输入下列哪种溶液时速度宜慢？（　　）

A. 低分子右旋糖酐　B. 5%葡萄糖溶液　C. 升压药

D. 抗生素　E. 生理盐水

6. 一般成人静脉输液速度应调节在（　　）。

A. 20～40 滴/分　B. 30～50 滴/分　C. 40～60 滴/分

D. 50～70 滴/分　E. 60～80 滴/分

7. 对长期输液者，合理选用和保护静脉的原则是（　　）。

A. 从粗大明显的静脉开始　B. 从上肢静脉开始　C. 从下肢静脉开始

D. 从头静脉开始　E. 从远端静脉开始

8. 以下有关输液的叙述不正确的是（　　）。

A. 需长期输液者，一般从远端静脉开始　B. 需大量输液时，一般选用较大静脉

C. 连续 24 h 输液时，应每 12 h 更换输液管　D. 输入多巴胺应调节至较慢的速度

E. 颈外静脉穿刺拔管后在穿刺点加压数分钟，避免空气进入

9. 开放式输液的特点不包括（　　）。

A. 灵活变换输入液体　　B. 便于随时加药　　C. 操作简便，不易污染
D. 利于抢救病人　　E. 适用于大手术病人

10. 小儿头皮静脉的叙述，错误的是（　　）。
A. 外观呈浅红色　　B. 无搏动　　C. 管壁薄，易被压瘪
D. 不易滑动　　E. 血流方向呈向心运动

11. 小儿头皮静脉输液时，错误的操作是（　　）。
A. 需两人参与　　B. 用2%碘酊消毒皮肤　　C. 操作者站在患儿头侧
D. 患儿可仰卧或侧卧　　E. 右手持针沿静脉向心方向平行刺入

12. 输液时除哪项外都可引起溶液不滴？（　　）
A. 针头滑出血管外　　B. 针头阻塞　　C. 压力过低
D. 情绪紧张　　E. 针头斜面紧贴血管壁

13. 茂菲滴管内液面自行下降的原因是（　　）。
A. 茂菲滴管有裂缝　　B. 输液管管径粗　　C. 病人肢体位置不当
D. 输液速度过快　　E. 压力过大

14. 输液过程中导致静脉痉挛的原因是（　　）。
A. 输液速度过快　　B. 液体注入皮下组织　　C. 针头阻塞
D. 病人肢体抬举过高　　E. 输入的药液温度过低

15. 输液引起急性肺水肿的典型症状是（　　）。
A. 心慌、咳嗽　　B. 胸闷、心悸　　C. 咳粉红色泡沫样痰
D. 发绀、烦躁不安　　E. 两肺布满水泡音

16. 由于输液速度过快、量过多，病人突然呼吸困难，气促，咳嗽，咯出泡沫血性痰，下列急救措施中哪项不妥？（　　）
A. 立即停止输液　　B. 20%～30%乙醇湿化吸氧
C. 置左侧卧位和头低足高位　　D. 四肢轮流结扎
E. 遵医嘱给予强心剂和利尿剂

17. 输液时发生静脉炎，错误的护理措施是（　　）。
A. 患肢制动　　B. 患肢可用50%硫酸镁湿敷
C. 超短波理疗　　D. 如意金黄散加醋外敷
E. 患肢下垂

18. 输液引起发热反应常见的原因有（　　）。
A. 输入液体过多　　B. 输入速度过快　　C. 输入致热物质
D. 输入药物所致　　E. 输液时间过长

19. 静脉留置针保留在病人静脉内最安全期限是（　　）。
A. 1～2天　　B. 3～5天　　C. 5～7天　　D. 6～8天　　E. 7～9天

20. 静脉输血目的不包括（　　）。
A. 补充水和电解质，维持酸碱平衡　　B. 纠正贫血
C. 增加血浆蛋白　　D. 供给血小板和各种凝血因子
E. 增加血容量

21. 血液自血库中取出后，应在多长时间后再输入？（　　）

A. 10 min　　B. 15～20 min　　C. 30 min
D. 1 h　　E. 3～4 h

22. 关于输血前的准备，哪项是错误的？（　　）
A. 做血型鉴定及交叉配血试验　　B. 须两人进行“三查八对”
C. 血液勿剧烈震荡　　D. 先输等渗盐水后输血
E. 血液过冷可适当加温

23. 输血前准备工作，下列哪项是错误的？（　　）
A. 检查库存血质量，血浆呈红色，不能使用
B. 血液从血库取出后，在室温内放置 15 min 再输入
C. 先给病人静脉滴注 0.9%氯化钠溶液
D. 两人核对供血者和受血者的姓名、血型和交叉试验结果
E. 在血中加入异丙嗪 25 mg，以防过敏反应

24. 输入两袋不同供血者的血液时，应采取（　　）。
A. 两袋血连续输入　　B. 两袋血间隔 30 min 输入
C. 两袋血之间输入少量林格氏液　　D. 两袋血之间输入少量生理盐水
E. 两袋血之间输入少量 10%葡萄糖溶液

25. 下列输血注意事项中哪项是错误的？（　　）
A. 多个病人需输血时，应集中同时采集血标本
B. 输血时须两人核对无误后方可输入
C. 输两瓶血液之间应输入少量等渗盐水
D. 血液中不得随意加入药物
E. 输血过程中应加强观察

26. 大量输注库存血后要防止发生（　　）。
A. 碱中毒和低血钾　　B. 碱中毒和高血钾　　C. 酸中毒和低血钾
D. 酸中毒和高血钾　　E. 低血钾和低血钠

27. 大量输库血病人出现手足搐搦，血压下降应立即静脉注射（　　）。
A. 4%碳酸氢钠　　B. 10%葡萄糖酸钙　　C. 异丙肾上腺素
D. 10%氯化钾　　E. 乳酸钠

28. 某病人输入大量库存血后，出现皮肤黏膜淤点、淤斑及伤口渗血。其原因是（　　）。
A. 缺乏血小板，凝血因子　　B. 皮肤穿刺太深　　C. 穿刺时刺穿血管
D. 肺水肿　　E. 溶血反应

29. 与大量输血有关的反应不包括（　　）。
A. 溶血反应　　B. 枸橼酸钠中毒　　C. 酸中毒
D. 低血钙　　E. 高血钾

30. 输血反应中最严重的一种反应是（　　）。
A. 过敏反应　B. 肺水肿　C. 细菌污染　D. 溶血反应　E. 出血倾向

31. 溶血反应第二阶段的典型症状是（　　）。
A. 胸闷、呼吸急促　　B. 寒战、发热　　C. 少尿或无尿

D. 黄疸、血红蛋白尿　　　　E. 四肢麻木、腰背部剧痛

32. 病人输血时出现腰背剧痛、四肢麻木、头部胀痛等症状是由于(　　)。

A. 红细胞凝集成团，阻塞肾血管　　　　B. 红细胞凝集成团，阻塞肾小管

C. 红细胞凝集成团，阻塞部分小血管

D. 红细胞凝集成团，大量溶解后变成结晶阻塞肾小管

E. 红细胞凝集成团，大量溶解后变成结晶阻塞肾单位

33. 溶血反应开始阶段的主要临床表现是(　　)。

A. 少尿甚至无尿　　　　B. 寒战、发绀、心悸　　　　C. 黄疸、血红蛋白尿

D. 四肢麻木、腰背部剧痛　　　　E. 胸闷、血压下降

34. 防止溶血反应的最重要的措施(　　)。

A. 输血前后静脉点滴无菌等渗盐水

B. 认真做好血型鉴定及交叉配血试验及核对工作　　　　C. 严格血液保存制度

D. 血液不能加温　　　　E. 严格无菌操作

35. 发生溶血反应后，为增加血红蛋白在尿中的溶解度，常用(　　)。

A. 枸橼酸钠　B. 氯化钠　C. 碳酸氢钠　D. 乳酸钠　E. 葡萄糖酸钙

36. 溶血反应发生时，护士首先应(　　)。

A. 立即停止输血　　　　B. 通知医生　　　　C. 静脉滴注 4%碳酸氢钠

D. 测量血压及尿量　　　　E. 皮下注射肾上腺素

37. 输血引起过敏反应，下列哪项护理措施是错误的？(　　)

A. 静脉注射氯化钙　　　　B. 轻者减慢滴速　　　　C. 重者停止输血

D. 注射抗过敏药物　　　　E. 呼吸困难吸氧

38. 关于直接输血，错误的叙述是(　　)。

A. 常用于婴幼儿少量输血

B. 此过程由三位护士协作完成

C. 直接输血 150 mL，需加 4%枸橼酸钠 5 mL

D. 需同时消毒供血者和病人皮肤

E. 更换注射器时不拔出针头

【A2 型】

39. 病人，男性，31 岁，急性胃肠炎，呕吐腹泻 2 天，输液治疗的主要目的是(　　)。

A. 改善微循环　　　　B. 补充能量，增加营养　　　　C. 补充蛋白质

D. 增加血容量，维持血压　　　　E. 纠正水、电解质失衡，治疗疾病

40. 病人，女性，58 岁，确诊慢性肾小球肾炎 10 余年，近 1 周来出现双下肢水肿加重。为其输液治疗应选用的胶体溶液为(　　)。

A. 浓缩白蛋白注射液　　　　B. 中分子右旋糖酐　　　　C. 低分子右旋糖酐

D. 低分子羟乙基淀粉　　　　E. 水解蛋白注射液

41. 病人，李先生，因慢性肺源性心脏病入院，为病人静脉输液时的滴速是(　　)

A. 20～40 滴/分　　　　B. 50～60 滴/分　　　　C. 70～80 滴/分

D. 90～100 滴/分　　　　E. 加压输液

42. 病人，田某，从早 8:00 开始输液 1500 mL，每分钟滴注 50 滴，其输完的时间

是(　　)。

A. 13:30　B. 14:05　C. 15:30　D. 16:05　E. 17:30

43. 病人,男性,78岁,因上呼吸道感染诱发慢性阻塞性肺病急性发作,入院后给予抗感染、平喘、祛痰治疗,输液总量为800 mL,计划5 h输完,输液器滴系数为15滴/mL,每分钟滴数为(　　)。

A. 30滴　B. 35滴　C. 40滴　D. 45滴　E. 50滴

44. 病人,女性,37岁,静脉留置套管针第3天,今晨输液液体滴入不畅,局部无肿胀,检查有回血,护士首先应(　　)。

A. 盐水或肝素钠冲管　B. 更换针头重新穿刺　C. 减慢输液速度

D. 输液静脉上方热敷　E. 检查管道,抬高输液瓶位置

45. 护士巡视病房,发现病人静脉输液的溶液不滴,挤压时感觉输液管有阻力,松手时无回血,导致此种情况的原因是(　　)。

A. 输液压力过低　B. 针头滑出血管外　C. 静脉痉挛

D. 针头斜面紧贴血管壁　E. 针头阻塞

46. 病人,男性,45岁,护士为其静脉注射25%葡萄糖溶液时,病人自述疼痛,推注时稍有阻力,推注部位局部隆起,抽无回血,此情况应考虑是(　　)。

A. 静脉痉挛　B. 针头部分阻塞　C. 针头滑出血管外

D. 针头斜面紧贴血管壁　E. 针头斜面部分穿透血管壁

47. 方先生,26岁,因急性胃肠炎入院。在输液20 min后,出现寒战、高热、头痛、恶心,此反应是(　　)。

A. 过敏反应　B. 发热反应　C. 疾病本身反应

D. 肺水肿　E. 上呼吸道感染

48. 病人,女性,68岁,因乳腺癌住院化疗,为其输液过程中,病人出现呼吸困难,听诊心前区有响亮的"水泡音",病人可能发生空气栓塞,空气栓塞的部位是在(　　)。

A. 主动脉入口　B. 肺动脉入口　C. 肺静脉入口

D. 上腔静脉入口　E. 下腔静脉入口

49. 病人,女性,74岁,输液过程中发生肺水肿,吸氧时需用20%~30%乙醇湿化,其目的是(　　)。

A. 降低肺泡表面张力　B. 消毒吸入的氧气　C. 使病人呼吸道湿润

D. 使痰液湿润,易咳出　E. 减低肺泡内泡沫表面张力

50. 病人因输液左上肢引起条索状红线,红、肿、热、痛,伴畏寒、发热。下述处理错误的是(　　)。

A. 使用抗生素　B. 95%乙醇湿敷　C. 超短波理疗

D. 抬高患肢　E. 增加患肢活动

51. 病人,男性,29岁,在输液的第10天,手腕至肘上2/3处,沿静脉走向出现一条索状红线,感觉局部灼热且疼痛,此反应为(　　)。

A. 动脉炎　B. 静脉炎　C. 发热反应　D. 空气栓塞　E. 静脉栓塞

52. 病人,男性,45岁,患十二指肠溃疡,突然出现呕血、面色苍白,脉搏120次/分,血压60/45 mmHg,医嘱输血400 mL,目的是补充(　　)。

A. 抗体　　B. 血容量　　C. 血小板　　D. 凝血因子　E. 血红蛋白

53. 病人，女性，32 岁，重度贫血。遵医嘱为该病人静脉输血，其治疗目的是(　　)。

A. 补充血容量　　B. 增加白蛋白　　C. 补充血红蛋白

D. 排出有害物质　　E. 补充抗体和补体

54. 甘女士，36 岁，因车祸导致脾破裂急诊入院。体检：面色苍白、四肢厥冷、血压 65/40 mmHg、脉搏 150 次/分，急需大量输血。输血过程中错误的护理措施是(　　)。

A. 认真听取病人的主诉　　B. 输入血液内不得随意加入药液

C. 输血开始 15 min 内，速度宜慢

D. 输入两袋以上血液时，两袋血之间需输入少量生理盐水

E. 输血毕不需再输入生理盐水

55. 商女士，因子宫功能性出血入院，遵医嘱输同型血 400 mL，输血 7 min，病人出现头胀、胸闷、腰背部剧痛，此时护士不当的做法是(　　)。

A. 减慢输血速度，继续观察　　B. 停止输血，保留余血　　C. 通知医生，配合治疗

D. 安慰病人，热敷腰部　　E. 严密观察生命体征

56. 病人，徐某，因腹部外伤、肝破裂、休克而入院，入院后输血 1000 mL 以上，为预防输血反应，应遵医嘱静脉注射(　　)。

A. 5%葡萄糖　　B. 10%葡萄糖酸钙　　C. 肝素

D. 1%草酸钾　　E. 0.1%枸橼酸钠

57. 某病人在输血过程中出现畏寒、寒战，体温 40 ℃，伴头痛、恶心、呕吐，首先应考虑病人出现(　　)。

A. 发热反应　　B. 溶血反应　　C. 急性肺水肿

D. 细菌污染反应　　E. 枸橼酸钠中毒反应

【A3 型】

(58～61 题共用题干)

病人，男性，72 岁，因慢性阻塞性肺气肿住院治疗，今晨 9 时开始静脉输入 5%葡萄糖溶液 500 mL 及 0.9%氯化钠溶液 500 mL，滴速 70 滴/分，10 时护士巡视病房，发现病人咳嗽、呼吸急促、大汗淋漓、咳粉红色泡沫痰。

58. 根据病人症状表现，可能发生了(　　)。

A. 发热反应　　B. 过敏反应　　C. 空气栓塞

D. 细菌污染反应　　E. 心脏负荷过重反应

59. 护士首先应做的事情是(　　)。

A. 安慰病人　　B. 给病人吸氧　　C. 立即通知医生

D. 立即停止输液　　E. 协助病人坐起，两腿下垂

60. 为减轻病人呼吸困难的症状，护士可采用乙醇湿化加压给氧，乙醇浓度为(　　)。

A. 10%～20%　　B. 20%～30%　　C. 30%～40%

D. 40%～50%　　E. 50%～70%

61. 为缓解症状，可协助病人采取的体位是(　　)。

A. 仰卧位，头偏向一侧　　B. 左侧卧位，头高足低　　C. 端坐位，两腿下垂

D. 抬高床头 15～30 cm　　E. 抬高床头 20°～30°

(62～63 题共用题干)

病人,女性,68 岁,静脉输液过程中,病人主诉胸骨后疼痛,随即出现呼吸困难,严重发绀,听诊心前区有“水泡音”。

62. 根据病人的临床表现,该病人可能出现了(　　)。

A. 急性肺水肿　　B. 心肌梗死　　C. 过敏反应

D. 空气栓塞　　E. 发热反应

63. 此时应立即停止输液,协助病人取(　　)。

A. 俯卧位　　B. 头高足低位　　C. 去枕仰卧位

D. 半坐卧位,床尾抬高　　E. 左侧卧位,头低足高

(64～66 共用题干)

病人,楼某,输血过程中出现头胀痛、四肢麻木、腰背部酸痛、胸闷等症状。

64. 该病人可能发生了什么情况?(　　)

A. 急性肺水肿　　B. 过敏反应　　C. 溶血反应

D. 发热反应　　E. 枸橼酸钠中毒反应

65. 下列哪项措施是错误的?(　　)

A. 静脉注射氯化钙　　B. 立即停止输血　　C. 采集血标本重做鉴定

D. 静脉注射碳酸氢钠　　E. 热水袋敷双侧肾区

66. 下列哪种情况不属于此反应的原因?(　　)

A. 输入异型血　　B. 血液保存温度不当　　C. 血液储存过久

D. Rh 阴性者首次输入 Rh 阳性血液　　E. 血液震荡过剧

【B 型题】

(67～68 题共用备选答案)

A. 库存血　　B. 血小板　　C. 新鲜全血

D. 洗涤红细胞　　E. 冰冻干血浆

67. 白血病病人最好输入(　　)。

68. 血小板减少性紫癜病人适宜输入(　　)。

(69～70 题共用备选答案)

A. 50%葡萄糖溶液　　B. 血浆蛋白　　C. 氨基酸

D. 脂肪乳　　E. 尿素

69. 胶体溶液是(　　)。

70. 晶体溶液是(　　)。

(马　琦　洪勤尔)

第十七章 冷热疗法

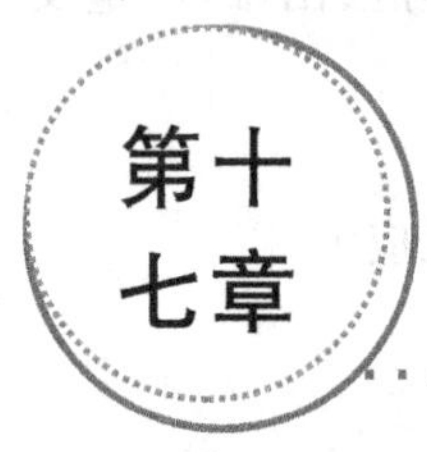

学习目标

掌握:冷疗、热疗的作用,冷疗、热疗的禁忌证,冷疗、热疗的技术。

熟悉:冷疗、热疗的效应和影响因素。

了解:烤灯的使用。

第一节 冷疗技术

一、冷疗的作用

1. 控制炎症扩散 冷疗可使毛细血管收缩,局部血流减少;降低细胞的新陈代谢和微生物的活力,从而限制炎症的扩散。常用于炎症的早期。

2. 减轻局部充血和出血 冷疗可使毛细血管收缩,减轻局部充血和出血,常用于鼻出血和软组织损伤的早期。

3. 减轻疼痛 冷疗可抑制细胞活动,降低神经末梢敏感性;使毛细血管通透性降低,渗出减少,从而减轻局部组织肿胀而缓解疼痛,常用于牙痛和烫伤。

4. 降温 直接与皮肤接触,通过传导作用散热,从而降低体温,常用于高热病人。

二、影响冷疗的因素

1. 方式 冷疗方式不同效果也不同。湿冷的效果优于干冷。在临床应用中应根据病变部位和治疗要求进行选择。

2. 面积 冷疗的效果与应用面积大小有关。应用面积大,则冷疗效果就较强,反之,则较弱。

3. 时间 冷疗有一定的时间要求,在一定时间内其效应是随着时间的增加而增强,以达到最大的治疗效果。但如果时间过长,则会产生继发效应而抵消治疗效应,甚至还可引起不良反应,如疼痛、皮肤苍白、冻伤等。

4. 温度 进行冷疗时的温度与体表的温度相差越大,机体对冷刺激的反应越强;反之,则越小。其次,环境温度也可影响冷疗的效果。

5. 部位 皮肤较厚的区域,如脚底、手心,对冷的耐受性大,冷疗效果也较差;而躯体的皮肤较薄，对冷的敏感性强，冷疗效果也较好。血液循环良好的部位，可增强冷疗应用的效果。不同深度的皮肤对冷疗反应也不同，皮肤浅层，冷觉感受器较温觉感受器浅表且数量也多，故浅层皮肤对冷疗较敏感。

6. 个体差异 年龄、性别、身体状况、居住习惯、肤色等差别可影响冷疗的效果。

三、冷疗禁忌证

1. 组织破损及慢性炎症 冷疗可使局部毛细血管收缩，血液循环不良，组织营养不良，影响伤口愈合及炎症吸收。

2. 局部血液循环明显不良 用冷疗可加重血液循环障碍，导致局部组织缺血、缺氧而坏死。

3. 冷过敏者 可导致出现过敏症状，如荨麻疹、关节疼痛等。

4. 禁忌部位

(1) 枕后、耳廓、阴囊等处：防止冻伤。

(2) 心前区：防止引起反射性心率减慢。

(3) 腹部：防止引起腹泻。

(4) 足底：防止引起反射性末梢血管收缩而影响散热，或引起一过性冠状动脉收缩。

四、冷疗技术

(一) 冰袋的使用

【目的】

降温、止血、镇痛、消炎。

【准备】

1. 护士准备 衣帽整洁，洗手戴口罩。

2. 病人准备 清楚冷疗的目的、部位及配合要点。

3. 评估病人 年龄、病情、体温、治疗情况，局部皮肤状况，活动能力和合作程度。

4. 用物准备 冰袋或冰囊、布套、毛巾，冰块、帆布袋、木槌、脸盆及冷水、勺。

5. 环境准备 室温适宜，酌情关闭门窗或遮挡病人。

【操作步骤】

冰袋使用的操作步骤及操作要点见表 17-1。冰袋使用法见图 17-1。

表 17-1 冰袋的使用

操作步骤	操作要点
核对、解释	携用物至病人床旁，核对病人床号、姓名，向病人或家属解释以取得合作
准备用物	将冰块装入帆布袋，木槌敲碎成小块，放入脸盆中，用冷水冲去冰块的棱角，将小冰块装袋 1/2～2/3，排出冰袋内空气并夹紧袋口，倒提，检查，装入布套内
放置冰袋	高热降温，置冰袋于病人前额、头顶部和体表大血管流经处（颈部两侧、腋窝、腹股沟等）；扁桃体摘除术后将冰囊置于颈前颌下。放置时间不超过 30 min
观察反应	出现继发效应，局部皮肤出现发紫及麻木感，停止使用
整理记录	协助病人取舒适体位。冰袋倒空、倒挂、晾干备用；冰袋布套清洁后晾干备用 洗手，记录部位、时间、效果

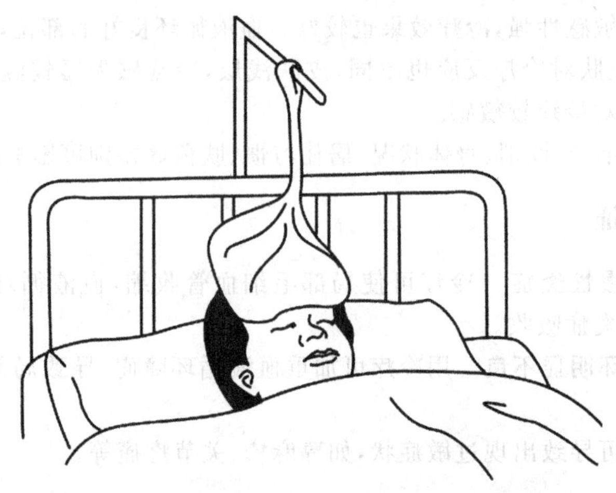

图 17-1　冰袋使用法

【注意事项】

(1) 随时观察冰袋有无漏水,冰块融化后应及时更换,保持布袋干燥。

(2) 注意观察用冷疗部位局部情况、皮肤颜色,避免冻伤。若有异常,立即停止使用。

(3) 掌握用冷时间,治疗不超过 30 min,降温,30 min 后测体温,若体温降至 39 ℃以下,取下冰袋,并做好记录。

(二) 冰帽、冰槽的使用

【目的】

头部降温,预防脑水肿。

【准备】

1. 护士准备　衣帽整洁,洗手,戴口罩。

2. 病人准备　清楚用冷的目的、方法、配合要点及注意事项。

3. 评估病人　年龄、病情、体温、治疗情况、局部皮肤状况、活动能力和合作程度等。

4. 用物准备　冰帽或冰槽、冰块、帆布袋、木槌、盆及冷水、勺、海绵、水桶、肛表。冰槽降温,备不脱脂棉球及凡士林纱布。

5. 环境准备　室温适宜,酌情关闭门窗。

【操作步骤】

冰帽、冰槽(图 17-2)的使用操作步骤及操作要点见表 17-2。

表 17-2　冰帽、冰槽的使用

操作步骤	操作要点
核对、解释	携用物至病人床旁,核对病人床号、姓名,向病人或家属解释以取得合作
准备冰帽(冰槽)	将冰块装入帆布袋,用木槌敲碎成小块,放入脸盆中,用冷水冲去冰块的棱角,将冰块装入冰帽、冰槽中,擦干水渍
放置冰帽(冰槽)	病人头部置于冰帽中,后颈部、双耳廓垫海绵;将排水管放入水桶内 病人头部置于冰槽中,双耳塞不脱脂棉球,双眼覆盖凡士林纱布
观察反应	维持病人肛温在 33 ℃左右,不可低于 30 ℃,以防并发症发生
整理记录	冰帽处理同冰袋、冰槽,将冰水倒空,备用 记录时间、效果、反应

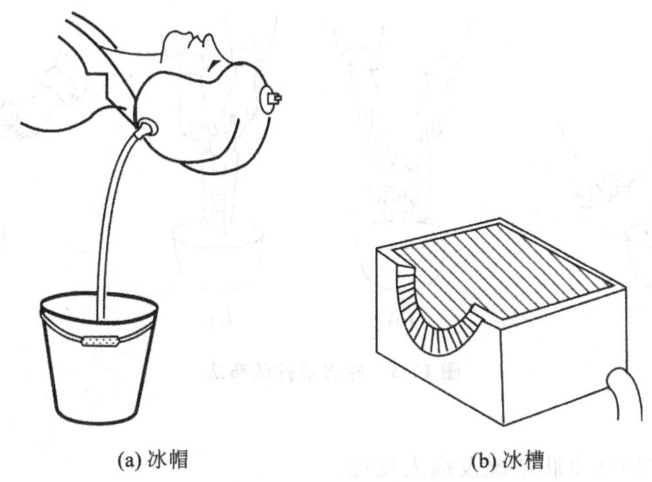

(a) 冰帽　(b) 冰槽

图 17-2　冰帽、冰槽

【注意事项】

(1) 观察冰帽有无破损，漏水。

(2) 用冷疗时间不得超过 30 min，以免产生继发效应。

(三) 冷湿敷法

【目的】

(1) 降温。

(2) 止血。

(3) 扭伤早期消肿止痛。

【准备】

1. 护士准备　衣帽整洁，洗手，戴口罩。

2. 病人准备　清楚用冷的目的、部位及配合要点。

3. 评估病人　年龄、病情、体温、治疗情况，局部皮肤状况，活动能力和合作程度。

4. 用物准备　盛放冰水的小盆，敷布 2 块，长钳 2 把，小橡胶单，治疗巾，毛巾，凡士林，纱布。

5. 环境准备　室温适宜，酌情关闭门窗或遮挡病人。

【操作步骤】

冷湿敷法操作步骤及操作要点说明见表 17-3。冷湿敷拧敷布法见图 17-3。

表 17-3　冷湿敷法

操作步骤	操作要点
核对、解释	携用物至病人床旁，核对病人床号、姓名，向病人或家属解释以取得合作
暴露患处	橡胶单和治疗巾垫于受敷部位下，并在受敷部位涂上凡士林，上盖一层纱布
冷敷患处	将敷布浸入冰水中，用长钳将敷布拧至半干，以不滴水为度，敷于患处。每 3～5 min 更换一次敷布，持续 15～20 min
观察反应	局部皮肤颜色变化
整理记录	整理床单位，协助病人取舒适卧位，记录冷敷部位、时间、效果等

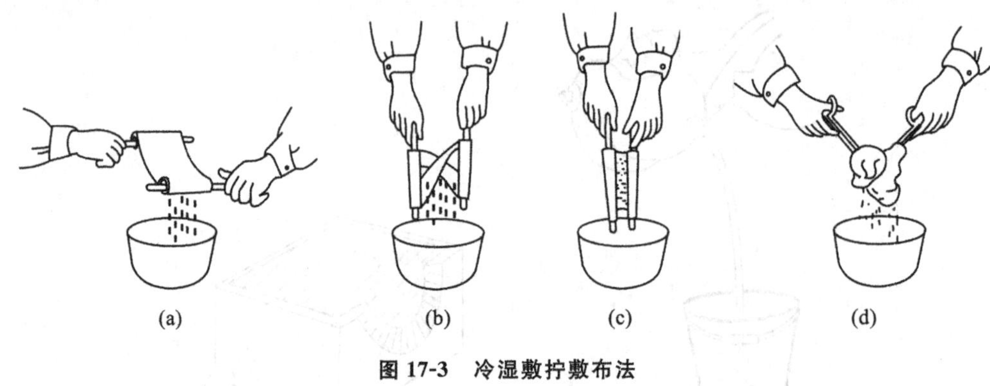

图 17-3 冷湿敷拧敷布法

【注意事项】

(1) 注意观察局部皮肤情况及病人反应。

(2) 敷布湿度得当,以不滴水为宜。

(3) 若冷敷部位为开放性伤口,需按无菌技术操作,冷敷后按外科换药法处理伤口。

(四) 乙醇拭浴或温水拭浴

【目的】

为高热病人降温。

【准备】

1. 护士准备 衣帽整洁,洗手,戴口罩。

2. 病人准备 清楚冷疗的目的、部位及配合要点。

3. 评估病人 年龄、病情、体温、治疗情况、局部皮肤状况、活动能力和合作程度。

4. 用物准备 乙醇拭浴时治疗碗内盛 32 ℃左右 30%～50%乙醇 200～300 mL,温水拭浴时脸盆内盛 1/2 满 32～34 ℃温水、小毛巾或纱布 2 块、大毛巾、冰袋、热水袋及套、便器、必要时可备衣裤一套、备屏风。

5. 环境准备 室温适宜,酌情关闭门窗或遮挡病人。

【操作步骤】

乙醇拭浴或温水拭浴法操作步骤及操作要点见表 17-4。

表 17-4 乙醇拭浴或温水拭浴法

操作步骤	操作要点
核对、解释	携用物至病人床旁,核对病人床号、姓名、向病人或家属解释以取得合作
调节室温	用屏风遮挡病人,调节室温至 21～24 ℃
置冰袋、热水袋	置冰袋于病人头部,有助于降温并防止头部充血而头疼;将热水袋置于足底,使病人舒适并减轻头部充血
上肢拭浴	病人脱去上衣,露出一上肢,下垫大毛巾,将拧至半干的小毛巾缠在手上成手套式,以离心方向进行拍拭,2 块小毛巾交替使用,自颈部(侧面)沿上臂外侧擦至手背,自侧胸部经腋窝沿上臂内侧至手心,用大毛巾擦干皮肤,以同法拍拭另一上肢,每侧上肢各擦 3 min

续表

操作步骤	操作要点
背部拭浴	协助病人翻身侧卧，背向护士，下垫大毛巾，分左、中、右三部分拍拭背部(自颈下至臀部)，再用大毛巾擦干，全背共擦 3 min
下肢拭浴	擦毕，穿好上衣，脱去裤子，露出一侧下肢，垫大毛巾，自髋部沿大腿外侧擦至足背，自腹股沟经腿内侧拍至踝部，自股下经腘窝擦至足跟，擦干皮肤，以同法拍拭另一下肢，每侧下肢擦 3 min
整理记录	穿好裤子，撤去热水袋，整理床单位，清理用物 洗手，记录拭浴部位、时间、效果、反应
观察处置	拭浴 30 min 后测体温并绘制于体温单上，体温降至 39 ℃以下时取下冰袋

【注意事项】

(1) 随时观察病人的反应，如出现寒战、面色苍白以及脉搏、呼吸异常，应立即停止拭浴并通知医生，及时处理。

(2) 在体表大血管分布处，如腋窝、肘窝、腹股沟、腘窝等，应适当延长拍拭时间以促进散热。

(3) 禁忌拍拭心前区、腹部、后颈部及足底，以免引起不良反应。

(4) 新生儿及血液病高热病人禁用乙醇拭浴，小儿、老人及体质虚弱病人应用温水拭浴。

第二节 热疗技术

一、热疗的作用

1. 促进浅表炎症的消散和局限 热疗可使局部血管扩张充血，促进血液循环，增强新陈代谢和白细胞的吞噬功能。在炎症早期用热疗，可促进炎性渗出物的吸收和消散；在炎症后期用热疗，可促使白细胞释放蛋白溶解酶，溶解坏死组织，使炎症局限。

2. 减轻深部组织充血 热疗可使体表血管扩张，血流量增加，因此深部组织血流量减少，从而减轻深部组织充血。

3. 缓解疼痛 热疗可降低痛觉神经的兴奋性，以提高疼痛阈值；消除水肿，解除局部神经末梢的压力；松弛肌肉、肌腱和韧带组织，解除肌肉痉挛，从而缓解疼痛。

4. 保暖 促进血液循环，常用于危重、小儿、老年及末梢循环不良病人的保暖。

二、影响热疗的因素

1. 方式 湿热比干热疗效好；因水比空气导热性能强，渗透力大，所以在使用湿热疗法时，水温须比干热疗法低。

2. 时间 一般为 10～30 min，时间过长可引起不良反应。

3. 面积 热效应与热疗面积成正比。大面积热疗可引起全身反应。

4. 环境温度 环境温度也影响热疗温度和效果。

5. 个体差异 个体对热疗的敏感性和耐受性不同，对老年、小儿、昏迷、瘫痪、循环不良病人进行热疗时应防止烫伤。

三、热疗禁忌证

1. 急腹症未明确诊断前 以防热疗后疼痛缓解，掩盖病情而贻误诊治。

2. 面部危险三角区感染时 该处血管丰富，与颅内海绵窦相通，热疗会使血管扩张，导致细菌和毒素进入血循环，使炎症扩散，造成颅内感染和败血症。

3. 各种脏器内出血 热疗可使局部血管扩张、增加脏器的血流量和血管的通透性，从而加重出血。

4. 软组织扭伤或挫伤早期(24～48 h内) 热疗可促进血液循环，加重皮下出血和肿胀。

四、热疗技术

(一) 热水袋的使用

【目的】

保暖、解痉、镇痛、使病人舒适。

【准备】

1. 护士准备 衣帽整洁，洗手，戴口罩。

2. 病人准备 清楚热疗的目的、部位及配合要点。

3. 评估病人 年龄、病情、体温、治疗情况、局部皮肤状况、活动能力和合作程度。

4. 用物准备 热水袋及套、水温计、毛巾、水罐、热水。

5. 环境准备 室温适宜，酌情关闭门窗或遮挡病人。

【操作步骤】

热水袋的使用操作步骤及操作要点见表17-5。

表17-5 热水袋的使用

操作步骤	操作要点
核对、解释	携用物至病人床旁，核对病人床号、姓名，向病人或家属解释以取得合作
调节水温	正常成人水温在60～70 ℃，老人、小儿、昏迷、麻醉未清醒、局部循环不良等病人，因皮肤感觉迟钝或麻痹容易烫伤，水温应在50 ℃以内
备热水袋	灌水至热水袋的1/3～1/2，逐渐放平，排尽袋内空气，旋紧塞子，擦干后倒提热水袋，轻轻抖动，检查无漏水后装入布套内(图17-4)
放置热水袋	置于所需部位，袋口朝身体外侧，不超过30 min
观察处置	皮肤变化，如皮肤潮红，应立即停止用，局部涂凡士林
整理记录	热水倒空，倒挂，晾干，吹气，旋紧塞子，放阴凉处，布袋洗净以备用，洗手，记录

【注意事项】

(1) 婴幼儿、老年人、昏迷、意识不清等病人，应用热水袋时需多包一层包布，或放于两层毯子中间，热水袋不直接接触病人的皮肤。

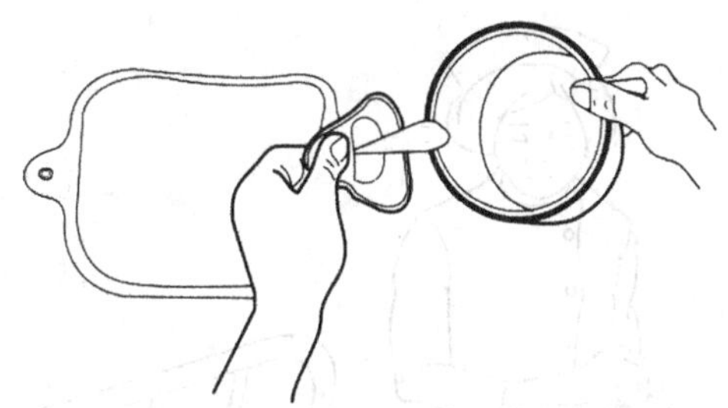

图 17-4 灌热水袋法

(2) 使用热水袋,要严格执行交班制度,经常巡视观察皮肤颜色,如有皮肤潮红,应立即停止使用,并在局部涂凡士林以保护皮肤。

(3) 需持续用热水袋时,应经常注意保持热水袋温度,及时更换热水。

(二) 烤灯的使用

【目的】

(1) 消炎、镇痛、解痉。

(2) 促进创面干燥结痂、保护肉芽组织生长。

【准备】

1. 护士准备 衣帽整洁,洗手戴口罩。

2. 病人准备 清楚用烤灯的使用目的、部位及配合要点。

3. 评估病人 年龄、病情、体温、治疗情况、局部皮肤状况、活动能力和合作程度。

4. 用物准备 红外线灯或鹅颈灯,必要时备有色眼镜、屏风。

5. 环境准备 室温适宜,酌情关闭门窗或遮挡病人。

【操作步骤】

烤灯的使用操作步骤及操作要点见表 17-6、图 17-5。

表 17-6 烤灯的使用

操作步骤	操作要点
核对、解释	携用物至病人床旁,核对病人床号、姓名,向病人或家属解释以取得合作
暴露患处	置于舒适体位,暴露患处
调节、照射	调节灯距和温度,灯距一般为 30～50 cm,以温热为宜,防止烫伤,时间为 20～30 min
观察	观察有无过热、心慌、头昏及皮肤反应
用物处理	用物处理,洗手,记录

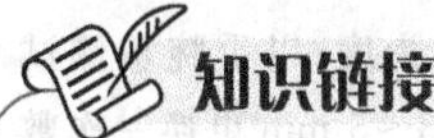

知识链接

鹅 颈 灯

鹅颈灯是利用红外线、可见光线和热空气三者结合的辐射热作用而产生热疗作用。常用灯的功率为 40～60 W,操作方法同红外线灯。

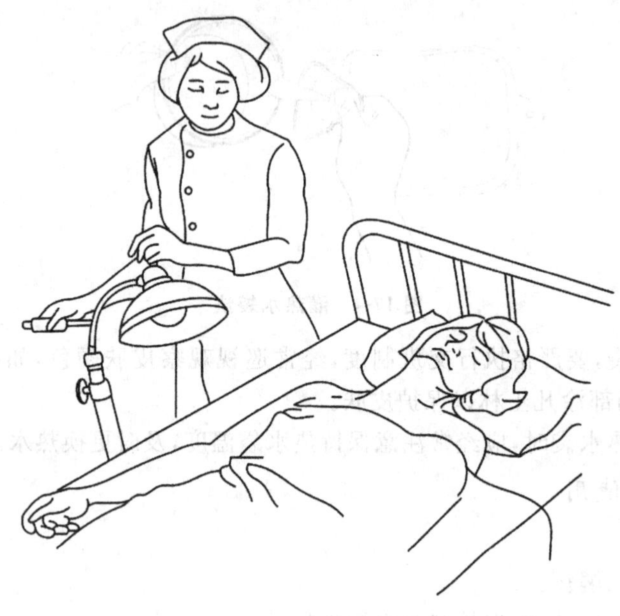

图 17-5　烤灯的使用

（三）热湿敷

【目的】

消炎、镇痛、解痉、消肿。

【准备】

1. 护士准备　衣帽整洁，洗手戴口罩。

2. 病人准备　了解热湿敷的使用目的、部位及配合要点。

3. 评估病人　年龄、病情、体温、治疗情况、局部皮肤状况、活动能力和合作程度。

4. 用物准备　敷布 2 块，长钳 2 把，凡士林，纱布，棉签，橡胶单，治疗巾，棉垫，水温计，热水瓶，脸盆，必要时备大毛巾、热水袋、屏风、换药用物。

5. 环境准备　调节室温，酌情关闭门窗或遮挡病人。

【操作步骤】

热湿敷法操作步骤及操作要点见表 17-7。

表 17-7　热湿敷法

操作步骤	操作要点
核对、解释	携用物至病人床旁，核对病人床号、姓名，向病人或家属解释以取得合作
暴露患处	橡胶单和治疗巾垫于受敷部位下，并在受敷部位涂上凡士林，上盖一层纱布
热湿敷	将敷布浸入装有热水的脸盆，用敷钳拧干敷布，以不滴水为度；以手腕掌侧试温，将敷布敷于患处，上盖棉垫。热敷时间为 15～20 min；每 3～5 min 更换一次敷布。有伤口或创面者，按无菌操作进行，热敷后按换药法处理伤口
观察反应	局部皮肤颜色，防止烫伤
整理记录	热敷后，擦干热敷部位，整理床单位，处理用物，洗手，记录

【注意事项】

(1) 面部热敷者,敷后半小时方可外出,以防感冒。

(2) 热敷时,应随时观察皮肤颜色、感觉,防止烫伤。

(3) 若病人热敷部位不禁忌压力,可用热水袋放置在敷布上再盖以大毛巾,以维持温度。

(四) 热水坐浴

【目的】

(1) 消炎、消肿、止痛。

(2) 用于会阴部、肛门疾病及手术后。

【准备】

1. 护士准备 衣帽整洁,洗手戴口罩。

2. 病人准备 了解热水坐浴的使用目的、方法、注意事项及配合要点。

3. 评估病人 年龄、病情、体温、治疗情况、局部皮肤状况、活动能力和合作程度。

4. 用物准备 坐浴椅(图 17-6)、消毒坐浴盆、热水(40～45 ℃)、水温计、药液(遵医嘱),毛巾,无菌纱布。

5. 环境准备 调节室温,酌情关闭门窗或遮挡病人。

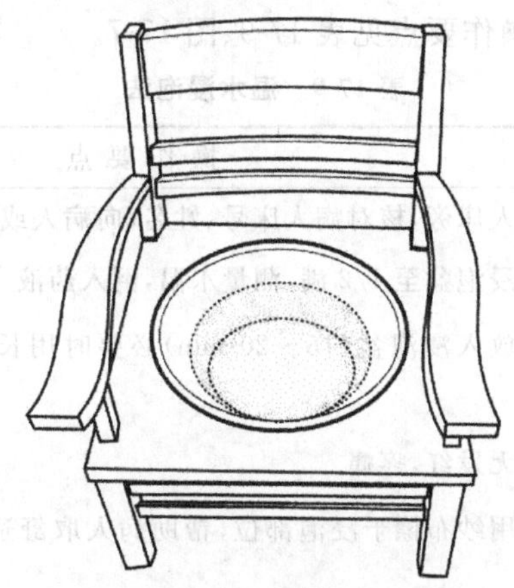

图 17-6 坐浴椅

【操作步骤】

热水坐浴法操作步骤及操作要点见表 17-8。

表 17-8 热水坐浴法

操作步骤	操作要点
核对、解释	携用物至病人床旁,核对病人床号、姓名,向病人或家属解释以取得合作
配药调温	将坐浴盆放在椅上,倒入药液至 1/2 满,测量水温,一般为 38～43 ℃
遮挡、坐浴	屏风遮挡,协助病人脱裤至膝部,暴露患处,适应水温后将臀部完全浸入盆中,持续 15～20 min(注意保暖)
观察	随时观察病人反应及局部皮肤情况
整理记录	坐浴毕后用纱布擦干臀部,穿好裤子,卧床休息,处理用物,洗手,记录

【注意事项】

(1) 病人坐浴期间,应注意观察,以免发生意外。

(2) 女病人经期或阴道出血、妊娠后期、盆腔器官急性炎症期忌用坐浴。

(3) 冬天注意室温和保暖。

(五) 温水浸泡

【目的】

(1) 消炎、镇痛、清洁、消毒创口。

(2) 用于手、足、前臂、小腿部感染。

【准备】

1. 评估病人 年龄、病情、体温、治疗情况、局部皮肤状况、活动能力和合作程度。

2. 病人准备 了解温水浸泡的目的、方法、注意事项及配合要点。

3. 护士准备 衣帽整洁,洗手,戴口罩。

4. 用物准备 长镊子,纱布,热水瓶,药液(遵医嘱),浸泡盆(根据浸泡部位选择)水温计。

5. 环境准备 调节室温,酌情关闭门窗或遮挡病人。

【操作步骤】

温水浸泡法操作步骤及操作要点见表 17-9、图 17-7。

表 17-9 温水浸泡法

操作步骤	操作要点
核对、解释	携用物至病人床旁,核对病人床号、姓名,向病人或家属解释以取得合作
测量水温	将热水倒入浸泡盆至 1/2 满,测量水温,倒入药液
暴露患处	将肢体慢慢放入浸泡盆(15～20 min)必要时用长镊子夹棉纱布轻擦创面,使之清洁
观察反应	局部皮肤有无发红,疼痛
整理记录	浸泡完毕后用纱布擦干浸泡部位,帮助病人取舒适体位,整理床单位,处理用物,洗手,记录

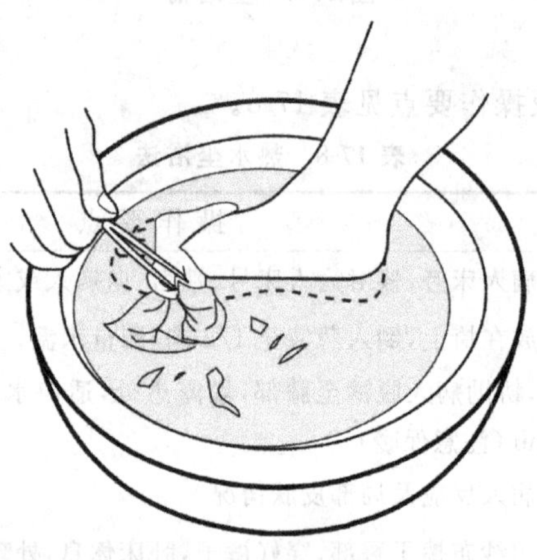

图 17-7 温水浸泡

小　结

冷疗的作用主要是:控制炎症扩散、减轻局部充血和出血、减轻疼痛、降温。冷疗的禁忌证主要是:组织破损及慢性炎症、局部血液循环明显不良、冷过敏者。禁忌部位如下:①枕后、耳廓、阴囊等处,防止冻伤;②心前区,防止引起反射性心率减慢;③腹部,防止腹泻;④足底,防止引起反射性末梢血管收缩而影响散热,或引起一过性冠状动脉收缩。热疗的作用主要是:促进浅表炎症的消散和局限、减轻深部组织充血、缓解疼痛、保暖。热疗的禁忌证主要是:急腹症未明确诊断前、面部危险三角区感染时、各种脏器内出血、软组织扭伤或挫伤早期(24～48 h内)。

能力检测

【A型题】

1. 一般冷疗时间不宜超过(　　)。

A. 1～5 min　　B. 5～10 min　　C. 10～30 min
D. 30～60 min　　E. 1～2 h

2. 禁用冷疗的病人是(　　)。

A. 牙痛　　B. 鼻出血　　C. 慢性炎症
D. 扁桃体术后　　E. 踝关节扭伤早期

3. 高热病人用乙醇拭浴时,冰袋应放置在(　　)。

A. 头部　　B. 枕部　　C. 颈部　　D. 腋下　　E. 足底

4. 禁用冷疗的部位是(　　)。

A. 头顶　　B. 颈部　　C. 腋窝　　D. 腹股沟　　E. 足底

5. 对热疗作用叙述正确的是(　　)。

A. 可降低毛细血管的通透性　　B. 软组织损伤早期可减少出血
C. 制止炎症扩散　　D. 促进浅表炎症的消散和局限
E. 减轻深部组织的出血

6. 面部危险三角区禁忌热敷的原因(　　)。

A. 易使体温升高　　B. 易使疼痛加剧　　C. 易使局部肿胀
D. 易导致颅内感染　　E. 易制皮肤破损

7. 热疗的适应证是(　　)。

A. 鼻出血　　B. 牙痛　　C. 踝部扭伤8 h
D. 手背静脉炎　　E. 面部危险三角区

8. 有伤口的部位热湿敷,最应该注意的是(　　)。

A. 严格执行无菌操作　　B. 保持水温在50～60 ℃
C. 每隔3～5 min更换一次敷布　　D. 拧干敷布,以不滴水为宜
E. 局部涂凡士林

(张莉莉)

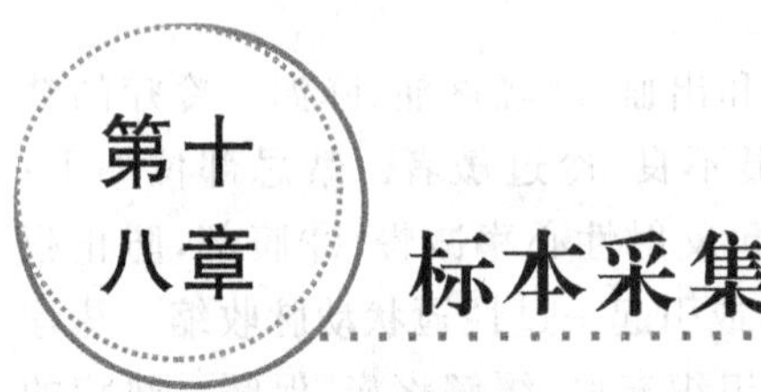

第十八章 标本采集

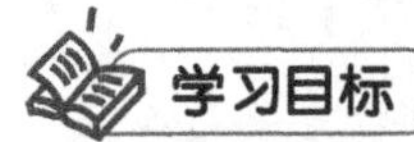

掌握:标本采集的原则。

熟悉:痰标本、咽拭子、呕吐物、血标本、尿标本、粪标本采集技术。

了解:标本采集的意义。

第一节 标本采集的意义和原则

一、标本采集的意义

标本检验是诊断疾病的重要方法之一，检验结果的正确与否直接影响到疾病的诊断、治疗及抢救。临床上经常送检的标本有排泄物(尿液、粪便)、分泌物(痰、鼻咽分泌物)、呕吐物、血液、体液(胸腔积液、腹水)和脱落细胞(食管、阴道的脱落细胞)等。标本的检验结果可反映机体的正常生理功能和病理变化，与其他临床检查相配合，对确定诊断、观察病情、制定防治措施等起着重要作用。因此，护理人员应该正确掌握标本采集的基本知识和技能，确保标本采集的质量，保证检验结果的正确性。

二、标本采集的原则

1. 遵照医嘱 各项标本的采集均应按医嘱执行。

2. 做好准备 采集标本前应认真评估病人的病情、检验目的、心理反应和合作程度。耐心向病人解释留取标本的目的和要求，消除病人顾虑，取得信任和合作。根据检验目的选择适当的容器，容器外按要求贴上标签。

3. 严格查对 严格执行查对制度，以确保标本采集准确无误。采集前、中、后及送检前认真核对:医嘱，申请项目，病人所在科别、床号、姓名、性别、住院号，采集容器及方法等。

4. 正确采集 为了保证送检标本的质量，护士必须掌握正确的标本采集技术、采集时间、采集容器及采集量。如留取细菌培养标本，应选择无菌容器，容器无裂缝，瓶塞干燥，培养基无浑浊、变质，采集标本时严格执行无菌操作，勿混入防腐剂、消毒剂及其他药物，并应在病人使用抗生素前采集。

5. 及时送检 标本应及时留取，及时送检，以免污染或变质而影响检验结果，某些特殊标本应注明采集时间。

第二节 各种标本采集技术

一、痰标本采集技术

临床上痰标本采集包括：常规标本、24 h 标本和培养标本。

【目的】

1. 常规标本 检查痰液的一般性状，涂片检查痰内细胞、细菌、虫卵等。

2. 24 h 标本 检查 24 h 痰液的量及性状。

3. 培养标本 检查痰液中的致病菌。

【准备】

1. 护士准备 衣帽整洁，洗手，戴口罩。

2. 病人准备 病人需清楚采集痰标本的目的和配合要点。

3. 用物准备 检验单、常规标本备集痰盒、24 h 标本备广口集痰器、培养标本备无菌集痰器和漱口液。需要时备电动吸引器、吸痰管、特殊集痰器、手套等。

4. 环境准备 病室安静、整洁、通风。

【操作步骤】

痰标本采集法操作步骤及操作要点见表 18-1。

表 18-1 痰标本采集法

操作步骤	操作要点
准备容器	核对检验单，选择适合的容器，按要求在容器外贴好标签 24 h 标本的容器内应先加少量水，并注明留取痰液的起止时间
核对、解释	备齐用物，携至床旁，核对病人床号、姓名，向病人或家属解释留取痰标本的目的、方法及配合注意事项，以取得合作
采集标本	
①常规标本	能自行排痰的病人，嘱其晨起后漱口，以去除口腔中杂质，深呼吸数次后用力咳出气管深处的痰液（晨起后第一口痰液），盛于集痰盒内 无法咳痰或不合作的病人，协助病人取适当的体位，自下而上叩击病人背部数次，将特殊集痰器分别连接吸痰管和电动吸引器，按吸痰法将痰液吸入集痰器内（图 18-1），加盖
②24 h 痰标本	嘱病人从晨起漱口后第一口痰开始留取，至次日晨起漱口后第一口痰作为结束，将 24 h 的全部痰液吐入集痰器内
③培养标本	嘱病人晨起后先用漱口液漱口，再用清水漱口，深呼吸数次后用力咳出气管深处的痰液，将痰液吐入无菌集痰器内，加盖 昏迷病人可用无菌吸痰法吸取痰液 按需要协助病人漱口或进行口腔护理
整理记录	洗手，记录痰液的外观和性状 24 h 痰标本应记录总量
送检标本	立即送检

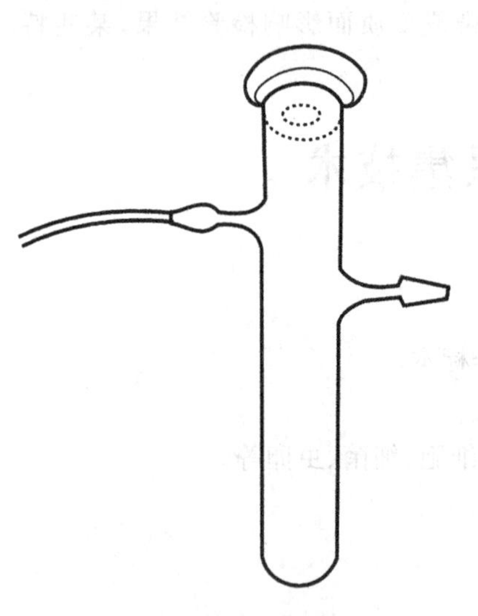

图 18-1　集痰器

【注意事项】

(1) 留取各种痰标本时,不可将唾液、漱口液、鼻涕等混入痰液内。

(2) 痰常规标本如用于检查癌细胞时,应立即送检或用 95%乙醇或 10%甲醛固定后送检。

二、咽拭子标本采集技术

【目的】

从咽部及扁桃体部分采集分泌物作细菌培养或病毒分离。

【准备】

1. 护士准备　衣帽整洁,洗手,戴口罩。

2. 病人准备　病人需清楚采集咽拭子标本的目的和配合要点。

3. 用物准备　检验单、无菌咽拭子培养管、酒精灯、火柴、压舌板、无菌生理盐水。

4. 环境准备　病室安静、整洁、通风。

【操作步骤】

咽拭子标本采集法操作步骤及操作要点见表 18-2。

表 18-2　咽拭子标本采集法

操作步骤	操作要点
准备容器	核对检验单,按要求在咽拭子培养管外贴好标签
核对、解释	备齐用物携至床旁,核对病人床号、姓名,向病人或家属解释留取咽拭子培养标本的目的、方法及配合注意事项,取得合作
采集标本	点燃酒精灯,嘱病人张口发"啊"音,暴露咽喉(必要时可用压舌板将舌压下),用培养管内的长棉签蘸无菌生理盐水后,以轻柔的动作擦拭两侧腭弓、咽、扁桃体上的分泌物 在酒精灯火焰上消毒培养管管口及棉塞 将棉签插入试管,塞紧棉塞
整理记录	洗手,记录
送检标本	及时送检

【注意事项】

(1) 采集标本时,方法应正确,防止污染标本,影响检验结果。动作应轻柔,以免刺激病人咽部引起呕吐或不适。

(2) 标本用于真菌培养时,应在口腔溃疡面上取分泌物。

三、呕吐物标本采集术

留取呕吐物标本可用于观察呕吐物的性质、颜色、气味、次数及量,以协助诊断。也可用于明确中毒病人毒物的性质和种类。可在病人呕吐时(或中毒病人洗胃时),用弯盘或痰杯接取呕吐物后,在容器外贴好标签,立即送检。

四、血标本采集技术

临床上血标本采集技术包括静脉血标本采集技术、动脉血标本采集技术和毛细血管血标本采集技术。

(一)静脉血标本采集技术

静脉血标本包括全血标本、血清标本和血培养标本。

【目的】

1. 全血标本 用于测定血液中某些物质的含量,如血糖、血尿素氮、血尿酸、血肌酐、血肌酸、血氨等。

2. 血清标本 用于测定血清酶、脂类、电解质和肝功能等。

3. 血培养标本 用于血液的细菌学检查。

【准备】

1. 护士准备 衣帽整洁,洗手,戴口罩,必要时戴手套。

2. 病人准备 病人需清楚采集静脉血标本的目的和配合要点。做生化检验时病人应空腹。

3. 用物准备 检验单、注射盘内备消毒液、棉签、止血带、小垫枕、真空采血针、真空采血管(按检验项目选用)。或备 5 mL 或 10 mL 一次性注射器(按采血量选用),干燥试管,抗凝试管,血培养瓶,按需备酒精灯、火柴。

4. 环境准备 病室安静、整洁、通风。

【操作步骤】

静脉血标本采集法操作步骤及操作要点见表 18-3。

表 18-3 静脉血标本采集法

操作步骤	操作要点
准备容器	核对检验单,根据采血项目,选择合适的真空采血管,按要求在试管外贴好标签
核对、解释	备齐用物携至床旁,核对病人床号、姓名,向病人或家属解释留取静脉血标本的目的、方法及配合注意事项,以取得合作
选择静脉	选择合适的静脉,按静脉注射法扎好止血带,常规消毒皮肤,嘱病人握拳,使静脉充盈
采集标本	
①真空采血器采血	手持真空采血针,按静脉注射法行静脉穿刺,见回血后,将真空采血针另一端针头刺入真空采血管,血液即迅速流入真空采血管内,自动留取至所需血量,取下真空采血管,如需继续采血,置换另一真空采血管。 当最后一支采血管即将采完时(血流变慢),松开止血带,嘱病人松拳,以干棉签按压穿刺点,迅速拔出针头,使采血针内血液被采血管剩余负压吸入管内,嘱病人屈肘按压穿刺点片刻

续表

操作步骤	操作要点
②注射器采血	手持一次性注射器，按静脉注射法行静脉穿刺，见回血后，抽取所需血量，松开止血带，嘱病人松拳，以干棉签按压穿刺点，迅速拔出针头，嘱病人屈肘按压穿刺点片刻 取下注射器针头，将血液注入标本瓶内
整理记录	协助病人取舒适卧位，整理床单位和用物 洗手，记录
送检标本	及时送检

【注意事项】

(1) 做生化检验时，宜清晨空腹采血，应提前通知病人。

(2) 根据不同的检验目的准备标本容器，并计算采血量。

(3) 严禁在输液、输血针头处采血，以免影响检验结果。

(4) 用真空采血管采血时，不可先将真空采血管与采血针头相连，以免试管内负压消失而影响采血。

(5) 同时抽取几个项目的标本时，注入血液顺序如下。

① 血培养标本：注入密封瓶时，先除去铝盖中心部分，常规消毒瓶塞，更换针头后将血液注入瓶内，轻轻摇匀；注入三角烧瓶时，先点燃酒精灯，将三角烧瓶瓶口的纱布松开，取出塞子，在酒精灯火焰上消毒瓶口，将血液注入瓶内，轻轻摇匀，将塞子经酒精灯火焰消毒后塞好，扎紧封瓶纱布。

② 全血标本：将血液沿管壁缓缓注入盛有抗凝剂的试管内，立即轻轻转动试管，使血液和抗凝剂混匀，以防血液凝固。

③ 血清标本：将血液沿管壁缓缓注入干燥试管内，勿注入泡沫，不可摇动，以防红细胞破裂造成溶血。

(二) 动脉血标本采集技术

【目的】

常用于血液气体分析。

【准备】

1. 护士准备 衣帽整洁，洗手，戴口罩，必要时戴手套。

2. 病人准备 病人需清楚采集动脉血标本的目的和配合要点。

3. 用物准备 检验单、注射盘内备消毒液、棉签、小沙袋、动脉血气针、无菌纱布、无菌软塞、无菌手套，或备 2 mL 或 5 mL 一次性注射器、肝素。

4. 环境准备 病室安静、整洁、通风。

【操作步骤】

动脉血标本采集法操作步骤及操作要点见表 18-4。

表 18-4 动脉血标本采集法

操作步骤	操作要点
准备容器	核对检验单，按要求在动脉血气针外贴好标签
核对、解释	备齐用物，携至床旁，核对病人床号、姓名，向病人或家属解释留取动脉血标本的目的、方法及配合注意事项，取得合作
选择动脉	一般选择股动脉或桡动脉，以搏动最明显处作为穿刺点（桡动脉穿刺点位于前臂掌侧腕关节上 2 cm，股动脉穿刺点位于髂前上棘与耻骨结节连线中点） 选择股动脉时协助病人仰卧，下肢稍屈膝外展，可垫沙袋于腹股沟下，以充分暴露穿刺部位
采集标本	
①动脉血气针采血	取出并检查动脉血气针，将血气针活塞拉至所需的血量刻度，血气针筒自动形成吸引等量液体的负压。用左手食指和中指在已消毒范围内摸到动脉搏动最明显处，固定于两指之间，右手持血气针，在两指之间垂直或与动脉走向呈 40°角刺入动脉，见有鲜红色回血，固定血气针，血气针会自动抽取所需血量
②普通注射器采血	取出并检查一次性注射器，抽吸肝素 0.5 mL 湿润注射器内壁后弃去余液，防止血液凝固。用左手食指和中指在已消毒范围内摸到动脉搏动最明显处，固定于两指之间，右手持注射器，在两指之间垂直或与动脉走向呈 40°角刺入动脉，见有鲜红色回血，一手固定注射器，另一手抽取所需血量
拔针处理	采血完毕，迅速拔出针头，用无菌纱布块按压穿刺点 5～10 min，必要时用沙袋压迫止血。拔出针头后立即刺入软塞以隔绝空气，用手搓动注射器，使血液和抗凝剂混匀以防凝血
整理记录	协助病人取舒适卧位，整理床单位和用物 洗手，记录
送检标本	及时送检

【注意事项】

(1) 严格无菌操作，以防感染。

(2) 注射器与针头连接紧密，注射器内不可留有空气，防止气体混入标本而影响检验结果。

(3) 有出血倾向的病人应谨慎。

(三) 毛细血管血标本采集技术

用于血常规检查，目前此标本采集技术均由医学检验人员完成。

知识链接

真空采血器

真空采血器具有操作简便，保存与运送标本方便，减少血液暴露与污染，减轻病人痛苦等优点。临床上常用的有真空采血针、真空采血管、动脉血气针等。

真空采血针和真空采血管常用于采集静脉血标本。真空采血针为双向针，一端为头皮针针头式，刺入静脉，另一端以密封橡皮套包裹，插入真空采血管(图 18-2)。真空采血管为完全封闭式真空试管，根据不同检验项目，预置了准确的真空量和添加剂，采血时血液在负压作用下自动流入试管内。标准真空采血管采用国际通用的头盖和标签颜色，显示采血管内添加剂的种类和检验用途(图 18-3)。

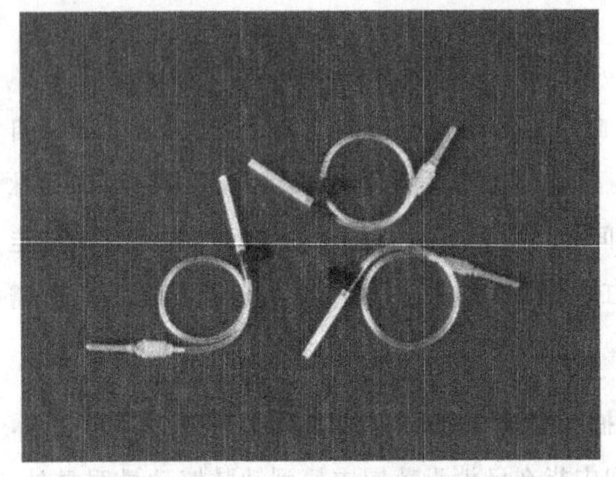

图 18-2　真空采血针

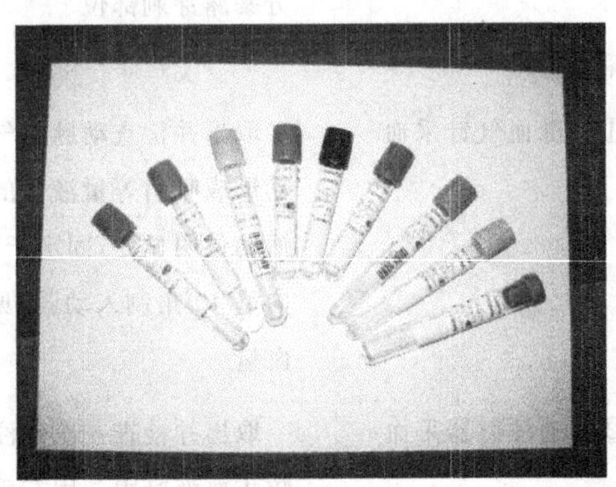

图 18-3　真空采血管

动脉血气针用于采集动脉血标本。动脉血气针的针筒内预置了肝素，省却了普通注射器采血前繁杂的准本工作，且无液体稀释效应，避免因肝素过多造成的稀释性误差或肝素过少达不到抗凝作用。针筒乳头采用螺口设计，防止针头松动，针筒后端孔可将针筒内部空气排出，并防止外部空气进入针筒内(图 18-4)。使用时只需把活塞拉至所需的血量刻度，血液即可在负压作用下自动流入针筒内。

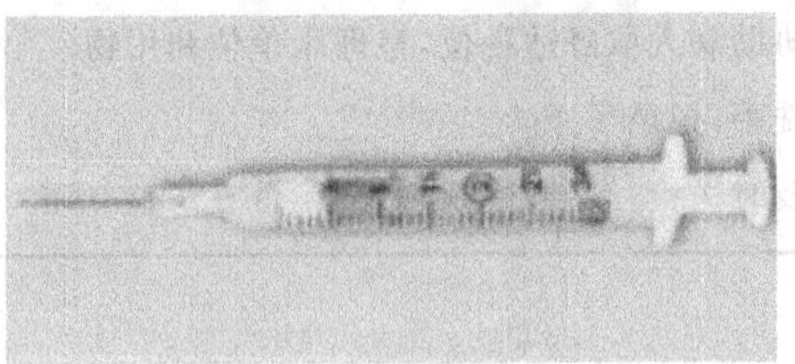

图 18-4　动脉血气针

五、尿液标本的采集技术

临床上尿标本采集包括：尿常规标本、12 h 或 24 h 尿标本、尿培养标本。

【目的】

1. 尿常规标本　用于检查尿液的颜色、透明度、细胞和管型，测尿比重，做尿糖和尿蛋白定性检测。

2. 12 h或24 h尿标本 用于做尿的定量检查，如钠、钾、氯、17-羟类固醇、17-酮类固醇、肌酐、肌酸、尿糖定量、尿蛋白定量、尿浓缩查结核杆菌等。

3. 尿培养标本 采集未被污染的尿液做细菌学检查。

【准备】

1. 护士准备 衣帽整洁，洗手，戴口罩。

2. 病人准备 病人需清楚采集尿标本的目的和配合要点。

3. 用物准备 检验单，常规标本容器为100 mL集尿器、12 h或24 h尿标本备容量为3000～5000 mL清洁广口集尿器及防腐剂(按检验项目选用，表18-5)，采集尿培养标本时备消毒外阴用物、无菌试管及试管夹或备导尿用物。

表18-5 常用防腐剂的作用及用法

名称	作用	用法	举例
甲醛	固定尿中有机成分、防腐	24 h尿液中加40%甲醛1～2 mL	爱迪计数
浓盐酸	防止尿中激素被氧化、防腐	24 h尿液中加5～10 mL	17-羟类固醇 17-酮类固醇
甲苯	保持尿液的化学成分不变	100 mL加0.5%～1%甲苯2 mL	尿蛋白、尿糖、尿钠、尿钾、尿氯、尿肌酐、尿肌酸的定量检查

4. 环境准备 病室安静、整洁、通风，酌情关闭门窗或遮挡病人。

【操作步骤】

尿标本采集法操作步骤及操作要点见表18-6。

表18-6 尿标本采集法

操作步骤	操作要点
准备容器	核对检验单，选择合适的容器，按要求在容器外贴好标签 12 h或24 h标本，应按检验项目选用合适的防腐剂，加入容器内，避免尿液放久变质，并注明留取尿液的起止时间
核对、解释	备齐用物携至床旁，核对病人床号、姓名，向病人或家属解释留取尿液标本的目的、方法及配合注意事项，以取得合作
采集标本	
①尿常规标本	嘱病人将晨起第一次尿留于标本容器内，除测定尿比重需留尿100 mL外，其余检验留尿30 mL 昏迷或尿潴留病人可通过导尿术留取标本 女病人在月经期间不宜留取尿标本
②12 h或24 h尿标本	将容器置于阴凉处，指导病人于晨起排空膀胱后开始留取尿液，至次日晨起排最后一次尿于容器内作为结束，将24 h尿液全部留于容器中 如留取12 h尿标本，则自傍晚排空膀胱后开始留取尿液，至次日晨起排最后一次尿于容器内作为结束，将12 h尿液全部留于容器中

续表

操作步骤	操作要点
③尿培养标本	可通过导尿术或留取中段尿法采集未被污染的尿标本。其中导尿术采集尿培养标本法见第十四章相关内容 留取中段尿法采集尿培养标本时，先确认病人膀胱充盈，再按导尿术的方法清洁消毒外阴，嘱病人持续不停顿排尿于便盆，弃去前段尿，以试管夹夹住无菌试管，接取中段尿液 5～10 mL，塞紧塞子
整理记录	撤便器，协助病人穿裤，安置舒适卧位，整理床单位和用物 洗手，记录
送检标本	立即送检

【注意事项】

(1) 采集尿标本时，不可将粪便混入，以免影响检验结果。

(2) 采集 12 h 或 24 h 尿标本时，应妥善放置容器，做好交接班，督促检查病人正确留取标本。如防腐剂为甲苯，应在第一次尿液倒入之后再加入，使之形成薄膜覆盖在尿液表面。

六、粪便标本的采集技术

临床上粪便标本采集包括：常规标本、隐血标本、寄生虫及虫卵标本、培养标本。

【目的】

1. 常规标本 用于检查粪便的性状、颜色、混合物及寄生虫等。

2. 隐血标本 用于检查粪便内肉眼不能观察到的微量血液。

3. 寄生虫及虫卵标本 用于检查寄生虫成虫、幼虫及虫卵。

4. 培养标本 用于检查粪便中的致病菌。

【准备】

1. 护士准备 衣帽整洁，洗手，戴口罩。

2. 病人准备 病人需清楚采集粪便标本的目的和配合要点，排空膀胱。

3. 用物准备

(1) 常规标本 检便盒(内附棉签或检便匙)，清洁便器。

(2) 隐血标本 检便盒(内附棉签或检便匙)，清洁便器。

(3) 寄生虫及虫卵标本 检便盒(内附棉签或检便匙)，透明胶带及载玻片(查找蛲虫)，清洁便器。

(4) 培养标本 无菌培养管，无菌长棉签，消毒便器，必要时备无菌生理盐水。

4. 环境准备 病室安静、整洁、通风，酌情关闭门窗或遮挡病人。

【操作步骤】

粪便标本采集法操作步骤及操作要点见表 18-7。

表 18-7 粪便标本采集法

操作步骤	操作要点
准备容器	核对检验单,选择合适的容器,按要求在容器外贴好标签
核对、解释	备齐用物携至床旁,核对病人床号、姓名,向病人或家属解释留取粪便标本的目的、方法及配合注意事项,以取得合作
采集标本	
①常规标本	病人排便于清洁便器内,用棉签或检便匙取异常粪便 5 g 于检便盒内 腹泻者应取黏液部分 水样便应取 15～30 mL 于容器内
②隐血标本	按隐血试验饮食要求准备病人,采集方法同常规标本
③寄生虫及虫卵标本	嘱病人排便于清洁便器内。用于寄生虫虫卵检查时,应在不同部位取带血和黏液的粪便 5～10 g 于检便盒内 服驱虫剂后或做血吸虫孵化检查时,应留取全部粪便 查阿米巴原虫时,应在采集前将便器用热水加温,便后连同便器立即送检,因为阿米巴原虫在低温下可失去活力而难以找到 查蛲虫时,嘱病人在晚间睡觉或清晨未起床前将透明胶带先粘贴在肛门周围,然后取下贴在载玻片上或将透明胶带对合(因蛲虫常在午夜或清晨爬到肛门处产卵)
④培养标本	嘱病人排便于消毒便器内,用无菌长棉签取带血或黏液的粪便 2～5 g,放入无菌培养管 如病人无便意,可用无菌长棉签蘸无菌生理盐水,插入肛门 6～7 cm,沿着一个方向边旋转边退出棉签,放入无菌培养管中,塞紧塞子
整理记录	撤便器,协助病人取舒适卧位,整理床单位和用物 洗手,记录
送检标本	立即送检

【注意事项】

(1) 采集标本时,应避免大小便混合,以免影响检验结果。

(2) 粪便标本采集后容易干结,应及时送检。

小　结

本章介绍了标本采集的原则和各种标本采集技术。标本用于医学检验,为疾病诊断和治疗提供依据。为了得到准确、可靠的检验结果,护士应熟悉各类标本的采集方法和注意事项,能准确实施各种标本的采集技术,正确保管,及时送检。

能力检测

【A1 型题】

1. 留取常规痰标本查找癌细胞时,可选用何种溶液固定标本?( )

A. 95%乙醇　B. 70%乙醇　C. 10%甲苯　D. 70%盐酸　E. 40%甲醛

2. 关于 24 h 痰标本采集，错误的是（　　）。

A. 可观察痰液的量和性状，协助诊断　B. 标本应注明留痰起止时间

C. 鼻涕、唾液不可混入标本中　D. 漱口水可混入标本中

E. 留痰起止时间可为晨 7 时至次晨 7 时

3. 做口腔真菌培养时，采取分泌物的部位应在口腔的（　　）。

A. 溃疡面　B. 软腭　C. 两侧腭弓　D. 扁桃体　E. 咽部

4. 有关血培养标本采集原则中错误的一项是（　　）。

A. 标本需放入无菌容器中　B. 抽取过程中应避免污染

C. 应选择有抗凝剂的特殊容器　D. 采集时间应在病人使用抗生素之前

E. 标本容器内不可混入其他药物

5. 血标本抽取时，不需加抗凝剂的项目是（　　）。

A. 血糖检验　B. 血尿素氮检验　C. 血清酶检验

D. 血肌酐检验　E. 血二氧化碳检验

6. 血沉标本应选用的容器是（　　）。

A. 干燥试管　B. 抗凝试管　C. 血培养瓶

D. 乳酸钠试管　E. 液状石蜡试管

7. 同时抽取几个项目的血标本时，注入容器的顺序是（　　）。

A. 抗凝试管、干燥试管、血培养瓶　B. 干燥试管、血培养瓶、抗凝试管

C. 血培养瓶、抗凝试管、干燥试管　D. 干燥试管、抗凝试管、血培养瓶

E. 血培养瓶、干燥试管、抗凝试管

8. 尿标本留取时需加入甲苯防腐剂的化验项目（　　）。

A. 尿糖定量　B. 尿糖定性　C. 爱迪计数

D. 17-羟类固醇　E. 尿细菌培养

9. 对尿蛋白定量的尿标本使用甲苯防腐剂的作用是（　　）。

A. 保持尿液的化学成分不变　B. 防止尿中激素被氧化　C. 固定尿中有机成分

D. 防止尿液颜色改变　E. 防止尿液被污染而变质

10. 采集粪便培养标本应（　　）。

A. 取脓血及黏液部分粪便　B. 随机取少许粪便　C. 留取全部粪便

D. 取不同部位粪便　E. 粪便置于加温容器中

【A2 型题】

11. 病人，李某，男，40 岁，近三个月出现厌食、恶心、腹胀、肝区不适，为明确诊断需做肝功能检查。护士在采集标本时操作错误的是（　　）。

A. 用干燥试管　B. 空腹采血　C. 采血后缓慢注入试管

D. 血液泡沫不注入试管　E. 血液注入试管后轻轻摇动

12. 病人，王某，男性，56 岁，糖尿病酮症酸中毒，需采血做血 CO_2 结合力测定，护士遵医嘱采集血标本后应（　　）。

A. 标本瓶加枸橼酸钠　B. 立即将针头刺入软塞　C. 标本瓶加肝素

D. 标本瓶置于冰箱保存　E. 将标本立即送检

13. 病人，王某，20 岁，以“肾小球肾炎”入院，医嘱需做爱迪计数检查，护士执行医嘱错误的做法是(　　)。

A. 向病人解释留取尿标本的目的及配合方法

B. 嘱咐病人晨 7 时排空膀胱后留尿

C. 准备大口带盖容器

D. 容器内加甲苯防腐剂

E. 督促病人正确留取尿液

【A3 型题】

(14～15 题共用题干)

王某，男，30 岁，慢性肾小球肾炎，护士根据医嘱留取尿标本。

14. 做尿蛋白定量检查，采集标本的正确方法是(　　)。

A. 留清晨第一次尿约 100 mL　　B. 随时留尿 100 mL

C. 留 24 h 尿　　D. 睡前留尿 100 mL

E. 留中段尿 100 mL

15. 做尿蛋白定量检查，可加入的防腐剂是(　　)。

A. 浓盐酸　　B. 甲苯　　C. 10%甲醛　　D. 高锰酸钾　　E. 过氧乙酸

(16～17 题共用题干)

病人，赵某，女，55 岁，原因不明的持续发热一周以上，不规则低热，多在 37.5～39 ℃，伴有乏力、盗汗、为明确诊断，须做血沉、血清酶检测及进行培养。

16. 血清酶标本应选用(　　)。

A. 干燥试管　　B. 血培养瓶　　C. 含肝素试管

D. 液状石蜡试管　　E. 乳酸钠试管

17. 血培养标本采集时间应在(　　)。

A. 发热前，使用抗生素前　　B. 发热后，使用抗生素后　　C. 发热时，使用抗生素后

D. 发热后，使用抗生素后　　E. 发热时，使用抗生素前

【B 型题】

(18～19 题共用备选答案)

A. 干燥试管　　B. 肝素抗凝试管　　C. 枸橼酸钠抗凝试管

D. EDTA 抗凝试管　　E. 无菌培养瓶

18. 做血沉检测，应选择的标本容器是(　　)。

19. 做血液细菌学检查，应选用的标本容器是(　　)。

(辛瑞莲)

第十九章 危重病人的护理及抢救技术

学习目标

掌握:危重病人瞳孔和意识的变化的临床意义,各项抢救技术。

熟悉:危重病人的支持性护理。

了解:抢救工作管理。

凡病情危重随时可能发生生命危险的病人,称为危重病人。危重病人需要护士给予特别的观察、精心的护理与及时的抢救,抢救的质量直接关系到病人的生命和生存质量。

第一节 危重病人的支持性护理

一、危重病人的病情评估

(一)一般情况

1. 表情与面容 危重病人的面容和表情多有明显的征象。病人面肌消瘦、肤色苍白或铅灰、表情淡漠、眼窝下陷、目光无神、反应迟钝为危重面容,多见于严重休克、大出血等;病人面色潮红、烦躁痛苦、呼吸急促为急性病容,多见于高热、急性感染性疾病等;病人精神萎靡、憔悴、肤色灰暗、目光黯淡为慢性病容,多见于恶性肿瘤、肺结核等。

2. 体位与姿势 可分为主动体位、被动体位、强迫体位三种,姿势与体位的变化对病情的判断具有一定的意义。如昏迷病人采取被动卧位,支气管哮喘发作时因呼吸困难迫使病人常采取端坐卧位。

3. 皮肤与黏膜 应注意观察皮肤的颜色、弹性、温度、湿度及有无出血、淤点、淤斑、水肿等情况。如贫血病人肤色苍白,严重脱水病人皮肤弹性减弱,休克病人皮肤湿冷等。

4. 饮食与营养 危重病人消化吸收功能减退,应注意观察病人的食欲、食量,根据皮肤、肌肉、毛发、指甲等情况及时评估病人的营养状况。

5. 呕吐物 应注意观察呕吐方式及呕吐物的性状、色、量、味。如颅内高压病人呕吐呈喷射状,急性大出血呕吐物呈鲜红色,幽门梗阻病人呕吐量超过胃容量,肠梗阻时呕吐物呈粪臭味。

6. 排泄物 排泄物包括粪、尿、汗液、痰液等,应注意观察其量、色、味、性状,详见第十四章相关章节。

(二) 生命体征

1. 体温 危重病人的体温常有变化,应注意观察体温的升降方式、发热的程度及伴随症状。体温高于 41 ℃或体温低于 35 ℃都提示病情严重,如休克病人体温常有下降。

2. 脉搏 脉搏可以直接反映病人的心血管功能,应注意观察脉搏的频率、节律、强弱的变化,如循环血量缺乏严重时常触不到桡动脉的搏动。

3. 呼吸 应注意观察呼吸的频率、节律、深浅度、呼吸音、呼吸困难和伴随气味。如呼吸频率>40 次/分或<8 次/分,出现潮式呼吸或间断呼吸都是病情危重的征象。

4. 血压 血压是观察危重病人病情的重要参数,如血压过高、过低或忽高忽低均提示病情较为严重。

(三) 瞳孔

瞳孔变化是颅内疾病、药物中毒等病情变化的一个重要的指征。正常人瞳孔双侧等大,边缘整齐,居中呈圆形,在自然光线下直径为 2～5 mm。生理情况下光亮处瞳孔收缩,昏暗处瞳孔散大。

1. 双侧瞳孔散大 瞳孔直径>5 mm,常见于一氧化碳、氰化物、颠茄类药物中毒及颅内压增高等。

2. 双侧瞳孔缩小 瞳孔直径<2 mm(瞳孔直径<1 mm 为针尖样瞳孔),常见于有机磷农药、巴比妥及吗啡类药物中毒等。

3. 瞳孔不等大 一侧瞳孔散大常见于脑疝、脑肿瘤、脑外伤等;双侧瞳孔散大常为脑的不可逆损伤。

4. 对光反应 正常人瞳孔对光反应灵敏,若瞳孔大小不随光线刺激而变化,称为瞳孔对光反应消失,常见于深度昏迷或濒死期病人。

(四) 意识状态

凡影响大脑功能的疾病,都会引起个体对内外环境刺激缺乏正常的反应,这种精神状态称为意识障碍。按其程度不同可分为嗜睡、意识模糊、昏睡、昏迷,也可以出现以兴奋性增高为主的失调状态谵妄。

1. 嗜睡 嗜睡是最轻的意识障碍。病人处于持续的睡眠状态,能被语言或轻度刺激所唤醒,醒后能正确、简单而缓慢地回答问题,但反应迟钝,停止刺激后又很快入睡。

2. 意识模糊 其程度较嗜睡重。表现为思维、语言不连贯,对时间、地点、人物的定向力全部或部分障碍,可有错觉、幻觉、谵妄或精神错乱。

3. 昏睡 接近于不省人事的意识状态,不易唤醒,压迫眶上神经或摇动身体等强刺激可唤醒,醒后答非所问,停止刺激后很快又进入熟睡状态。

4. 昏迷 最严重的意识障碍,也是病情危急的信号,按其程度不同可分为浅昏迷和深昏迷。

(1) 浅昏迷:意识大部分丧失,无自主活动,对光、声刺激无反应,对疼痛可有一定反应。瞳孔对光反射、角膜反射、吞咽反射、咳嗽反射可存在。生命体征无明显变化,可有大小便失禁或潴留。

(2) 深昏迷:意识完全丧失,对各种刺激均无反应。全身肌肉松弛,四肢瘫软,深浅反射消失，偶有深反射亢进和病理反射出现，机体仅能维持呼吸与循环的最基本功能，呼吸不规则，血压可下降，大小便失禁或潴留。

（五）心理状态

危重病人常会产生恐惧、焦虑、绝望、抑郁、猜疑等心理反应，应注意观察。

二、危重病人支持性护理

1. 密切观察病情变化 要从以上几个方面准确判断危重病人的病情，及时发现异常情况，并准确记录各项监测指标，是抢救危重病人的关键。如病人出现呼吸、心跳停止等危急情况，要立即报告医生，积极配合抢救，以免贻误抢救时机。

2. 保持呼吸道通畅 昏迷病人头偏向一侧，及时吸痰与清理呕吐物，防止误吸；舌后坠者，用舌钳拉出，保持功能位；人工气道者应及时雾化、吸痰；如病情允许，及时为病人翻身、叩背，促进病人咳嗽、排痰，以改善通气状态。

3. 确保安全 对意识丧失、谵妄或昏迷的病人要保证其安全，必要时可使用保护具。对牙关紧闭、抽搐的病人，可用压舌板裹上数层纱布，放于上下臼齿之间，以免因咀嚼肌痉挛而咬伤舌。室内光线宜暗，工作人员动作要轻，避免因外界刺激而引起抽搐。

4. 做好眼、口、鼻及皮肤的护理 危重病人眼、口、鼻常有分泌物，应及时用湿棉球或纱布擦拭。眼睑不能自行闭合者易发生角膜干燥，导致结膜炎或并发角膜溃疡，可涂抗生素眼膏、覆盖凡士林纱布保护。做好口腔护理，每日2～3次。注意保持皮肤、床褥、内衣的清洁和干燥，预防压疮的发生。

5. 补充营养及水分 应设法增进病人的食欲，帮助自理缺陷的病人进食。对不能进食者，可给予鼻饲或胃肠外营养。对液体不足的病人，应按医嘱补充足够的水分。

6. 做好排泄护理 保持二便通畅，尿潴留或尿失禁者，可采取相应措施，必要时导尿。便秘者可酌情给予缓泻药物或灌肠；大小便失禁者要注意清洗局部皮肤，保持皮肤干燥。

7. 保持各种导管通畅 危重病人身上常安置有多种导管，如输液管、输血管、吸氧管、导尿管、伤口引流管等，应妥善固定，安全放置，防止导管扭曲、受压、堵塞、脱落，确保导管通畅，并定期更换消毒引流管及引流袋，防止发生感染。

8. 维持肢体功能 要保持关节功能位，病情允许者，可协助病人做肢体被动活动、按摩，以促进血液循环，增加肌肉张力，预防肌肉萎缩或静脉血栓形成。

9. 注意心理护理 注意病人的心理变化，关心理解病人，及时满足病人的需求，缓解病人的心理压力。

第二节 危重病人的抢救技术

危重病人病情复杂、变化快，抢救工作必须分秒必争，有条不紊。因此，护士必须具备相应的组织管理能力，熟练掌握各项抢救技术。

一、抢救工作的管理

（一）抢救工作的组织管理

遇有紧急情况，病区应立即做好以下工作。

(1) 指定抢救负责人,组成抢救小组。

(2) 立刻制定抢救护理方案。

(3) 配合医生抢救并做好查对和记录。

(4) 安排专人参与会诊、病例讨论分析。

(5) 抢救小组人员要分工明确、听从指挥。

(6) 抢救时,人员及器械位置要合理(图 19-1)。

(7) 抢救结束要及时整理、核对抢救记录及医嘱,补足物品、药品。

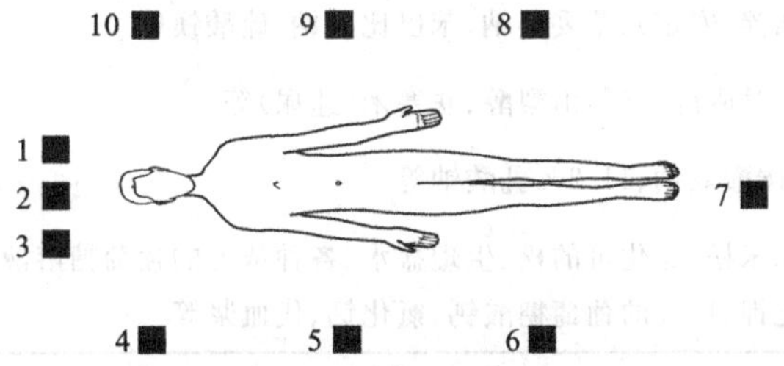

图 19-1 抢救方位图

1. 吸引器;2. 指示灯;3. 氧气;4. 呼吸机;5. 医生(主);6. 护士(主);7. 抢救车;8. 护士(辅);9. 医生(辅);10. 监护仪

(二) 抢救设备的管理

抢救物品完好率要求达到 100%,为了保证物品完好率,物品管理应做到“五定”,即定数量品种、定期消毒灭菌、定期检查维修、定点安置、定人保管。未经批准,一律不能外借,并做好交接班。

1. 抢救室 急诊室和病区均应设抢救室,病区抢救室应设在靠近医护办公室的单独房间内。要求宽敞、整洁、安静、光线充足。

2. 抢救床 以能升降的活动床为佳,必要时另备木板一块。做胸外心脏按压时使用。

3. 抢救车 抢救车(图 19-2)内需备下列物品。

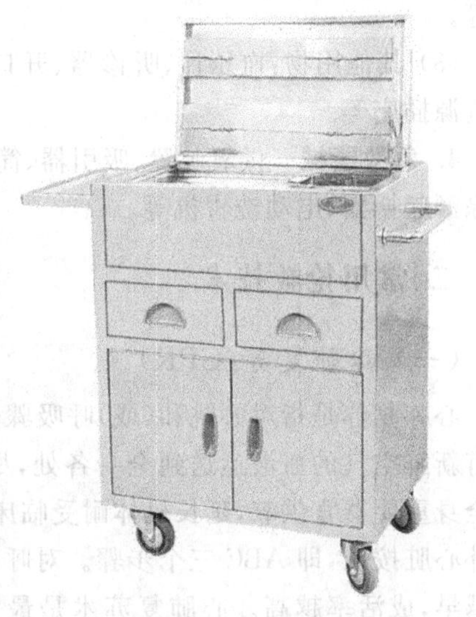

图 19-2 抢救车

(1) 常用急救药品:见表 19-1。

表 19-1 常用急救药品

类别	药 物
中枢兴奋药	尼可刹米(可拉明)、山梗菜碱(洛贝林)等
升压药	间羟胺、多巴胺、肾上腺素等
降压药	利血平、硫酸镁注射液等
强心剂	去乙酰毛花苷丙(西地兰)、毒毛花苷 K 等
抗心律失常药	利多卡因、普鲁卡因酰胺、维拉帕米等
血管扩张药	硝酸甘油、硝普钠等

续表

类别	药　物
止血药	安特诺新(安络血)、酚磺乙胺(止血敏)、维生素 K_1、氨甲苯酸、垂体后叶素等
止痛镇静药	哌替啶(杜冷丁)、苯巴比妥(鲁米那)、氯丙嗪(冬眠灵)、吗啡等
解毒药	阿托品、解磷定、氯磷定、亚甲蓝(美蓝)、二巯丙醇、硫代硫酸钠等
抗过敏药	异丙嗪(非那根)、苯海拉明、扑尔敏、息斯敏等
抗惊厥药	地西泮(安定)、苯妥英钠、苯巴比妥钠、硫酸镁等
脱水利尿药	20%甘露醇、25%山梨醇、呋塞米(速尿)等
碱性药	5%碳酸氢钠、11.2%乳酸钠等
其他	地塞米松、氢化可的松、生理盐水、各种浓度的葡萄糖溶液、氯化钾、10%的葡萄糖酸钙、氯化钙、代血浆等

(2) 各种无菌物品:各种规格注射器、输液器、输血器、无菌导管、无菌手套、无菌治疗巾、无菌敷料、气管插管包、气管切开包、导尿包、静脉切开包、开胸包、穿刺包、皮肤消毒用物等。

(3) 其他用物:血压计、听诊器、开口器、压舌板、舌钳、止血带、绷带、夹板、手电筒、多项电源插座等。

4. 急救器械　供氧装置、吸引器、简易呼吸器、人工呼吸机、心电图机、心电监护仪、心脏除颤起搏器、电动洗胃机等。

二、常用抢救技术

(一) 心肺复苏(CPR)

心肺复苏是指对心跳和(或)呼吸骤停者在开放气道下行人工呼吸和胸外心脏按压,将带有新鲜空气的血液运送到全身各处,尽快恢复自主呼吸和循环功能。其目标是对心、脑及全身重要器官供氧,延长机体耐受临床死亡的时间。心肺复苏包括开放气道、人工呼吸、胸外心脏按压,即 ABC 三个步骤。对呼吸心跳骤停病人的抢救应在 4 min 内进行,开始时间越早,成活率越高。心肺复苏术是最主要的急救技术之一,可挽救众多心脏骤停者的生命。

【目的】

用人工的方法维持病人的呼吸、循环功能,保证重要器官的血氧供应,尽快恢复心跳、呼吸,促进脑功能的恢复。

【准备】

1. 护士准备　着装规范、整洁。

2. 病人准备　使病人仰卧于硬板床或地上,睡在软床上的人,应在肩背下垫一心脏按压板,去枕,头向后仰。

3. 用物准备　有条件可备治疗盘,盘内放血压计、听诊器、手电筒、简易呼吸器、纱布数块。必要时备脚踏凳、胸外按压板等。

4. 环境准备 就地抢救，不宜搬动。尽力营造宽敞、安静、光线适宜的环境。

【操作步骤】

心肺复苏基本生命支持术操作步骤及操作要点见表 19-2。

表 19-2 心肺复苏基本生命支持术

操作步骤	操作要点
判断病情	突然意识丧失：轻摇、轻拍、呼喊病人看有无反应，如确无反应，说明意识丧失，判断时间<10 s 大动脉搏动消失：颈动脉浅表且易暴露，作为首选。颈动脉位于气管与胸锁乳突肌之间，可用食指、中指指端先触及气管正中，男性可触及喉结，旁开 1～2 cm 处即是。其次选股动脉，可于腹股沟处触摸有无搏动。由于动脉搏动缓慢、不规律，或微弱不易触及，因此触摸时间不应少于 5～10 s。应注意，对尚有心跳的病人行胸外按压，会导致严重的并发症 呼吸停止：抢救者耳朵贴近病人口鼻部，头侧向病人胸部，观察病人胸部有无起伏，耳听有无气流声，面部感觉有无气体流出，以此作出判断
求助呼救	急呼他人协助呼救，同时使病人仰卧于硬板床或地上，去枕、头向后仰，头颈躯干平直，解松衣领及腰带
心前区叩击	抢救者右手握空心拳，小鱼际侧朝向病人胸壁，由 20～25 cm 高的地方，垂直向下捶击胸骨下段 1～2 次，每次 1～2 s，此时叩击可能使心脏复跳，在心脏骤停 90 s 内应激性最高。主要用于目击心脏骤停者，婴幼儿禁用。再次判断病情，若无变化，立即以下操作。
开放气道	清除口鼻内分泌物或异物，有义齿者取下。可先将病人头部侧向一边，一手固定舌前端使其勿向后倾，另一手的食指或中指缠上纱布或手帕深入其口中，将异物取出。若异物梗在喉部无法取出，则在腹部剑突下、肚脐上用手向上、向下推挤数次，再用手将异物取出。打开气道并保持通畅是复苏成功与否的关键
人工呼吸	口对口人工呼吸：常采用仰面举颏法（图 19-3），抢救者一手置于病人前额，手掌用力向后压使其头部后仰，另一手指置于病人的下颌骨下方，将颏部向上抬起。用保持头后仰手的拇指、食指捏住病人鼻孔，用纱布（或手帕）覆盖病人口唇，深吸一口气，双唇包住病人口唇，不留空隙，用力吹气（图 19-4），见胸廓抬起即可，吹气毕，松开口鼻。吹气后应迅速将头转向病人胸的方向，避免吸入病人呼出的高浓度二氧化碳。此方法为人工呼吸的首选 口对鼻人工呼吸：用仰面举颏法保持气道通畅，同时用抬颏的手将病人口唇闭合，深吸气后双唇包住病人鼻部吹气，吹气时间要长，用力要大。适用于口腔严重损伤或牙关紧闭者。 口对口鼻人工呼吸：抢救者双唇包住病人口鼻部吹气，吹气时间要短，用力要小。适用于婴幼儿

续表

操作步骤	操作要点
胸外心脏按压	抢救者站或跪于病人右侧，左腿与病人的肩在一条直线上，一手掌根部置于按压部位(胸骨中、下1/3交界处或剑突以上2横指，见图19-5)，另一手掌压在此手背上，两手手指交叉并拢翘起，双肘关节伸直，用身体的力量垂直下压(图19-6)，稍做停顿，然后迅速放松，使胸廓充分回弹。抬手时不能离开按压部位，以免移位；部位要准确，过高可伤及大血管，过低可伤及腹腔脏器或引起胃内容物反流，偏离胸骨可能引起肋骨骨折，确保压力垂直作用于病人胸骨 按压深度：成人胸骨下陷4～5 cm 按压频率：成人100次/分 按压和放松时间比：1∶1 人工呼吸与胸外心脏按压比例：成人为2∶30 连续操作五个循环，迅速观察判断一次，直至复苏成功为止。复苏成功后撤去压木板，头下垫枕
判断效果	出现自主呼吸；能触及大动脉搏动，收缩压在60 mmHg以上；散大的瞳孔缩小；面色、口唇、甲床、皮肤等处色泽转为红润；意识逐渐恢复，昏迷变浅
整理记录	实施进一步生命支持，做好观察记录

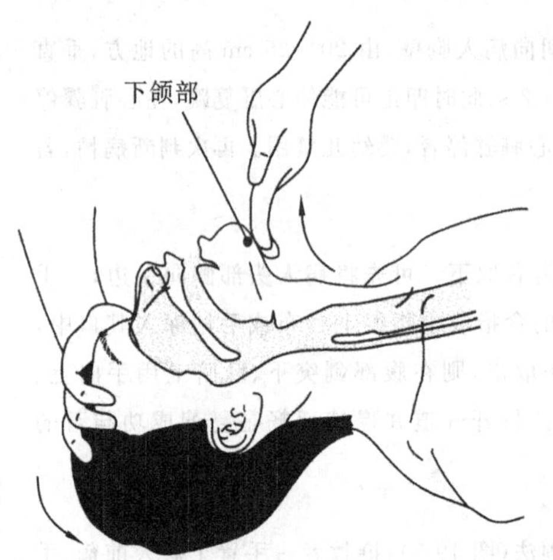

图19-3　仰面举颏法

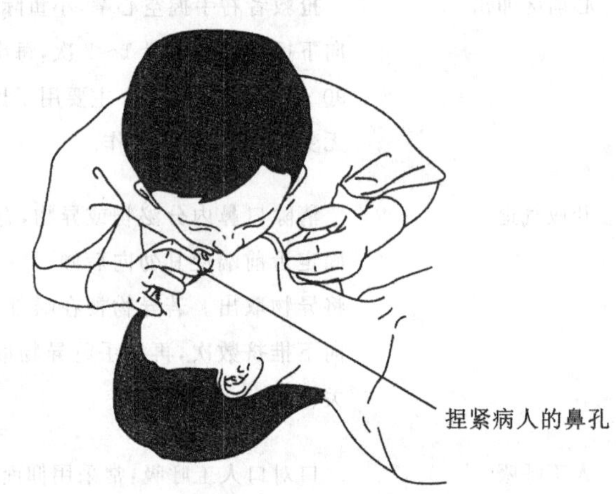

图19-4　口对口人工呼吸

【注意事项】

(1) 遇有头颈、脊椎外伤者不宜抬颈或搬动，以免损伤脊髓。

(2) 操作中途换人，不得使抢救中断时间超过5～7 s，应在心脏按压、吹气间隙进行，人工呼吸与胸外心脏按压同时进行时，吹气应在放松按压的间歇进行，二人操作要配合默契。在未恢复自主心律前不能中断按压。

(3) 遇有肋骨骨折、血气胸、心包填塞、心脏外伤等，应立即配合医生进行胸内心脏按压术。

(4) 对幼儿可用单手掌根部按压，使胸骨下陷2～3 cm，对婴儿用拇指或2～3个手指按压即可，按压幅度为1～2 cm。

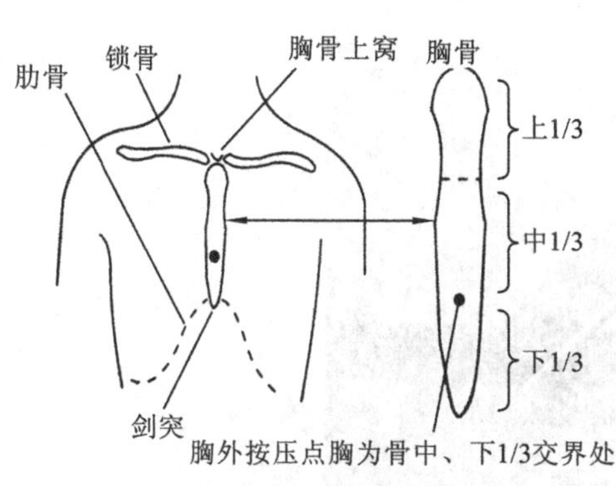

图 19-5 胸外心脏按压部位

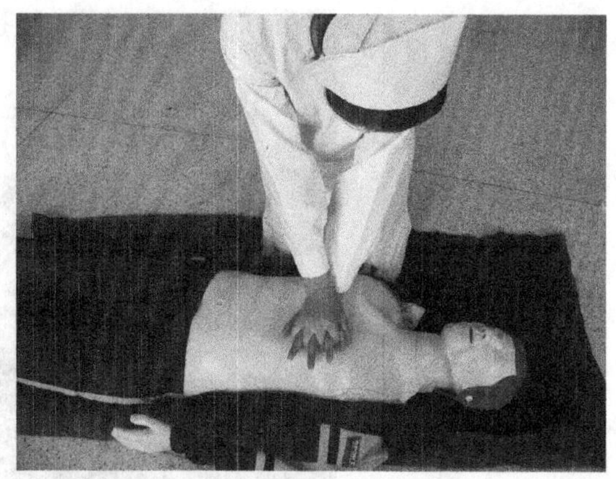

图 19-6 胸外心脏按压方法

(二) 氧气吸入疗法

氧气是人类赖以生存的首要物质，如组织得不到充足的氧气或不能充分利用氧气，组织的代谢、功能，甚至形态结构都可能发生异常改变，这种情况称为缺氧。氧气吸入疗法是指通过给氧提高动脉血氧分压(PaO_2)和动脉血氧饱和度(SaO_2)，预防和纠正各种原因引起的缺氧状态。

1. 缺氧程度的判断 除临床表现外，主要根据 PaO_2 和 SaO_2 作出判断，见表 19-3。

表 19-3 缺氧程度的判断

缺氧程度	发绀	神志	呼吸困难	PaO_2/mmHg	SaO_2/(%)
轻度	无或轻度	清楚	不明显	50～70	＞80
中度	明显	正常或烦躁	明显	30～50	60～80
重度	显著	嗜睡或昏迷	严重、三凹征明显	＜30	＜60

2. 供氧的装置 常用的有中心管道供氧装置，氧气筒与氧气表装置，氧气枕供氧装置。

(1) 中心管道供氧装置(图 19-7)：由供氧站负责供给，设管道至各病区、门诊、急诊科。各用氧单位连接流量表和湿化瓶即可使用。

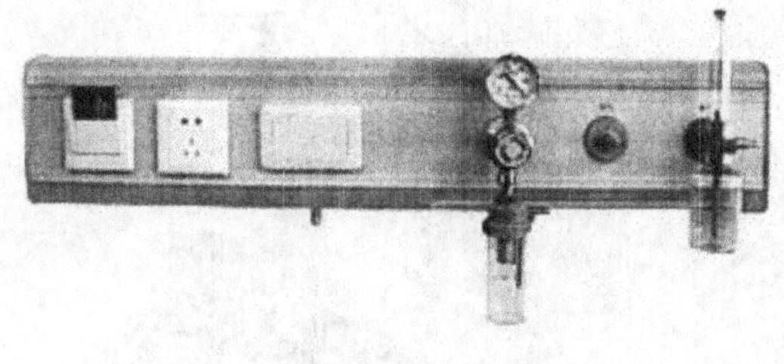

图 19-7 中心管道供氧装置

(2) 氧气筒与氧气表装置(图 19-8)。

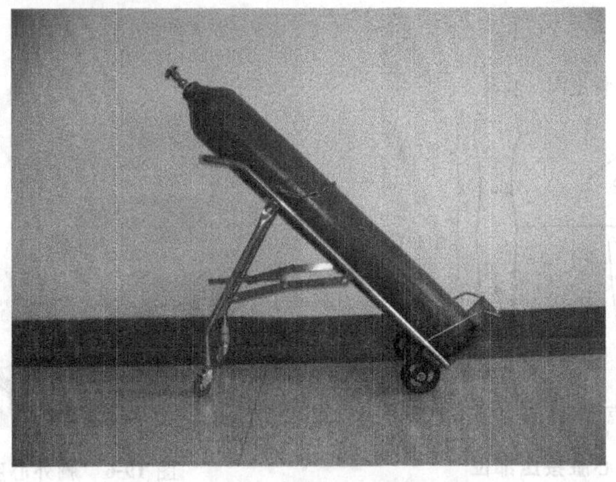

(a)

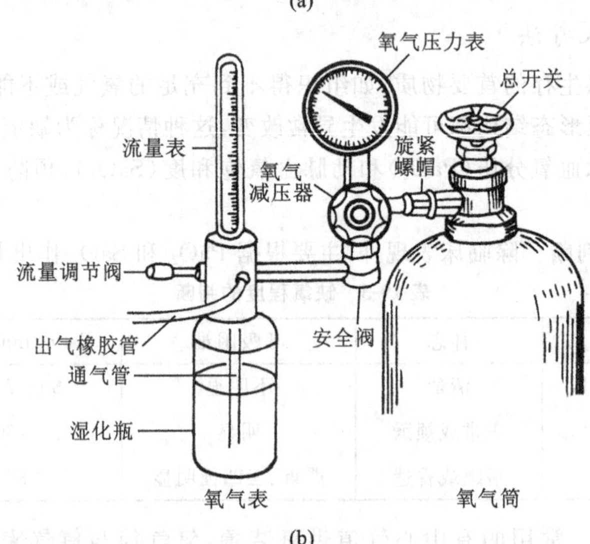

(b)

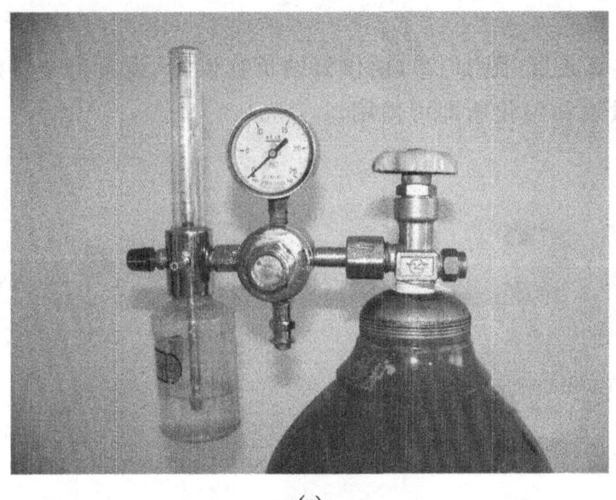

(c)

图 19-8 氧气筒及氧气表

① 氧气筒：为圆柱形无缝钢筒，筒内耐高压达 150 kg/cm²，容积为 40 L，容纳氧气约 6000 L。在筒的顶部有一总开关，可控制氧气的流出，使用时，将总开关逆时针旋转 1/4 周，即可放出足够的氧气。在氧气筒颈部的侧面有一气门与氧气表相连，是氧气自筒中流出的途径。

② 氧气表：由压力表、减压器、流量表、湿化瓶、安全阀组成。压力表可测知氧气筒内的压力，以 kg/cm²（MPa）表示。减压器可将来自氧气筒内压力减至 2～3 kg/cm²（0.2～0.3 MPa），使流量平稳，保证安全。流量表用来测量氧气每分钟的流出量，内有浮标，从浮标上端平面所指的刻度，可知每分钟氧气的流出量，用 L/min 表示。湿化瓶内盛 1/3～1/2 蒸馏水或冷开水，用来湿化氧气，其上有橡胶管和鼻导管相连。当氧气流量过大、压力过高时，过多的氧气由安全阀四周的小孔流出，以确保安全。

通常将氧气表装在氧气筒上，以备急用。装表的方法：先将氧气筒置于氧气架上，打开总开关并迅速关上，使少量氧气从气门流出，吹去气门处灰尘，避免灰尘吹入氧气表内，此称为吹尘；然后将氧气表稍向后倾斜接在气门上，用手初步旋紧，再用扳手旋紧，使氧气表垂直于地面，直立于氧气筒旁；接湿化瓶，将橡胶管接氧气表，关闭流量表开关；打开总开关，再开流量表，检查氧气流出是否通畅，有无漏气，关闭总开关及流量表，备用。

氧气筒内氧气用完后（氧气筒内氧气不可用尽，压力表指针降至 5 kg/cm²，即不可再用，以防灰尘、杂质进入氧气筒内，导致再次充气时引起爆炸），需旋紧总开关，打开流量表，放出余气，再关闭流量表，卸下湿化瓶。一手持氧气表，另一手持扳手旋松氧气表螺帽，后再用手旋开，将表卸下。卸表后，氧气筒标明“空”的标志，存放于指定地点。

(3) 氧气枕供氧装置（图 19-9）：为一长方形橡胶枕，一角有导管，上有调节器，可调节流量。氧气枕充入氧气，连接湿化瓶即可使用。使用时让病人头部枕于氧气枕上，借重力使氧流出。此法适用于家庭氧疗、危重病人的抢救或转运途中。新购置的氧气枕首次使用时，应先用水反复冲洗、揉搓，直至洁净，以免病人吸入氧气枕内的粉尘，引起吸入性肺炎，甚至窒息。

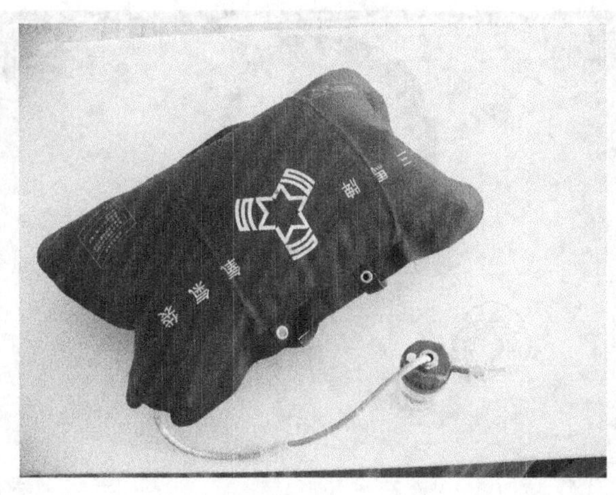

图 19-9　氧气枕

3. 供氧方法

【目的】

通过吸氧提高病人血氧含量及动脉血氧饱和度，纠正各种原因引起的缺氧。

【准备】

(1) 护士准备:衣帽整洁,洗手,戴口罩。

(2) 病人准备:理解目的、注意事项、配合要点,使病人愿意合作、体位舒适、情绪稳定。

(3) 用物准备:①氧气筒或管道供氧装置一套,必要时备扳手;②治疗盘内备鼻塞或鼻导管(酌情备面罩、漏斗、头罩或氧气枕)、玻璃接管、小药杯或治疗碗(内盛冷开水或蒸馏水)、棉签、胶布、安全别针、弯盘;③用氧记录单、笔。

(4) 环境准备:注意安全,禁止明火、避开热源。

【操作方法】

(1) 鼻塞法:将鼻塞直接塞入鼻前庭为病人供氧的方法。鼻塞用塑料制成,有单侧的、双侧的(图 19-10),此法刺激性小、使用简便、病人易接受,且两侧鼻孔可交替使用。适用于长时间用氧的病人,但张口呼吸或鼻腔堵塞者效果差。鼻塞给氧法操作步骤及操作要点见表 19-4。

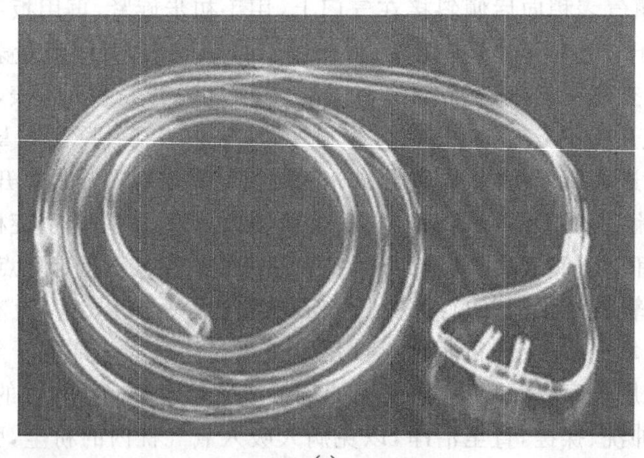

(a)

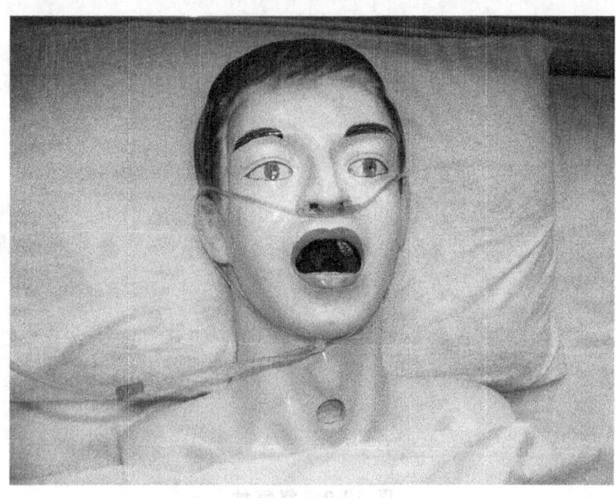

(b)

图 19-10　双侧鼻导管固定法

表 19-4 鼻塞给氧法

操作步骤	操作要点
核对、解释	携用物至床前，核对床号、姓名，说明目的，取得合作
清洁鼻腔	棉签蘸水清洁鼻腔
调节流量	连接鼻塞，打开流量表，确定通畅后，调节所需氧流量，插入前调节流量，以免气流过大损伤肺组织
鼻塞固定	将鼻塞蘸水湿润后轻轻插入鼻孔约 1 cm，并绕过耳后固定于下颌处，挂于耳廓放妥，用安全别针固定于枕旁
整理记录	记录用氧时间及流量，签名。整理用物
拔管停氧	先拔出鼻塞，后关闭总开关，待余气流完后再关流量调节阀
整理记录	记录停氧时间，整理用物及床单位，帮病人取舒适卧位

(2) 单侧鼻导管吸氧法：将一根鼻导管经一侧鼻腔插入鼻咽部的供氧方法。此法节约氧气，但刺激鼻腔黏膜，长时间应用，病人感觉不适。单侧鼻导管吸氧法操作步骤及操作要点见表 19-5。

表 19-5 单侧鼻导管吸氧法

操作步骤	操作要点
核对、解释	携用物至床前，核对床号、姓名，说明目的，取得合作
清洁鼻腔	选择通畅的一侧鼻孔，棉签蘸水清洁鼻腔
连管调节	连接橡胶管和鼻导管，打开流量表，确定通畅后，调节所需氧流量
测量长度	插管长度为鼻尖至耳垂的 2/3
插管固定	将鼻导管蘸水湿润后轻轻插入鼻孔至鼻咽部，用胶布固定于鼻翼和面颊部，并用安全别针固定橡胶管于枕旁。持续使用鼻导管吸氧者，每日应更换 2 次以上，两侧鼻孔交替插管
整理记录	记录用氧时间及流量，签名；整理用物
拔管停氧	先拔出鼻导管，后关闭总开关，待余气流完后再关流量调节阀
整理记录	记录停氧时间，整理用物及床单位，帮病人取舒适卧位

(3) 面罩法：将面罩连接在供氧装置上，置于病人的口鼻部供氧的方法。流量调至 6～8 L/min，由于口腔、双侧鼻腔都能吸入氧气，效果较好，适用于病情较重、躁动不安或鼻导管给氧效果不佳者。见图 19-11。

(4) 头罩法：病人头置于头罩内，将氧气接于进孔上，头罩与病人颈部之间要保持适当距离，防止呼出的二氧化碳再次吸入。此法多用于小儿。见图 19-12。

(5) 漏斗法：将漏斗置于病人的口鼻部上方 1～2 cm，用绷带适当固定。此法使用简单，且无刺激性，但较浪费氧气，多用于婴幼儿及气管切开的病人。

(6) 氧气帐法：用透明塑料薄膜制成的帐膜，将病人的头部及胸部严密罩在帐膜里，用特制的仪器控制氧流量。因造价昂贵、耗氧量大，仅用于大面积烧伤病人和新生儿抢救。见图 19-13。

【注意事项】

(1) 严格遵守操作规程，注意安全用氧，切实做好"四防"，即防火、防热、防震、防油。氧气易燃，氧气筒应放于阴凉处，周围严禁烟火和易燃品，至少距暖气 1 m、火源 5 m，以防

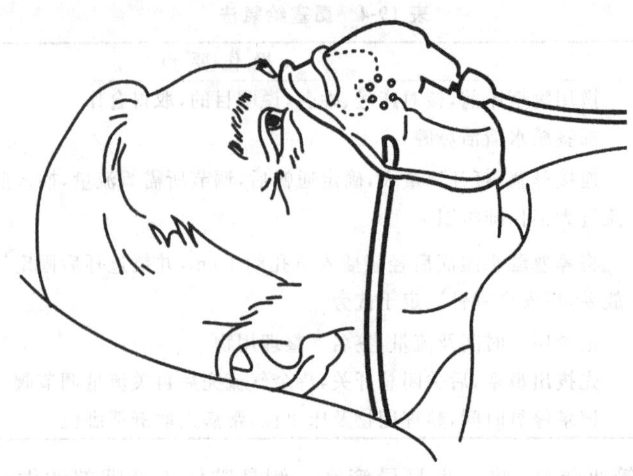

图 19-11　面罩法给氧

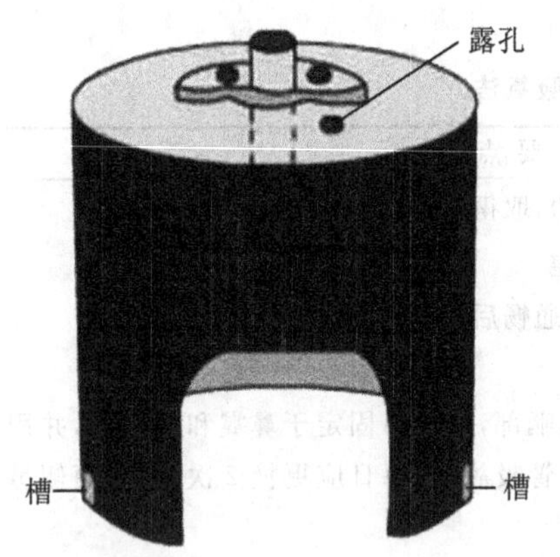

图 19-12　头罩法给氧

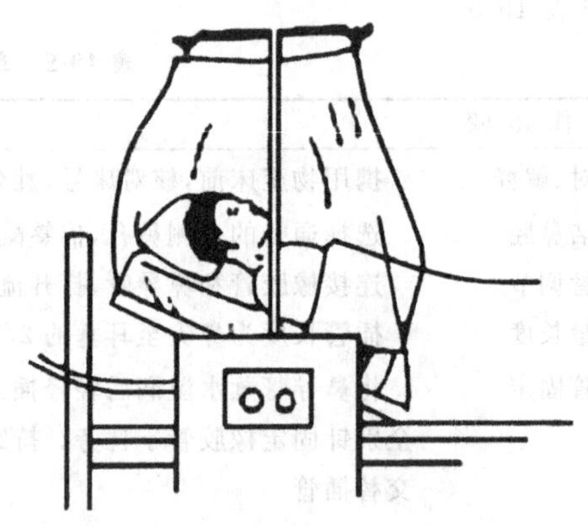

图 19-13　氧气帐法给氧

引起燃烧；搬运时应避免倾倒、撞击，防止爆炸；氧气表及螺旋口上勿涂油，也不可用带油的手进行装卸，避免引起燃烧。

(2) 未用或已用空的氧气筒，应分别悬挂“满”或“空”的标志，分开存放，以便及时调换，并避免急用时搬错而影响抢救速度。

(3) 中途改变流量时，先将氧气和鼻导管分离，调好流量后再连上；停氧时先拔鼻塞或鼻导管。以免关错开关，大量氧气突然冲入呼吸道，气流过大损伤肺组织。

4. 氧气成分　根据治疗条件和病人的需要，一般使用99%氧气或5%的二氧化碳和纯氧的混合气体。

5. 吸氧浓度　掌握吸氧浓度对纠正缺氧起着重要作用，一般认为在常压下吸入40%～60%的氧是安全的。低于25%的氧浓度无治疗价值；高于60%的氧浓度，吸入持续时间超过1～2天，可能会发生氧中毒，表现为眩晕、恶心、烦躁不安、面色苍白、血压下降、进行性呼吸困难等。对慢性呼吸衰竭，缺氧和二氧化碳潴留并存者，应低流量、低浓度持续给氧。因此类病人呼吸中枢兴奋性主要靠缺氧刺激，对二氧化碳刺激已不敏感，若吸入高浓度氧，则解除了缺氧对呼吸中枢的刺激作用，可使呼吸中枢兴奋性降低，甚至呼吸停止。

$$吸氧浓度(\%)=21+4\times 氧流量(L/min)$$

6. 氧气筒内氧气可供时数的计算法 可按下列计算公式计算：

$$可供时间=\frac{氧气筒容积(L)\times[压力表所指压力(kg/cm^2)-应保留压力(5\ kg/cm^2)]}{氧流量(L/min)\times 60\ min\times 一个大气压(kg/cm^2)}$$

例如：已知氧气容积为 40 L，压力表所指压力为 125 kg/cm²，若病人用氧量为 4 L/min，问氧气筒内氧气可供多长时间？

代入公式为：$\frac{40\ L\times(125-5)\ kg/cm^2}{4\ L/min\times 60\ min\times 1\ kg/cm^2}=20\ (h)$

即氧气筒内氧气可供氧 20 h。

（三）吸痰法

吸痰法是利用负压原理，经口、鼻或人工气道将分泌物吸出，保持呼吸道通畅的一种方法。适用于危重、昏迷、麻醉未清醒、气管切开、老年等无力咳嗽和排痰的病人。临床上常用的吸痰法有电动吸引器吸痰法、中心吸引器吸痰法，紧急情况下也可用注射器吸痰或是口对口吸痰。

【目的】

清除呼吸道分泌物，保持呼吸道通畅。

【准备】

1. 护士准备 衣帽整洁，洗手，戴口罩。

2. 病人准备 理解目的、配合要点，愿意合作，有义齿者取出。

3. 用物准备 ①中心吸引器或电动吸引器。②治疗盘内放：12～14 号无菌吸痰管数根，无菌持物钳 2 把，有盖无菌容器 2 个（一个盛无菌纱布、另一个盛无菌等渗盐水）、无菌治疗碗两个（一个盛无菌等渗盐水、另一个盛无菌止血钳）、弯盘。③必要时备压舌板、开口器、舌钳、标本容器、电插板、盛有消毒液的浸泡筒、注射器等。

4. 环境准备 环境整洁，光线良好，有电源插座。

【操作步骤】

1. 电动吸引器吸痰法 电动吸引器（图 19-14）吸痰法操作步骤及操作要点见表 19-6。

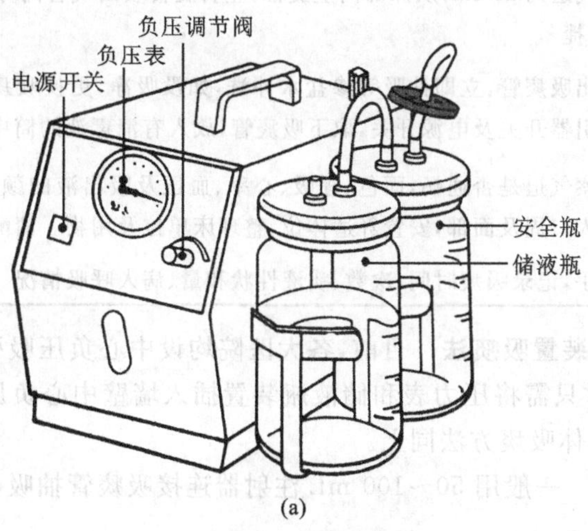

图 19-14 电动吸引器

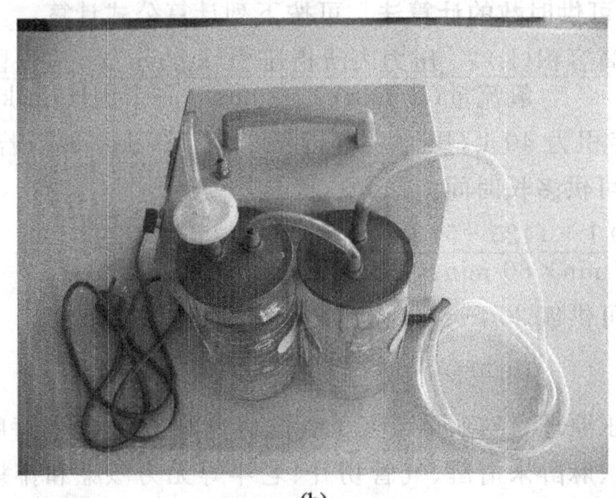

(b)

续图 19-14

表 19-6 电动吸引器吸痰法

操作步骤	操作要点
核对、解释	备齐用物携至床旁，核对床号、姓名，说明目的，取得合作
检查调压	接通电源，打开开关，检查吸引器性能并连接各管，调节负压，成人负压为 300～400 mmHg，小儿负压＜300 mmHg
安置体位	检查病人的口腔、鼻腔，将病人的头转向操作者一侧，口腔吸痰有困难，可从鼻腔吸引，但颅底骨折病人禁忌从鼻腔吸痰。昏迷病人用开口器打开口腔，舌后坠者，用舌钳将舌拉出
试吸检查	连接吸痰管，试吸少量生理盐水，检查是否通畅，并润滑导管前端
抽吸痰液	一手反折吸痰管末端，以免负压损伤黏膜，另一手用无菌止血钳夹持吸痰管前端插入口咽部，放松折叠处，先吸口咽部分泌物，更换吸痰管，在吸气时顺势将吸痰管插至气道约 15 cm，从深部向上提拉，左右旋转吸出气管内分泌物。抽吸时动作要轻柔、敏捷
冲管消毒	退出吸痰管，立即抽吸等渗盐水冲洗，如没吸净，更换吸痰管重吸。吸痰结束，关闭吸引器开关及电源开关，取下吸痰管，放入有消毒液的筒中
观察整理	观察气道是否通畅，面色、呼吸、心率、血压及吸出液的颜色、性质、量。用纱布擦净病人口周及面部，安置舒适体位，整理床单位及用物。清醒者予以安抚并致谢
洗手记录	洗手，记录吸痰时间、次数、痰液性状和量、病人呼吸情况

2. 中心负压吸引装置吸痰法 目前，各大医院均设中心负压吸引装置，吸引管道连接到各病床单位，使用时只需将压力表和储液瓶装置插入墙壁中心负压吸引装置插孔内，接上吸痰管即可使用，具体吸痰方法同上。

3. 注射器吸痰法 一般用 50～100 mL 注射器连接吸痰管抽吸，仅适用于家庭或无吸引装置的紧急情况下。

4. 口对口吸痰 紧急状态下可用，操作者托起病人下颌使其头后仰，捏住病人鼻孔，口对口吸出呼吸道分泌物，解除呼吸道梗阻症状。

【注意事项】

(1) 严格执行无菌操作,治疗盘内吸痰用物每天更换1～2次。

(2) 密切观察病情,当发现有痰鸣音或排痰不畅时,应立即抽吸。

(3) 如痰液黏稠,可配合叩背、雾化吸入,气管插管或气管切开者也可向气管内滴入少量等渗盐水或化痰药物,使痰液稀释,以便于吸出。

(4) 如有咳嗽反射,应轻轻拉出吸痰管;每次吸痰不超过15 s,以免造成缺氧,吸痰前后可增加氧气吸入;若气管切开吸痰,注意无菌操作,先吸气管切开处,再吸口、鼻部。

(5) 一根吸痰管只用一次,每次退出吸痰管都需抽吸生理盐水冲洗,以免堵塞;气管切开者连续吸痰不可超过3次,以免引起缺氧。

(6) 必要时做口腔护理,安全瓶、储液瓶内吸出液(<2/3)应及时倾倒并做好消毒处理。

(7) 为婴幼儿吸痰时,吸痰管要细、动作要轻、负压要小,以免损伤黏膜。

(四) 洗胃法

洗胃法是让病人口服引吐或将洗胃导管由口腔或鼻腔插入胃内,灌入洗胃溶液反复冲洗并排除胃内容物的方法。

【目的】

1. 解毒 清除胃内有毒物或刺激物,减少毒物吸收。还可利用不同灌注液进行中和解毒,用于急性服毒或食物中毒,服毒后6 h内洗胃效果最佳。

2. 减轻胃黏膜水肿 幽门梗阻病人,饭后胃内常有食物滞留,通过洗胃将滞留食物洗出,减少了食物对胃黏膜的刺激,从而减轻了胃黏膜水肿与炎症。

3. 手术或某些检查前的准备 如胃肠手术前。

【准备】

1. 护士准备 衣帽整洁,洗手,戴口罩。

2. 病人准备 理解目的、方法及配合要点,有义齿者取出。

3. 用物准备 ①治疗盘内备:胃管、水温计、弯盘、量杯、润滑油、棉签、胶布。②治疗车下放治疗碗、水桶两只(一只盛洗胃液、另一只盛污水)。③口服催吐法另备:饮水杯、压舌板、毛巾、围裙;自动洗胃机洗胃法另备自动洗胃机;电动吸引器洗胃法另备:电动吸引器、输液架、输液瓶、输液器、Y形三通管、止血钳;漏斗洗胃法另备漏斗胃管。④必要时备开口器、牙垫、压舌板、舌钳。⑤洗胃液:按需准备洗胃溶液10000～20000 mL,温度为25～38 ℃。常用的洗胃溶液见表19-7。

4. 环境准备 设置抢救环境,必要时屏风遮挡。

表19-7 常用洗胃溶液

毒物	洗胃溶液	禁忌药物
酸性物	镁乳、蛋清水、牛奶	强酸药物
碱性物	5%醋酸、白醋、蛋清水、牛奶	强碱药物
氰化物	口服3%过氧化氢溶液后引吐,1∶20000～1∶15000的高锰酸钾溶液洗胃	

续表

毒物	洗胃溶液	禁忌药物
敌敌畏	2%～4%碳酸氢钠、1%盐水、1∶20000～1∶15000的高锰酸钾溶液	
1605、1059 4049(乐果)	2%～4%碳酸氢钠	高锰酸钾
敌百虫	1%盐水或清水,1∶20000～1∶15000的高锰酸钾	碱性药物
DDT、666	温开水或等渗盐水、50%硫酸镁导泻	油性泻药
巴比妥类药物(安眠药)	1∶20000～1∶15000的高锰酸钾、硫酸钠导泻	硫酸镁泻药
灭鼠药(磷化锌)	1∶20000～1∶15000的高锰酸钾,0.1%硫酸铜洗胃,0.5%～1%硫酸铜溶液每次10 mL,每5～10 min口服一次,配合用压舌板刺激舌根诱吐	油类、脂肪类食物

注:①蛋清水、牛奶可黏附于黏膜或创面上,起保护作用,并可减轻疼痛;②1605、1059、4049(乐果)等禁用高锰酸钾洗胃,否则可氧化成毒性更强的物质;③敌百虫遇碱性药物可分解出毒性更强的敌敌畏,其分解过程随碱性的增强和温度的升高而加速;④硫酸镁对心血管系统和神经系统有抑制作用,可加重巴比妥类药物的中毒症状;⑤硫酸铜可使磷化锌成为无毒的磷化铜沉淀,阻止其吸收,并促进其排出体外,此外,磷化锌易溶于油类,应禁用脂肪类食物,以免促使磷的溶解和吸收。

【操作步骤】

1. 口服催吐法 适用于清醒合作的病人。口服催吐法操作步骤及操作要点见表19-8。

表19-8 口服催吐法

操作步骤	操作要点
核对、解释	备齐用物,携至床旁,核对床号、姓名,说明目的,取得合作
安置体位	病人取坐位,戴围裙,污水桶放于病人身前
口服催吐	嘱病人自饮大量洗胃液,然后吐出,如此反复,直至吐出的液体澄清无味为止。不易吐出时,用压舌板压其舌根引吐。必要时留取标本送检
观察记录	协助病人漱口,擦脸,必要时更换衣服;记录洗胃时间,洗胃液的名称、量,呕吐物的性质、颜色、气味、量,以及病人的一般情况等

2. 自动洗胃机洗胃法 自动洗胃机(图19-15)洗胃法是通过自控电路的控制,自动完成向胃内灌注冲洗药液和吸出胃内容物,能迅速、彻底地清除胃内毒物。自动洗胃机洗胃法操作步骤及操作要点见表19-9。

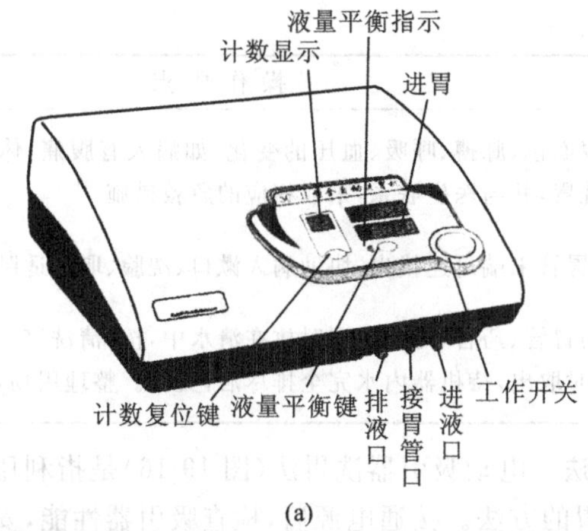

(a)

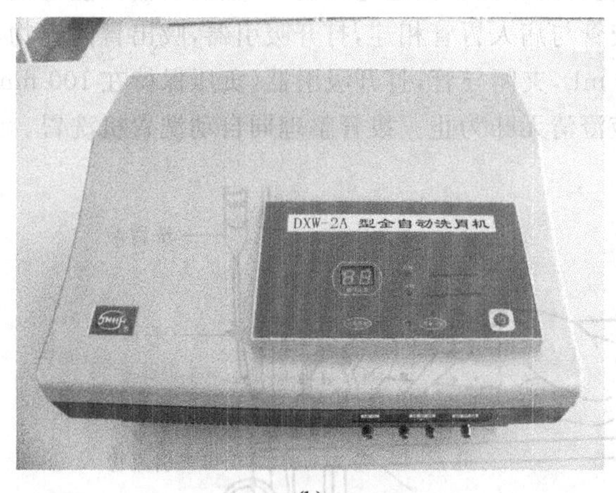

(b)

图 19-15　自动洗胃机

表 19-9　自动洗胃机洗胃法

操作步骤	操作要点
核对、解释	备齐用物，携至床旁，核对床号、姓名，说明目的，取得合作
接管检查	将三根橡胶管分别与机器的进液口、接胃管口、排液口相连，将药管和污水管分别放于备好的洗胃液桶和污水桶内，药管管口始终浸没在洗胃液的液面下。接通电源，打开开关，检查性能
安置卧位	病人取坐位或半坐位；中毒较重者取左侧卧位，因左侧卧位可减慢胃排空，延缓毒物进入十二指肠的速度；昏迷者取平卧位，头偏向一侧，并用压舌板、开口器撑开口腔，置牙垫于上、下磨牙之间。弯盘置于口角旁
测量标记	前额发际至剑突的距离，并用胶布标记长度
插管固定	润滑胃管前端约 1/3，由口腔插入 45～55 cm，证实胃管确实在胃内后，用胶布固定
抽吸冲洗	将机器接胃管口的一端与插入病人体内的胃管连接，按“手吸”键，吸出胃内容物，必要时将吸出物送检；再按“自动”键，机器对胃进行自动冲洗，待反复冲洗干净后，按“停机”键停止工作。每次进液量为 300～500 mL；冲洗时“冲”红灯亮，吸引时“吸”红灯亮；如洗胃过程中发现有食物堵塞管道、水流减慢、不流或发生故障，可交替按“手冲”或“手吸”键，将残留液吸出后，按“自动”键恢复自动洗胃

续表

操作步骤	操作要点
观察	应随时观察面色、脉搏、呼吸、血压的变化,如病人有腹痛、休克现象或洗出液呈血性,应立即停止洗胃,并与医生联系,采取相应的急救措施
拔管	洗毕,反折胃管末端迅速拔出,协助病人漱口、洗脸、取舒适卧位,并嘱病人休息
整理记录	将洗胃机的胃管、药管、污水管同时放在清水中,按"清洗"键,机器自动清洗各管,清洗毕,将各管同时取出,待机器内水完全排尽后,关机。整理用物,洗手,记录

3. 电动吸引器洗胃法 电动吸引器洗胃法(图 19-16)是指利用负压吸引原理,用电动吸引器连接胃管进行洗胃的方法。接通电源后,检查吸引器性能,安装各管,同自动洗胃机洗胃法插胃管,将输液管与病人胃管相连,打开吸引器,吸出胃内容物,打开输液导管,使液体流入胃内 300～500 mL,夹闭导管,打开吸引器(负压保持在 100 mmHg 左右),吸出灌洗液,如此反复至洗出液澄清无味为止。拔管整理同自动洗胃机洗胃。

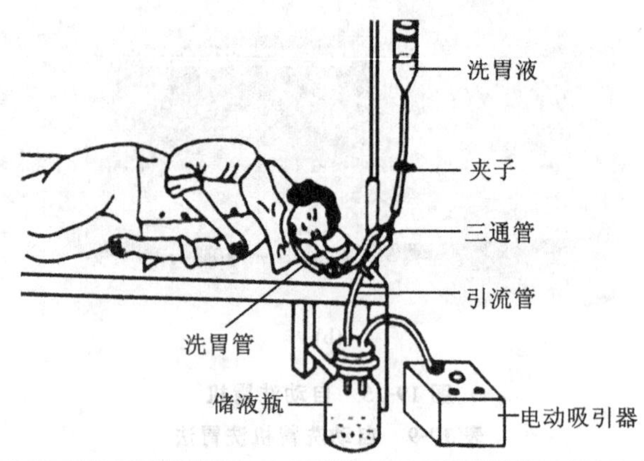

图 19-16 电动吸引器洗胃

4. 漏斗胃管洗胃法 漏斗胃管洗胃法(图 19-17)是指利用虹吸原理,将洗胃液灌入胃内后再引出的方法。病人做好准备,插胃管,将漏斗放置于低于胃部水平的位置,挤压橡胶球,抽尽胃内容物,举漏斗高过头 30～50 cm,将洗胃液 300～500 mL 缓慢倒入漏斗内,当漏斗内尚余少量液体时,迅速将漏斗降至胃部位置以下,倒于污水桶内,反复灌洗,直至流出液澄清无味为止。

5. 注洗器洗胃法 注洗器洗胃法是指将胃管经鼻腔插入胃内,用注洗器吸出胃内容物的洗胃方法。适用于幽门梗阻、胃手术前病人的洗胃。操作方法:病人做好准备,插胃管,用注洗器抽尽胃内容物,注入洗胃液约 200 mL,再抽吸弃去,如此反复冲洗,直至吸出的液体澄清无味为止。

【注意事项】

(1) 洗胃液温度要适宜。温度过高则血管扩张,促进毒物吸收;温度过低可导致胃肌痉挛。

(2) 每次灌入量以 300～500 mL 为宜。过多则胃容积增大,胃内压明显大于十二指肠

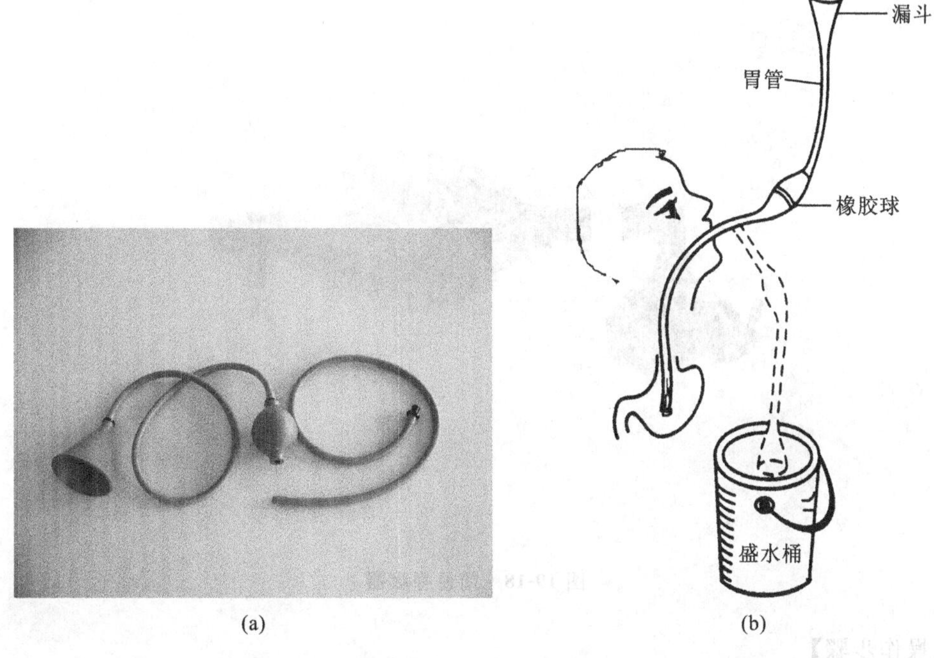

图 19-17 漏斗胃管洗胃

内压,促使胃内容物进入十二指肠,加速毒物的吸收,同时过多也可引起液体反流,导致呛咳、误吸或窒息;过少则洗胃液无法与胃内容物充分混合,不利于彻底洗胃,延长了洗胃时间。还应注意灌入量与引出量是否平衡,否则易导致胃潴留。

(3) 中毒物质不明时应在洗胃前抽取少量胃内容物送检,洗胃溶液可选用温开水或生理盐水,待毒物性质明确后,再选用拮抗剂进行洗胃。

(4) 幽门梗阻病人洗胃宜在饭后 4～6 h 或空腹进行。并需记录胃内潴留量,以了解梗阻情况,胃内潴留量＝洗出量－灌入量。

(5) 强酸、强碱等腐蚀性物质中毒、食管狭窄、食管胃底静脉曲张、消化道溃疡、胃癌等病人禁忌洗胃。昏迷病人洗胃应谨慎。

(五) 人工呼吸器的使用

人工呼吸器是通过人工或机械装置产生通气,辅助或取代病人自主呼吸的一种设备,是急救和监护的必备品。常用于各种原因所致的呼吸停止和呼吸衰竭病人的抢救及麻醉期间的呼吸管理。有简易呼吸器和人工呼吸机两种。

【目的】

维持和增加机体通气量;纠正低氧血症。

【准备】

1. 护士准备 衣帽整洁,洗手,戴口罩。

2. 病人准备 使病人仰卧,去枕、头后仰,如有活动义齿应取下;解开领口、领带及腰带等束缚物;清除上呼吸道的异物。

3. 用物准备 简易呼吸器，人工呼吸机，氧气，蒸馏水。

4. 环境准备 清洁、安静，光线适宜。

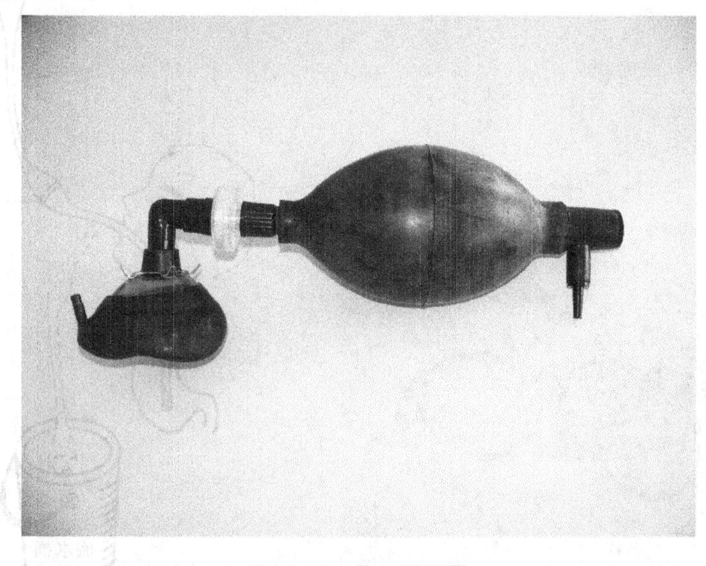

图 19-18 简易呼吸器

【操作步骤】

1. 简易呼吸器 简易呼吸器(图 19-18)是最简单的借助器械加压的人工呼吸装置，在未行气管插管建立紧急人工气道的情况下及辅助呼吸机突然出现故障时使用。简易呼吸器使用方法见表 19-10。

表 19-10 简易呼吸器使用方法

操作步骤	操作要点
核对	备齐用物，携至床旁，核对床号、姓名，说明目的，取得合作
畅通气道	抢救者站于病人头顶处，清除上呼吸道异物，松解衣领、腰带
安置体位	平卧，头后仰，托起下颌
扣紧面罩	扣紧面罩，不漏气
挤压气囊	一次挤压可有 500～1000 mL 空气进入肺内，婴幼儿以胸廓隆起为宜；挤压频率 16～20 次/分，若有自主呼吸，应同步挤压气囊，以免影响病人的自主呼吸。挤压应反复而有规律地进行，吸、呼时间比可保持在 1∶1 或 1∶1.5
整理消毒	气囊、接头、面罩等做好消毒处理

2. 人工呼吸机 人工呼吸机(图 19-19)是应用机器装置建立肺泡与气道通口的压力差，从而产生肺泡通气的动力。当气道通口的压力超过肺泡压，气体进入肺泡，产生吸气动作；释去压力，肺泡压高于大气压，肺泡气排出体外，产生呼气动作。人工呼吸机使用方法见表 19-11。

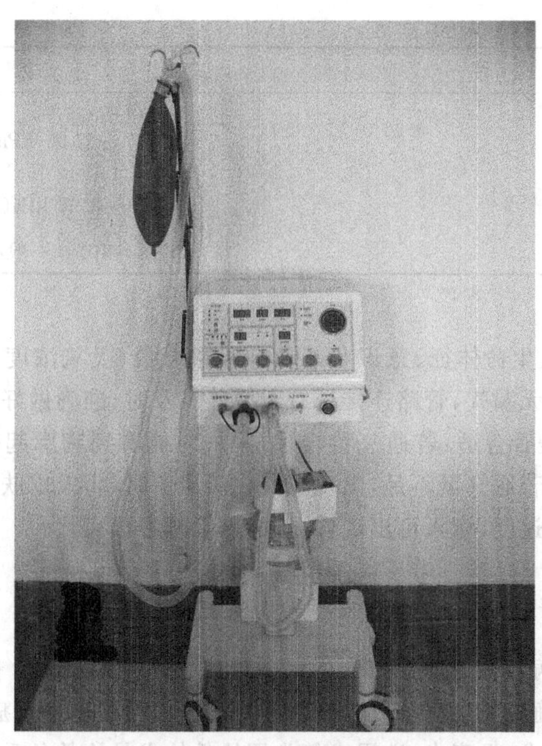

图 19-19 人工呼吸机

表 19-11 人工呼吸机使用方法

操作步骤	操作说明
核对、解释	备齐用物，携至床旁，核对床号、姓名，说明目的，取得合作
准备检查	呼吸机接电源及氧气，湿化器内加无菌蒸馏水，根据病情选择通气方式，调节各参数，连接导管，打开开关，检查机器运转情况及有无漏气
连接病人	呼吸机与病人气道相连，使用时要确保呼吸道通畅，可通过翻身、叩背、吸痰、湿化吸入气体等措施促进排痰，保持呼吸道通畅
观察、记录	密切观察病情及呼吸机运转情况；记录呼吸机使用参数、时间、病人情况
调整参数	根据病情需要不断调节各参数(表 19-12)
停机准备	如自主呼吸恢复，准备停用呼吸机前，先适当减少呼吸机通气量，使自主呼吸发挥作用，减少病人对呼吸机的依赖，并根据病情循序渐进的撤机
撤离机器	分离面罩或导管，拔管，吸氧；关闭呼吸机、电源、氧气开关
整理消毒	整理用物，呼吸机做好消毒处理及保养，病室空气、家具、地面也要消毒，记录

表 19-12 人工呼吸机主要通气参数

项目	数值
呼吸频率(R)	10～16 次/分
每分钟通气量(VE)	8～10 L/min
潮气量(Vr)	10～15 mL/kg(范围在 600～800 mL)

续表

项　目	数　值
吸/呼比值(I/E)	1∶(1.5～2.0)
通气压力(EPAP)	0.147～1.96 kPa(一般应小于 2.94 kPa)
呼气末正压(PEEP)	0.49～0.98 kPa(渐增)
供氧浓度(FiO_2)	30%～40%(一般小于 60%)

【注意事项】

(1) 注意观察病人生命体征、意识状态及呼吸机参数、吸氧浓度、通气量是否合适，呼吸机工作是否正常，有无漏气，管路连接处有无脱落。及时、准确做好记录和交接班。

(2) 观察通气量是否合适：若通气量合适，吸气时能看到胸廓起伏，肺部呼吸音清楚，生命体征恢复并稳定；若通气量不足，出现二氧化碳滞留时，病人皮肤潮红、出汗、浅表静脉充盈消失；若通气量过度，病人可出现昏迷、抽搐等碱中毒症状。

小　结

抢救和护理危重病人是护理工作中的一项严肃而重要的任务。病情观察是护理危重病人的前提，及时、准确地观察病情可为诊断、治疗、护理和预防并发症提供依据，正确熟练应用心肺复苏术、吸氧术、吸痰术、洗胃术等常用抢救技术是抢救危重病人成功的关键。因此，护士应熟悉或掌握本章有关知识和技能，保证抢救工作及时、有效进行。

能力检测

【A1 型题】

1. 在自然光线下，正常瞳孔的直径为(　　)。

A. 1.0～1.5 mm　　B. 2.0～5.0 mm　　C. 2.5～4.0 mm
D. 5.0～6.0 mm　　E. 大于 6.0 mm

2. 瞳孔扩大是指瞳孔直径大于(　　)。

A. 2.5 mm　B. 3.5 mm　C. 4 mm　D. 5 mm　E. 6 mm

3. 双侧瞳孔缩小常见于(　　)。

A. 颅内压增高病人　　B. 颅脑损伤病人　　C. 颠茄类药物中毒病人
D. 有机磷中毒　　E. 深昏迷病人

4. 抢救物品管理的“五定”不包括下列哪项？(　　)

A. 定数量品种　　B. 定点放置　　C. 定期更换
D. 定期检查维修　　E. 定人保管

5. 基本生命支持步骤是(　　)。

A. 人工呼吸，人工循环，药物治疗　　B. 开放气道，人工呼吸，人工循环
C. 病情估计，人工呼吸，人工循环　　D. 开放气道，人工呼吸，心脏除颤
E. 人工呼吸，人工循环，脑复苏

6. 在下列护理措施中，哪项错误？(　　)

A. 眼睑不能自行闭合，覆盖凡士林纱布　B. 定时帮助病人更换体位
C. 为病人定时做肢体被动运动　D. 意识丧失、谵妄病人必要时可用保护具
E. 发现病人心脏骤停，首先通知医生

7. 实施人工呼吸前首要的护理措施是（　　）。
A. 将病人安置在空气新鲜的地方　B. 密切观察病人胸部的起伏情况
C. 清除口腔内的分泌物、呕吐物　D. 取下义齿，用开口器打开口腔
E. 为病人取侧卧位并松开领口

8. 行口对口人工呼吸时，吹气毕放开鼻孔是因为（　　）。
A. 防止吹气量过大　B. 及时引流鼻腔分泌物
C. 排出呼吸道内气体　D. 利于肺泡再次扩张
E. 及时降低腹腔压力

9. 氧气筒内氧气不可再用时，筒内压力应不低于（　　）。
A. 1 kg/cm^2　B. 2 kg/cm^2　C. 3 kg/cm^2　D. 4 kg/cm^2　E. 5 kg/cm^2

10. 氧气流量表的计量单位是（　　）。
A. L/min　B. mL/min　C. mm/min　D. L/h　E. mL/h

11. 给长时间用氧的病人吸氧时哪种做法不妥？（　　）
A. 宜用鼻塞法吸氧　B. 氧浓度为25%～29%　C. 鼻塞用清水湿润
D. 先调节流量再插鼻塞　E. 停用时先关闭氧气开关

12. 病人采用面罩给氧，其氧流量为（　　）。
A. 2～4 L/min　B. 4～6 L/min　C. 6～8 L/min
D. 8～10 L/min　E. 10～12 L/min

13. 最适宜婴幼儿给氧的方法是（　　）。
A. 面罩式　B. 头罩式　C. 鼻塞法
D. 单侧鼻导管法　E. 双侧鼻导管法

14. 氧浓度高于何值，且持续时间超过1～2天，可产生氧中毒？（　　）
A. 55%　B. 60%　C. 65%　D. 70%　E. 75%

15. 当病人吸入氧气流量为5 L/min时，其氧浓度是（　　）。
A. 29%　B. 33%　C. 37%　D. 41%　E. 45%

16. 采用单侧鼻导管给氧时，鼻导管插入深度为（　　）。
A. 鼻尖至耳垂的长度　B. 鼻尖至耳垂长度的1/2　C. 鼻尖至耳垂长度的1/3
D. 鼻尖至耳垂长度的2/3　E. 发际至鼻尖长度的2/3

17. 中度缺氧的表现是（　　）。
A. 轻度发绀　B. 半昏迷　C. 明显呼吸困难
D. 三凹征　E. 神志清或烦躁

18. 为保证安全用氧，氧气筒远离火炉（　　）。
A. 1 m以上　B. 2 m以上　C. 3 m以上　D. 4 m以上　E. 5 m以上

19. 不属于用氧安全"四防"措施的是（　　）。
A. 防热　B. 防火　C. 防震　D. 防水　E. 防油

20. 电动吸痰法最主要的目的是（　　）。

A. 促进呼吸道纤毛运动　B. 促进 IgG 分泌　C. 保持呼吸道清洁
D. 保持呼吸道湿润　E. 保持呼吸道通畅

21. 下列不符合吸痰护理操作的是(　　)。
A. 插管前应检查导管是否通畅　B. 吸痰前对缺氧严重者应加大氧流量
C. 每次吸痰时间不超过 15 s　D. 痰液黏稠时滴入少量生理盐水稀释
E. 吸痰导管每日更换 1～2 次

22. 电动吸引器吸痰时,下列操作哪项错误?(　　)
A. 先检查吸引器性能　B. 病人头转向操作者　C. 边插管边吸引
D. 左右旋转,向上提出　E. 口腔吸痰有困难时可由鼻腔吸引

23. 气管内吸痰一次吸引时间不宜超过 15 s,其主要原因是(　　)。
A. 吸痰器工作时间过长易损坏　B. 吸痰管通过痰液过多易阻塞
C. 引起病人刺激性呛咳造成不适　D. 引起病人缺氧和发绀
E. 吸痰盘暴露时间过久造成细菌感染

24. 洗胃时,一次洗胃液灌入量应不超过(　　)。
A. 100 mL　B. 200 mL　C. 300 mL　D. 400 mL　E. 500 mL

25. 强酸、强碱中毒最适合用哪种物质作保护剂?(　　)
A. 茶叶水　B. 阿托品　C. 呋塞米
D. 依地酸二钠　E. 蛋清

26. 磷化锌中毒的病人在饮食上需很注意,牛奶、鸡蛋及其他油类食物都不能食用,这是因为油类食物能(　　)。
A. 分解成毒性更强的物质　B. 分解成更易吸收的物质
C. 促进磷的溶解和吸收　D. 促进锌的溶解和吸收
E. 与蛋白质结合后不易排出

27. 下列何种药物中毒时禁忌洗胃?(　　)
A. 敌百虫　B. 氰化钾　C. 巴比妥钠　D. 磷化钠　E. 硝酸

28. 漏斗胃管洗胃法是利用(　　)。
A. 空吸原理　B. 虹吸原理　C. 负压原理
D. 液体静压原理　E. 正压原理

29. 敌百虫中毒,使用碱性药物洗胃可(　　)。
A. 增加毒物的溶解度　B. 对心血管和神经系统有抑制作用
C. 损伤胃黏膜　D. 生成毒性更强的敌敌畏
E. 抑制毒物排出体外

30. 下列哪些病人可以洗胃?(　　)
A. 昏迷　B. 消化性溃疡　C. 食管胃底静脉曲张
D. 胃癌　E. 食管阻塞

【A2 型题】

31. 病人,于某,体格检查:不能唤醒,呼吸不规则,血压 120/70 mmHg,尿潴留,角膜反射消失,此病人意识状态属于(　　)。
A. 深昏迷　B. 嗜睡　C. 浅昏迷　D. 昏睡　E. 意识模糊

32. 林某，男，35 岁，CT 显示颅内有肿物，近日神志恍惚、语无伦次、躁动不安、答非所问，此情况属（　　）。

A. 精神错乱　B. 意识模糊　C. 谵妄　D. 狂躁　E. 浅昏迷

33. 王女士，67 岁，入院时确诊为肺源性心脏病、心力衰竭合并肺性脑病。护士配合医生进行抢救。该病人采取的吸氧方式应是（　　）。

A. 低浓度间断吸氧　B. 高浓度持续吸氧
C. 低流量低浓度持续吸氧　D. 低流量高浓度间断吸氧
E. 高流量高浓度持续吸氧

34. 病人，男性，59 岁。慢性支气管炎，鼻导管吸氧后病情好转，停用氧时首先应（　　）。

A. 关闭氧气筒总开关　B. 关闭氧气流量表　C. 取下湿化瓶
D. 拔出鼻导管　E. 记录停氧时间

35. 病人，女性，25 岁，服用大量毒药，药名不详，胃管洗胃时首先应（　　）。

A. 立即灌入液体　B. 问病人服的是何种药物　C. 抽取毒物立即送检
D. 灌入牛奶　E. 灌入蛋清水

36. 病人，男性，53 岁。诊断为“幽门梗阻”，为其洗胃的适宜时间是（　　）。

A. 饭前 0.5 h　B. 饭后 1 h　C. 饭前 2 h
D. 饭后 2 h　E. 空腹时

37. 张某，女，32 岁，因抑郁服敌敌畏自杀，立即被人发现并送至医院抢救，在实施洗胃过程中有血性液体流出，此时应采取的护理措施是（　　）。

A. 立即停止操作并通知医生　B. 减低洗胃吸引压力
C. 更换洗胃液，重新灌洗　D. 灌入止血剂，以止血
E. 灌入蛋清水，保护胃黏膜

38. 病人，应某，突然呼吸停止，使用简易呼吸器急救，首要步骤是（　　）。

A. 病人头后仰，托起下颌，扣紧面罩　B. 挤压简易呼吸器
C. 加压给氧　D. 清除呼吸道异物及分泌物
E. 立即注射呼吸兴奋剂

【A3 型题】

（39～40 题共用题干）

病人，女性，53 岁。自服敌百虫 20 片，家人发现后急送急诊室。

39. 洗胃时胃管插入的长度是（　　）。

A. 30～40 cm　B. 35～45 cm　C. 40～50 cm
D. 45～55 cm　E. 50～60 cm

40. 为病人洗胃时，禁用的洗胃液是（　　）。

A. 2%～4%碳酸氢钠　B. 1%盐水
C. 1∶20000～1∶15000 高锰酸钾　D. 5%醋酸
E. 清水

（41～42 题共用题干）

王女士，20 岁，因失恋情绪低落，服毒自杀被家人发现后立即送往医院，病人意识清

楚，但拒绝说出毒物名称。

41. 对王女士首先应采取的抢救措施是(　　)。

A. 口服催吐　　B. 胃管洗胃　　C. 注洗器洗胃

D. 服蛋清中和　　E. 饮过氧化氢引吐

42. 病人烦躁，拒绝从口进液，强行进行漏斗胃管洗胃，首先应(　　)。

A. 动员病人告知毒物　　B. 从胃管吸取胃内容物送检

C. 一次灌入1000 mL液体　　D. 液体排出不畅时应挤压胃部

E. 用2%碳酸氢钠洗胃

(43～44题共用题干)

病人，男性，32岁。因车祸颅脑损伤，病情观察时发现呼吸突然停止。

43. 应用简易呼吸器辅助病人呼吸，挤压、放松呼吸气囊的频率是(　　)。

A. 16～20次/分　　B. 14～18次/分　　C. 12～16次/分

D. 10～14次/分　　E. 8～12次/分

44. 每次挤压的气体量为(　　)。

A. 100～300 mL　　B. 200～400 mL　　C. 500～1000 mL

D. 400～600 mL　　E. 800～1000 mL

【B型题】

(45～47题共用备选答案)

A. 2%～4%碳酸氢钠　　B. 牛奶　　C. 3%过氧化氢

D. 硫酸钠　　E. 硫酸铜

45. 氰化物中毒病人洗胃时，应选用(　　)。

46. 敌敌畏中毒病人洗胃时，应选用(　　)。

47. 磷化锌中毒病人洗胃时，应选用(　　)。

(王书敏)

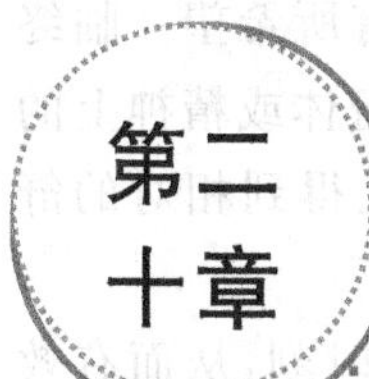

第二十章 临终病人的护理技术

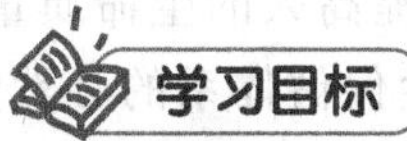

掌握：脑死亡的标准，死亡过程的分期，临终病人身心变化及护理，尸体护理。

熟悉：临终关怀的概念，濒死及死亡的概念。

了解：临终关怀的意义、原则及内容。

人的一生都要经历生、老、病、死的自然规律，死亡是生命活动的最后阶段。帮助临终病人坦然、宁静地面对死亡，并尽可能减轻其临终前的生理和心理反应，使之有尊严、安详地度过人生旅程的最后一站，是护理人员应尽的职责。这就要求护理人员运用相关的理论知识和技能，为临终病人及其家属提供全面的身心照顾与支持。

第一节　概　　述

一、临终关怀

（一）临终关怀的概念

临终关怀又称安宁照护、善终服务、终末照护，是指由社会各层次（护士、医生、社会工作者、志愿者以及政府和慈善团体人士等人员）组成的团队向临终病人及家属提供的包括生理、心理和社会等方面在内的一种全面性支持和照料。其目的在于使临终病人的生命质量得以提高，能够无痛苦、舒适地走完人生的最后旅程，并使其家属的身心健康得到维护和增强。

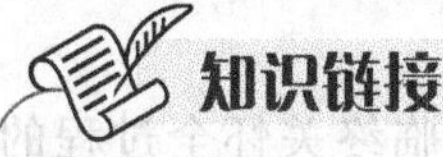

临终关怀的由来与发展

现代临终关怀机构的创始人是英国的桑得斯博士（D. C. Saunders），她于1967年在伦敦创办了世界上第一所临终关怀院——圣克里斯多弗临终关怀院（St. Christopher Hospice）。此后，美国、加拿大、日本、澳大利亚、法国、荷兰、挪威、以色列、南非等许多国家都相继开展了临终关怀的工作。1988年我国天津医学院成立了中国第一所临终关怀研究中心，标志着中国跻身于世界临终关怀事业的行列。

（二）临终关怀的意义

1. 对临终病人的意义 任何生命都有终结的时候，在生命终结时都有所希望。临终关怀通过尽量满足临终者的合理要求，让他们感到生命的温暖，从而减轻身体或精神上的痛苦。临终关怀使临终者珍视生命的终结，使他们临终前在精神或机体上得到相对的舒适，从而冷静处理一些事情并接受生命终结的事实。

2. 对病人家属的意义 临终关怀使病人家属理性地度过将要分离的时刻，从而有效地办理一些病人亲属应当办理的事情。让病人家属在这个最后服务之时，感受到人情的关怀和医护道德的崇高。

3. 对医学的意义 临终关怀是以医学人道主义为出发点，以提高人的生命质量为服务宗旨的。开展临终关怀服务是顺应医学模式转变，完善我国卫生保健体系的必然趋势。作为一种新的医疗服务项目，是对现行医疗服务体系的重要补充。

4. 对社会的意义 临终关怀是社会文明的标志，它是非物质文化中的信仰、价值观、伦理道德、审美意识、宗教、风俗习惯、社会风气等的集中体现。临终关怀正是为了让病人尊严、舒适到达人生彼岸而开展的一项社会公益事业。

5. 对提高职业道德的意义 医护职业道德的核心内容就是尊重病人生命的尊严，临终关怀则通过对病人实施人性化护理，用科学的心理关怀方法、高超精湛的临床护理手段，以及姑息、支持疗法等，最大限度地帮助病人减轻身心的痛苦，提高生命质量，平静地走完生命的最后阶段。医护人员作为具体实施者，充分体现了以提高生命价值和生存质量为服务宗旨的高尚医护职业道德。

（三）临终关怀的内容

死亡是生命的最终归宿，每个人都无法逃避，每个人都需要临终关怀，因此，临终关怀符合人类生存发展的客观要求。作为一门新兴的独立学科，临终关怀研究内容包括以下几个方面。

1. 临终病人及家属的需求 ①临终病人的需求，包括生理、心理及社会方面的需求。②临终病人家属的需求，包括家属对临终病人的医护要求、临终家属本人的心理要求及为其提供优质的殡丧服务等。

2. 临终病人的全面照护 ①满足基本的生理需要。②给予相应的心理照护。③尊重病人的生命、人格和权利，控制疼痛和不适。

3. 临终病人家属的照护 主要是进行心理疏导和提供情感支持，为临终病人提供优质护理照护，减少家属痛苦的感情折磨。

4. 死亡教育 死亡教育既是实施临终关怀的首要条件，又是贯穿临终关怀全过程的重要工作内容之一，其目的是帮助临终病人树立正确的生死观，正确对待和接受死亡，消除对死亡的恐惧心理。

5. 临终关怀的模式 由于东西方文化背景的不同，导致病人对死亡的态度有很大差异，这就决定了中国的临终关怀项目应具有中国特色。因此，探讨适合中国国情的临终关怀模式和特点，并从社会学角度寻求因地制宜地开展临终关怀的途径，成为临终关怀研究的重要内容之一。

6. 其他 主要包括临终关怀机构所采用的医疗体系；医护人员应遵循的医疗和护理

原则；临终关怀机构的管理、实施的研究与实践；临终关怀工作人员的构成与培训；临终关怀与其他学科的关系；临终关怀与社会发展的关系等。

（四）临终关怀的基本原则

1. 提供照顾为主的原则 临终关怀是针对各种疾病的末期，治疗无效而生命即将结束者。临终关怀不以治疗疾病也不以延长生命为目的，而以减轻痛苦为宗旨。护理目标从治疗疾病为主转向全面照顾为主，为病人提供姑息性治疗，控制疼痛和不适，给病人提供心理社会方面的支持，提高病人舒适度。

2. 提高生命质量的原则 让临终病人在有限的生命时间内，尊重生命，尽量满足其需求，享受关怀，提高其生命质量。为临终病人提供优质的临终服务，使其与家人共度温馨生活，感受人生的余晖。

3. 尊重病人尊严和权利的原则 临终关怀强调尊重生命的原则，医务人员应维护并尊重病人的尊严与权利，在临终照料中应允许病人保留原有的信仰和习俗，尽量满足病人合理的要求，尊重病人的隐私。

4. 注重心理支持的原则 在病人生命的最后阶段，病人的心理十分复杂，护理人员应与临终病人及家属进行有效交流，对临终病人及家属进行心理疏导，及时发现他们的需求，重视病人的微小愿望，建立温暖的人际关系，保持平衡心态，让病人在生命的最后阶段仍能体现自身的价值及意义，正确看待生与死，并能坦然地接受死亡。

二、濒死及死亡的概念

（一）濒死

濒死又称临终，是生命活动的最后阶段，指病人已接受各种治疗后，但病情加速恶化，各种迹象显示生命即将结束。

（二）死亡

死亡是指个体生命活动和新陈代谢的不可逆的终止。临床上，当病人呼吸、心跳停止，瞳孔散大而固定，所有反射消失，心电波平直，即可宣布病人死亡。

三、死亡的标准

随着医学的发展，传统的死亡标准受到了强烈的冲击。目前医学界逐渐开始主张以脑死亡作为判断死亡的标准。脑死亡是指全脑死亡，包括大脑、中脑、小脑和脑干的不可逆死亡，是生命活动结束的象征。目前公认的脑死亡诊断标准是 1968 年美国哈佛大学提出来的四条标准：①不可逆的深度昏迷；②自发呼吸停止；③脑干反射消失；④脑电波消失（平坦）。

上述标准 24 h 反复复查无改变，并排除体温过低（低于 32.2 ℃）及大量服用中枢神经系统抑制剂的影响，即可作出脑死亡的诊断。

四、死亡过程的分期

（一）濒死期

濒死期是死亡过程的开始阶段，又称临终状态。此期的特点是机体各系统功能严重紊乱，中枢神经系统脑干以上功能处于抑制状态，表现为意识模糊或丧失，各种反射减弱或迟钝,肌张力减退或消失,心跳减弱,血压下降,呼吸微弱或出现潮式呼吸及间断呼吸。此期生命处于可逆阶段,若得到及时、有效的抢救和治疗,生命可复苏。反之,则进入临床死亡期。

(二)临床死亡期

临床死亡期是死亡过程的延续,又称躯体死亡、个体死亡。此期的特点是延髓处于深度抑制状态,表现为心跳、呼吸完全停止,瞳孔散大、固定,各种反射消失,但各种组织细胞仍有微弱而短暂的代谢活动。此期一般持续 5~6 min,超过这个时间,大脑将发生不可逆的变化。但在低温条件下,尤其是头部降温脑耗氧降低时,临床死亡期可延长达一小时或更久。此期重要器官的代谢过程尚未停止,及时采取积极有效的急救措施仍有复苏的可能。反之,则进入生物学死亡期。

(三)生物学死亡期

生物学死亡期是死亡过程的最后阶段,又称全脑死亡、细胞死亡或分子死亡。此期的特点是整个神经系统以及机体各个器官的新陈代谢相继停止,并出现不可逆的变化,整个机体已不能复活。随着此期的进展,相继出现早期尸体现象(尸冷、尸斑、尸僵等)及晚期尸体现象(尸体腐败等)。

1. 尸冷 尸冷是指死亡后体温丧失,是最早发生的尸体现象。死亡后尸体温度的下降有一定的规律,一般死亡后 10 h 内尸温下降速度约为每小时 1 ℃,10 h 后为 0.5 ℃,大约 24 h 左右与环境温度相同。

2. 尸斑 尸斑是指尸体皮肤呈现暗红色斑块或条纹。死亡后血液循环停止,由于地心引力的缘故,血液向身体的最低部位坠积而形成。一般死亡后 2~4 h 出现尸斑,12~14 h 达高峰,24~36 h 固定并持续至尸体腐败。

3. 尸僵 尸僵是指尸体出现肌肉僵硬、关节固定现象。先从咬肌、颈肌开始,向下至躯干、上肢及下肢。尸僵一般在死亡后 1~3 h 开始出现,4~6 h 扩展到全身,12~16 h 发展至高峰,24 h 后尸僵开始减弱,肌肉逐渐变软,称为尸僵缓解。

4. 尸体腐败 尸体腐败是指死亡后机体组织的蛋白质、脂肪、碳水化合物在腐败细菌作用下发生分解的过程。一般在死亡后 24 h 出现。常见的表现有尸臭、尸绿等现象。

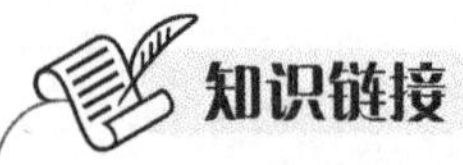

安 乐 死

安乐死一词来源于希腊文,原意是"无痛苦地死亡"、"幸福的死亡"、"安然去世"。安乐死一般是指那些有不治之症的病人在危重濒死状态,由于精神和躯体的极端痛苦,在病人或亲友的强烈要求下,经过医生鉴定和法律的认可,停止无望救治或用人为的方法帮助病人无痛苦地快速死亡。

安乐死分为主动安乐死和被动安乐死。主动安乐死是由医务人员或其他人员采取某种措施,主动结束病人的生命或加速病人的死亡。被动安乐死是指停止对病人采取的一切治疗措施,使其自然死亡。

安乐死目前仍是法学界、司法界和医学界乃至全社会争论比较大的问题。我国的法律未接受这一概念,所以在中国以安乐死的方式致人死亡是违法的。目前荷兰是世界上唯一通过安乐死法案的国家。

第二节 临终护理

一、临终病人的护理

（一）临终病人的生理变化及护理

1. 临终病人的生理变化

(1) 循环与呼吸：由于循环系统功能减退，病人会出现循环衰竭的表现。常表现为心输出量减少，心音低弱，脉搏快而微弱、不规则，血压下降；由于呼吸中枢功能紊乱，分泌物在支气管中潴留等原因，病人出现呼吸困难，鼾声呼吸、痰鸣音或鼻翼扇动，呼吸由快变慢，由深变浅，出现潮式呼吸、间断呼吸等。

(2) 饮食与排泄：病人胃肠蠕动逐渐减弱，气体积聚于胃肠，出现呃逆、恶心、呕吐、食欲缺乏、腹胀、便秘和口干，还可发生大小便失禁、尿潴留、粪便嵌塞等症状。

(3) 皮肤与骨骼：由于周围血管的收缩，病人表现为皮肤苍白、湿冷，口唇、指甲呈灰白色或青紫色，四肢冰凉，并可出现向中央发展的淤血、淤斑；由于肌肉失去张力，病人全身肌肉软瘫，不能进行自主活动，下颌下垂，嘴微张，眼球内陷，上眼睑下垂，吞咽困难等。

(4) 面容及感知觉：濒死病人常见希氏面容，表现为面肌消瘦，面色呈铅灰色，鼻翼扇动，双眼半睁呆滞，瞳孔固定，对光反射迟钝。其语言逐渐混乱、发声困难，视觉逐渐减退，开始只能视近物，以后只存光感，最后什么也看不见，但听力往往最后才消失。

(5) 神经系统：若疾病未侵犯神经系统，病人可以始终处于神志清醒状态。病变侵及或影响中枢，则可以出现嗜睡、意识模糊、昏睡、昏迷。

2. 临终病人的生理护理

(1) 改善循环与呼吸功能：密切观察生命体征的变化以及皮肤颜色、温度、湿度等。四肢冰冷者，应注意保暖，必要时使用热水袋；呼吸困难者，应给予吸氧，必要时吸痰以保持呼吸道通畅。在病情允许的情况下，可取半坐卧位或抬高头肩，改善呼吸状况。对于昏迷者，应取侧卧位或使头偏向一侧，避免分泌物阻塞呼吸道引起窒息或肺部感染；张口呼吸者可用液状石蜡润滑口唇，并用湿纱布盖于口部，以湿润呼吸道。

(2) 促进食欲，增进营养：护士应给予流质或半流质饮食，少量多餐，增进食欲。根据病人的饮食习惯调整饮食，注意食物的色、香、味。必要时采用鼻饲法或完全胃肠外营养(TPN)，以保证病人营养供给。

(3) 促进舒适：加强口腔护理，协助病人漱口或做好口腔护理，保持口腔清洁卫生；口唇干裂者可用湿棉签湿润口唇或涂液状石蜡。加强皮肤护理，定时翻身，保持会阴、肛门附近皮肤的清洁、干燥，必要时留置导尿管，防止发生压疮。保持头发清洁、发型美观。

(4) 减轻感觉、知觉改变的影响：保持病房环境安静、空气新鲜、通风良好、适当照明，增强安全感。眼部分泌物多时及时去除眼部分泌物，双眼半睁的病人应定时涂抹金霉素、红霉素眼膏，并用凡士林纱布覆盖，防止出现角膜溃疡或结膜炎。由于听力常为最后消失的感觉，护理中应注意语言亲切、柔和、清晰，避免在病人周围窃窃私语，讨论病情，以减少不良刺激。视力已经减退的病人，可配合触摸等非语言交流。

(5) 控制疼痛：观察疼痛的性质、部位、程度及持续时间，协助病人选择减轻疼痛的最有效方法;必要时使用药物止痛。对于癌症病人的药物治疗,目前临床上普遍推行世界卫生组织(WHO)建议的三阶梯止痛疗法。

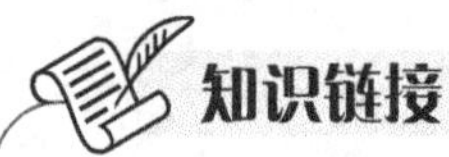

三阶梯止痛疗法

第一阶梯:轻度疼痛的病人选用非麻醉性镇痛药,如阿司匹林、对乙酰氨基酚、布洛芬等。第二阶梯:中度疼痛的病人选用弱麻醉性镇痛药,如可待因、布桂嗪、曲马朵等。第三阶梯:重度疼痛的病人选用强麻醉性镇痛药,如吗啡、哌替啶、美沙酮等。

(二) 临终病人的心理变化及护理

1. 临终病人的心理变化 美国医学博士伊丽莎白·库勒·罗斯在观察了数百位临终病人的基础上,将临终病人的心理反应分为五个阶段,即否认期、愤怒期、协议期、忧郁期和接受期。

(1) 否认期:当病人得知自己病重将面临死亡,其心理反应是“不,这不会是我,那不是真的!”他们怀着侥幸的心态四处求医,希望是误诊。这些反应是一种心理防卫机制。

(2) 愤怒期:当对疾病事实无法否认时,病人常表现为生气或愤怒,产生“为什么是我,这不公平”的心理,经常抱怨、挑剔甚至斥责医护人员和家属,变得难以接近或不合作。

(3) 协议期:愤怒的心理消失后,病人开始承认和接受患有不治之症的事实。为了延长生命,有些病人许愿做善事,希望能扭转死亡的命运。这时的心理特征是“请让我好起来,我一定……”此期病人对自己的病情抱有希望,能积极配合治疗。

(4) 忧郁期:随着病情的日益恶化,病人认识到无法阻止死亡来临,会产生很强烈的失落感,甚至有轻生念头。病人常要求会见亲朋好友,希望有喜爱的人陪伴,并开始交代后事。

(5) 接受期:临终的最后阶段,病人对死亡已经有所准备,变得平静、安详。由于精神和肉体的极度疲劳和衰弱,故病人睡眠时间增加,情感减退,静等死亡的到来。

以上五个阶段是因人而异的,并非一成不变。有的会重合,有的会交错,有的会始终停留在某一阶段。临终病人的心理变化十分复杂,需认真细致地观察。

2. 临终病人的心理护理

(1) 否认期的护理:护患之间应坦诚沟通,不要欺骗病人,也不要轻易揭露病人的防卫机制。坦诚、温和地回答病人的询问,使病人感受到护士的关心。注意医护人员对病情回答的一致性。

(2) 愤怒期的护理:护士允许病人以发怒、抱怨、不合作行为来宣泄内心的忧虑和恐惧;认真倾听病人的心理感受,及时制止因情绪过激而导致的破坏性行为,并采用安全防卫措施,必要时辅助使用药物来稳定病人的情绪;做好病人家属的工作,给予关爱、理解并提供心理支持。

(3) 协议期的护理:护士应主动关心病人,鼓励其说出内心的感受,尽量满足病人的要求。创造良好的环境,指导、协助病人完成角色义务,实现病人的愿望,充实生命的最后历程,提高临终生命质量。

(4) 忧郁期的护理:护士应多给予同情和照顾,允许其用不同方式宣泄情感,;鼓励家属陪伴，并加强安全保护，防止出现自杀等意外事件。

(5) 接受期的护理：尊重病人的选择，不强迫病人交谈，提供安静、舒适的环境，减少外界干扰，继续陪伴病人，给予适当的支持，加强生活护理，让病人平静、安详地离开人间。

二、临终病人家属的护理

1. 满足家属照顾病人的需要 让家属陪伴在病人身旁，医护人员为其提供必要的信息和指导。

2. 鼓励家属表达情感 与家属积极沟通，建立良好的关系，取得家属的信任，鼓励家属表达内心的感受和遇到的困难，积极解释以减少家属的疑虑。

3. 指导家属对病人的生活照料 与家属共同讨论病人护理计划的制订，耐心指导、解释、示范相关的护理技术，允许家属为病人做适当的护理，使家属在照料亲人的过程中获得心理慰藉。

4. 协助维持家庭的完整性 协助家属在医院营造家庭氛围，如共同进餐、看电视等，维持家庭完整性。

5. 满足家属生理、心理和社会方面的需要 体贴关心家属，尽量解决其实际困难，帮助安排陪伴期间的生活。

第三节 死亡后的护理

一、尸体护理

尸体护理是对临终病人实施整体护理的最后步骤，也是临终关怀的重要内容。做好尸体护理，不仅是对死者的尊重，而且是对死者家属的安慰，同时也体现了人道主义精神和崇高的护理职业道德。尸体护理应在确认病人死亡，医生开具死亡诊断书后尽快进行。

【目的】

(1) 使尸体整洁，姿势良好，易于辨认。

(2) 尊重死者，给家属以安慰。

【准备】

1. 护士准备 态度严肃，衣帽整洁，洗手，戴口罩和手套，必要时穿隔离衣。

2. 用物准备

(1) 治疗盘内备：衣裤、尸单、尸体识别卡 3 张(表 20-1)、剪刀、血管钳、绷带、不脱脂棉球、梳子、别针 3 枚、松节油。

表 20-1 尸体识别卡

姓名______ 住院号______ 年龄______ 性别______
病区______ 床号______ 籍贯______ 诊断______
住址____________________________________
死亡时间______年______月______日______时______分
护士签名______
______医院

(2) 按需准备擦洗用具,有伤口者需备换药敷料,必要时备隔离衣和手套、屏风。

3. 环境准备 安静、肃穆,安排单独房间或用屏风、床帘遮挡。

案例:王女士,79 岁。因急性心肌梗死抢救无效,医生已确定死亡。请问:

(1) 作为值班护士你如何对死者进行尸体护理?

(2) 在操作过程中你应注意什么?

【操作步骤】

尸体护理的操作步骤及操作要点见表 20-2。

表 20-2 尸体护理

操作步骤	操作要点
准备用物	填写尸体识别卡,备齐用物携至床旁,用屏风或床帘遮挡
劝慰家属	劝慰家属节哀,让其暂时离开病室。如家属不在医院,应尽快通知家属来院探视遗体
撤去治疗	撤出一切抢救及治疗用物,去除尸体上的各种导管
安置遗体	将床放平,尸体仰卧,双臂置于身体两侧,头下垫枕,防止面部淤血变色;撤去被褥,留大单或被套遮盖尸体
整理遗容	清洁面部,闭合眼睑及口。如有义齿代为装上,口不能闭合者,轻揉、热湿敷下颌或用绷带托住,维持良好遗容
清洁全身	脱去衣裤,依次擦洗上肢、胸、腹、背、臀及下肢。如有胶布痕迹用松节油擦净,有伤口更换敷料,有引流管拔出后缝合或用蝶形胶布封闭并包扎,维持良好的尸体外观
填塞孔道	用血管钳将不脱脂棉球塞于口、鼻、耳、阴道、肛门等孔道,防止体液外流,棉花勿外漏,无渗液
	穿上衣裤、梳理头发,保持尸体整洁
包裹尸体	系第一张尸体识别卡于死者的手腕部,撤去大单或被套,用尸单包裹尸体,在胸部、腰部、踝部用绷带固定,系第二张尸体识别卡于死者胸前的尸单上,便于尸体运送及识别
运送尸体	将尸体移至平车上,盖上大单送至太平间,安置于停尸屉内,系第三张尸体识别卡于停尸屉外,避免尸体辨认错误
终末处理	按终末消毒原则处理死者所住病室、床单位及用物,保持病室整洁,同时防止交叉感染
洗手、记录	洗手,完成各项记录,在当日体温单 40～42 ℃之间相应时间栏内用红笔纵写死亡时间,注销各种执行单,按住院手续办理结账;整理病历,便于交病案室保存
处理遗物	清点遗物交给家属,家属不在时需两人清点核对登记,交护士长保管

【注意事项】

(1) 医生开具死亡诊断书,证明病人确已死亡,家属同意后,护士方可进行尸体护理。

(2) 尸体识别卡应正确放置,以便于识别尸体。

(3) 传染病人尸体按隔离原则进行护理,孔道应用浸有 1%氯胺溶液的棉球填塞。

(4) 护士作尸体护理时,态度应严肃认真,尊重死者,满足家属的合理要求。

(5) 清点病人遗物交给家属,若家属不在时,由两名护士共同清点遗物,并列出清单,交护士长保管,最终归还死者家属。

二、丧亲者的护理

丧亲者即死者家属，是指死者的直系亲属。对于丧亲者，最亲近的人永远离开，是一个重大的生活事件，直接影响其身心健康。因此，护理人员应充分理解丧亲者的感受，给予丧亲者同情、理解和帮助，使其心灵上得到抚慰。

1. 认真做好尸体护理 体现对死者的尊重，对生者心灵上的抚慰。

2. 心理疏导与精神支持 鼓励丧亲者宣泄情感并相互安慰，认真倾听他们的诉说，安慰他们，帮助他们疏导悲痛，使他们得到精神上的支持与安抚。

3. 提供生活指导与建议 根据具体对象及情况，给予丧亲者经济、家庭、社会等方面的指导和建议，使他们尽快恢复到正常水平。

4. 尽量满足丧亲者的需要 争取社会各方面的支持，帮助丧亲者解决实际问题。对无法实现的要求，要耐心劝慰，使丧亲者感受到人世间的温暖。

5. 必要时随访 有些国家临终关怀机构通过信件、电话、访视，对丧亲者进行追踪随访，给予丧亲者必要的鼓励和支持。

小 结

临终病人的心理反应可分为否认期、愤怒期、协议期、忧郁期、接受期。死亡是个体生命活动和新陈代谢的不可逆的终止。传统的判断死亡的标准是呼吸、心跳停止，目前医学界判断死亡的标准是脑死亡：①不可逆的深度昏迷；②自发呼吸停止；③脑干反射消失；④脑电波消失（平坦）。死亡过程分为三期：濒死期、临床死亡期、生物学死亡期。尸体护理的目的是使尸体整洁，姿势良好，易于辨认；尊重死者，给家属以安慰。做好尸体护理，是对死者的尊重，对生者的慰藉。

能力检测

【A1 型题】

1. 病人的临床死亡期又称为（　　）。

A. 濒死期　B. 脑死亡期　C. 分子死亡　D. 临终状态　E. 个体死亡

2. 濒死期病人临终阶段的心理反应，一般排列顺序为（　　）。

A. 忧郁期、否认期、愤怒期、协议期、接受期

B. 忧郁期、愤怒期、否认期、协议期、接受期

C. 否认期、协议期、愤怒期、接受期、忧郁期

D. 否认期、愤怒期、协议期、忧郁期、接受期

E. 否认期、忧郁期、协议期、愤怒期、接受期

3. 大脑出现不可逆变化的阶段是（　　）。

A. 濒死期　B. 临床死亡期　C. 生物学死亡期

D. 躯体死亡　E. 以上都不是

4. 生物学死亡期的特征是（　　）。

A. 意识模糊　B. 心跳停止　C. 各种反射消失

D. 延髓处于深度抑制状态　E. 组织细胞新陈代谢停止

5. 以下哪项是死亡过程的分期？（　　）

A. 心跳停止、呼吸停止、对光反射消失　B. 昏迷、呼吸停止、心跳停止

C. 濒死期、临床死亡期、生物学死亡期　D. 肌力消退、肌张力减退、反射消失

E. 尸斑、尸冷、尸僵

6. 目前医学界主张哪项死亡标准？（　　）

A. 心跳停止　B. 呼吸停止　C. 反射消失　D. 脑死亡　E. 瞳孔散大

【A_2型题】

7. 病人，女，48 岁。肝癌晚期，随着病情的日益恶化，病人认识到无法阻止死亡来临，产生了很强烈的失落感，此病人的心理反应属于（　　）。

A. 愤怒期　B. 接受期　C. 协议期　D. 忧郁期　E. 否认期

8. 病人，男，57 岁，入院后诊断为肺癌，其心理反应是“不，这不会是我，那不是真的！”他怀着侥幸的心情希望是误诊。此病人的心理反应属于（　　）。

A. 否认期　B. 愤怒期　C. 协议期　D. 忧郁期　E. 接受期

9. 病人，女性，53 岁，乳腺癌收住入院，在愤怒的心理消失后，病人开始承认和接受患有不治之症的事实。为了延长生命，积极配合治疗，此病人的心理反应属于（　　）。

A. 否认期　B. 愤怒期　C. 协议期　D. 忧郁期　E. 接受期

【A_3型题】

（10～11 题共用题干）

病人，李某，男，69 岁，直肠癌晚期，目前心跳、呼吸完全停止，瞳孔散大，各种反射均消失，但组织细胞仍有微弱的代谢活动。

10. 请问该病人目前属于哪一期？（　　）

A. 临终状态　B. 个体死亡期　C. 生理学死亡期

D. 细胞死亡　E. 脑死亡期

11. 护理该病人的主要护理措施是（　　）。

A. 做好尸体护理　B. 帮助病人口腔护理　C. 检验生化指标

D. 积极治疗　E. 使病人舒适

（12～14 题共用题干）

病人，男，81 岁，因心脏病死亡 4 h 后，为其更换衣服时发现腰背部出现暗红色条纹。

12. 这种现象说明尸体出现了（　　）。

A. 尸冷　B. 尸斑　C. 尸体腐败　D. 尸僵　E. 尸体受伤

13. 为该病人进行尸体护理的依据是（　　）。

A. 医生做出死亡诊断后　B. 呼吸停止　C. 各种反射消失

D. 心跳停止　E. 意识丧失

14. 进行尸体护理，头下垫枕的目的是（　　）。

A. 防止面部淤血　B. 防止体液外溢　C. 保持良好姿势

D. 易于辨别尸体　E. 尊重死者

（15～17 题共用题干）

刘某，女，31 岁，车祸致内脏大出血，经抢救无效，各种反射逐渐消失，瞳孔散大，肌张

力丧失。

15. 此时不应在病人床前讨论后事，因为病人最后消失的感觉是(　　)。

A. 听觉　B. 视觉　C. 味觉　D. 嗅觉　E. 温度觉

16. 病人死后 1～3 h 出现尸僵，尸僵开始出现在尸体的哪个部位？(　　)

A. 咬肌　B. 颈肌　C. 躯干　D. 上肢　E. 下肢

17. 下列哪项不是尸体护理的目的？(　　)

A. 尸体整洁　B. 尸体姿势良好　C. 尸体易于辨认

D. 尸体完好无损　E. 给家属以安慰

(18～20 题共用题干)

病人，女性，65 岁，子宫颈癌转移至肺，感到恐惧和绝望，经常抱怨、挑剔甚至斥责医护人员和家属。

18. 该病人的心理反应属于(　　)。

A. 否认期　B. 愤怒期　C. 接受期　D. 忧郁期　E. 协议期

19. 当其发怒时，护士应(　　)。

A. 理解忍让，陪伴保护病人　B. 指导用药，减轻病人痛苦

C. 同情照顾，满足病人的要求　D. 热情鼓励，帮助病人树立信心

E. 说服教育，使病人理智地面对病情

20. 1 周以后，病人经常处于嗜睡状态，情感减退，静等死亡，此时病人的心理反应处于(　　)。

A. 否认期　B. 愤怒期　C. 接受期　D. 忧郁期　E. 协议期

(丁春阳)

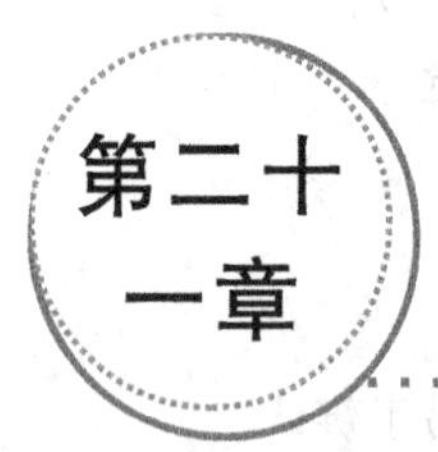

第二十一章 护理相关文件的记录

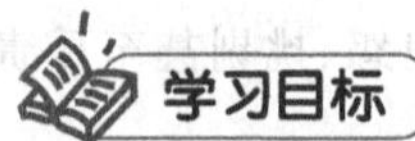

掌握:病案记录的原则,病历排列顺序,体温单、护理记录单、护理病历的书写。

熟悉:病案记录的意义,病案管理的要求,医嘱单、病室报告的书写。

病案是对病人病情变化、诊断、治疗和护理全过程的正确的记录。其中一部分由护理人员书写,称为护理文件。医院中常用的护理文件有:体温单、医嘱单、特别护理记录单、病室报告、整体护理病历等。

为了保证临床资料的原始性、正确性和完整性,护士应明确病案记录的意义,认真做好各种护理相关文件的书写与管理工作。

第一节 病案管理

一、病案记录的意义

1. 提供病人的信息资料 病案是病人病情变化、诊断、治疗和护理过程的记录。便于医护人员全面、及时、动态地了解病人的情况,保证诊疗、护理工作的完整性和连续性,加强医护间的合作与工作协调。由于护士与病人接触最密切,可得知其病情变化、治疗和护理后的反应等第一手资料,常是医生了解病情进展、明确诊断、制定和调整治疗方案的重要参考依据。

2. 提供教学与科研资料 完整的病案资料是医疗、护理教学的最好教材,也是科研工作的重要资料。还为疾病的调查、传染病的管理、流行病的研究等提供了医学统计的原始资料,成为卫生行政机构制定、实施政策的重要依据。

3. 提供法律依据 病案属合法文件,为法律认可的证据,在法庭上可作为医疗纠纷、保险索赔、犯罪刑案的证明。凡涉及医护案件时,在调查处理过程中,都要依据病案记录加以判断,以明确法律责任。

4. 提供评价依据 病案可反映医院的医疗和护理质量、技术水平和医护人员的业务素质,是衡量一个医院工作和科学管理水平的重要指标之一。

二、病案记录的原则

1. 及时 病案的记录必须及时，不能提前或延期，更不能漏记，以保证记录的时效性。因抢救急、危、重症病人不能及时记录时，相关人员应在抢救结束后 6 h 内据实补记，并注明抢救完成时间及补记时间。

2. 准确 病案的记录内容必须准确、真实。使用医学术语和通用的中文、外文缩写，采用国家法定的计量单位。各种记录应按规定的内容和格式书写，字迹工整、清晰，表达准确，语句通顺，标点正确。书写过程中出现错字时，应当用双线划在错字上，保留原记录清楚、可辨，并注明修改时间，修改人签名。不得采用刮、粘、涂等方法掩盖或去除原来的字迹。

3. 客观 医疗和护理记录应是医护人员观察和测量到的病人的客观信息，不应是医护人员的主观看法和解释。记录病人主观资料时，应记录其自诉内容，用引号注明，并补充相应的客观资料。

4. 完整 医疗和护理记录应包括病人的所有信息。眉栏、页码必须填写完整，各项记录应按要求逐项填写，避免遗漏，记录应连续，不可留有空行或空白，记录者签署全名。

5. 规范 病历书写应规范使用医学术语，文字工整，字迹清晰，表述准确，语句通顺，标点正确。

6. 清晰 除特殊规定外，须根据规范要求分别使用红、蓝钢笔书写各种记录。一般白班用蓝笔书写，夜班用红笔书写。

三、病案的保管要求

(1) 病案应按规定放置，记录和使用后必须放回原处。

(2) 严禁任何人涂改、伪造、隐匿、销毁、抢夺、窃取病案。

(3) 必须保持病案的清洁、整齐、完整，防止污染、破损、拆散、丢失。

(4) 病人或家属未经医护人员同意不得翻阅病案，也不能擅自将病案携带出病区。

(5) 因科研、教学需要查阅病案的，需经相关部门批准，阅后立即归还，不得泄露病人隐私。

(6) 需要查阅、复印病历资料的病人、家属及其他机构的相关人员，应根据证明材料提出申请，由病区指定专门人员在申请人在场的情况下负责复印，经申请人核对无误后，医疗机构加盖证明印记。

(7) 病人出院或死亡后，医护人员应及时将病案有关内容分别填写完整，由护士按规定顺序排列、整理好，交医院病案室长期保存。病室报告由本病区保存一年，医嘱本由本病区保存两年，以备查阅。

第二节 护理文件的书写

一、体温单

体温单记录了病人的生命体征和其他情况，通过阅读可以了解疾病的变化与转归，为迅速掌握病情提供重要依据。因此,体温单(见文后彩图)排在住院病案的首页。

(一) 体温单的内容

体温单的内容包括:病人的姓名、科别、病室、床号、入院日期、住院号;体温、脉搏、呼吸、血压;出入院、手术、分娩、转科或死亡时间;病人出入液量、体重、药物过敏及其他情况等。

(二) 体温单的填写方法

1. 眉栏

(1) 蓝钢笔填写病人的姓名、科别、病室、床号、入院日期、住院号等项目。

(2) “入院日期”栏:蓝钢笔填写,每页第一日填写年、月、日,中间用短线隔开如“2012-2-24”,其余六日只填日。如在六日中遇有新的月份或年度开始时,则应填写月、日或年、月、日。

(3) “住院日数”栏:蓝钢笔以阿拉伯数字填写,自入院日连续写至出院日。

(4) “术后日数”栏:红钢笔填写,以手术(或分娩)的次日为术后(或分娩后)第一日,用阿拉伯数字依次填写至第14日止;如在14天内再次手术,则停写第一次术后日数,于第二次手术当日写Ⅱ-0,其后用阿拉伯数字依次填写至第14日止。

2. 40～42 ℃之间 红钢笔在相应时间栏纵写入院、手术、分娩、转科、出院和死亡时间。

3. 体温、脉搏、呼吸曲线

(1) 体温曲线。

① 体温从35～42 ℃之间每一大格为1 ℃,每一小格为0.2 ℃,在37 ℃处用红横线明显标识。

② 蓝铅笔绘制,口温符号为“●”,腋温符号为“×”,肛温符号为“⊙”,相邻两次体温以蓝线相连。

③ 物理或药物降温30 min后所测得的体温用红色“○”表示,绘制在降温前体温同一纵格内,并以红虚线与降温前的体温符号相连,下次所测体温符号与降温前体温符号以蓝线相连。

(2) 脉搏曲线。

① 脉率20～180次/分之间,每一大格为20次/分,每一小格为4次/分,在80次/分处用红横线明显标识。

② 用红铅笔绘制,脉率符号为“●”,心率符号为“○”,相邻脉率或心率以红线相连。

③ 绌脉时相邻脉率用红线相连,相邻心率用红线相连,在脉率曲线与心率曲线之间用红线填满。如体温和脉搏在同一点上,应先绘制蓝色体温符号,外画红圈表示脉搏。

(3) 呼吸曲线 呼吸从10～40次/分之间,每一大格为10次/分,每一小格为2次/分,用蓝铅笔绘制,呼吸符号为“○”,相邻两次呼吸符号用蓝线相连。

4. 底栏 以蓝钢笔记录(药物过敏阳性符号除外)。各栏已注明计量单位名称,只需填写阿拉伯数字。

(1) 入量:记录前一日24 h的摄入总量。

(2) 大便次数:记录前一日的大便次数,未排大便记“0”,大便失禁以“※”表示,灌肠以

"E"表示。如 1/E 表示灌肠后排便 1 次；$1\frac{2}{E}$表示自行排便 1 次，灌肠后又排便 2 次。

(3) 尿量：记录前一日 24 h 的总量，导尿后的尿量以"C"表示。如 1600/C 表示导尿病人排尿 1600 mL。

(4) 血压：以分数式方式记录。

(5) 体重：新入院病人测量体重并记录于相应时间栏内，住院病人每周应测体重一次。

(6) 药物过敏：用蓝钢笔填写过敏药物的名称，用红钢笔在括号中画加号，如青霉素(+)。并于每次添加体温单时予以转抄。

二、医嘱单

医嘱是医生根据病人的病情需要拟定的书面嘱咐，由医护人员共同执行。

医嘱单分为长期医嘱单(表 21-1)和临时医嘱单(表 21-2)，为医生直接开写医嘱所用，也是护士处理和执行医嘱的依据。

表 21-1 长期医嘱单

姓名 王英　科别 内科　住院号 0323　床号 10　第 1 页

开始						停止				
日期	时间	医嘱	医生签名	护士签名	处理时间	日期	时间	医生签名	执行者	执行时间
2012 2. 6	8am	内科护理常规	李力	张红	8am					
		Ⅰ级护理								
		低盐饮食								
		地高辛 0.25 mg po qd								
		维生素 B_1 10 mg po tid								
		维生素 C 200 mg po tid								
		10%葡萄糖 500 mL /								
		10%氯化钾 10 mL / IV gtt								
		胰岛素 12U / qd								
		青霉素 80 万 U IM bid				2.9	8am	李力	张红	8am
		氧气吸入 prn				2.9	8am	李力	王华	8am
		哌替啶 50 mg IM q6h prn	李力	张红	8am					
2.9	8am	肌苷 0.2 po tid	李力	张红	8am					

表 21-2　临时医嘱单

姓名 王英　科别 内科　住院号 0323　床号 10

日期	时间	医嘱	医嘱者	执行者	执行时间
2012 2. 6	8am	血常规	李力	王华	9am
		大便常规		王华	9am
		小便常规		王华	9am
		心电图		王华	9am
		X 线胸片		王华	9am
		50%葡萄糖 20 mL /			
		西地兰 0.2 mg / IV st		张红	9am
		青霉素皮试(一)	李力	张红	9am
2.6		哌替啶 50 mg IM	李力	张红	11am
2.7	8am	0.9%氯化钠 500 mL / IV gtt			
		复方丹参 10 mL / st	李力	张红	9am
2.9	9am	心电图	李力	王华	10am
		0.9%氯化钠 500 mL / IV gtt			
		复方丹参 10 mL / st	李力	张红	10am
2.10	10am	心电图	李力	王华	10am
	9pm	安定 5 mg po st	赵明	刘兰	9pm
2.16	8am	明日出院	李力	刘兰	9am

(一) 医嘱的内容

医嘱的内容包括：日期、时间、床号、姓名、护理常规、隔离种类、护理级别、饮食、卧位、药物(名称、剂量、浓度、用法等)、各种检查、治疗、术前准备和医生、护士签名。

(二) 医嘱的种类

1. 长期医嘱　有效时间在 24 h 以上，当医生注明停止时间后医嘱失效。如一级护理，流质饮食，维生素 C 0.2(g)(po)tid 等。

2. 临时医嘱　有效期在 24 h 以内，应在短时间内执行，一般只执行一次。有的临时医嘱有限定执行时间，如手术、会诊、检查、检验等。有的临时医嘱需立即执行，如阿托品 0.5 mg H st。另外，出院、转科、死亡等也列入临时医嘱。

3. 备用医嘱　分为长期备用医嘱和临时备用医嘱两种。

(1) 长期备用医嘱(prn)：有效时间在 24 h 以上，必要时使用。两次执行之间有间隔时间，由医生注明停止时间方为失效。如哌替啶 50 mg IM q6 h prn。

(2) 临时备用医嘱(sos)：仅在 12 h 内有效，必要时使用，过期未执行自动失效。如安定 5 mg po sos。

（三）医嘱的处理

1. 长期医嘱 医生开写在长期医嘱单上，注明开写日期、时间并签全名。护士将长期医嘱分别处理转抄在各种执行单（卡）上，如服药单（卡）、注射单（卡）、一般治疗单、输液单（卡）、饮食单等，在长期医嘱单的护士签名栏签全名，在处理时间栏内注明处理医嘱的时间。长期医嘱转抄在各种执行单（卡）上时应注明具体的执行时间。

2. 临时医嘱 医生开写在临时医嘱单上，注明日期、时间并签全名。需立即执行的临时医嘱，护士执行后，必须在临时医嘱单的执行者和执行时间栏内签全名和执行时间。有限定执行时间的临时医嘱，护士应转抄到临时治疗本或交班记录本上，并做好交班。会诊、各种检查、检验申请单应及时转送到有关科室，由主班护士代签名并注明时间。

3. 备用医嘱

（1）长期备用医嘱（prn）：医生开写在长期医嘱单上，按长期医嘱处理。每次执行后，必须在临时医嘱单上记录执行时间和签全名，供下一次使用时参考。每次执行前必须先了解上次执行的时间。

（2）临时备用医嘱（sos）：医生开写在临时医嘱单上，待病人需要时执行，执行后按临时医嘱处理，过期（12 h）未执行，护士应用红笔在该项医嘱栏内写“未用”并签名。

4. 停止医嘱 医生在长期医嘱单原项医嘱内容的终止栏内写日期、时间和签全名。护士先将该项医嘱在相应的执行单（卡）上注销相应项目，然后在医嘱单原医嘱内容的终止栏内注明执行时间并签全名。

（四）重整医嘱

长期医嘱单上医嘱调整较多时需要重整医嘱。护士重整医嘱时，在最后一行医嘱下面用红笔画一横线，在红线下面医嘱栏内用红笔书写“重整医嘱”字样，并注明日期和时间，再将红线以上有效的长期医嘱按原来日期顺序抄录在红线以下的医嘱单上，抄录完毕需经两人核对无误后签全名。

遇转科、手术和分娩时，也要重整医嘱。即在最后一行医嘱的下面用红笔划一横线，以示前面医嘱一律作废，并在红线下面用红笔写上“转科医嘱”或“手术医嘱”或“分娩医嘱”，然后由医生重新开写医嘱。

（五）医嘱的处理原则和注意事项

（1）先急后缓。应首先判断医嘱的轻重缓急，合理安排执行顺序。

（2）先临时后长期。先执行临时医嘱，后执行长期医嘱。

（3）先执行，后转抄。

（4）医嘱必须经医生签名后方为有效。一般情况下不执行口头医嘱，在抢救或手术过程中医生提出口头医嘱时，护士必须向医生复诵一遍，双方确认无误后方可执行，事后应由医生及时补写医嘱。

（5）抄写和处理医嘱时，注意力要集中，做到认真、细致、准确、及时。

（6）严格执行查对制度，医嘱应每班、每日查对，每周总查对一次，查对后签名。

目前，各医院医嘱的书写方法不尽一致。有的由医生将医嘱写在医嘱本上，再由护士进行处理、执行和按不同的医嘱内容转抄到医嘱单上。这种方法比较复杂。有的则由医生直接将医嘱写在医嘱单上，再由护士进行处理或执行。这种方法由于医生直接将医嘱写在医嘱单上，既保持了医嘱的原始性，又减少了护士转抄医嘱的工作量。目前多数医院使用后者。

三、护理记录单

（一）一般病人护理记录单

一般病人护理记录单(表 21-3)是指护士根据医嘱和病情对一般病人住院期间护理过程的客观记录。一般病人护理记录适用于除抢救、危重、大手术或特殊治疗需严密观察病情外的所有住院病人。

表 21-3 一般病人护理记录单

姓名 高敏 科室 皮肤科 床号 18 住院号 775828

2011.8.18 3pm
T 37.2 ℃，P 84 次/分，R 20 次/分，Bp 156/86 mmHg，诉右侧头面部阵发性疼痛，给予芬必得 0.3 g
口服；皮疹处给予 0.08%庆大霉素生理盐水持续性冷敷，指导病人冷敷方法。
方雅
8.20 8am
昨夜病人睡眠差，今晨进食少，右眼部有少许新出现的水疱，疼痛明显，给予阿昔洛韦眼药水滴双眼，
嘱病人安心治疗，进易消化、高蛋白饮食。
张晶
8.26 10am
右眼睑水肿明显消退，未出现新的皮疹，疼痛减轻。
方雅
9.2 10am
右眼睑水肿基本消退，水疱已结痂，疼痛明显减轻。
张晶
9.9 10am
皮疹干燥，痂皮部分脱落，但仍诉疼痛，给予 He-Ne 激光局部照射。
方雅
9.14 10am
皮疹痊愈，疼痛消失，明日出院，向病人做出院指导(饮食、休息、用药)。
方雅

(1) 记录内容包括病人姓名、科别、住院号、床号、页码、记录日期及时间、病情观察情况、护理措施和效果、护士签名等。

(2) 根据病人病情决定记录的频次，病情变化随时记录。病情稳定的一级护理病人每日至少记录1次；病情稳定的二、三级护理病人每周至少记录1～2次。

(3) 新入院病人当天要有记录，急诊入院病人当天每班要有记录。急诊入院的病人根据病情至少连续记录2天。

(4) 一般手术病人手术前、手术当天、术后第一天要有记录。

(5) 特殊检查、治疗、用药、输血等病人应及时记录病人的情况，根据病人病情随时记录。

(二) 危重病人护理记录单

危重病人护理记录单(表21-4)是指护士根据医嘱和病情对危重病人住院期间护理过程的客观记录。危重病人护理记录适用于抢救、危重、大手术或特殊治疗需严密观察病情病人。

表21-4 危重病人护理记录单

姓名________ 床号__________ 科别________ 住院号________

日期	时间	体温/℃	脉搏/(次/分)	呼吸/(次/分)	血压/(mmHg)	入量/mL	出量/mL	病情、护理措施及观察	签名

(1) 危重病人护理记录应根据医嘱、护理常规和病情记录,记录时间应具体到分钟。病情观察应根据各专科的护理特点如实记录病人客观的病情变化、护理措施和护理效果。

(2) 记录内容包括病人姓名、科别、住院号、床号、页码、记录日期及时间、出入液量、体温、脉搏、呼吸、血压等病情观察情况、护理措施和效果、护士签名等。

(3) 抢救病人随时记录,未能及时书写抢救记录的,当班护士应在抢救结束后6 h内如实补记并加以注明。

(4) 危重病人及需严密观察病情的病人日间至少 2 h 记录 1 次,夜间至少 4 h 记录 1 次,病情有变化随时记录。病情稳定后至少每班记录 1 次。

(5) 大手术后的病人根据术后情况随时记录,至少连续记录 2～3 天。手术当天应重点记录手术时间、麻醉方式、手术名称、病人返回病房的时间及情况、麻醉清醒时间、伤口情况、引流情况、镇痛药使用情况,详细记录生命体征变化情况及出入液量。

(6) 危重病人护理记录白班交班前小结 12 h(日间)出入液量,夜班交班前总结 24 h 出入液量,不足 12 h 或 24 h 按实际时间记录。

四、病室报告

病室报告(交班记录)是由值班护士把值班期间病区情况及病人的病情动态变化等进行书面交班的记录(表 21-5)。阅读病室报告,接班护士可掌握和了解病室工作动态、病人的身心状况和工作重点。

(一) 书写要求

(1) 必须在深入病室全面了解病情的基础上书写。

(2) 书写的内容应全面、真实、简明扼要、重点突出、有连贯性,以利于系统的观察病情。

(3) 白班用蓝钢笔,夜班用红钢笔书写,并签全名。

(4) 对新入院,转入、手术、分娩病人,在诊断的下方分别用红钢笔注明“新”、“转入”,“手术”,“分娩”字样。危重病人作特殊红色标记“※”,或用红笔注明“危”以示醒目。

(二) 书写顺序

(1) 用蓝笔填写眉栏所列各项:病室、日期、病人总数,入院、出院、转入、转出病人数,危重、手术、分娩、死亡病人数等。如无则写“0”。

(2) 根据下列顺序,按床号先后书写报告。

① 先填写当日离开病室的病人,即出院、转出、死亡病人。

② 再写进入病室的新病人,即新入院或转入病人。

③ 最后写病室内重点护理的病人,即手术、分娩、危重及有异常情况的病人。

(三) 交班的内容

1. 出院、转出、死亡病人 说明离开时间,转出病人注明转往何医院或何科室,死亡病人注明抢救过程和死亡时间。

表 21-5 病室报告

病区________ 日期________

床号 姓名 诊断	日班	中班	夜班
	总数 入院 转出 出院 转入 死亡 手术 分娩 病危	总数 入院 转出 出院 转入 死亡 手术 分娩 病危	总数 入院 转出 出院 转入 死亡 手术 分娩 病危
	签名	签名	签名

2. 新入院和转入的病人 应报告入院或转入的时间、方式(步行、平车、轮椅)，报告生命体征及测量时间，病人主诉，发病经过和主要症状、体征，给予的治疗、护理措施及效果等。

3. 危重病人 应报告病人的生命体征、神志、瞳孔、病情动态，特殊的抢救、治疗、护理措施和效果及注意事项等。

4. 已手术的病人 应报告施行何种麻醉、何种手术、手术经过、清醒时间、回病室后的情况(如生命体征、切口敷料有无渗血、是否已排尿排气、各种引流管是否通畅及引流液情况，输液、输血及镇痛药的应用等)。

5. 预手术、预检查和待行特殊治疗的病人 应报告将要进行的手术、检查和治疗的项目，术前用药、准备情况和注意事项等。

6. 产妇 产前应报告胎次、胎心、宫缩及破水情况；产后应报告产式、产程、分娩时间、婴儿情况、出血量、会阴切口、排尿和恶露情况等。

7. 老年、小儿和生活不能自理的病人 应报告生活护理情况，如口腔护理、压疮护理及饮食护理等。

此外，还应报告上述病人的睡眠情况、治疗效果、药物反应和需要重点观察项目、注意事项及完成的事项。

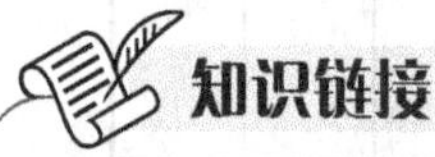

交接班制度和内容

临床上护理工作是日夜连续进行的，护士须 24 h 值班。为了保证护理工作准确、及时、连续地进行，护士要严肃认真的执行交接班制度，每班必须按时交接班。交班的内容包括：①病情交班，对危重抢救和大手术等病人必须做到口头、书面和床边交班；②物品交班，对毒、麻药品、急救物品及其他医疗器械物品要查点交班。护理文件中的病室报告就是书面交班的记录。

五、护理病历

护理病历是护理人员运用护理程序为服务对象解决健康问题的过程及结果的原始记录，明确显示了护理工作的内涵，具有法律效力，并有保存价值。护理病历由病人入院护理评估单、护理计划单、护理记录单、病人出院护理评估单等组成。在设计上运用了标准护理计划的内容格式，护士在完成护理病历时，文字书写内容少，只需依照标准护理计划设置的内容进行选择即可，既省时又完整，不易遗漏。

(一) 入院护理评估单

入院护理评估单是护理病历的首页(表 21-6)，是病人入院后首次进行的护理评估记录。主要内容为病人的一般资料、简要病史、护理体格检查、生活状况、自理程度及心理社会状态。使用时在空白处填写，在符合的项目上打钩即可。

表 21-6 入院护理评估单

姓名　　床号　　科别　　病室　　住院号

(一)一般资料

姓名：　性别：　年龄：　职业：　婚姻：　民族：　籍贯：　文化程度：

住址：　　联系电话：

入院时间：　　入院诊断：

资料收集时间：　　资料来源：　　资料可靠程度：

入院类型：□门诊　□急诊　□转入(来自医院或科室　　)

入院方式：□步行　□扶走　□轮椅　□平车　□其他

入院处置：□沐浴　□更衣　□未处置

入院介绍：□住院须知　□对症宣教　□饮食　□作息制度　□探陪制度　□其他

入院原因(主诉和简要病史)：

既往史：良好/一般/较差

过敏史：□无　□有(药物　食物　其他　　)

家族史：□高血压病　□冠心病　□糖尿病　□肿瘤　□癫痫　□精神病　□传染病
　□遗传病　□其他

(二) 生活状况及自理程度

1. 饮食

基本膳食：□普通膳食　□软食　□半流质　□流质　□禁食　□治疗膳食

食欲：□正常　□亢进(____天)　□减退(____天)

近期体重变化：□无　□增加(____kg)　□减少(____kg)

其他：

2. 睡眠/休息

休息后体力是否容易恢复：□是　□否(原因　　　)

睡眠：□正常　□入睡困难　□多梦　□早醒　□失眠

辅助睡眠：□无　□有(　　)

其他：

3. 排泄

排便：_____次/日　颜色：_____性状：_____

□便秘(1次/____日)　□腹泻(____次/日)　□失禁(____次/日)

□造瘘(类型______　能否自理：□能　□否)

排尿：_____次/日　颜色：_____　性状：_____　量：_____mL/日

□尿失禁(____级)　□排尿困难　□尿路刺激征　□留置尿管　□膀胱造瘘

4. 烟酒嗜好

吸烟：□无　□有：(____年，平均____支/日，戒烟：□未　□已____年)

饮酒：□无　□有：(____年，平均____两/日，戒酒：□未　□已____年)

5. 活动

自理：□全部　□障碍(进食　沐浴/卫生　穿着/修饰　如厕)

活动能力：□下床活动　□卧床(自行翻身　不能自行翻身)

续表

步态：□稳　□不稳（原因　　）
医疗/疾病限制：□医嘱卧床　□持续静脉滴注　□石膏固定　□牵引　□瘫痪
6. 其他
（三）体格检查
T：　℃　P：　次/分　R：　次/分　BP：　mmHg　身高：　cm　体重：　kg
1. 神经系统
意识状态：□清醒　□意识模糊　□嗜睡　□谵妄　□昏迷
语言表达：□清楚　□含糊　□语言困难　□失语
定向能力：□准确　□障碍（自我　时间　地点　人物）
2. 皮肤黏膜
皮肤颜色：□正常　□潮红　□苍白　□发绀　皮肤温度：□温　□凉　□热
皮肤湿度：□正常　□干燥　□潮湿　□多汗
完整性：□完整　□皮疹　□出血点　□其他
压疮：□度□度□度（部位/范围　　）
口腔黏膜：□正常　□充血　□出血点　□糜烂溃疡　□疱疹　□白斑
其他：
3. 呼吸系统
呼吸方式：□自主呼吸　□机械呼吸　节律：□规则　□异常　频率：次/分
深浅度：□正常　□深　浅□　呼吸困难：□无　□轻度　□中度　□重度
咳嗽：□无　□有
痰：□无 □容易咳出　□不易咳出（痰色　量　黏稠度　　）
其他：
4. 循环系统
心律：□规则　□心律不齐　心率：次/分
水肿：□无　□有（部位/程度　　）
其他：
5. 消化系统
胃肠道症状：□恶心　□呕吐（颜色　性状　次数　总量　　）
　　□嗳气　□反酸　□烧灼感　□腹胀　□腹痛（部位/性质　　）
腹部：□软　□肌紧张　□压痛/反跳痛　□可触及包块（部位/性质　）
　□腹腔积液（腹围　cm）
其他：
6. 生殖系统
月经：□正常　□紊乱　□痛经　□月经量过多　□绝经
其他：
7. 认知/感觉
疼痛：□无　□有（部位/性质　　）
视力：□正常　□远/近视　□失明（左/右/双侧）
听力：□正常　□耳鸣　□重听　□耳聋（左/右/双侧）
触觉：□正常　□障碍（部位　　）

续表

嗅觉:□正常 □减弱 □缺失
思维过程:□正常 □注意力分散 □远/近期记忆力下降 □思维混乱
其他:
(四) 心理社会状态
1. 情绪状态:□镇静 □易激动 □焦虑 □恐惧 □悲哀 □无反应
2. 就业状态:□固定职业 □丧失劳动力 □失业 □待业
3. 沟通:□希望与更多的人交往 □语言交流障碍 □不愿与人交往
4. 医疗费用来源:□自费 □劳保 □公费 □医保 □其他
5. 与亲友关系:□和睦 □冷淡 □紧张
6. 遇到困难最愿意向谁倾诉:□父母 □子女 □其他
(五) 入院介绍(病人知道)
负责自己的医生、护士姓名,病室环境,病室制度(查房、进餐、探视、熄灯时间),大便常规、尿常规标本留取法

(二) 护理计划单

根据病人入院护理评估的资料,找出护理诊断,按先后顺序列于护理计划单上(表 21-7),并设定每个护理诊断的预期目标,制定相应的护理措施,及时进行评价。

表 21-7 护理计划单

姓名　　床号　　科别　　病室　　住院号

开始日期	护理诊断	目标	护理措施	评价	停止日期	签名

(三) 护理记录单

护理记录单是护理人员应用护理程序的方法,解决病人健康问题的记录。护理记录单记载了病人的护理诊断、护士针对问题实施的护理措施和执行措施后病人是否达到预期目标。常见的格式有 PIO 和 SOAPE 两种。

1. PIO 格式 P 是指病人的健康问题,用护理诊断陈述;I 是指护理措施;O 是指病人经护理后的效果,见表 21-8。

2. SOAPE 格式 S(subjective data)是指病人的主观资料;O(objective data)是指客观资料;A(assessment)是指评估;P(plan)是指计划;E(evaluation)是指评价。

表 21-8　护理记录单

姓名　　床号　　科别　　病室　　住院号

日期	时间	护理记录(PIO)	签名
5月21日	9am	P:体温过高,与肺部感染有关,39.5 ℃ I:① 遵医嘱静脉点滴抗生素; ② 采用冷敷、乙醇拭浴; ③ 嘱病人每天饮水 2000 mL,进营养丰富、易消化饮食; ④ 大量出汗时及时更换内衣、床单。	李玲
	11am	O:体温 37.9 ℃,出汗较多	王梅

(四) 出院护理评估单

1. 出院小结　出院小结是病人在住院期间,护理人员按护理程序对病人进行护理活动的概括记录,包括护理措施是否落实、病人的健康问题是否解决、预期目标是否达到、护理效果是否满意等。

2. 出院指导　针对病人的现状,提出在生活习惯、饮食、服药、功能锻炼、定期复查等方面的注意事项,必要时提供书面的指导资料。

出院护理评估单见表 21-9。

表 21-9　出院护理评估单

姓名　　床号　　科别　　病室　　住院号

(一)健康教育(始于入院)

1. 对所患疾病的防治知识　□有　□无

卫生习惯和科学的饮食起居知识　□有　□无

对现存的和潜在的健康问题的认识　□有　□无

2. 出院指导

(1) 休息和功能锻炼

(2) 饮食

(3) 自我监测和护理(药物治疗、伤口处理、病情观察等)

(4) 复查

(5) 其他

(二) 护理小结

(三) 评价(由护士长全面了解情况后评价)

1. 病人评价　□优　□良　□中　□差

2. 整体护理效果评价　□优　□良　□中　□差

护士长签名　　　　护士签名

年　月　日

小 结

病案是医院和病人的重要档案资料，也是教学、科研、管理以及法律上的重要资料。记录着病人疾病发生、发展、治疗、康复或死亡的全过程，是对病人病情观察和护理措施的原始记载，因此，书写必须规范并要妥善保管，以保证其原始性、准确性和完整性。护士书写护理文件时必须注意力集中，做到认真细致、准确无误、字迹清楚，不得随意涂改。处理医嘱时应先急后缓，先执行临时医嘱，后执行长期医嘱；填写特别护理记录单要及时、准确、实事求是，详细记录病情变化、护理措施及效果；病室报告必须在深入病室、全面了解病人病情的基础上书写，内容要全面、真实、正确、重点突出、简明扼要、有连贯性。护理病历是护理人员运用护理程序为服务对象解决健康问题的过程及结果的原始记录，由病人入院护理评估单、护理计划单、护理记录单、出院护理评估单等组成。

能力检测

【A1 型题】

1. 病案的作用不包括（　　）。

A. 提供病人的信息资料　B. 提供教学与科研资料　C. 提供法律依据
D. 提供评价依据　E. 提供病人流动情况的依据

2. 病案书写的基本要求不包括（　　）。

A. 描写生动、形象　B. 记录及时、准确　C. 内容简明、扼要
D. 医学术语确切　E. 记录者签全名

3. 病人出院的病案整理后应交给（　　）。

A. 住院处　B. 人事科　C. 护理部　D. 病案室　E. 医教科

4. 住院期间医疗文件的保管下列哪项不符合要求？（　　）

A. 住院病案放于病案柜中　B. 病人可以翻阅病案
C. 病案不能擅自携出病区　D. 病案必须保持清洁、完整
E. 病案不能拆散和丢失

5. 下列哪项不属于医嘱的内容？（　　）

A. 护理级别　B. 隔离种类　C. 病人饮食　D. 病人卧位　E. 护理计划

6. 日间用蓝钢笔、夜间用红钢笔书写的护理表格是（　　）。

A. 体温单　B. 医嘱单　C. 病区交班报告
D. 病程记录　E. 入院记录

7. 下列关于医嘱的解释，错误的一项是（　　）。

A. 临时医嘱一般只执行一次
B. 长期医嘱有效时间在 24 h 以上
C. 长期医嘱医生注明停止时间后失效
D. 临时备用医嘱的有效时间在 24 h 以内
E. 长期备用医嘱必须由医生注明停止时间后方为失效

8. 下列属于长期医嘱的是(　　)。

A. 安定 5 mg po st　　B. 哌替啶 50 mg IM q6h prn
C. 复方新诺明 2 片 po bid　　D. 明晨查血常规
E. 阿托品 0.5 mg 术前半小时 H

9. 重整医嘱时,应抄录(　　)。

A. 已停止的长期医嘱及原始日期　　B. 临时医嘱及抄写日期
C. 有效长期医嘱及其原来日期　　D. 有效长期医嘱及其重新抄写日期
E. 所有的长期医嘱都需重新抄写

10. 书写病室报告的顺序先写的病人是(　　)。

A. 当日手术者　　B. 转入的新病人　　C. 危重病人
D. 新入院病人　　E. 离病室的病人

11. 执行医嘱下列哪项正确?(　　)

A. 一般情况下可执行口头医嘱　　B. 医嘱须经医生签字后方为有效
C. 医嘱需隔日仔细核对一次　　D. 需下一班执行的医嘱书面注明即可
E. 各种检查、会诊单次日早晨集中送有关科室

12. 实施口头医嘱不妥的是(　　)。

A. 一般情况下不执行　　B. 抢救、手术中可执行
C. 执行时,护士应向医生复诵一遍　　D. 双方确认无误后执行
E. 执行后无异常,不必补写医嘱

13. 处理医嘱应先执行(　　)。

A. 新开出的长期医嘱　　B. 临时医嘱　　C. 定期执行的医嘱
D. 备用医嘱　　E. 停止医嘱

14. 危重病人护理记录单内容不包括(　　)。

A. 手术过程中的情况　　B. 生命体征　　C. 病情动态
D. 治疗效果　　E. 出入液量

【A2 型题】

15. 病人,王××,女,30 岁,因晚上难以入睡,医嘱给予安定 2.5 mg po qn prn,属于(　　)。

A. 长期医嘱　　B. 长期备用医嘱　　C. 临时医嘱
D. 临时备用医嘱　　E. 指定时间的医嘱

16. 病人,陈××,男,40 岁,面部小手术后感到疼痛,医嘱给予杜冷丁 10 mg IM sos,属于(　　)。

A. 临时医嘱　　B. 长期医嘱　　C. 长期备用医嘱
D. 临时备用医嘱　　E. 立即执行医嘱

17. 病人,李××,男,因阑尾切除术后,医生为其开写"术后医嘱",以下哪项不妥?(　　)

A. 在最后一项医嘱下划一红线　　B. 用红笔写"术后医嘱"
C. 红线以上长期医嘱仍有效　　D. 开写术后医嘱者签名
E. 认真核对后执行

【B 型题】

（18～21 题共用备选答案）

A. 血常规　　B. 体温过低　　C. 氧气吸入 prn

D. 安定 5 mg sos　　E. 地高辛 0.25 mg qd

18. 属于长期医嘱的是(　　)。

19. 属于临时医嘱的是(　　)。

20. 属于长期备用医嘱的是(　　)。

21. 属于临时备用医嘱的是(　　)。

【X 型题】

22. 危重病人护理记录单应用于(　　)。

A. 进行特殊治疗的病人　　B. 大手术的病人　　C. 危重病人

D. 需记录出入液量的病人　　E. 抢救的病人

23. 新入院病人的交班内容是(　　)。

A. 入院时间　　B. 简要既往史及主要治疗经过

C. 主要症状和体征　　D. 主要治疗和护理措施

E. 需要继续观察及注意的问题

24. 执行和处理临时医嘱的方法有(　　)。

A. 临时医嘱执行后必须写上执行时间并签全名

B. 临时备用医嘱均应转抄至临时治疗本或交班本上

C. 停止医嘱应按临时医嘱处理

D. 除急救外，一般不执行口头医嘱

E. 对有疑问的临时医嘱应重新查对，无误后再执行

25. 长期备用医嘱的处理方法是(　　)。

A. 如规定时间内未用，应用红笔在该项医嘱上写“DC”

B. 按长期医嘱处理，执行单上不写执行时间

C. 按长期医嘱处理，执行单上注明执行时间

D. 每执行一次在临时医嘱单上记录执行时间并签全名

E. 根据规定时间按时执行

26. 产妇的交班内容有(　　)。

A. 产前报告胎次、胎心、宫缩及破水情况　　B. 产后报告胎次、产程、分娩时间

C. 会阴切口及产后恶露情况　　D. 新生儿性别、体重及发育情况

E. 新生儿生命体征的动态情况

（辛瑞莲）

能力检测参考答案

第一章

1. A 2. C 3. D 4. D 5. E 6. E 7. A 8. A 9. E 10. B 11. A 12. B 13. C 14. D 15. BC 16. ABC 17. ABCD 18. ABCDE 19. ABCDE

第二章

1. E 2. C 3. A 4. B 5. C 6. C 7. D 8. C 9. B 10. B 11. A 12. D 13. B 14. C 15. ADE 16. ACE 17. ACDE 18. ABCDE 19. ABDE 20. BDE

第三章

1. C 2. B 3. A 4. A 5. B 6. A 7. A 8. E 9. D 10. C 11. B 12. C 13. B 14. B 15. D 16. B 17. E 18. A 19. D 20. B 21. A 22. A 23. E 24. B 25. A 26. D 27. E 28. B 29. A 30. ABCE 31. BCE 32. ABCDE 33. ACDE

第四章

1. A 2. A 3. E 4. B 5. C 6. C 7. C 8. E 9. A 10. D 11. B 12. C 13. B

第五章

1. A 2. A 3. B 4. D 5. C 6. C 7. E 8. E 9. A 10. D 11. D 12. D 13. C 14. B 15. C 16. E

第六章

1. A 2. A 3. B 4. A 5. E 6. B 7. C 8. E 9. A 10. E 11. C 12. A 13. C 14. A 15. C 16. C 17. D 18. B 19. C 20. D 21. B 22. B 23. B 24. A 25. B 26. ABC 27. AB 28. ABC 29. ABC 30. ABC 31. ACE

第七章

1. D 2. C 3. D 4. D 5. E 6. C 7. A 8. B 9. C 10. C 11. D 12. C 13. E 14. E 15. B 16. D 17. A 18. C 19. D 20. B

第八章

1. B 2. E 3. E 4. C 5. C 6. A 7. D 8. A 9. B 10. E 11. D 12. B 13. D

14. A 15. E 16. ACDE 17. AC 18. ABCDE

第九章

1. C 2. C 3. C 4. E 5. C 6. D 7. A 8. E 9. D 10. C 11. C 12. E 13. E 14. D 15. B 16. D 17. A 18. B

第十章

1. C 2. D 3. D 4. D 5. C 6. C 7. E 8. B 9. C 10. E 11. D 12. D 13. A 14. D 15. B 16. A 17. D 18. D 19. C 20. B 21. C 22. D 23. B 24. C 25. A 26. E 27. D 28. D 29. E 30. C 31. E 32. C 33. B 34. E 35. B 36. A 37. D 38. D 39. E 40. C

第十一章

1. D 2. A 3. B 4. E 5. C 6. C 7. E 8. C 9. C 10. B 11. B 12. A 13. C 14. B 15. E 16. C 17. D 18. C 19. D 20. C 21. A 22. C 23. E 24. A 25. D 26. D 27. D 28. B 29. A 30. B 31. C 32. A

第十二章

1. A 2. D 3. C 4. C 5. D 6. E 7. D 8. E 9. D 10. C 11. B 12. A 13. D 14. C 15. D 16. D 17. B 18. B 19. D 20. D

第十三章

1. C 2. D 3. D 4. E 5. C 6. B 7. A 8. D 9. D 10. D 11. A 12. E 13. C 14. C 15. A 16. A 17. E 18. D 19. D 20. C 21. D 22. A 23. D 24. C 25. E 26. B 27. E 28. A

第十四章

1. E 2. B 3. D 4. B 5. C 6. B 7. C 8. A 9. B 10. C 11. D 12. D 13. B 14. D 15. A 16. A 17. C 18. D 19. B 20. A

第十五章

1. C 2. E 3. D 4. E 5. A 6. A 7. C 8. A 9. B 10. C 11. B 12. D 13. B 14. E 15. E 16. A 17. E 18. A 19. E 20. D 21. C 22. D 23. B 24. B 25. C 26. D 27. E 28. E 29. C 30. E 31. E 32. B 33. C 34. A 35. D 36. D 37. C 38. D 39. B 40. A 41. A 42. B 43. C 44. D 45. ABCE 46. BDE 47. DE 48. DE

第十六章

1. C 2. D 3. A 4. C 5. C 6. C 7. E 8. C 9. C 10. A 11. B 12. D 13. A 14. E 15. C 16. C 17. E 18. C 19. B 20. A 21. B 22. E 23. E 24. D 25. A

26. D 27. B 28. A 29. A 30. D 31. D 32. C 33. D 34. B 35. C 36. A 37. A
38. C 39. E 40. E 41. A 42. C 43. C 44. E 45. E 46. C 47. B 48. B 49. E
50. E 51. B 52. B 53. C 54. E 55. A 56. B 57. A 58. E 59. D 60. B 61. C
62. D 63. E 64. C 65. A 66. D 67. C 68. B 69. B 70. A

第十七章

1. C 2. C 3. A 4. E 5. D 6. D 7. D 8. A

第十八章

1. A 2. D 3. A 4. C 5. C 6. B 7. D 8. A 9. A 10. A 11. E 12. B 13. D
14. C 15. B 16. A 17. E 18. C 19. E

第十九章

1. B 2. D 3. D 4. C 5. B 6. E 7. C 8. C 9. E 10. A 11. E 12. C 13. B
14. B 15. D 16. D 17. E 18. E 19. D 20. E 21. E 22. C 23. D 24. E 25. E
26. D 27. E 28. B 29. D 30. A 31. A 32. C 33. C 34. D 35. C 36. E 37. A
38. D 39. D 40. A 41. B 42. B 43. A 44. C 45. C 46. A 47. E

第二十章

1. E 2. D 3. C 4. E 5. C 6. D 7. D 8. A 9. C 10. B 11. E 12. B 13. A
14. A 15. A 16. A 17. D 18. B 19. A 20. C

第二十一章

1. E 2. A 3. D 4. B 5. E 6. C 7. D 8. C 9. C 10. E 11. B 12. E 13. B
14. A 15. B 16. D 17. C 18. E 19. A 20. C 21. D 22. ABCE 23. ABCDE
24. ABDE 25. BD 26. ABCDE

参考文献

[1] 李晓松.护理学基础[M].2版.北京:人民卫生出版社,2010.
[2] 李晓松.护理学基础[M].北京:人民卫生出版社,2002.
[3] 杨瑞贞,秦秀丽.护理学基础[M].北京:人民军医出版社,2011.
[4] 郑修霞.护理学基础[M].北京:北京医科大学出版社,1998.
[5] 丁言雯.护理学基础[M].北京:人民卫生出版社,1999.
[6] 李树贞.现代护理学[M].北京:人民军医出版社,2000.
[7] 姜安丽.考点评估与精解[M].北京:人民卫生出版社,2002.
[8] 白继荣.护理学基础[M].北京:北京医科大学、中国协和医科大学联合出版社,1997.
[9] 王静,宋建华,龙雅香.护理学基础[M].武汉:华中科技大学出版社,2011.
[10] 冯先琼.护理学导论[M].北京:人民卫生出版社,2008.
[11] 全国卫生技术资格考试专家委员会.卫生专业技术资格考试指导护理学(护师)[M].北京:人民卫生出版社,2006.
[12] 黄一凡,谢田.护理学基础[M].南昌:江西科学技术出版社,2008.
[13] 全国护士执业资格考试用书编写专家委员会.全国护士执业资格考试指导[M].北京:人民卫生出版社,2011.
[14] 王瑞敏.护理学导论[M].北京:人民卫生出版社,2011.
[15] 张新平.基础护理技术[M].北京:科学出版社,2003.
[16] 谢田.护理概论与护理技术[M].北京:高等教育出版社,2005.
[17] 马如娅.护理技术[M].北京:人民卫生出版社,2002.
[18] 殷磊.护理学基础[M].北京:人民卫生出版社,2004.
[19] 殷磊.护理学基础[M].北京:人民卫生出版社,2002.
[20] 姜安丽.新编护理学基础[M].北京:人民卫生出版社,2007.
[21] 张新平,郑凤莉.基础护理技术[M].北京:科学出版社,2006.
[22] 阳爱云.护理学基础[M].长沙:湖南科学技术出版社,1999.
[23] 庄红,赵国琴,王静.国家职业资格考试考点精讲与综合训练护理学基础[M].西安:第四军医大学出版社,2011.
[24] 罗先武,王冉.护士执业资格考试轻松过[M].北京:人民卫生出版社,2011.
[25] 张新平.基础护理技术[M].北京:科学出版社,2003.
[26] 余剑珍.护理概论[M].北京:科学出版社,2008.
[27] 余剑珍.基础护理技术[M].北京:科学出版社,2007.
[28] 姜安丽.新编护理学基础[M].北京:人民卫生出版社,2010.

[29] 李小寒，尚少梅. 基础护理学[M]. 北京：人民卫生出版社，2006.
[30] 黄芳，史平. 基础护理学实验教程[M]. 杭州：浙江大学出版社，2009.
[31] 崔焱，姜安丽. 护理学基础[M]. 北京：人民卫生出版社，2003.
[32] 庄红. 基础护理技术[M]. 北京：高教出版社，2005.
[33] 刘美萍. 护理学基础[M]. 北京：科学出版社，2011.
[34] 李小萍. 基础护理学[M]. 北京：人民卫生出版社，2006.
[35] 崔焱. 护理学基础[M]. 北京：人民卫生出版社，2001.
[36] 徐小兰. 护理学基础[M]. 北京：高等教育出版社，2004.
[37] 邵阿末. 护理学基础[M]. 北京：人民卫生出版社，2008.
[38] 2012全国护士执业资格考试指导及要点精编[M]. 北京：人民卫生出版社，2012.

体　温　单

姓名李××　　病室　一　　床号 16　　住院号数 124006

日　　　期	2009-8-28	29	30	31	9-1	2	3
住院日数	1	2	3	4	5	6	7
术后日数			1	2	3	4	5
每日时间	4 8 12 4 8 12	4 8 12 4 8 12	4 8 12 4 8 12	4 8 12 4 8 12	4 8 12 4 8 12	4 8 12 4 8 12	4 8 12 4 8 12

脉搏：150　140　130　120　110　100　90　80　70　60　50　40

呼吸：50　45　40　35　30　25　20　15

体温 摄氏度：41　40　39　38　37　36　35

入院——八时十分

手术——八时三十分

外出

大便次数/量	1	0	0	1/E	2/E	※	
小便量（mL）	1600	1200	1800	1750	1900	1600	
输入量/饮入量（mL）	2000	1800	2000	2150	2100	2000	
血压（mmHg）	110/70	120/80	118/80	120/80	116/76	118/80	
体重（kg）	58						

彩图　体温单